医学略語・看護略語

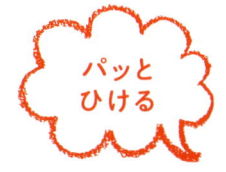

パッとひける

\4500語収載/

編 エキスパートナース編集部

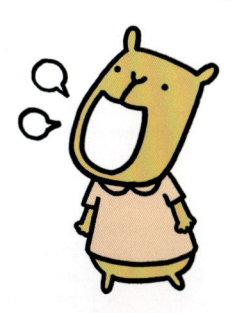

照林社

本書の特徴・凡例

　　この本は、医学・医療・看護の場でよく使われている最新のアルファベット略語を精選し、簡潔な解説を付けた辞典です。収録した略語は4,500語、解説付き略語辞典では最多の収録語数となっています。アルファベット略語は、国際的に使用されている学術的なものから、慣用的に用いられているものまで多様ですが、この本では、一般化されている用語・表記を採用しています。

《日本語・略語目次》

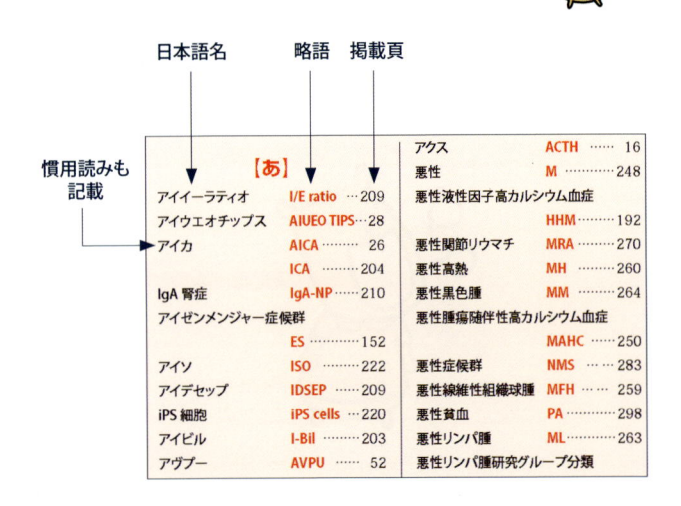

日本語名　　　略語　　掲載頁

慣用読みも記載

【あ】

日本語	略語	頁
アイイーラティオ	I/E ratio	209
アイウエオチップス	AIUEO TIPS	28
アイカ	AICA	26
	ICA	204
IgA 腎症	IgA-NP	210
アイゼンメンジャー症候群	ES	152
アイソ	ISO	222
アイデセップ	IDSEP	209
iPS 細胞	iPS cells	220
アイビル	I-Bil	203
アヴプー	AVPU	52
アクス	ACTH	16
悪性	M	248
悪性液性因子高カルシウム血症	HHM	192
悪性関節リウマチ	MRA	270
悪性高熱	MH	260
悪性黒色腫	MM	264
悪性腫瘍随伴性高カルシウム血症	MAHC	250
悪性症候群	NMS	283
悪性線維性組織球腫	MFH	259
悪性貧血	PA	298
悪性リンパ腫	ML	263
悪性リンパ腫研究グループ分類		

＜構成と特徴＞

- 略語、日本語名、フルスペル（原語）、解説の順に構成。さらに関連する略語、関連する図表の参照先を掲載。
- 略語の原語には、実際の英語表現に近い発音のルビ付き。
- 略語を構成する頭文字はひと目でわかるようにフルスペルを色分け。
- 他の項目を参照して系統立てて覚えておくべき語、参照してほしい図表については、関連略語、関連図表で詳しく解説。
- 日本語・略語目次で日本語名と該当する略語の逆引きが可能。略語の慣用読みで用いられることの多い日本語名も収載し、目次項目約5,000と充実。

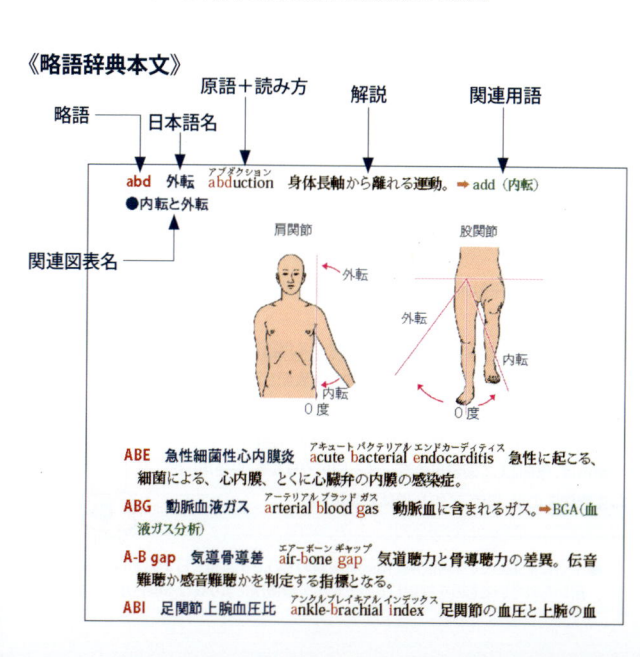

《略語辞典本文》

略語 — 日本語名 — 原語＋読み方 — 解説 — 関連用語

abd 外転 アブダクション abduction 身体長軸から離れる運動。→ add（内転）
●内転と外転 ← 関連図表名

肩関節／股関節
外転／内転／0度

ABE 急性細菌性心内膜炎 アキュート バクテリアル エンドカーディティス acute bacterial endocarditis 急性に起こる、細菌による、心内膜、とくに心臓弁の内膜の感染症。

ABG 動脈血液ガス アーテリアル ブラッド ガス arterial blood gas 動脈血に含まれるガス。→ BGA（血液ガス分析）

A-B gap 気導骨導差 エアーボーン ギャップ air-bone gap 気道聴力と骨導聴力の差異。伝音難聴か感音難聴かを判定する指標となる。

ABI 足関節上腕血圧比 アンクルブレイキアル インデックス ankle-brachial index 足関節の血圧と上腕の血

IV

<配列>

- 各項目は、略語、日本語名、原語［フルスペル］、(英語以外の場合、国語別)、解説、同義語・関連語、(関連図表)順に記載した。
- 略語の原語、日本語名は、一般化されている語・表記のみを記載した。
- 大文字、小文字の区別なく、アルファベット（A～Z）順に配列した。同じ略語の場合は、原語のアルファベット順に記載した。
- 区切りの記号「・」「－」「／」等は、読まずに配列した。
- 略語見出しの（　）は省略した表現もあることを示す。
- フルスペルが英語以外の場合は、カッコ内に国語を表記した。なお、ラテン語の生物学術名は、斜体で表記した。
  例：ドイツ語→（独）、フランス語→（仏）、ラテン語→（ラ）
- 日本語名は一般的に用いられている用語を記載し、日本語名が一般化していないものは英語の発音をカタカナで表した。
- 日本語用語が難読の場合は適宜、ルビを付した。
- 解説の後に関連語・同義語を示した。➡関連語、＝同義語。
- 同義語のある場合は、最も慣用化されている語のみに解説を記載した。
- 関連図表名には、先頭に●を付した。
- 項目に関連する参照図表は、原則として項目の直近に挿入し、他の箇所では、参照頁を示した。

<表記>

- 用字・用語は、原則的に常用漢字・現代仮名遣いで表記したが、一部に正字を用いた。
- 画数が多く、ひらがな表記が慣例となっている用語は、ひらがなで表記した。
- 原語の読みは、日本語での慣用のカタカナ表記と異なるものもあるが、ネイティブの発音にできる限り近いカタカナ表記とした。
- 数字は、原則として算用数字を用いた（名称等は除く）。
- 単位は、原則として国際単位系（メートル、グラム等）を使用した。
- 生物学名の属、科は、イタリック体で表記した。

- 本書に記載している略語は、出版時最新のものです。略語、日本語名は一般的に用いられているものを採用していますが医療機関により異なる場合があります。

パッとひける 日本語・略語目次

あ 2 い 5 う 8 え 9 お 11
か 12 き 17 く 21 け 23 こ 27
さ 32 し 34 す 45 せ 47 そ 51
た 52 ち 56 つ・て 58 と 60
な 63 に 64 ね・の 66
は 67 ひ 71 ふ 74 へ 78 ほ 80
ま 82 み 83 む 84 め 85 も 86
や 86 ゆ・よ 87
ら 88 り 89 る・れ・ろ 91 わ 92

図表目次 93

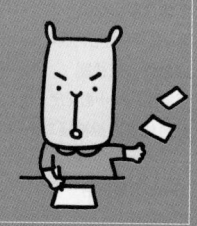

日本語・略語目次

【あ】

日本語	略語	ページ
アイイーラティオ	I/E ratio	209
アイウエオチップス	AIUEO TIPS	28
アイカ	AICA	26
	ICA	204
IgA腎症	IgA-NP	210
アイゼンメンジャー症候群	ES	152
アイソ	ISO	222
アイデセップ	IDSEP	209
iPS細胞	iPS cells	220
アイビル	I-Bil	203
アヴプー	AVPU	52
亜鉛	Zn	442
亜鉛華軟膏	ZS	442
亜鉛欠乏症候群	ZDS	442
アオルタ	Ao	35
赤毛ザル因子	Rh factor	357
亜急性硬化性全脳炎	SSPE	389
亜急性甲状腺炎	SAT	370
亜急性細菌性心内膜炎	SBE	371
亜急性心筋梗塞	RMI	359
亜急性ステント血栓症	SAT	370
亜急性脊髄視神経ニューロパチー	SMON	383
アキレス腱反射	ATR	50
アクアポリン	AQP	40
アクス	ACTH	16
悪性	M	248
悪性液性因子高カルシウム血症	HHM	192
悪性関節リウマチ	MRA	270
悪性高熱	MH	260
悪性黒色腫	MM	264
悪性腫瘍随伴性高カルシウム血症	MAHC	250
悪性症候群	NMS	283
悪性線維性組織球腫	MFH	259
悪性貧血	PA	298
悪性リンパ腫	ML	263
悪性リンパ腫研究グループ分類	LSG	244
アクセサリー細胞	A cell	13
アクチノマイシンD	ACT-D	15
アクティブサイクル呼吸法	ACBT	13
アクト	ACT	15
アクラルビシン塩酸塩	ACM	15
	ACR	15
アザチオプリン	AZP	54
朝のこわばり	MS	271
アシクロビル	ACV	16
アシスト／コントロール換気	A/C	13
アジスロマイシン	AZM	53

語	略	頁
アジドチミジン	AZT	54
アス	AS	46
アスケー	ASK	48
アスコルビン酸	AA	6
アズトレオナム	AZT	54
アスパラギン酸	Asp	48
アスパラギン酸アミノトランスフェラーゼ	AST	48
アスピリン喘息	AIA	26
アスペルガー症候群	AS	46
アスポキシシリン	ASPC	48
アスロー	ASLO	48
アセスメント	A	6
アセタゾラミド	AZA	53
アセチルコリン	Ach	14
アセチルコリン受容体	AChR	14
アセチルコリン分解酵素	AchE, AChE	14
アセチルフェネトライド	APT	40
亜全胃温存膵頭十二指腸切除術	SSPPD	389
アタザナビル	ATV	50
アダムス・ストークス症候群	A-S syndrome	48
アダムス・ストークス発作	ASA	46
アダルト・チルドレン	AC	12
圧支持換気	PSV	336
アッシュ	ASH	47
圧受容体反射感受性	BRS	68
圧調節換気	PCV	309
圧迫包装	PTP	342
アッペ	Appe	39
圧平眼圧測定法	APT	40
圧補正従量式換気	PRVC	334
圧力尿流試験	PFS	314
アデニン	A	5
アデニンアラビノシド	Ara-A	41
アデノウイルス	ADV	19
アデノシン三リン酸	ATP	50
アデノシンデアミノーゼ	ADA	16
アデノシン二リン酸	ADP	19
アテローム血栓性脳梗塞	ABI	10
アテローム硬化性心血管疾患	ACVD	16
アトピー性皮膚炎	AD	16
アドリアマイシン	ADM	18
	ADR	19
アドリアマイシン＋イホスファミド	DXR/IFM	133
アドリアマイシン＋シクロホスファミド	AC	12
アドリアマイシン＋シスプラチン	AP	36
アドリアマイシン＋ブレオマイシン＋ビンブラスチン＋ダカルバジン	ABVD	12
アドレナリン	AD	16
アニオンギャップ	AG	24
アバカビル	ABC	9
アパッチ重症度評価基準	APACHE	36

アピコ	Apico	38		アルカリホスファターゼ	ALP	30
アプガースコア	APGAR	37		アルギニン	Arg	43
アプドーマ	APUDoma	40		アルギニンバソプレシン	AVP	52
アブドメン	abd	9		アルコホリック・アノニマス		
アプラ	Aplas	38			AA	6
アポ	APO	39		アルコール	alc	29
アポタンパク	Apo	39		アルコール性肝炎	AH	25
アポプレキシー	APO	39		アルコール性肝硬変	AC	12
アミカシン	AMK	33		アルコール性肝障害	ALD	29
アミトロ	ALS	31		アルコール脱水素酵素	ADH	18
アミノ酸	AA	6		アルゴンプラズマ凝固法		
アミラーゼ	Amy, AMY	34			APC	37
アミロイドアンジオパチー				アルゴンレーザー虹彩切開術		
	AAG	7			ALI	30
アミロイド血管障害	AAG	7		アルツハイマー型認知症	DAT	115
アミン前駆体取込み・脱炭酸細胞腫瘍				アルツハイマー型老年性認知症		
	APUDoma	40			ATSD	50
アムホテリシンB	AMPH-B	33		アルツハイマー病	AD	16
アムホテリシンBリポソーム製剤				アルテ	ALTE	31
	L-AMB	232		アルドース還元酵素阻害薬		
アムルビシン	AMR	34			ARI	43
アモキシシリン	AMPC	33		アルドステロン	ALD	29
アラエー	Ara-A	41		アルドステロン産生腫瘍	APA	36
アラキドン酸	AA	6		α-グルコシダーゼ阻害薬		
アラシー	Ara-C	41			αGI	2
アラニン	Ala	29		α-胎児タンパク	AFP	21
アラニンアミノトランスフェラーゼ				17-αヒドロキシプロゲステロン		
	ALT	31			17-OHP	3
RR間隔	RR	362		α-フェトプロテイン	AFP	21
Rh因子	Rh factor	357		α1アンチトリプシン	AAT	8
RSウイルス	RSV	364		アルブミン	Alb	29
R on T型期外収縮	R on T	361		アルブミン・グロブリン比	A/G	23

見出し	略語	頁
アルベカシン	ABK	10
アールボット	RVOT	366
アレルギー性気管支肺アスペルギルス症	ABPA	11
アレルギー性気管支肺真菌症	ABPF	11
アレルギー性接触皮膚炎	ACD	13
アレルギー性鼻炎	AR	41
アンジオテンシンⅡ受容体拮抗薬	ARB	43
アンジオテンシン変換酵素	ACE	13
アンジオテンシン変換酵素阻害薬	ACEI	13
安静狭心症	RA	349
安静時エネルギー消費量	REE	356
安静・冷却・圧迫・挙上	RICE	358
アンダーアームブレース	UAB	417
アンチトロンビンⅢ	AT Ⅲ	49
安定	SD	375
安定狭心症	SA	368
アンドロゲン産生副腎腫瘍	APAT	37
アンドロステンジオン	d4A	114
アンピシリン	ABPC	11
アンプル	Amp.	33
アンプルヒストリー	AMPLE	33
アンモニア	NH$_3$	281

【い】

見出し	略語	頁
胃液分析	GA	171
ES 細胞	ES cell	153
EF の保たれた心不全	HFpEF	191
EF の低下した心不全	HFrEF	191
胃潰瘍	GU	181
医学的リハビリテーション	MR	269
E 型肝炎ウイルス	HEV	190
胃下部	L	230
イーカム	ECUM	138
胃癌	MK	263
息切れ	SOB	385
意義不明の単クローングロブリン血症	MGUS	260
異型狭心症	VAP	424
異型上皮	ATP	50
異型腺腫様過形成	AAH	7
医原病	DOMP	125
移行上皮癌	TCC	400
イーコリ	E. coli	137
胃酸分泌抑制ポリペプチド	GIP	176
意識障害	DOC	125
意識消失	LOC	241
意識レベル	LOC	241
胃十二指腸動脈	GDA	174
異常なし	n.p.	283
胃上部	U	417
胃食道逆流症	GERD	174
移植片対宿主病	GVHD	182
胃切除術	GR	180
イセパマイシン	ISP	222

用語	略語	頁
異染性白質ジストロフィー	MLD	263
イソニアジドメタンスルホン酸ナトリウム	IHMS	213
イソニコチン酸ヒドラジド	INH	217
イソロイシン	Ile	214
胃大網動脈	GEA	174
痛みの行動質問票	BRTP	68
イダルビシン	IDR	209
1次救命処置	BLS	62
一重X線吸収法	SXA	395
一硝酸イソソルビド	ISMN	222
I度熱傷	EB	134
1日エネルギー消費量	TDE	401
1日摂取許容量	ADI	18
1秒率	FEV$_1$/FVC	162
1秒量	FEV$_1$	162
胃中部	M	248
胃腸	GI	176
胃腸炎	GE	174
胃腸管出血	GIH	176
胃腸吻合	GIA	176
1回換気量	TV	415
	V̇$_T$	436
1回仕事量係数	SWI	394
1回心拍出係数	SI	379
1回心拍出量	SV	393
1回拍出係数	SVI	394
一過性下部食道括約筋弛緩	TLESR	407
一過性全健忘	TGA	405
一過性脳虚血発作	TIA	406
一酸化炭素拡散能	DLco	122
一酸化炭素ヘモグロビン	HbCO	185
一酸化窒素	NO	283
一酸化窒素合成酵素	NOS	283
一枝病変	SVD	394
一般医	GP	180
一般目標	GIO	176
一般用医薬品	OTC	296
遺伝子組み換え組織プラスミノゲンアクチベータ	rt-PA	364
胃電図	EGG	141
遺伝性圧迫性ニューロパチー	HNPP	195
遺伝性運動感覚ニューロパチー	HMSN	195
遺伝性球状赤血球症	HS	198
遺伝性出血性末梢血管拡張症	HHT	193
遺伝性自律感覚ニューロパチー	HSAN	198
遺伝性非ポリポーシス大腸癌	HNPCC	195
移動CCU	MCCU	253
イトラコナゾール	ITCZ	223
胃内視鏡検査	FGS	163
イヌリンクリアランス	Cin	90
イーパップ	EPAP	147
EBウイルス	EBV	135
胃ファイバースコープ	GFS	175
異物	FB	159
胃壁細胞	GPC	180

用語	略語	頁
イホスファミド	IFM	210
イホスファミド+エトポシド	IFM/ETP	210
イホスファミド+カルボプラチン+エトポシド	ICE	205
イホスファミド+カルボプラチン+エトポシド+デキサメタゾン	DeVIC	118
イミペネム/シラスタチン	IPM/CS	219
医薬品情報	DI	120
医薬品情報担当者	MR	269
医薬品の臨床試験の実施に関する基準	GCP	173
医用工学	ME	257
医用生体工学	BME	62
イライザ	ELISA	143
イーラス	ERAS	151
囲卵腔精子注入法	SUZI	392
イリノテカン	CPT-11	101
イリノテカン+シスプラチン	CPT-11/CDDP	101
医療・介護関連肺炎	NHCAP	281
医療関連機器圧迫創	MDRPU	257
医療ケア関連肺炎	HCAP	185
医療事故防止	MRM	270
医療ソーシャルワーカー	MSW	272
医療徒手リンパドレナージ	MLD	263
胃瘻	GF	175
胃瘻造設術	GT	181
インアウト	IN.OUT	217
陰圧式勃起補助具	EVD	156
陰圧閉鎖療法	NPWT	285
陰イオンギャップ	AG	24
陰影欠損	FD	160
インジゴカルミン	IC	204
インジナビル	IDV	209
インスリン依存性糖尿病	IDDM	208
インスリン自己抗体	IAA	202
インスリン抵抗性指数	HOMA-R	195
インスリン非依存性糖尿病	NIDDM	281
インスリン負荷試験	ITT	223
インスリン様成長因子	IGF	210
インタクトPTH	i-PTH	220
インターフェロン	IFN	210
インターフェロンα-2b	IFN α-2b	210
インターフェロン-β+ニムスチン+放射線照射	IAR	202
インターベンショナルラジオロジー	IVR	225
インターロイキン	IL	214
咽頭結膜熱	PCF	306
インドシアニングリーン	ICG	206
インドシアニングリーン蛍光眼底撮影	IA	202
インドシアニングリーン15分停滞率	ICGR15	206
院内外物品物流管理	SPD	386
院内肺炎	HAP	184
インフ	Inf	217
インフォームドコンセント	IC	204

【う】

ヴァス	VAS	425
ウィスク	WISC	438
ウィスコット・アルドリッチ症候群	WAS	437
ウイルス肝炎	VH	430
ウイルス関連血球貪食症候群	VAHS	424
ウィルソン・ミキティ症候群	WMS	438
ウィルムス腫瘍	WT	440
ウェイス	WAIS	437
ウェイト	Wt	440
ウェクスラー児童知能検査	WISC	438
ウェクスラー成人知能検査	WAIS	437
ウェゲナー肉芽腫症	WG	438
植込み型刺激発生装置	IPG	219
植込み型除細動器	ICD	204
ウエスト周囲径	WC	437
ウエスト/ヒップ比	WHR	438
ウォックナース	WOC nurse	439
ウォルフ・パーキンソン・ホワイト症候群	WPW	439
うがい剤	garg.	171
右眼眼圧	Tod	409
右眼視力	RV	365
	VD	428
右冠尖	RCC	354
右冠尖逸脱	RCCP	354
右脚ブロック	RBBB	353
う歯	C	71
ウシ海綿状脳症	BSE	69
右軸偏位	RAD	350
右室圧	RVP	366
右室拡張末期圧	RVEDP	365
右室駆出時間	RVET	365
右室駆出分画	RVEF	365
右室径	RVD	365
右室梗塞	RVI	366
右室枝	RV	365
右室充満圧	RVFP	365
右室造影	RVG	365
右室二腔症	TCRV	401
右室肥大	RVH	366
右室不全	RVF	365
右室流出路	RVOT	366
後前方向	PA	298
右心カテーテル	RHC	357
右心耳	RAA	350
右心室	RV	365
右心不全	RHF	357
右心房	RA	349
右心補助人工心臓	RVAS	365
疑い	s/o	385
うっ血型心筋症	CCM	80
うっ血性心不全	CHF	88
うつ病	D	113
右肺動脈	RPA	361
ウベニメクス	BST	69
右房圧	RAP	351
右房径	RAD	350

右房肥大	RAH	350
ウラシル	T	395
ウルソデオキシコール酸	UDCA	418
ウルトラソニックネブライザー	USN	421
ウロキナーゼ	UK	420
ウロキナーゼ型プラスミノーゲンアクチベータ	u-PA	421
ウロダイナミクステスト	UDS	419
運動	Ex	156
運動器不安定症	MADS	250
運動呼吸困難	DOE	125
運動時周期性呼吸変動	EOV	146
運動神経伝導検査	MCS	255
運動神経伝導速度	MCV	256
運動制限	LOM	242
運動性失語	MA	249
運動ニューロン疾患	MND	265
運動負荷試験	ETT	155
運動誘発性喘息	EIA	142
運動誘発電位	MEP	258

【え】

エアウェイ	AW, aw	53
AEアンプ	AE-AMP	19
鋭角枝	AM	31
永久ペースメーカー植え込み術	PPI	331
英国医療審議会	MRC	270
英国抗ルイサイト	BAL	55
エイコサペンタエン酸	EPA	147
エイズ	AIDS	27
エイズ関連症候群	ARC	43
H鎖病	HCD	186
H_2受容体拮抗薬〔H_2ブロッカー〕	H_2RA	182
HDLコレステロール	HDL-C	188
エイピック	APIC	38
栄養学的手術危険指数	NRI	285
栄養機能食品	FNFC	165
栄養サポートチーム	NST	287
栄養障害関連糖尿病	MRDM	270
ASシンドローム	A-S syndrome	48
A型肝炎	HA	183
A型肝炎ウイルス	HAV	184
腋窩大腿動脈バイパス	AFB	20
エキシマレーザー冠動脈形成術	ELCA	143
エキス剤	Ext	156
エキュ	ECU	138
エクトピー	EUP	155
エクモ	ECMO	137
A群レンサ球菌	GAS	171
AKアンプ	AK-AMP	29
エコー	Echo	136
エコープラナー撮像法	EPI	148
エコーフリースペース	EFS	141
エーコム	Acom	15
エコール	$ECCO_2R$	136
壊死性血管炎	NA	275
壊死性腸炎	NEC	279
ACバイパス	ACBG	13
SI単位	IS	222

日本語	略語	ページ
SF健康調査票	SF36	377
SLRエクササイズ	SLR exercise	381
エスカ	SCA	372
S状結腸	S	366
S状結腸鏡検査	sig	380
ST上昇型心筋梗塞	STEMI	391
ST部分	ST	390
エストロゲン	E	133
エスバー	SBAR	371
SBチューブ	SBT	370
エタンブトール	EB	135
エチオナミド	ETH	155
エチレンオキサイドガス	EOG	146
エチレンビニールアルコール	EVAL	156
X線写真	X-P	441
X連鎖性優性遺伝	XD	441
X連鎖性劣性遺伝	XR	441
エトスクシミド	ESM	153
エトトイン	EHT	142
エトポシド	ET(O)P	155
	VP-16	433
エトポシド＋イホスファミド＋メスナ＋シスプラチン	VIP	431
エトポシド＋シクロホスファミド＋アドリアマイシン＋ビンクリスチン＋プレドニゾロン	EPOCH	148
エトポシド＋シスプラチン	EP	147
エトポシド＋シスプラチン＋シタラビン＋メチルプレドニゾロン	ESHAP	153
N-アセチルグルコサミニダーゼ	NAG	276
NKκB活性化受容体リガンド	RANKL	350
NCI-CTC分類	NCI-CTC	278
NGチューブ	NGT	281
エヌセーズ	NSAIDs	286
エヌディーヤグ	Nd-YAG laser	279
NPHインスリン	NPH	284
N-メチル-D-アスパラギン酸	NMDA	282
エネルギー代謝率	RMR	359
ABO式血液型	ABO	10
ABC症候群	ABC syndrome	9
ABCDEアプローチ	ABCDE	9
エビデンス・ベイスド・ナーシング	EBN	135
エビデンス・ベイスド・プラクティス	EBP	135
エビデンス・ベイスド・メディスン	EBM	135
エピネット	EPINet	148
エピルビシン	EPI	148
エピルビシン＋シクロホスファミド	EC	135
エファビレンツ	EFV	141
エーブインパルス	AV impulse	52

見出し	略語	頁
AVシャント	AV shunt	53
エプスタイン・バー・ウイルス	EBV	135
エポ	EPO	148
エマージェンシーコーマスケール	ECS	138
MRワクチン	MR	269
MCフラップ	M-C flap	253
エムトリシタビン	FTC	169
Au抗原	Au-Ag	51
エーラース・ダンロス症候群	EDS	140
エリスロポエチン	EPO	148
エリスロマイシン	EM	143
L-アスパラギナーゼ	L-ASP	233
エルキャット	LCAT	234
L鎖病	LCD	234
エルドパ	L-DOPA, L-dopa	236
エルボット	LVOT	247
遠位指節間関節	DIP	121
遠隔制御方式密封小線源治療装置	RALS	350
塩基性線維芽細胞増殖因子	bFGF	59
塩基性胎児タンパク	BFP	59
嚥下性肺炎	ASP	48
嚥下造影検査	VF	429
嚥下内視鏡検査	VE	429
エンケファリン	ENK	146
遠視	Hy	201
遠視性乱視	Ah	25
炎症性腸疾患	IBD	203
延伸ポリテトラフルオロエチレン	ePTFE	150
円錐枝	CB	78
塩素	Cl	91
エンテロウイルス	EV	156
エント	ENT	146
エンド・オブ・ライフ	EOL	146
エンドキサン大量療法	HDCY	188
エンドトキシン	ET, Et	154
エンパイ	Empy	144
円板状エリテマトーデス〔円板状紅斑性狼瘡〕	DLE	122
エンビオマイシン	EVM	156

【お】

見出し	略語	頁
横行結腸	T	395
黄色腫	Xanth	441
黄色靱帯骨化症	OYL	297
黄色ブドウ球菌性熱傷様皮膚症候群	SSSS	389
黄体	CL	92
黄体形成ホルモン	LH	238
黄体形成ホルモン放出因子	LH-RF	239
黄体形成ホルモン放出ホルモン	LH-RH	239
黄体刺激ホルモン	LSH	244
黄疸指数	II	213
黄疸出血性レプトスピラ症	LH	238
嘔吐中枢	VC	426

黄斑円孔	MH	260
黄斑上膜	EMM	144
横紋筋肉腫	RMS	359
オキサリプラチン	l-OHP	242
オキシダント	Ox	297
オキシテトラサイクリン	OTC	296
オキシトシン	OT	296
オキシトシン・チャレンジ・テスト	OCT	291
オキシトシン負荷試験	OCT	291
オキシヘモグロビン	HbO	185
悪心・嘔吐	N & V, N/V	277
オス	OS	295
オズウェストリー障害指標	ODI	291
オスキー	OSCE	296
オステオポローシス	OP	294
オーストラリア抗原	Au-Ag	51
オスモラリティーギャップ	OG	292
オスモル	Osm	296
オーソ睡眠	OS	295
オッズ比	OR	295
オービーギネ	OB・GYN	290
オープニングスナップ	OS	295
オフポンプ冠動脈バイパス術	OPCAB	295
オフロキサシン	OFLX	292
オペ	OP, Op.	294
オメプラゾール	OPZ	295
およびその他の者	et al.	155
オリーブ橋小脳萎縮症	OPCA	295
オルト	Ortho	295
オルニチントランスカルバミラーゼ欠損症	OTCD	296
オン	ON	294
音圧レベル	SPL	387
音響陰影	AS	45
オンコスタチンM	OSM	296
オンザジョブトレーニング	OJT	293
オンス	oz	297
音声振盪	frem	167

【か】

加圧噴霧式定量吸入器	pMDI	324
外因性アレルギー性肺胞炎	EAA	134
下位運動ニューロン	LMN	241
下位運動ニューロン障害	LMNL	241
外回転術	ECV	138
絵画フラストレーションテスト	P-F	314
	PFT	315
外眼筋運動	EOM	146
外頸動脈	ECA	136
外耳道	EAC	134
外斜位	XP	441
外斜視	XT	441
外傷後健忘	PTA	338
外傷重症度スコア	ISS	222
外旋	ER	151
回旋枝	CX	112
咳嗽反射	CR	102
外側膝状体	LGB	238
外側側副靱帯	LCL	235

用語	略語	頁
外側半月板	LM	240
回腸	I	201
外腸骨静脈	EIV	142
外腸骨動脈	EIA	142
外直筋	LR	243
改訂長谷川式簡易知能評価スケール	HDS-R	188
改訂水飲みテスト	MWST	274
外転	abd	10
解凍赤血球濃厚液	FTRC	170
海馬硬化	HS	198
外反母趾	HV	200
回復室	RR	362
開腹術	lap	232
解剖学的死腔	VDan	428
潰瘍係数	UI	420
潰瘍性大腸炎	UC	418
解離性胸部大動脈瘤	DTAA	130
解離性大動脈瘤	DAA	114
ガウス	G	171
楓糖尿症	MSUD	272
顔上肢言語テスト	FAST test	159
下顎癌	UKK	420
化学受容性嘔吐引き金帯	CTZ	110
下顎前突症	PROG	334
下顎前方移動スプリント	PMA	324
化学伝達物質	CM	92
化学放射線療法	CRT	104
化学療法指数	CI	89
化学療法誘発性悪心・嘔吐	CINV	91
過活動膀胱	OAB	289
踵・下肢整形	AFO	21
過換気症候群	HVS	201
可逆性虚血性神経障害	RIND	358
可逆性後頭葉白質脳症	PRES	333
芽球増加型不応性貧血	RAEB	350
核医学	NM	282
角回	AG	23
顎関節	TMJ	408
核酸	NA	275
拡散強調画像	DWI	133
核磁気共鳴	NMR	283
学習障害	LD	235
拡大分時強制換気	EMMV	144
拡張型心筋症	DCM	117
拡張期	diast.	120
拡張期血圧	DBP	116
拡張期雑音	DM	124
拡張末期圧	EDP	139
拡張末期容積	EDV	140
角膜後面沈着物	KP	229
角膜内皮変性症	ECD	136
角膜表層切開手術	PRK	333
核マトリックスタンパク質22	NMP-22	282
下行結腸	D	113
下肢	LE	236
下肢伸展挙上訓練	SLR exercise	381
下肢伸展挙上テスト	SLR	381
下肢静止不能症候群	RLS	359
下斜筋	IO	217

か

見出し	略語	頁
過剰塩基	BE	57
下垂体後葉ホルモン	PPH	330
下垂体腺腫	PA	298
下垂体前葉ホルモン	APH	38
ガスクロマトグラフィー	GC	172
ガストリン	G	170
ガストリン放出ペプチド前駆体	ProGRP	334
カスポファンギン	CPFG	100
家族性アミロイド多発ニューロパチー	FAP	158
家族性筋萎縮性側索硬化症	fALS	158
家族性高コレステロール血症	FH	163
家族性自律神経失調症	FD	160
家族性滲出性硝子体網膜症	FEVR	162
家族性大腸腺腫症	FAP	158
家族性単独下垂体腺腫症	FIPA	163
家族性低カルシウム尿性高カルシウム血症	FHH	163
家族歴	FH	163
下腿	BK	62
下大静脈	IVC	224
下大静脈造影	IVCG	224
下腿切断	BK-AMP	62
課題統覚試験	TAT	398
片麻痺	Hemi.	190
ガチフロキサシン	GFLX	175
下腸間膜静脈	IMV	216
下腸間膜動脈	IMA	214
下直筋	IR	220
下直腸動脈	IRA	221
褐色細胞腫	PC	305
活性化凝固時間	ACT	15
活性化部分トロンボプラスチン時間	APTT	40
活性酸素除去酵素	SOD	385
活動電位	AP	36
活動電位持続（時間）	APD	37
家庭医	GP	180
カテコラミン	CA	73
カテコール-O-メチル転移酵素	COMT	97
カテーテル関連血流感染	CR-BSI	102
カテーテル敗血症	CRS	104
カテーテル・バルーン弁形成術	CBV	79
ガード	GERD	174
果糖	Fru	167
ガドリニウム	Gd	174
カナダ緊急度判定支援システム	CTAS	108
カナマイシン	KM	229
下肺動脈	PAI	301
ガバペンチン	GBP	172
過敏性腸症候群	IBS	203
下腹壁動脈	IEA	209
下部消化管	LGI	238
下部消化管出血	LGIB	238
下部食道括約筋	LES	237
下部直腸	Rb	352

用語	略語	頁
カフ付口咽頭チューブ	COPA	97
カペシタビン＋オキサリプラチン	XELOX	441
カポジ肉腫	KS	229
鎌状赤血球貧血	SCA	372
過ヨウ素酸シッフ染色	PAS	303
過ヨウ素酸メセナミン銀染色	PAM	301
ガラクトース	Gal	171
カリウム	K	227
カリウム部分排泄率	FEK	161
顆粒球コロニー刺激因子	G-CSF	173
顆粒球マクロファージコロニー刺激因子	GM-CSF	178
顆粒細胞腫	GCT	174
カルガリー家族介入モデル	CFIM	85
カルシウム	Ca	73
カルシウム拮抗薬	CA	73
カルシウムチャネル遮断薬	CCB	80
カルシウム部分排泄率	FECa	161
カルシトニン	CT	107
カルシトニン遺伝子関連ペプチド	CGRP	86
ガルト	GALT	171
カルバマゼピン	CBZ	79
カルボプラチン	CBDCA	78
カルボプラチン＋エトポシド	CBDCA/ETP	78
カルボプラチン＋パクリタキセル	CBDCA/PTX	78
カルメット・ゲラン桿菌	BCG	57
加齢黄斑変性	AMD	31
がれきの下の医療	CSM	107
ガレノキサシン	GRNX	180
カロリー	Cal	75
川崎病	KD	228
癌	ca	73
眼圧	IOP	218
簡易更年期指数	SMI	383
簡易式外傷指数	AIS	28
簡易精神状態検査	MMSE	265
肝右葉切除術	RHL	357
肝外胆管	EHBD	142
肝外胆道閉鎖症	EBA	135
肝外門脈閉塞症	EHO	142
眼窩外耳孔線	OM line	294
間隔手術	ICS	207
	IDS	209
感覚神経伝導検査	SCS	374
感覚神経伝導速度	SCV	374
感覚性失語	SA	368
換気-血流比	$\dot{V}_A/Q$	425
眼球振盪	Nx	288
管腔内超音波検査	IDUS	209
間欠性跛行	IC	204
間欠的強制換気	IMV	216
間欠的空気圧迫法	IPC	218
間欠的経管栄養法	ITF	223
間欠的経口食道経管栄養法	OE	292

間欠的口腔カテーテル栄養法			冠疾患集中治療室	CCU	81
	IOC	218	間質性肺疾患	ILD	214
間欠的腎機能代替法	IRRT	221	間質性肺炎	IP	218
観血的整復と内固定	ORIF	295	患者	Pt	338
間欠的腹膜透析法	IPD	219	患者制御鎮痛法	PCA	305
間欠的補助換気	IAV	203	感受性訓練	ST	390
間欠的陽圧換気	IPPV	220	環状アデノシン1リン酸		
間欠的陽圧呼吸	IPPB	220		cAMP	75
冠血流量	CBF	78	緩衝塩基	BB	56
肝血流量	HBF	185	冠状静脈洞	CS	105
還元型フラビンアデニンジヌクレオチド			管状腺癌	tub	415
	FADH2	158	肝静脈	HV	200
肝硬変	LC	233	肝静脈楔入圧	WHVP	438
看護介入分類	NIC	281	緩徐血漿交換	SPE	386
看護学学士	BSN	69	眼自律神経症	OVN	296
看護学修士	MSN	272	眼振	Nx	288
看護計画	NP	284	癌神経周囲浸潤	PNI	327
看護師	Ns	286	肝腎症候群	HRS	198
看護実践国際分類	ICNP	207	眼振方向優位性	DP	126
看護診断	ND	278	関心領域	ROI	360
看護成果分類	NOC	283	乾性角結膜炎	KCS	228
寛臼骨回転骨切り術	RAO	351	関節運動学的アプローチ	AKA	29
肝細胞癌	HCC	186	関節可動域	ROM	360
肝細胞増殖因子	HGF	191	関節可動域訓練	ROME	360
感作血球凝集反応	SHA	378	関節可動域テスト	ROMT	360
観察計画	OP	294	間接クームス試験	ICT	207
肝左葉切除術	LHL	239	間接ビリルビン	I-Bil	203
環軸関節回旋位固定	AARF	8	関節リウマチ	RA	349
環軸椎亜脱臼	AAS	8	完全右脚ブロック	CRBBB	102
環軸椎脱臼	AAD	6	感染管理看護師	ICN	206
ガンシクロビル	GCV	174	感染関連性人工呼吸器関連合併症		
間質液	ISF	222		IVAC	224

完全左脚ブロック	CLBBB	92
感染症	ID	208
完全床上安静	CBR	79
完全静脈栄養	TPN	411
完全心ブロック	CHB	87
感染性心内膜炎	IE	209
完全奏効	CR	101
感染対策実践家	ICP	207
感染対策チーム	ICT	207
完全房室ブロック	CAVB	77
乾燥体重	DW	133
癌胎児性抗原	CEA	83
癌胎児タンパク	CEA	83
環椎歯突起間距離	ADI	18
カンデラ	cd	81
眼電位図	EOG	146
肝動注薬物療法	HAI	183
冠動脈	CA	73
肝動脈	HA	182
冠動脈回旋枝	CCA	79
肝動脈持続注療法	CHAI	87
冠動脈疾患	CAD	74
冠動脈性心疾患	CHD	87
冠動脈造影	CAG	74
眼動脈造影	OAG	289
冠動脈大動脈バイパス移植術		
	CABG	73
冠動脈内血栓溶解療法		
	ICT	208
冠動脈病変	CAL	75
眼内異物	IOFB	218
肝内胆管	IHBD	212
肝内胆管癌	ICC	204
肝内胆汁うっ滞	IHC	212
肝内門脈高血圧	IHPH	213
眼内レンズ	IOL	218
鑑別診断	DDx	118
簡便疼痛質問票	BPI	66
陥没骨折	DF	118
γ-アミノ酪酸	GABA	171
γ-グルタミル・トランスペプチダーゼ		
	γ-GTP	2
γ-セミノプロテイン	γ-Sm	2
顔面痙攣	FS	168
顔面肩甲上腕型筋ジストロフィー		
	FSHD	168
顔面神経	FN	165
顔面神経麻痺	FP	166
顔面播種状粟粒性狼瘡		
	LMDF	241
丸薬	pil	319
灌流／吸引	I/A	202
灌流強調画像	PWI	346
緩和ケアチーム	PCT	309
緩和ケア病棟	PCU	309

【き】

既往歴	PH	316
危害分析・重要管理点	HACCP	183
気管支拡張症	BE	57
気管支拡張薬	BD	57
気管支関連リンパ組織	BALT	55
気管支鏡検査	BRO	67
気管支喘息	BA	54

用語	略語	頁
気管支動脈造影	BAG	55
気管支動脈塞栓術	BAE	54
気管支動脈注入	BAI	55
気管支内視鏡検査	BF	59
気管支肺異形成症	BPD	66
気管支肺胞洗浄	BAL	55
気管支肺胞洗浄液	BALF	55
気管食道瘻	TEF	403
気管切開下陽圧換気	TPPV	411
気管挿管チューブ	ETT	155
気胸	PX	346
キサントーマ	Xanth	441
器質性精神疾患	OMD	294
器質性脳症候群	OBS	290
基質特異性拡張型βラクタマーゼ	ESBL	153
奇静脈	A-V	51
キース・ワグナー分類	KW分類	230
偽性偽性副甲状腺機能低下症	PPHP	330
偽性痛風および軟骨石灰化症	CPPD	101
偽性副甲状腺機能低下症	PHP	317
季節性気分障害	SAD	369
基礎胃液分泌量	BSVR	69
基礎エネルギー消費量	BEE	58
基礎酸分泌量	BAO	55
基礎体温	BBT	56
基礎代謝	BM	62
基礎代謝率	BMR	62
基礎ペプシン分泌量	BPO	66
基底細胞癌	BCC	56
基底細胞上皮腫	BCE	56
気道圧開放換気	APRV	39
気導骨導差	A-B gap	10
気道抵抗	Raw	352
気道内圧	Paw	304
危篤	CC	79
キヌプリスチン/ダルホプリスチン	QPR/DPR	348
ギネ	Gyn	182
気脳図	AEG	19
機能性ディスペプシア	FD	160
機能的頸部郭清術	FND	165
機能的残気量	FRC	167
機能的磁気共鳴撮影	f-MRI	165
機能的自立度評価法	FIM	163
機能的電気刺激	FES	162
機能的不応期	FRP	167
ギプス固定したままでのX線撮影	XIP	441
ギプスをはずした状態でのX線撮影	XOP	441
ギフト	GIFT	176
基本的生活要求	BHN	60
偽膜性壊疽性腸炎	PNE	326
偽膜性腸炎	PMC	324
キモグラフィー	kymo	230
逆浸透	RO	360
逆説睡眠	PS	334
脚ブロック	BBB	56
逆流性腎症	RN	360

用語	略語	頁
客観的情報	O	289
客観的包括的アセスメント	OGA	292
客観的臨床能力試験	OSCE	296
逆行性経肝胆道ドレナージ	RTBD	364
逆行性腎盂造影	RP	361
逆行性脳灌流法	RCP	354
キャット	CAT	77
ギャバ	GABA	171
キャピラリーリフィリングタイム	CRT	104
キューアールエス	QRS	348
吸引性粥腫切除術	TEC	402
吸引分娩	VE	429
吸気気道陽圧	IPAP	218
吸気時間	TI	406
吸気時間・呼気時間比	I/E ratio	209
吸気終末休止	EIP	142
救急医療サービス	EMS	145
救急外来室	ER	150
救急救命士	ELST	143
救急隊	EMT	145
吸収不良症候群	MAS	251
吸収・分布・代謝・排泄	ADME	18
急性胃腸炎	AGE	24
急性胃粘膜病変	AGML	24
急性ウイルス性肝炎	AVH	51
急性壊死性膵炎	ANP	35
急性炎症性脱髄性多発神経炎	AIDP	26
急性横断性脊髄障害	ATM	49
急性灰白髄炎	polio	328
急性肝炎	AH	25
急性間質性腎炎	AIN	27
急性間質性肺炎	AIP	27
急性冠症候群	ACS	15
急性感染性心内膜炎	AIE	27
急性好酸球性肺炎	AEP	19
急性硬膜外血腫	AEDH	19
急性硬膜下血腫	ASDH	47
急性呼吸窮迫症候群	ARDS	43
急性呼吸不全	ARF	43
急性骨髄性白血病	AML	33
急性骨髄単球性白血病	AMMoL	33
急性細菌性心内膜炎	ABE	10
急性細菌性前立腺炎	ABP	11
急性細菌性巣状腎炎	AFBN	20
急性錯乱状態	ACS	15
急性散在性脳脊髄炎	ADEM	18
急性糸球体腎炎	AGN	24
急性出血性結膜炎	AHC	25
急性出血性膵炎	AHP	26
急性腎盂腎炎	APN	39
急性心筋梗塞	AMI	33
急性腎障害	AKI	29
急性心不全	AHF	26
急性腎不全	ARF	43
急性ストレス障害	ASD	46
急性前骨髄球性白血病	APL	38
急性大動脈解離	AAD	6

急性単球性白血病	AMoL	33
急性胆囊炎	AC	12
急性中耳炎	AOM	36
急性動脈閉塞	AAO	7
急性尿細管壊死	ATN	50
急性熱性皮膚粘膜リンパ節症候群	MCLS	254
急性脳症候群	ABS	11
急性肺塞栓症	APE	37
急性肺損傷	ALI	30
急性播種性表皮壊死症	ADEN	18
急性白血病	AL	29
急性閉塞隅角緑内障	AACG	6
急性閉塞性化膿性胆管炎	AOSC	36
急性放射線症候群	ARS	45
急性網膜壊死	ARN	44
急性リンパ性白血病	ALL	30
急速充満期	RF	356
急速進行性糸球体腎炎	RPGN	362
吸息中枢	IC	204
急速破壊型股関節症	RDC	355
吸入気酸素濃度	FIO_2	163
QT延長症候群	LQTS	243
QT間隔	QT	348
QT短縮症候群	SQTS	388
Q熱	Q	347
キューマックス	Qmax	348
教育計画	EP	147
教育指数	EQ	150
教育年齢	EA	133
境界性パーソナリティ障害	BPD	66
仰臥位低血圧症候群	SHS	379
強拡大	HPF	196
胸郭出口症候群	TOS	409
胸腔鏡下交感神経遮断術	ETS	155
胸腔鏡併用胸部外科手術	VATS	426
胸骨右縁	RSB	363
胸骨下部左縁	LLSB	240
胸骨左縁	LSB	244
胸骨左縁上部	ULSB	420
胸骨正中切開	MS	271
胸骨中線	MSL	272
胸鎖乳突筋	SCM	374
胸三角筋皮弁	DP flap	127
鏡視下手根管開放術	ECTR	138
胸神経	Th	405
狭心症	AP	36
偽陽性	FP	166
矯正不能	n.c.	277
強制分時換気	MMV	265
胸腺および活性化制御ケモカイン	TARC	398
橋中心髄鞘崩壊	CPM	100
強直性脊椎炎	AS	45
強直性脊椎骨増殖症	ASH	47
胸痛	CP	98
共通房室弁口	CAVC	77
強度変調放射線治療	IMRT	216
強迫性障害	OCD	290

用語	略号	頁
強迫性パーソナリティ障害	OCPD	290
胸部下部食道	Lt	245
胸腹部大動脈瘤	TAAA	396
胸部上部食道	Ut	422
胸部食道	Te	402
胸部大動脈瘤	TAA	396
胸部中部食道	Mt	272
胸膜	pl	321
寄与危険度割合	ARP	45
局所脳血流	rCBF	354
局所麻酔	LA	231
極低出生体重児	VLBW	431
棘波	Sp	386
棘波徐波結合	Sp & W	386
虚血性心筋障害	IMD	214
虚血性心疾患	IHD	212
巨細胞腫	GCT	173
巨細胞性間質性肺炎	GIP	177
巨細胞動脈炎	GCA	172
巨細胞封入体症	CID	90
巨赤芽球性貧血	MA	249
偽落屑症候群	PES	314
キラー細胞	K cell	228
ギラン・バレー症候群	GBS	172
起立性タンパク尿	OA	289
起立性調節障害	OD	291
起立性低血圧	OH	292
キロサイド少量療法	LDAC	236
キロサイド大量療法	HDAC	188
金	Au	50
近位指節間関節	PIP	320
筋萎縮性側索硬化症	ALS	31
緊急超音波検査	FAST	158
緊急呼び出し	EM	143
筋緊張性ジストロフィー	MYD	275
筋筋膜性疼痛症候群	MPS	269
近視	My	275
筋ジストロフィー	MD	256
近視性乱視	Am	31
筋収縮性頭痛	MCH	253
菌状息肉症	MF	259
菌体内毒素	ET, Et	154
緊張性頸反射	TNR	409
緊張性迷路反射	TLR	407
筋電図	EMG	144
筋肉注射	IM	214
筋肉皮弁	M-C flap	253

【く】

用語	略号	頁
グアニン	G	171
グアノシン三リン酸	GTP	181
隅角癒着解離術	GSL	181
空気眼圧計	PTG	340
空腸パウチ・ダブルトラクト再建術	JPD	227
空腹時血糖	FBS	160
クェッケンシュテット試験	Q-test	348
クエン酸デキストロース液	ACD solution	13
クエン酸・リン酸・ブドウ糖液	CPD solution	100

クオリティアシュアランス		QA	347	グリコヘモグロビン国際標準値	NGSP	280
クオリティインプルーブメント		QI	348	グリセミック指数	GI	176
クオリティオブライフ	QOL		348	グリセリン浣腸	GE	174
クオリティコントロール	QC		347	クリニカルナーススペシャリスト	CNS	95
クオリティサークル	QC		347	クリンダマイシン	CLDM	92
クォンティフェロン	QFT		348	グル	glu	177
ググリエルミ離脱式コイル		GDC	174	グルカゴン様ペプチド-1	GLP-1	177
				グルコサミン	GlcN	177
クーゲルベルク・ヴェランダー病		KW	229	グルコース依存性インスリン分泌刺激ポリペプチド	GIP	177
駆出時間	ET		154			
駆出性収縮期雑音	ESM		153	グルコン酸クロルヘキシジン	CHG	88
駆出率	EF		140	グルタミン酸	glu, Glu	178
クームス試験	CT		108	グルタミン酸オキザロ酢酸トランスアミナーゼ	GOT	179
クモ膜下出血	SAH		369			
クラインフェルター症候群		47XXY syndrome	3	グルタミン酸脱炭酸酵素	GAD	171
グラスゴーアウトカムスケール		GOS	179	グルタミン酸ピルビン酸トランスアミナーゼ	GPT	180
グラスゴーコーマスケール		GCS	173	車椅子	W/C	438
クラッシュシンドローム	CS		105	クレアチニン	Cr	102
クラドリビン	2-CdA		3	クレアチニンクリアランス	Ccr	81
クラブラン酸	CVA		110	クレアチンキナーゼ	CK	91
グラム陰性桿菌	GNB		178	クレアチンキナーゼMM分画	CK-MM	91
グラム陰性球菌	GNC		178			
グラム陽性桿菌	GPB		180	クレアチンキナーゼMB分画	CK-MB	91
グラム陽性球菌	GPC		180	クレアチンキナーゼBB分画	CK-BB	91
クラリスロマイシン	CAM		75			
クリアランス	C		72	クレアチンホスホキナーゼ	CPK	100

用語	略語	頁
グレイ	Gy	182
クレスト症候群	CREST syndrome	102
クロイツフェルト・ヤコブ病	CJD	91
クロージングボリューム	CV	110
クロナゼパム	CZP	113
クロバザム	CLB	92
グロブリン	Glob	177
クロラムフェニコール	CP	98
クロール	Cl	91
クローン病	CD	81
クローン病活動指数	CDAI	81

【け】

用語	略語	頁
経過観察	F/U	170
計画	P	297
経カテーテル肝動脈化学塞栓術	TACE	397
経カテーテル肝動脈塞栓術	TAE	397
経カテーテル肝動脈注入療法	TAI	397
経管栄養	TF	404
経気管吸引法	TTA	414
経気管支針吸引生検	TBAB	398
経気管支生検	TBB	398
経気管支肺生検	TBLB	399
経胸壁心エコー法	TTE	414
経頸静脈的肝内門脈短絡術	TIPS	406
経口	po, P.O.	327
蛍光眼底造影	FAG	158
経口血糖降下薬	OHA	292
蛍光原位置ハイブリッド形成法	FISH	164
経口内視鏡的筋層切開術	POEM	328
経口避妊薬	OC	290
経口ブドウ糖負荷試験	OGTT	292
経細管カリウム勾配	TTKG	414
軽鎖病	LCD	234
形質転換成長因子	TGF	405
形質転換増殖因子β	TGF-β	405
芸術療法	AT	49
頸静脈	JV	227
頸静脈圧	JVP	227
経静脈性胆管造影	IVC	224
経静脈性（排泄性）尿路造影法	IVU	225
経静脈的冠動脈血栓溶解療法	IVCT	224
経静脈的塞栓術	TVE	416
経静脈的ブドウ糖負荷試験	IGTT	212
経食道心エコー法	TEE	403
頸神経	C	72
経頭蓋磁気刺激法	TMS	408
経頭蓋超音波ドプラー	TCD	400
痙縮脊髄麻痺	SSP	389
ケイ素	Si	379
継続保育治療室	GCU	174
経腟分娩	TVD	416

用語	略語	頁
経中心静脈高カロリー輸液	IVH	224
経腸栄養	EN	145
経蝶形骨洞下垂体手術	TSS	414
経直腸的超音波検査	TRUS	412
頸椎症性神経根症	CSR	107
頸椎症性脊髄症	CSM	107
頸椎椎間板ヘルニア	CDH	82
系統的レビュー	ROS	361
頸動脈海綿静脈洞瘻	CCF	80
頸動脈ステント留置術	CAS	76
頸動脈造影	CAG	74
頸動脈洞症候群	CSS	107
頸動脈内膜切除術	CEA	83
軽度認知機能障害	MCI	254
経尿道的切開術	TUI	415
経尿道的切除術	TUR	415
経尿道的前立腺蒸散術	TVP	416
経尿道的前立腺切除術	TUR-P	415
経尿道的電気凝固術	TUE	415
経尿道的尿管結石除去術	TUL	415
経尿道的膀胱頸部切開術	TUI-BN	415
経尿道的膀胱腫瘍切除術	TUR-BT	415
経鼻胃チューブ	NGT	281
経皮吸収治療システム	TTS	415
経皮経管冠動脈回転アテレクトミー	PTCRA	339
経皮経肝胆嚢吸引穿刺法	PTGBA	340
経皮経静脈的僧帽弁交連切開術	PTMC	342
経皮的エタノール注入療法	PEIT	312
経皮的肝静脈門脈短絡術	PIPS	320
経皮的冠動脈インターベンション	PCI	306
経皮的気管切開	PDT	311
経皮的経管冠動脈形成術	PTCA	339
経皮的経管冠動脈再疎通術	PTCR	339
経皮的経管血管形成術	PTA	338
経皮的経管食道静脈瘤塞栓術	PTO	342
経皮的経管腎血管形成術	PTRA	343
経皮的経肝胆管造影	PTC	339
経皮的経肝胆汁ドレナージ	PTBD	339
経皮的経肝胆道鏡検査	PTCS	340
経皮的経肝胆道鏡切石術	PTCL	340
経皮的経肝胆道ドレナージ	PTCD	339
経皮的経肝胆嚢造影	PTCC	339
経皮的経肝胆嚢ドレナージ	PTGBD	340
経皮的経肝膿瘍ドレナージ	PTAD	339
経皮的経肝門脈カテーテル法	PTPC	342

項目	略語	頁
経皮的経肝門脈造影	PTP	342
経皮的経肝門脈塞栓術	PTPE	342
経皮的経食道胃管挿入術	PTEG	340
経皮的臍帯血採血	PUBS	343
経皮的酸素分圧	tcPO₂	401
経皮的酸素飽和度	SpO₂	387
経皮的腎盂尿管移行部切開	PN-cutting	326
経皮的腎結石除去術	PNL	327
経皮的腎砕石術	PNL	327
経皮的心肺補助装置	PCPS	308
経皮的腎瘻造設術	PN (S)	327
経皮的中隔心筋焼灼術	PTSMA	343
経皮的電気神経刺激	TENS	403
経皮的内視鏡下椎間板摘出術	PELD	313
経皮的熱湯注入療法	PHOT	317
経皮的膿瘍ドレナージ	PAD	300
経皮的バルーン大動脈弁切開術	PTAC	338
経皮的ペーシング	TCP	401
経皮的マイクロ波凝固療法	PMCT	324
経皮内視鏡的胃瘻造設術	PEG	312
経皮内視鏡的腸瘻造設術	PEJ	313
経皮薬物送達システム	TDDS	401
頸部食道	Ce	83
頸部脊椎症	CS	105
経毛様体扁平部水晶体切除術	PPL	331
劇症肝炎	FH	163
ゲージ	G	171
血圧	BP	65
血液学的完全寛解	CHR	88
血液ガス分析	BGA	60
血液灌流［血液吸着］	HP	196
血液透析	HD	187
血液透析濾過	HDF	188
血液尿素窒素	BUN	70
血液脳関門	BBB	56
血液流量	QB	347
血液量	BV	71
血液濾過	HF	190
結核	TB	398
結核菌特異的インターフェロン-γ遊離試験	IGRAs	212
血管運動中枢	VMC	431
血管拡張薬	VD	428
血管筋脂肪腫	AML	33
血管作動性腸管ペプチド	VIP	431
血管疾患	VD	428
血管性認知症	VaD	424
血管造影	AG	23
血管内超音波法	IVUS	225
血管内皮増殖因子	VEGF	429
血管平滑筋	SMC	383
血管迷走神経反応	VVR	436
血管攣縮性狭心症	VSA	434
血球貪食症候群	HPS	197

月経前症候群	**PMS**	325
結合織病	**CTD**	108
血算	**CBC**	78
	RBC	353
血色素	**Hb**	184
血漿灌流	**PP**	329
血漿吸着	**PA**	298
血漿交換	**PE**	311
血漿消失率	**K**$_{ICG}$	229
血漿浸透圧	**Posm**	329
血漿タンパク分画	**PPF**	330
血漿鉄交代率	**PIT**	320
血漿鉄消失時間	**PIDT**	319
血漿鉄消失率	**PID**	319
血小板	**PLT**	323
血小板活性化因子	**PAF**	301
血小板凝集因子	**PAF**	301
血小板凝集試験	**PAT**	304
血小板減少性紫斑病	**TPP**	411
血小板由来成長因子	**PDGF**	310
血漿プロトロンビン時間	**PPT**	331
血漿レニン活性	**PRA**	333
血清肝炎	**SH**	378
血清グルタミン酸オキサロ酢酸トランスアミナーゼ	**SGOT, sGOT**	378
血清クレアチニン	**SCr**	374
血清腹水アルブミン勾配	**SAAG**	368
結節性期外収縮	**PJC**	320
結節性硬化症	**TSC**	413
結節性紅斑	**EN**	145
結節性多発動脈炎	**PAN**	326
結節性動脈周囲炎	**PN**	326
血栓後症候群	**PTS**	343
血栓性血小板減少性紫斑病	**TTP**	414
血栓性静脈炎	**TP**	410
血栓性微小血管障害症	**TMA**	408
血栓内膜摘除術	**TEA**	402
血中アルコール濃度	**BAC**	54
(血中濃度)曲線下面積	**AUC**	51
血沈	**ESR**	153
血糖	**BS**	68
血糖自己測定	**SMBG**	383
血流感染	**BSI**	69
ケトコナゾール	**KCZ**	228
17-ケトステロイド	**17-KS**	2
ケノデオキシコール酸	**CDCA**	82
ゲムシタビン	**GEM**	174
ゲムシタビン＋シスプラチン	**GEM/CDDP**	174
ケラチノサイト	**KC**	228
ゲルストマン・シュトロイスラー・シェンカー症候群	**GSS**	181
ケールマン水晶体乳化吸引術	**KPE**	229
ケーワイヤー	**K wire**	229
腱移行	**TT**	414
腱移植	**TG**	404
牽引	**TX**	417
牽引性網膜剥離	**TRD**	412
限界フリッカー値	**CFF**	85
限外濾過	**UF**	419
限外濾過率	**UFR**	419
検眼鏡	**Oph**	295

嫌気的代謝閾値	AT	49
限局型	LD	235
限局性腸穿孔	LIP	240
健康関連QOL	HRQOL	198
健康危険度評価	HRA	197
肩甲骨下部皮下脂肪厚	SSF	389
言語聴覚士	ST	390
言語療法	ST	390
顕在性不安尺度	MAS	251
肩鎖関節	ACJ	14
腱索断裂	RCT	355
検査室	Lab	231
原始神経外胚葉腫瘍	PNET	326
現実見当識訓練	RO	360
健常時体重	UBW	418
ゲンタマイシン	GM	178
原発性アルドステロン症	PA	298
原発性異型肺炎	PAP	302
原発性開放隅角緑内障	POAG	328
原発性肝癌	PHC	316
原発性硬化性胆管炎	PSC	335
原発性心筋症	PMD	324
原発性胆汁性肝硬変	PBC	304
原発性肺高血圧症	PPH	330
原発性副甲状腺機能亢進症	PHP	317
原発性閉塞隅角緑内障	PACG	300
原発性免疫不全症	PID	319
顕微鏡的多発血管炎	MPA	267
現病歴	HPI	197
	PI	318

【こ】

コアグラーゼ陰性菌	CNS	95
高圧酸素療法	HBO	185
高位脛骨骨切り術	HTO	200
高位前方切除術	HAR	184
後腋窩線	PAL	301
好塩基球	Baso	55
口蓋垂軟口蓋咽頭形成術	UPPP	421
口蓋裂	CP	98
抗核抗体	ANA	34
光覚なし	NLP	282
光覚弁	LS	244
後下行枝	PD	310
後下小脳動脈	PICA	318
後下膵十二指腸動脈	PIPD	320
硬化性萎縮性苔癬	LSA	244
硬化性被嚢性腹膜炎	SEP	376
高活性抗レトロウイルス療法	HAART	183
交感神経依存性疼痛	SMP	383
交感神経系	SNS	384
交感神経非依存性疼痛	SIP	380
交換輸血	ET	155
高吸収域	HDA	188
抗胸腺細胞グロブリン	ATG	49
口腔ケア	MC	252
高血圧	HT	200
高血圧性心血管疾患	HCVD	187
高血圧性心疾患	HHD	192
高血圧性脳内出血	HIH	193
抗原	Ag	24

抗原結合性フラグメント	Fab	157
抗原抗体反応	AAR	8
抗甲状腺薬	ATD	49
抗好中球細胞質抗体	ANCA	34
後交通動脈	Pcom	307
合剤	mixt	263
抗サイログロブリン抗体	TgAb	405
好酸球	Eosino	146
好酸球性筋膜炎	EF	140
好酸球増多症候群	HES	190
好酸球由来ニューロトキシン	EDN	139
好酸球陽イオンパク	ECP	138
抗酸菌	AFB	20
高脂血症	HL	194
膠質浸透圧	COP	97
後十字靭帯	PCL	307
後縦靭帯	PLL	322
後縦靭帯骨化症	OPLL	295
後上膵十二指腸動脈	PSPD	336
甲状腺刺激抗体	TSAb	413
甲状腺刺激阻害抗体	TSBAb	413
甲状腺刺激ホルモン	TSH	413
甲状腺刺激ホルモン受容体抗体	TRAb	412
甲状腺刺激ホルモン不適切分泌症候群	SITSH	380
甲状腺刺激ホルモン放出因子	TSH-RF	413
甲状腺刺激ホルモン放出ホルモン	TRH	412
甲状腺ペルオキシターゼ	TPO	411
甲状腺ホルモン	TH	406
甲状腺ホルモン受容体	TR	411
甲状腺ホルモン不応症	RTH	364
抗ショックズボン	MAST suit	251
高信号域	HIL	193
口唇口蓋裂	CLP	92
高浸透圧高血糖症候群	HHS	192
高浸透圧性非ケトン性高血糖昏睡	HONK	196
口唇裂	CL	92
抗ストレプトキナーゼ抗体	ASK	48
抗ストレプトリジンO	ASLO	48
抗ストレプトリジンO抗体	ASO	48
合成血	BET	59
高性能微粒子エアフィルター	HEPA filter	190
硬性白斑	HE	189
抗生物質	AB	8
光線力学的療法	PDT	311
高速液体クロマトグラフィ	HPLC	197
拘束型心筋症	RCM	354
後側壁枝	PL	321
後側方固定術	PLF	322
酵素免疫吸着測定法	ELISA	143
酵素免疫抗体法	EIA	142
抗体	Ab	8
後帯状皮質	PCC	306
後大脳動脈	PCA	306

用語	略語	ページ
好中球	Neutr	279
好中球アルカリホスファターゼ	NAP	277
高張乳酸加ナトリウム液	HLS	194
口蹄疫	FMD	165
抗TSH受容体抗体	TRAb	412
抗てんかん薬	AED	19
後天性心疾患	AHD	25
後天性腎嚢胞性疾患	ARCD	43
後天性嚢胞腎	ACKD	14
後天性免疫不全症候群	AIDS	27
喉頭気管性気管支炎	LTB	245
行動心理症状	BPSD	67
行動疼痛スケール	BPS	66
後頭動脈-後下小脳動脈吻合術	OA-PICA anastomosis	290
後頭葉	OL	293
行動療法	BT	70
高度治療部	HCU	186
更年期指数	MI	261
後嚢下白内障	PSC	335
後嚢混濁	PCO	307
高濃度領域	HDA	188
広汎子宮全摘術	RAH	350
広汎性侵害抑制調節法	DNIC	124
広汎性発達障害	PDD	310
紅斑性狼瘡	LE	236
抗ヒアルロニダーゼ抗体	AHD	25
高頻度オシレーション換気	HFOV	191
高頻度換気	HFV	191
高頻度ジェット換気	HFJV	191
後腹膜気体造影法	PRP	334
後腹膜線維症	RPF	362
後腹膜リンパ節郭清術	RLND	359
後部硝子体剥離	PVD	345
高分解能コンピュータ断層撮影	HRCT	198
興奮性シナプス後電位	EPSP	150
後房	PC	305
後方切除術	PR	332
後方腰椎椎間固定術	PLIF	322
後房レンズ	PC-IOL	307
硬膜外圧	EDP	140
硬膜外血腫	EDH	139
硬膜外麻酔	Epid	148
硬膜下血腫	SDH	375
硬膜下-腹腔短絡術［シャント］	S-P shunt	387
硬膜穿刺後頭痛	PDPH	310
硬膜動静脈瘻	dAVF	115
高密度リポタンパク	HDL	188
高密度リポタンパクコレステロール	HDL-C	188
抗ミトコンドリア抗体	AMA	31
後脈絡叢動脈	Pchor	306
肛門縁	AV	51
肛門管	P	297
肛門周囲皮膚	E	133
後葉ホルモン	PLH	322
抗利尿ホルモン	ADH	18

用語	略号	頁
抗利尿ホルモン不適合分泌症候群	SIADH	379
高リポタンパク血症	HLP	194
交流分析	TA	396
抗リン脂質抗体症候群	APS	40
高齢者うつ病評価尺度	GDS	174
高齢者総合的機能評価	CGA	85
高レニン本態性高血圧症	HREH	198
コーエー	CoA	95
ゴエ	GOE	178
誤嚥性肺炎	ASP	48
語音聴取閾値	SRT	388
語音明瞭度検査	SDS	376
呼気道陽圧	EPAP	147
呼気終末陰圧呼吸	NEEP	279
呼気終末二酸化炭素濃度	E_TCO_2	155
呼気終末肺容量	EELV	140
呼気終末平圧換気	ZEEP	442
呼気終末陽圧換気	PEEP	312
呼吸	R	349
呼吸音	RS	363
呼吸器合胞体ウイルス	RSV	364
呼吸窮迫症候群	RDS	355
呼吸係数	RI	358
呼吸細気管支炎関連性間質性肺炎	RB-ILD	353
呼吸死腔	V_D	428
呼吸仕事量	WOB	439
呼吸集中治療部	RCU	355
呼吸商	RQ	362
呼吸数	RR	362
呼吸中枢	RC	354
呼吸不全	RF	357
呼吸療法	RT	364
呼気流量	PF	314
国際看護師協会	ICN	206
国際疾病分類	ICD	205
国際生活機能分類	ICF	205
国際前立腺症状スコア	IPSS	220
国際単位	IU	223
国際単位系	IS	222
(国際)ハップマップ（計画）	HapMap	184
国際病期分類	ISS	222
国際標準化機構	ISO	222
国際標準化比	INR	217
国際勃起機能スコア	IIEF5	213
国際予後指標	IPI	219
コクサッキーウイルス	COX-V	98
コクラン共同計画	CC	79
鼓室形成術	TP	410
固視反射テスト	FRT	167
50歳以上死亡割合	PMI 50	325
50%致死量	LD_{50}	235
50%有効量	ED_{50}	139
故障モード影響解析法	FMEA	165
個人防護具	PPE	330
ゴス	GOS	179
呼息中枢	EC	135
骨壊死	ON	294
骨塩密度	BMD	62
骨関節症	OA	289

用語	略語	頁
コックス	COX	97
骨形成因子	BMP	62
骨形成不全症	OGI	292
骨髄異形成症候群	MDS	257
骨髄移植	BMT	63
骨髄炎	OSTEO	296
骨髄化生を伴う骨髄硬化症	MMM	264
骨髄腫	MM	264
骨髄線維症	MF	259
骨髄増殖性疾患群	MPD	268
骨髄転移	MAR	251
骨髄内輸液	IO	217
骨髄非破壊的同種造血幹細胞移植	NMSCT	283
骨折	frac. Fx	170
骨粗鬆症	OP	294
骨軟化症	OM	294
骨盤位	BEL	59
骨盤内炎症性疾患	PID	319
骨盤内血管造影	PAG	301
固定	Fix	164
ゴナドトロピン	Gn	178
ゴナドトロピン放出ホルモン	GnRH	178
コーネル健康調査表	CMI	93
コパ	COPA	97
コミュニケーション能力測定法	PACE	300
固有肝動脈	PHA	316
固有筋層までの癌	MP	267
固有受容体神経筋促進法［促通法］	PNF	326
孤立性骨嚢腫	SBC	371
コリンエステラーゼ	ChE	88
コルチコステロイド	CS	105
コルチゾンブドウ糖負荷試験	CGTT	87
ゴールド	GOLD	179
コルポイリンテル	Kolpo	229
コレシストキニン	CCK	80
コレシストキニン・パンクレオザイミン	CCK-PZ	80
コレステロール	chol	88
コレステロール指数	CIJ	90
コロイド浸透圧	COP	97
コロニー刺激因子	CSF	106
根管充填	RCF	354
根管治療	RCT	355
混合型白血病	MLL	264
混合静脈血酸素含量	$C\bar{v}O_2$	111
混合静脈血酸素分圧	$P\bar{v}O_2$	345
混合静脈血酸素飽和度	$M\bar{v}OS$	274
	$S\bar{v}O_2$	394
混合静脈血二酸化炭素含量	$C\bar{v}CO2$	111
混合静脈血二酸化炭素分圧	$P\bar{v}CO2$	344
混合性結合組織病	MCTD	256
混合リンパ球培養	MLC	263
コンジローマ	Con	97
コンタクトレンズ	CL	92
根治的頸部郭清術	RND	360

用語	略語	頁
コンピュータ処理X線映像法	CR	102
コンピュータ断層撮影	CAT	77
	CT	108
コンプライアンス	C	72
コンプレッション・ヒップ・スクリュー	CHS	89
根本原因分析	RCA	354

【さ】

用語	略語	頁
ザー	SAH	369
サイアス	SIAS	380
災害ストレス障害	DSD	129
災害派遣医療チーム	DMAT	124
細気管支性間質性肺炎	BIP	61
細菌性心内膜炎	BE	57
サイクリックAMP	cAMP	75
サイクロセリン	CS	105
最高酸素摂取量	peak $\dot{V}O_2$	312
サイコロジカル・ファーストエイド	PFA	314
最終月経期	LMP	241
最小1日必要量	MDR	257
最小殺菌濃度	MBC	252
最小侵襲手術	MIS	262
最小致死量	MFD	259
最小発育阻止濃度	MIC	261
最小麻酔濃度	MAC	249
臍静脈	UV	422
最小有効量	MED	257
再生不良性貧血	Aplas	38
最大アンドロゲン遮断療法	MAB	249
最大換気量	MVV	274
最大吸気圧	MIP	262
	PIP	319
最大吸気フローボリューム曲線	MIFV	261
最大吸気流速	PIF	319
最大吸気流量	MIF	261
最大吸気量	IC	204
最大許容線量	MAD	250
最大許容濃度	MPC	268
臍帯血幹細胞移植	CBSCT	79
最大血中濃度到達時間	Tmax	408
最大呼気圧	MEP	258
	PEmax	313
最大呼気速度	PEFR	312
最大呼吸量	MBC	252
最大呼気流量	MEF	257
	PEF	312
最大呼出フローボリューム曲線	MEFV	258
最大酸素摂取量	$\dot{V}O_2$ max	432
最大酸濃度	MAC	249
最大酸分泌量	MAO	250
	MSVR	272
	PAO	302
最大心拍数	HRmax	198
最大尿流率	Qmax	348
在宅経腸栄養法	HEN	190
在宅酸素療法	HOT	196
在宅静注療法	HIT	193

用語	略語	頁
在宅静脈栄養法	HPN	197
在宅人工呼吸療法	HMV	195
臍動脈	UA	417
サイトケラチン19 フラグメント	CYFRA21-1	113
再度手術	SCS	374
	SDS	376
サイトシンアラビノシド	Ara-C	41
サイトメガロウイルス	CMV	94
サイナスリズム	SR	388
裁判外訴訟処理	ADR	19
臍ヘルニア	UH	419
臍ヘルニア・巨舌・巨人症症候群	EMG	144
細胞外液	ECF	136
細胞外基質	ECM	137
細胞外基質分解酵素群	MMP	264
再膨張性肺水腫	REPE	356
細胞内液	ICF	206
細網内皮系	RES	356
細網肉腫症	RCS	355
サイロキシン結合グロブリン	TBG	398
サイログロブリン	Tg	405
左眼眼圧	Tos	409
左眼視力	LV	246
	VS	434
左冠尖	LCC	234
左冠動脈回旋枝	LCX	235
左冠動脈主幹部	LMT	241
サキナビル	SQV	388
左脚後枝ブロック	LPH	242
左脚前枝ブロック	LAH	231
左脚ブロック	LBBB	233
作業関連疾患	WRD	439
作業療法	OT	296
作業療法士	OT	296
サクシニルコリン	SCC	372
鎖骨下	SCL	374
鎖骨下動脈	SCA	372
鎖骨中線	MCL	254
坐剤	supp	392
左軸偏位	LAD	231
左室圧	LVP	247
左室1回仕事量	LVSW	248
左室1回仕事量係数	LVSWI	248
左室拡張末期圧	LVEDP	246
左室拡張末期径	LVEDD	246
左室拡張末期容積	LVEDV	246
左室駆出時間	LVET	247
左室駆出分画	LVEF	246
左室径	LVD	246
左室収縮末期圧	LVESP	247
左室収縮末期径	LVESD	247
左室収縮末期容積	LVESV	247
左室充満圧	LVFP	247
左室造影	LVG	247
左室低形成症候群	HLVS	194
左室肥大	LVH	247
左室不全	LVF	247
左室補助装置	LVAD	246
左室流出路	LVOT	247
左心カテーテル法	LHC	239

左心耳	LAA	231
左心室	LV	246
左心低形成症候群	HLHS	194
左心バイパス	LHB	238
左心不全	LHF	239
左心房	LA	231
左心補助人工心臓	LVAS	246
サス	SAS	370
サース	SIRS	380
サーズ	SARS	369
左前下行枝	LAD	231
サチュレーション	SAT	370
サップ	SAP	369
	supp	392
サニルブジン	d4T	114
サバラ	SAH	369
サブ	SAB	368
サブキュート	SC	372
サブクラビアン	SCL	374
サブスタンスP	SP	386
左房圧	LAP	232
左房径	LAD	231
左房肥大	LAH	232
サーム	SERM	377
挫滅症候群	CS	105
左右シャント率	Q_s/Q_T	348
サラゾスルファピリジン	SASP	370
酸塩基平衡	ABB	9
産科学的真結合線	CVO	111
三角線維軟骨複合体	TFCC	404
酸化ヘモグロビン	HbO	185
三環系抗うつ薬	TCA	400
酸感受性イオンチャネル		
	ASIC	47
残気率	RVI	366
残気量	RV	365
散剤	pulv.	344
三叉神経	TN	408
三次元CT	3D-CT	3
三枝病変	TVD	416
酸性線維芽細胞増殖因子	aFGF	21
三尖弁	TV	415
三尖弁逆流症	TR	411
三尖弁狭窄症	TS	413
三尖弁形成術	TVP	416
三尖弁置換術	TVR	416
三尖弁閉鎖症	TA	396
三尖弁閉鎖不全症	TI	406
三尖弁輪形成術	TAP	398
酸素運搬能	DO_2	125
酸素解離曲線	ODC	291
酸素拡散能	DL_{O_2}	122
酸素感受性蛍光センサー法		
	MGIT	260
酸素消費量	$\dot{V}O_2$	432
酸素分圧	PO_2	328
酸素飽和度	SAT	370
Ⅲ度熱傷	DB	115
産婦人科	Gyn	182
サンプル	SAMPLE	369
酸ホスファターゼ	ACP	15

【し】

GI療法	GI	176

ジアゼパム	DZP	133	磁気共鳴脳槽造影法	MRC	270
ジアフェニルスルホン	DDS	117	色素性乾皮症	XP	441
シアリルTn抗原	STN	391	色素性絨毛結節性滑膜炎		
シアリルLex-i抗原	SLX	382		PVS	346
視運動性眼振	OKN	293	指揮命令、現場の安全、情報の共有化、		
シェア	SHARE	379	現場の状況評価	CSCA	105
シェーグレン症候群	SjS	380	子宮外妊娠	EUP	155
ジエチルスチルベストロール			子宮筋電図検査	EHG	142
	DES	118	子宮頸癌	ZK	442
SHELモデル	SHEL	379	子宮頸管粘液検査	CMT	94
シェーンライン・ヘノッホ紫斑病			子宮収縮	UC	418
	SHP	379	子宮体癌	KK	229
シーオスム	Cosm	97	糸球体基底膜	GBM	172
紫外線血液照射法	UBI	418	糸球体腎炎	GN	178
紫外線照射	UVI	423	子宮胎盤機能不全	UPI	421
歯科衛生士	DH	119	糸球体濾過量	GFR	175
自家感作性皮膚炎	ASD	47	子宮動脈塞栓術	UAE	417
視覚アナログ尺度	VAS	425	子宮内圧	IUP	223
視覚誘発電位	VEP	429	子宮内圧カテーテル	IUPC	224
自家骨髄移植	ABMT	10	子宮内胎児死亡	IUFD	223
C型肝炎	HC	185	子宮内胎児輸血	IUT	224
C型肝炎ウイルス	HCV	187	子宮内発育遅滞	IUGR	223
C型慢性肝炎	CHC	87	子宮内避妊器具	IUD	223
自家末梢血幹細胞移植			子宮内膜	EM	143
	ABSCT	11	子宮内容除去術	D&C	114
子癇前症	PET	314	子宮卵管造影法	HSG	199
時間肺活量	TVC	415	死腔	DS	128
磁気共鳴血管造影	MRA	269	死腔換気率	V_D/V_T	429
磁気共鳴撮影	MRI	270	死腔負荷呼吸訓練	IDSEP	209
磁気共鳴膵胆管造影	MRCP	270	シグモイド	S	367
磁気共鳴スペクトロスコピー			シクロオキシゲナーゼ	COX	97
	MRS	270	シクロスポリン	CYA	112

項目	略語	頁
シクロホスファミド	CPA	98
	CPM	100
	CY	112
シクロホスファミド＋アドリアマイシン＋シスプラチン	CAP	76
シクロホスファミド＋アドリアマイシン＋ビンクリスチン＋プレドニゾロン	CHOP	88
シクロホスファミド＋ビンクリスチン＋アドリアマイシン＋ダカルバジン	CYVADIC	113
シクロホスファミド＋ビンクリスチン＋プロカルバジン＋プレドニゾロン	C-MOPP	94
シクロホスファミド＋メトトレキサート＋5-フルオロウラシル	CMF	93
刺激後ペプシン分泌量	SPO	387
刺激鎮痛法	SPA	386
刺激伝導系	ICS	207
自己愛性パーソナリティ障害	NPD	284
自己骨髄単核球細胞移植	TACT	397
自己乳房管理	SMC	383
自己評価うつ病尺度	SDS	376
自己免疫疾患	AID	26
自己免疫性肝炎	AIH	27
自己免疫性血小板減少性紫斑病	ATP	50
自己免疫性高脂血症	AIH	27
自己免疫性甲状腺疾患	AITD	28
自己免疫性膵炎	AIP	27
自己免疫性溶血性疾患	AHD	25
自己免疫性溶血性貧血	AIHA	27
歯根尖切除術	Apico	38
自殺企図	SA	368
CCS 固定法	CCS	81
CGS 単位	CGS	87
支持的精神療法	ST	390
歯周炎	Per	313
思春期および若年期	AYA	53
歯状核赤核淡蒼球ルイ体萎縮症	DRPLA	128
視床下部・下垂体系	HHS	193
視床出血	TH	405
視床前核	A	5
視神経交叉	OC	290
歯髄炎	Pul	344
指数弁	CF	84
シスジアンミンジクロロプラチナム	CDDP	82
シースステイティック	Cst	107
システムエンジニア	SE	376
システムレビュー	ROS	361
ジスト	GIST	177
シスプラチン＋アドリアマイシン	CDDP/DXR	82
シスプラチン＋イリノテカン	CDDP/CPT-11	82
シスプラチン＋エトポシド	CDDP/ETP	82

用語	略語	頁
シスプラチン＋ゲムシタビン	CDDP/GEM	82
シスプラチン＋ダカルバジン＋ビンデシン	CDV	83
シスプラチン＋ドセタキセル	CDDP/DTX	82
シスプラチン＋ビノレルビン	CDDP/VNR	82
シスプラチン＋ペメトレキセド	CDDP/PEM	82
指節間関節	IPJ	219
自然経腟分娩	SVD	394
自然流産	SA	368
持続温熱腹膜灌流	CHPP	88
持続肝動注療法	CHAI	87
持続緩徐式血液透析	CHD	87
持続気道内陽圧呼吸	CPAP	99
持続強制換気	CMV	94
持続携式腹膜透析	CAPD	76
持続血糖モニター	CGM	86
持続静脈内インスリン注入療法	CIII	90
持続性周期的腹膜透析	CCPD	81
持続性心室頻拍	SVT	394
持続的血液濾過	CHF	88
持続的血液濾過透析	CHDF	88
持続的血漿交換	CPE	100
持続的静脈静脈血液透析	CVVHD	112
持続的静脈静脈血液濾過	CVVH	111
持続的静脈静脈血液濾過透析	CVVHDF	112
持続的腎機能代替療法	CRRT	104
持続的他動運動装置	CPM	100
持続的動静脈血液透析	CAVHD	77
持続的動静脈血液濾過	CAVH	77
持続的動静脈血液濾過透析	CAVHDF	77
持続脳室ドレナージ	CVD	111
持続皮下インスリン注入療法	CSII	107
持続皮下注入法	CSI	107
持続陽圧換気	CPPV	101
持続陽圧呼吸	CPPB	101
肢帯型筋ジストロフィー	LGMD	238
シーダイン	Cdyn	83
シータス	CTAS	108
ジダノシン	ddI	117
シタフロキサシン	STFX	391
シタラビン＋アクラルビシン＋顆粒球コロニー刺激因子	CAG	74
シタラビンオクホスファート	SPAC	386
市中肺炎	CAP	76
視聴覚性的刺激テスト	AVSS	53
歯痛	T.A.	396
室温、大気圧、水蒸気飽和状態	ATPS	50
膝蓋腱荷重式	PTB	339
膝蓋腱反射	PTR	343
質改善	QI	348
疾患修飾性抗リウマチ薬	DMARDs	124
膝関節内障	IDK	208
疾患の所見なし	NED	279
シックスアール	6R	5

実験事象率	EER	140
失語症	APH	38
膝上核	SG	377
湿疹	Ez	156
シッズ	SIDS	380
質調整生存年	QALY	347
シップ	CYP	113
ジップ	GIP	176
質保証	QA	347
CTディスコグラフィ	CTD	108
CD4	CD4	81
CTミエログラフィ	CTM	109
指摘	p/o	327
自動角膜層状切開術	AL (T)K	31
児頭骨盤不均衡	CPD	100
自動体外式除細動器	AED	19
自動腹膜透析	APD	37
シトシン	Cyt	113
ジドブジン・ラミブジン配合	AZT/3TC	54
シトルリン化ペプチド	CCP	81
シナール	CINAHL	90
歯肉膿瘍	G.A.	171
視能訓練士	ORT	295
自発眼振	SN	384
自発呼吸	SB	370
自発呼吸トライアル	SBT	371
シーパップ	CPAP	99
C反応性タンパク	CRP	104
耳鼻咽喉科	ENT	146
CPD液	CPD solution	100
ジヒドロテストステロン	DHT	120
ジープ	ZEEP	442
ジフテリア	D	113
ジフテリア・破傷風	DT	130
ジフテリア・破傷風・百日咳	DPT	127
ジフト	ZIFT	442
シフラ	CYFRA21-1	113
シプロフロキサシン	CPFX	100
自閉症スペクトラム障害	ASD	47
ジベカシン	DKB	122
ジペプチジルペプチダーゼ4	DPP-4	127
シーベルト	Sv	392
ジベンゾアントラセン	DBA	115
脂肪酸	FA	157
死亡時画像病理診断	Ai	26
脂肪親和性ホルモン	LPH	243
脂肪負荷テスト	FTT	170
2,3-ジホスホグリセリン酸	2,3-DPG	3
市民による除細動	PAD	300
視野	VF	430
斜位	Ob	290
社会生活技能訓練	SST	390
尺側手根屈筋	FCU	160
尺側手根伸筋	ECU	138
若年型糖尿病	JOD	227
若年性関節リウマチ	JRA	227
若年成人平均値	YAM	441
若年性特発性関節炎	JIA	227
若年性パーキソニズム	JP	227

用語	略語	頁
社交不安障害［社交不安症］	SAD	369
尺骨神経	UN	420
シャトル・ウォーキング試験	SWT	394
ジャパンコーマスケール	JCS	226
シャルコー・マリー・ツース病	CMT	94
習慣流産	HA	182
周期交代性眼振	PAN	302
周期性四肢麻痺	PP	329
周期性同期性放電	PSD	335
15分停滞率	R_{15ICG}	349
重鎖病	HCD	186
周産期集中治療室	PICU	318
収縮期血圧	SBP	371
収縮期雑音	SM	382
収縮期前方運動	SAM	369
収縮時間（指数）	STI	391
収縮ストレステスト	CST	107
収縮性心内膜炎	CP	98
収縮性心膜炎	PC	305
収縮末期圧	ESP	153
収縮末期容積	ESV	154
重症患者疼痛観察法	CPOT	100
重症急性呼吸器症候群	SARS	369
重症筋無力症	MG	260
重症集中看護	CC	79
重症複合免疫不全	SCID	373
重症複合免疫不全症候群	SCIS	373
就寝前	v.d.S	429
修正MRC呼吸困難スケール	mMRC	265
修正大血管転位症	CTGA	109
重炭酸イオン	HCO_3^-	186
修正ランキンスケール	mRS	271
集中治療部	ICU	208
十二指腸温存膵頭切除術	DPPHR	127
十二指腸潰瘍	DU	132
十二指腸ファイバースコープ	FDS	161
周辺虹彩前癒着	PAS	303
終末期	EOL	146
終末糖化物質	AGEs	24
絨毛癌	CC	79
絨毛性ゴナドトロピン	CG	85
絨毛膜羊膜炎	CAM	75
従量式補助換気	VAV	426
手関節屈筋	wrist fles.	439
手関節伸筋	wrist ext.	439
主観的情報	S	367
主観的包括的アセスメント	SGA	377
手根管症候群	CTS	109
手根中手関節	CM joint	93
手術	OP, Op.	294
手術後	PO	327
手術室	OR	295
手術部位感染	SSI	389
主訴	CC	79
手段的日常生活動作	IADL	202
出血時間	BT	70

術後悪心・嘔吐	PONV	328
術後回復力増強プログラム	ERAS	151
術後性上顎嚢胞	POMC	328
術後日数	POD	328
出産歴__回	P-_	297
出生身長	BH	60
出生体重	BW	71
術前化学療法	ICT	207
術中経鼻胆汁ドレナージ	ONBD	294
術中照射法	IORT	218
術中心筋梗塞	PMI	325
術中放射線療法	IOR	218
受動喫煙	ETS	155
手動弁	HM	194
主肺動脈	MPA	267
首尾一貫感覚	SOC	385
腫瘍壊死因子	TNF	408
腫瘍壊死因子受容体関連因子	TRAF	412
主要塩基性タンパク	MBP	252
腫瘍関連抗原	TAA	396
主要組織適合遺伝子複合体	MHC	260
腫瘍特異抗原	TSA	413
腫瘍溶解症候群	TLS	407
ジュール	J	225
シュレム管	SC	372
純音聴力検査	PTA	338
循環免疫複合体	CIC	89
純型肺動脈閉鎖	PPA	329
順応性補助呼吸	AAV	8
上位運動ニューロン	UMN	420
上位運動ニューロン障害	UMNL	420
上咽頭癌	NPC	284
漿液性嚢胞腫瘍	SCN	374
障害調整生存年	DALY	114
消化管	GIT	177
消化管間質腫瘍	GIST	177
上顎癌	OKK	293
上顎間固定	IMF	214
笑気	N_2O	275
笑気イソフルラン麻酔	GOI	179
笑気エンフルラン麻酔	GOE	178
笑気セボフルラン麻酔	GOS	179
上気道感染	URI	421
笑気ハロセン麻酔	GOF	178
掌屈	VF	430
条件情動反応	CER	84
条件詮索反応聴力検査	COR	97
上行結腸	A	5
症候性原発性胆汁性肝硬変	sPBC	386
上行性網様体賦活系	ARAS	41
上行大動脈	Asc-A	46
錠剤	tab	397
小細胞癌	SCC	372
硝酸イソソルビド	ISDN	222
上肢	UE	419
上肢障害評価表	DASH	115
上矢状静脈洞	SSS	389
硝子体蛍光測定	VFP	430

硝子体混濁	OCV	291
硝子体切除術	Vit	431
上室期外収縮	SVPC	394
上室頻拍	SVT	394
上斜筋	SO	384
上十二指腸角	SDA	375
上小脳動脈	SCA	372
掌蹠膿疱症	PPP	331
上前後関節唇損傷	SLAP lesion	381
常染色体優性遺伝	AD	16
常染色体優性多発性嚢胞腎	ADPKD	19
常染色体劣性遺伝	AR	41
常染色体劣性多発性嚢胞腎	ARPKD	45
小泉門	PF	314
上大静脈	SVC	393
上大静脈症候群	SVCS	394
上大静脈造影	SVCG	393
状態・特性不安尺度	STAI	390
上腸間膜静脈	SMV	384
上腸間膜動脈	SMA	382
上腸間膜動脈症候群	SMAS	382
上腸間膜動脈閉塞症	SMAO	382
小腸大量切除術	SBR	371
小腸ファイバースコープ	FIS	164
小腸閉塞症	SBO	371
上直筋	SR	388
上直腸動脈	SRA	388
小児1次救命処置	PBLS	305
小児集中治療室	PICU	318
小児成人型糖尿病	MODY	267
小児2次救命処置	PALS	301
上肺動脈	PAS	303
上皮細胞成長因子	EGF	141
上皮小体ホルモン	PTH	341
上皮成長因子受容体	EGFR	141
上皮内癌	CIS	91
上部消化管	UGI	419
上部消化管出血	UGIB	419
上部消化管内視鏡検査	EGD	141
上部消化管ファイバースコープ	GIF	176
上部直腸	Ra	349
小発作	PM	323
漿膜下層までの癌	SS	389
漿膜に露出している癌	SE	376
静脈	V	423
静脈圧	VP	433
静脈栄養	PN	326
静脈性腎盂造影	IVP	225
静脈注射	IV	224
静脈閉塞性疾患	VOD	433
上腕	AE	19
上腕筋周囲長	AMC	31
上腕三頭筋反射	TTR	414
上腕三頭筋皮下脂肪厚	TSF	413
上腕周囲長	AC	12
上腕神経叢損傷	BPI	66
上腕切断	AE-AMP	19
上腕動脈造影	BAG	55
上腕二頭筋反射	BTR	70
初回手術	PCS	309
	PDS	311

42 ●し

用語	略語	頁
除外診断	R/O, RO	360
食後	p.c.	305
食後愁訴症候群	PDS	311
食前	a.c.	12
食道胃接合部	EGJ	141
食道癌	EC, ECa	135
	OK	293
食道癌患者に対する栄養評価指数	NAI	276
食道静脈瘤	EV	156
食道挿管検知器	EDD	139
食道ファイバースコープ	EF	140
食道噴門接合部	ECJ	136
食道閉鎖式エアウェイ	EOA	146
食道裂孔ヘルニア	HH	192
食物テスト	FT	169
除細動器	DF	118
ジョサマイシン	JM	227
徐脂肪体重	LBM	233
食間	i.c.	204
ショックインデックス［ショック指数］	SI	379
ショックパンツ	PASG	303
ジョードサイロニン	T_2	395
ショートベベル	SB	370
徐波睡眠	SWS	394
初発尿意	FDV	161
処方	R. Rp	362
徐脈	bra, brady	67
徐脈頻脈症候群	BTS	70
シリコンオイル	S.O.	384
自律神経過反射	AH	25
自律神経系	ANS	35
自立生活運動	ILM	214
視力	VA	423
シロップ	syr	395
腎盂腎炎	PN	326
腎盂尿管移行部	UPJ	421
心音	HS	198
心音図	PCG	306
心窩部	ER	151
心窩部痛症候群	EPS	149
腎機能代替療法	RRT	363
心胸郭比	CTR	109
心筋血流イメージング	MPI	268
心筋梗塞	MI	261
心筋梗塞後症候群	PMI	325
心筋コントラストエコー法	MCE	253
心筋酸素消費量	MVO_2	274
心筋症	CM	92
シングルユース器材	SUD	392
シングルルーメンカテーテル	SLC	381
神経	N	275
神経因性膀胱	NGB	280
神経芽細胞腫	NB	277
神経芽細胞腫国際分類	INSS	217
神経筋接合部	NMJ	282
神経筋単位	NMU	283
神経興奮性検査	NET	279
神経循環無力症［虚脱症］	NCA	277
神経障害性疼痛	NP	283

神経鞘腫	NN	283	人工呼吸器関連肺炎推定例			
神経心理学的評価	NPE	284		probable VAP		
心係数	CI	89			333	
神経性食欲不振	AN	34	人工呼吸器関連肺損傷	VALI	424	
神経成長因子	NGF	280	人工呼吸器誘発肺損傷	VILI	431	
神経性難聴	ND	278	人工骨頭置換術	UHR	419	
神経セロイドリポフスチン症			人工膝関節形成術	TKA	406	
	NCL	278	人工膝関節全置換術	TKR	407	
神経線維腫症	NF	280	人工授精	AI	26	
神経線維層欠損	NFLD	280	進行性外眼筋麻痺	PEO	313	
神経調節性失神	NMS	283	進行性核上性麻痺	PSP	336	
神経伝導検査	NCS	278	進行性筋萎縮症	PMA	323	
神経伝導速度	NCV	278	進行性筋ジストロフィー	PMD	324	
神経特異エノラーゼ	NSE	286	進行性骨化性線維異形成症			
神経病集中監視部	NCU	278		FOP	166	
腎血管性高血圧	RVH	365	進行性自律神経障害	PAF	301	
腎血管抵抗	RVR	366	進行性脊髄性筋萎縮症	PSMA	336	
腎血漿流量	RPF	362	進行性多巣性白質脳症	PML	325	
腎血流量	RBF	353	人工足関節置換術	TAR	398	
心原性ショック	CGS	86	人工多能性幹細胞	iPS cells	220	
進行	PD	310	人工妊娠中絶	AA	6	
人口寄与危険度割合	PAR	303	人工破膜	AROM	44	
人工肩関節全置換術	TSR	413	人工弁心内膜炎	PVE	345	
人工股関節形成術	THA	406	進行麻痺	GP	180	
人工股関節全置換術	THR	406	腎後性腎不全	PRRF	334	
人工呼吸	AR	41	浸剤	Inf	217	
人工呼吸器関連事象	VAE	424	腎細胞癌	RCC	354	
人工呼吸器関連状態	VAC	423	心雑音	HM	194	
人工呼吸器関連肺炎	VAP	425	心室期外収縮	PVC	344	
人工呼吸器関連肺炎可能性例				VPC	433	
	possible VAP		心室興奮伝達時間	VAT	425	
		329	心室細動	Vf	429	

語	略号	頁	語	略号	頁
心室粗動	VF	429	新生児室	NBN	277
心室中隔	IVS	225	新生児死亡率	NMR	282
心室中隔欠損	VSD	434	新生児集中治療部	NICU	281
心室中隔穿孔	VSP	434	真性赤血球増多症	PV	344
心室中隔破裂	VSR	434	腎性尿崩症	NDI	278
心室内圧	VP	433	新生物	NPL	284
心室頻拍	VT	436	新鮮液状血漿	FP	166
心室補助人工心臓	VAD	424	振戦せん妄	DT	130
心室抑制型心室ペーシング	VVI	436	新鮮凍結血漿	FFP	162
心室抑制心房同期型心室ペーシング	VDD	428	心尖拍動図	ACG	13
			新鮮保存血	WB-F	437
心室抑制型房室順次ペーシング	DVI	132	腎造影法	NG	280
			心臓再同期療法	CRT	104
侵襲的放射線療法	IVR	225	心臓電気生理検査	EPS	149
伸縮性ダブルルーメンカテーテル	FDL	161	心臓弁膜症	VDH	428
			深達性Ⅱ度熱傷	DDB	117
滲出性中耳炎	OME	294	診断	Dx	133
尋常性乾癬	PSO	336	診断学的面接基準	DIS	121
腎静脈	RV	365	診断群分類・包括評価	DPC	127
腎静脈圧	RVP	366	心断層エコー図	UCT	418
腎静脈血栓症	RVT	366	診断的腹腔洗浄	DPL	127
腎静脈血レニン比	RVRR	366	診断分類別定額先払い方式	DRG-PPS	128
心身医学	PSM	335			
心身症	PSD	335	心タンポナーデ	CT	107
新生血管緑内障	NVG	288	身長	BH	60
腎生検	RB	353	陣痛・分娩・回復 [陣痛分娩室]	LDR	236
腎性骨異栄養症	ROD	360			
新生児一過性多呼吸	TTNB	414	心的外傷後ストレス障害	PTSD	343
新生児行動評価	NBAS	277			
新生児持続性肺高血圧症	PPHN	330	進展型	ED	139
			心電図	ECG	136
				EKG	143

項目	略語	頁
浸透圧クリアランス	Cosm	97
振動音響刺激	VAS	425
腎動脈狭窄	RAS	351
腎動脈造影	RAG	350
腎毒性腎炎	NTN	287
心内膜下心筋梗塞	SEMI	376
心内膜床欠損症	ECD	136
心内膜心筋生検	EMB	143
心内膜心筋線維症	EMF	144
腎・尿管・膀胱X線撮影	KUB	229
腎尿細管性アシドーシス	RTA	364
心嚢液	PE	311
深脳部刺激法	DBS	116
心肺運動負荷試験	CPX test	101
心肺蘇生	CPR	101
心肺蘇生禁止	DNAR	124
心肺停止	CPA	98
心肺脳蘇生	CPCR	99
心肺バイパス法	CPB	99
心拍応答型ペースメーカー	RRPM	363
心拍再開	ROSC	361
心拍出量	CO	95
心拍数	HR	197
心拍動下冠動脈バイパス術	OPCAB	295
深部腱反射	DTR	132
深部静脈血栓症	DVT	132
腎不全	RF	356
腎不全指数	RFI	357
深部組織損傷	DTI	130
人物描写テスト	DAP	115
深部表層角膜移植	DLKP	122
心弁膜疾患	VHD	430
心房期外収縮	APC	37
	PAC	298
心房細動	Af	20
心房性ナトリウム利尿因子	ANF	34
心房性ナトリウム利尿ペプチド	ANP	35
心房粗動	AF	20
	AF (L)	21
心房中隔	IAS	202
心房中隔欠損	ASD	47
	IASD	202
心房同期型心室ペーシング	VAT	425
心房・ヒス束時間	AHI	26
心房頻拍	AT	49
心房抑制型心房ペーシング	AAI	7
信頼区間	CI	89
心理社会的病歴	PH	316
心理的応急処置	PFA	314

【す】

項目	略語	頁
髄液	CSF	106
	Liq.	240
膵管胆道合流異常	APBD	37
膵管内乳頭粘液性腫瘍	IPMN	219

用語	略語	頁
膵機能診断テスト	PFD	314
膵局所動注療法	CRAI	102
水銀	Hg	191
水銀柱ミリメートル	mmHg	264
膵- 空腸吻合カテーテル	P-J catheter	320
髄腔内バクロフェン療法	ITB	223
水剤	mist	262
水晶体後方線維増殖症	RLF	359
水晶体乳化吸引術	PEA	312
水晶体嚢外摘出術	ECCE	136
水晶体嚢内摘出術	ICCE	204
膵腎同時移植術	SPK	387
膵全摘出術	TP	410
水素イオン指数	pH	316
膵臓癌	PK	320
錐体外路症状	EPS	150
膵体尾部切除術	DP	126
錐体路	PT	338
錐体路ニューロン	PTN	342
水中油滴型	O/W	297
水治療法	HT	200
推定肝血流量	EHBF	142
推定糸球体濾過量	eGFR	141
推定胎児体重	EFBW	141
水痘	chpx	88
膵島細胞抗体	ICA	204
膵島細胞膜抗体	ICSA	207
膵頭十二指腸切除術	PD	309
水痘・帯状疱疹ウイルス	VZV	437
膵頭部癌	PKK	321
水分出納	IN.OUT	217
膵分泌性トリプシンインヒビター	PSTI	336
水疱性類天疱瘡	BP	65
睡眠関連呼吸障害	SRRD	388
睡眠時低換気症候群	SHVS	379
睡眠時無呼吸症候群	SAS	370
睡眠相後退症候群	DSPS	129
睡眠ポリグラフィー	PSG	335
水様下痢低カリウム血症無胃酸症候群	WDHAS	438
数字評定尺度	NRS	285
頭蓋咽頭腫	CRP	104
頭蓋外- 頭蓋内バイパス	EC-IC bypass	136
頭蓋形成術	CPL	100
頭蓋内圧	ICP	207
頭蓋内圧亢進	ICH	206
	IICP	213
頭蓋内血腫	ICH	206
頭蓋癆	CT	108
スキッド	SCID	373
すくみ足	FOG	166
スダンブラックB染色	SBB	371
頭痛	HA	182
頭痛インパクトテスト	HIT	193
ズッポ	supp	392
ステイ	STAI	390
スティッフパーソン症候群	SPS	387

用語	略語	ページ
スティーブンス・ジョンソン症候群	SJS	381
ステレオ	Stereo	391
ステロイドホルモン	SH	378
ステント内再狭窄	ISR	222
ストーマ療法士	ET	154
ストレプトキナーゼ	SK	381
ストレプトマイシン	SM	382
ストレプトリジンO	SLO	381
スニップス	SNPs	384
スパイク	SPIKES	386
スピラマイシン	SPM	387
スプアラ	SAH	369
スペクチノマイシン	SPCM	386
スペクト	SPECT	386
スマート	SMART	382
スモール・フォア・デイト	SFD	377
スモン	SMON	383
スラップリージョン	SLAP lesion	381
スリーエス	SSS	389
3DS除菌治療	3DS	3
スルタミシリン	SBTPC	371
スルチアム	ST	390
スルバクタム	SBT	371
スルファメトキサゾール/トリメトプリム	ST	390
スルホニル尿素［ウレア］	SU	392
スワンガンツカテーテル	SGC	377

【せ】

用語	略語	ページ
生活関連動作	APDL	37
生活の質［生命の質］	QOL	348
生活満足度指数	LSI	245
清潔間欠自己導尿	CISC	91
清潔間欠導尿	CIC	89
生検	Bx	71
性行為感染症	STD	391
正視	Em	143
精子不動化試験	SIT	380
正常圧水頭症	NPH	284
正常下限	LLN	240
正常眼圧緑内障	NTG	287
星状神経節ブロック	SGB	377
正常洞調律	NSR	287
正常範囲内	WNL	438
正常満期産	NSFTD	287
生食	NS	285
生殖補助技術	ART	45
精神医学ソーシャルワーカー［精神科ソーシャルワーカー］	PSW	338
精神科	Psy	338
精神科集中管理室	PICU	318
成人型糖尿病	MOD	267
精神疾患の診断・統計マニュアル	DSM	129
精神状況質問紙	MSQ	272
成人先天性心疾患	ACHD	14
成人T細胞白血病	ATL	49
成人T細胞白血病ウイルス	HTLV-1	200
成人T細胞白血病・リンパ腫	ATLL	49
精神年齢	MA	249

用語	略語	頁
精神発達遅滞	MD	256
	MR	269
精神皮膚電流反射	PGR	315
成人ヘモグロビン	HbA	184
精製ツベルクリン	PPD	329
性腺刺激ホルモン	GTH	181
精巣内精子抽出術	TESE	403
生存期間中央値	MST	272
生存年	LY	248
生体肝移植術	LDLT	236
生体物質隔離	BSI	69
成長ホルモン	GH	175
成長ホルモン分泌不全症	GHD	175
成長ホルモン放出因子	GRF	180
成長ホルモン放出ホルモン	GHRH	175
成長ホルモン抑制ホルモン	GHIH	175
性同一性障害	GID	176
静肺コンプライアンス	Cst	107
性病	VD	428
政府開発援助	ODA	291
生物学的偽陽性反応	BFPR	60
生物学的反応性修飾物質療法	BRM療法	67
成分栄養	ED	138
生命維持装置	LSS	245
生命徴候	VS	434
生理食塩液	NS	285
世界保健機関	WHO	438
セカンドルック手術	SLO	381
赤芽球癆	PRCA	333
脊硬麻	CSEA	106
赤色ぼろ線維を伴うミオクローヌスてんかん	MERRF	258
脊髄	SC	372
脊髄クモ膜下硬膜外併用麻酔	CSEA	106
脊髄小脳変性症	SCD	372
脊髄性進行性筋萎縮症	SPMA	387
脊髄造影法	MLG	263
脊髄損傷[脊損]	SCI	373
脊髄電気刺激療法	SCS	374
脊髄誘発電位	SEP	376
脊椎後方固定	PSF	335
脊椎前方固定	ASF	47
脊椎麻酔	Sp	386
セクレチン試験	S test	391
絶飲食	NPO	284
石灰化歯原性嚢胞	COC	97
石灰沈着・レイノー現象・手指硬化・毛細血管拡張症候群	CREST syndrome	102
切開排膿	I & D	202
舌癌	ZK	442
赤血球	RBC	353
赤血球凝集素	HA	182
赤血球凝集反応	HA	182
赤血球凝集抑制試験	HIT	193
赤血球凝集抑制反応	HAIR	183
赤血球算定	RBC	353
赤血球造血刺激因子製剤	ESA	152
赤血球沈降速度	ESR	153

語	略	頁
赤血球鉄交代率	RIT	359
赤血球鉄利用率	%RCU	2
赤血球濃厚液	RCC	354
赤血球M・A・P	MAP	250
赤血球容積	RCV	355
赤血球粒度分布幅	RDW	356
接合子卵管内移植	ZIFT	442
接合部型表皮水疱症	JEB	226
接触皮膚炎	CD	81
絶対安静	CBR	79
絶対危険度減少率	ARR	45
絶対不応期	ARP	44
切断術	amp, Amp	33
Z形成術	Z-P	442
切迫性尿失禁	UI	420
切迫早産	TPL	410
切迫流産	TA	396
セファクロル	CCL	80
セファゾリン	CEZ	84
セファレキシン	CEX	84
セファロチン	CET	84
セフィキシム	CFIX	85
セフェピム	CFPM	85
セフォジジム	CDZM	83
セフォゾプラン	CZOP	113
セフォタキシム	CTX	110
セフォチアム	CTM	109
セフォチアムヘキセチル	CTM-HE	109
セフォペラゾン	CPZ	101
セフカペンピボキシル	CFPN-PI	85
セフジトレンピボキシル	CDTR-PI	83
セフジニル	CFDN	85
セフタジジム	CAZ	77
セフチゾキシム	CZX	113
セフチブテン	CETB	84
セフテラムピボキシル	CFTM-PI	85
セフトリアキソン	CTRX	109
セフピロム	CPR	101
セフポドキシムプロキセチル	CPDX-PR	100
セフミノクス	CMNX	94
セフメタゾール	CMZ	95
セフメノキシム	CMX	95
セフロキサジン	CXD	112
セフロキシムアキセチル	CXM-AX	112
セルロプラスミン	Cp	98
セロトニン・ドパミン拮抗薬	SDA	375
セロトニン・ノルアドレナリン再取り込み阻害薬	SNRI	384
ゼロラジオグラフィ装置	XR	441
線維芽細胞成長因子	FGF	162
線維化性肺疾患	FLD	164
線維筋形成不全	FMD	165
線維筋痛症	FMS	165
前腋窩線	AAL	7
遷延性可逆性虚血性神経障害	PRIND	333
全荷重	FWB	170
前下小脳動脈	AICA	26
前下膵十二指腸動脈	AIPD	27
腺癌	AC	12
前期破水	PROM	334

占拠性病変	SOL		385
前距腓靱帯	ATFL		49
ゼングスターケン・ブレークモア管			
	SBT		371
潜血	OB		290
全血液	WB		437
全血球算定	CBC		78
全血漿量	TPV		411
前交通動脈	Acom		15
前交通動脈動脈瘤	Acom aneurysm		
			15
全呼吸時間	Ttot		414
前・後交連線	AC-PC line		15
仙骨神経	S		366
前後方向	AP		36
穿刺	Punc.		344
センシティビティトレーニング			
	ST		390
前十字靱帯	ACL		14
前縦靱帯	ALL		30
前縦靱帯骨化症	OALL		290
前上膵十二指腸動脈	ASPD		48
洗浄赤血球	WRC		439
線条体黒質変性症	SND		384
全身血圧	SAP		369
全身血管抵抗	SVR		394
全身性エリテマトーデス			
	SLE		381
全身性炎症反応症候群	SIRS		380
全身性カルニチン欠乏症			
	SCD		373
全身性強直性間代発作	GTCS		181
全身性強皮症	SSc		389
全身放射線照射	TBI		399
全身麻酔	GA		171
全身リンパ節照射	TLI		407
全生存期間	OS		295
全層角膜移植	PKP		321
前増殖糖尿病網膜症	PPDR		329
全層植皮術	FTSG		170
喘息性気管支炎	AB		8
浅側頭動脈	STA		390
浅側頭動脈-上小脳動脈吻合術			
	STA-SCA anastomosis		
			391
浅側頭動脈-中大脳動脈吻合術			
	STA-MCA anastomosis		
			391
前帯状皮質	ACC		13
全大腸内視鏡検査	TCS		401
前大脳動脈	ACA		13
センターオブエクセレンス			
	COE		97
選択視法	PL		321
選択的エストロゲン受容体モジュレーター			
	SERM		377
選択的近位迷走神経切断術			
	SPV		388
選択的消化管殺菌	SDD		375
選択的セロトニン再取り込み阻害薬			
	SSRI		389
選択的脳灌流法	SCP		374
選択的肺胞気管支造影	SAB		368
浅達性Ⅱ度熱傷	SDB		375

項目	略語	頁
先天奇形	CM	92
先天性筋無力症候群	CMS	94
先天性股関節脱臼	CDH	82
	LCC	234
先天性心疾患	CHD	87
先天性多嚢胞腎	CMK	93
先天性胆道拡張症	CBD	78
先天性胆道閉鎖症	CBA	78
先天性嚢胞状腺腫様形成異常奇形	CCAM	80
先天性風疹症候群	CRS	104
先天性副腎過形成症	CAH	74
先天代謝異常	IEM	209
前頭前野	PFC	314
前頭側頭型認知症	FTD	169
前頭葉	FL	164
セントジョージ呼吸質問票	SGRQ	378
全肺気量	TLC	407
全肺血管抵抗	TPVR	411
全肺静脈還流異常	TAPVC	398
全肺容量	TLV	408
全般性不安障害	GAD	171
前部虚血性視神経症	AION	27
全部床義歯	FD	160
前房	AC	12
前方切除術	AR	41
前房レンズ	AC-IOL	14
全麻	GA	171
前脈絡叢動脈	AchA	14
専門看護師	CNS	95
前葉ホルモン	ALH	30
前立腺圧出分泌液	EPS	149
前立腺癌	PC	305
前立腺酸ホスファターゼ	PAP	302
前立腺特異抗原	PSA	335
前立腺肥大症	PH	316
前リンパ球性白血病	PLL	322
前腕	BE	57
前腕切断	BE-AMP	57

【そ】

項目	略語	頁
躁うつ病	MD	256
造影剤腎症	CIN	90
造影剤増強コンピュータ断層撮影	CECT	83
挿管困難対策	DAM	115
総肝動脈	CHA	87
早期胃癌	EGC	141
総義歯	FD	160
早期破水	EROM	152
双極性障害	BP	65
総頸動脈	CCA	80
造血幹細胞移植	HSCT	198
総コレステロール	TC	400
総再生産率	GRR	180
巣状糸球体硬化症	FGS	163
巣状糸球体腎炎	FGN	162
増殖性糸球体腎炎	PGN	315
増殖性硝子体網膜症	PVR	345
増殖糖尿病網膜症	PDR	311
双胎間輸血症候群	TTTS	415
相対的入力瞳孔反射異常	RAPD	351

52 ●た

相対不応期	RRP	363
総胆管	CBD	78
総胆管-空腸吻合	C-J stomy	91
総胆管結石	CBDS	78
総タンパク	TP	410
総腸骨動脈	CIA	89
創底管理	WBP	437
総鉄結合能	TIBC	406
相当重量児	AFD	20
早発性徐脈	ED	138
早発閉経	POF	328
総ビリルビン	T-Bil	399
僧帽弁	MV	274
僧帽弁逸脱	MVP	274
僧帽弁開放音	OS	295
僧帽弁逆流症	MR	269
僧帽弁狭窄兼逆流症	MSR	272
僧帽弁狭窄症	MS	271
僧帽弁形成術	MAP	251
僧帽弁後尖	PML	325
僧帽弁口面積	MVA	274
僧帽弁前尖	AML	33
僧帽弁置換術	MVR	274
僧帽弁閉鎖症	MA	249
僧帽弁閉鎖不全症	MI	261
僧帽弁輪石灰化	MAC	249
足関節血圧	AP	36
足関節上腕血圧比	ABI	10
足根中足関節	TM	408
即時型喘息反応	IAR	202
側頭葉	TL	407
続発性胆汁性肝硬変	SBC	371
続発性網膜剥離	SRD	388
足浴	FB	159
鼠径ヘルニア	IH	212
鼠径リンパ肉芽腫症	LGV	238
組織因子	TF	404
組織間液	ISF	222
組織プラスミノーゲンアクチベータ	t-PA	410
組織ポリペプチド抗原	TPA	410
粗死亡率	CDR	83
ソーシャルスキルトレーニング	SST	390
ソーシャルワーカー	SW	394
蘇生適応除外	DNAR, DNR	124
ゾニサミド	ZNS	442
ソープ	SOAP	385
ソマトスタチン	SMS	383
ソマトメジン	SM	382
ソラレン紫外線療法	PUVA	344
ゾリンジャー・エリソン症候群	ZES	442

【た】

第一次硝子体過形成遺残	PHPV	317
第1心音	S1	367
第1対角枝	D1	113
第1頭位	LOT	242
体位ドレナージ	PD	310
体位変換と咳嗽	T&C	397
退院	Disc	121
大うつ病エピソード	MD	256

用語	略語	頁
大横径	BPD	66
体温	BT	70
体温、大気圧、水蒸気飽和状態	BTPS	70
体温、脈拍、呼吸	TPR	411
体外式限外濾過法	ECUM	138
体外式心肺補助	ECLHA	136
体外式二酸化炭素除去	$ECCO_2R$	136
体外式肺補助	ECLA	136
体外受精	IVF	224
体外受精胚移植	IVF-ET	224
体外循環	ECC	136
体外衝撃波結石破砕療法	ESWL	154
体外心マッサージ	ECM	137
体外補助呼吸	ECRA	138
体格指数	BMI	62
大血管転位	TGA	405
大後頭三叉神経症候群	GOTS	180
対光反射	LR	244
大細胞癌	LCC	234
第3心音	S3	368
胎児エコー	FE	161
胎児音響刺激	FAS	158
胎児機能不全	NRFS	285
胎児鏡下レーザー凝固術	FLP	164
胎児ジストレス	FD	160
胎児心音	FHS	163
胎児心電図	FECG	161
胎児心拍	FHB	163
胎児心拍陣痛図	CTG	109
胎児心拍数	FHR	163
胎児心拍動	FHM	163
胎児性アルコール症候群	FAS	158
胎児性アルコール・スペクトラム障害	FASD	158
胎児頭殿長	CRL	104
胎児ヘモグロビン	HbF	185
胎児モニタリング	EFM	141
代謝性筋腎症候群	MNMS	265
代謝当量	METS	259
体重	BW	71
	Wt	440
帯状回	CG	85
対称性緊張性頸反射	STNR	391
代償性抗炎症反応症候群	CARS	76
帯状皮質	CC	79
帯状疱疹	HZ	201
帯状疱疹ウイルス	HZV	201
帯状疱疹後神経痛	PHN	317
大静脈	VC	426
対数オッズスコア	LOD score	241
体性感覚誘発電位	SEP	376
大泉門	AF	20
大腿	AK	29
大腿頸骨角	FTA	169
大腿骨頸部骨折	FNF	165
大腿骨長	FL	164
大腿骨頭壊死	ANFH	34
大腿骨頭すべり症	SCFE	373
大腿膝窩動脈バイパス	FPB	166

用語	略号	頁
大腿四頭筋	QF	348
大腿神経伸展テスト	FNS	166
大腿切断	AK-AMP	29
大腿大腿動脈バイパス	FFB	162
大腿動脈	FA	157
タイダルボリューム	TV	415
大腸菌	E. coli	137
大腸内視鏡検査	CF	84
大腸ファイバースコープ	CFS	85
胎動	FM	165
耐糖能障害	IGT	212
大動脈	Ao	35
大動脈圧	AoP	36
大動脈解離	AD	16
大動脈冠動脈バイパス	AC bypass	13
	ACBG	13
大動脈弓遮断	IAA	202
大動脈弓症候群	AAS	8
大動脈縮窄	COA	95
大動脈腸骨動脈閉塞性疾患	AIOD	27
大動脈内バルーンパンピング法	IABP	202
大動脈-肺動脈窓	APW	40
大動脈肺動脈中隔欠損	APSD	40
大動脈弁	AoV	36
大動脈弁逆流症	AR	41
大動脈弁狭窄兼逆流症	ASR	48
大動脈弁狭窄症	AS	45
大動脈弁形成術	AVP	52
大動脈弁上狭窄症候群	SASS	370
大動脈弁置換術	AVR	52
大動脈弁領域	AVA	51
大動脈弁輪拡張症	AAE	7
第2心音	S2	368
第2対角枝	D2	113
第2頭位	ROT	361
胎嚢	GS	181
大脳皮質運動野刺激法	MCS	255
大脳皮質基底核変性症	CBD	78
胎盤機能不全症候群	PDS	311
対標準1秒量	%FEV$_1$	2
体表面積	BSA	69
大伏在静脈グラフト	SVG	394
胎便吸引症候群	MAS	251
耐容1日摂取量	TDI	401
第4心音	S4	368
ダウノルビシン	DM	123
	DNR	124
ダウン症候群	DS	128
タオ	TAO	397
ダカルバジン	DTIC	130
ダカルバジン+ニムスチン+シスプラチン+タモキシフェン	DAC-Tam	114
ダカルバジン+ニムスチン+ビンクリスチン	DAV	115
タクロリムス水和物	FK-506	164
多形核白血球	PMN	325
多形滲出性紅斑	EEM	140
多形性神経膠芽腫	GBM	172
多系統萎縮症	MSA	271
多系統臓器不全	MSOF	272
多元受容体標的化抗精神病薬	MARTA	251

多剤耐性	MDR	……	257
多剤耐性結核菌	MDRTB	……	257
多剤耐性緑膿菌	MDRP	……	257
ダース	dz	……	133
多臓器機能不全	MOSF	……	267
多臓器機能不全症候群	MODS	……	267
多臓器不全	MOF	……	267
タゾバクタム/ピペラシリン	TAZ/PIPC	……	398
タット	TAT	……	398
タップ	TAP	……	398
多嚢胞性卵巣症候群	PCOS	……	307
たばこ依存症スクリーニング	TDS	……	402
多発梗塞性認知症	DMIT	……	124
	MID	……	261
多発性筋炎	PM	……	323
多発性筋炎・皮膚筋炎	PM/DM	……	325
多発性硬化症	MS	……	271
多発性骨髄腫	MM	……	264
多発性内分泌腺腫症	MEN	……	258
多発性嚢胞腎	PKD	……	321
タブ	tub	……	415
ダプトマイシン	DAP	……	115
WAB失語症検査	WAB	……	437
W形成術	W-P	……	439
WDHA症候群	WDHAS	……	438
ダブルプロダクト	PRP	……	334
ダブルルーメンカテーテル	DLC	……	122
ダメージコントロールサージェリー	DCS	……	117
タモキシフェン	TAM	……	397
タリウム	Tl	……	407
単一ヌクレオチド多型	SNPs	……	384
短胃動脈	SGA	……	377
単右室	SRV	……	388
段階的患者管理	PPC	……	329
短下肢ギプス包帯	SLC	……	381
短下肢装具	SLB	……	381
短下肢副子	SLS	……	382
短下肢歩行用ギプス包帯	SLWC	……	382
胆管細胞癌	CCC	……	80
胆管ステント留置術	EBS	……	135
単球	Mono	……	267
単腔型カテーテル	SLC	……	381
単光子放射型コンピュータ断層撮影	SPECT	……	386
単左室	SLV	……	382
短鎖脂肪酸	SCFA	……	373
炭酸水素イオン	HCO_3^-	……	186
炭酸脱水酵素阻害薬	CAI	……	75
短時間作用性抗コリン薬	SAMA	……	369
短時間作用性β_2刺激薬	SABA	……	368
単純型表皮水疱症	ESB	……	152
単純糖尿病網膜症	SDR	……	376
単純部分発作	SPS	……	387
単純ヘルペス	HS	……	198
単純ヘルペスウイルス	HSV	……	199
単純ヘルペスウイルス脳炎	HSVE	……	200

短上肢ギプス包帯	SAC	369
単心室	SV	392
単心房	SA	368
弾性ストッキング	ES	152
胆石	GBS	172
	GS	180
淡蒼球	GP	180
断層撮影	tomo	409
断層心エコー図	2DE	3
胆道閉鎖症	BA	54
胆嚢	GB	172
胆嚢疾患	GBD	172
胆嚢摘出後症候群	PCS	309
タンパクエネルギー低栄養	PCM	307
タンパク効率	PER	313
タンパク質エネルギー栄養障害	PEM	313
タンパク漏出性胃腸症	PLGE	322
ダンピング症候群	DS	128

【ち】

チアノーゼ性心疾患	CHD	87
チアノーゼ性先天性心疾患	CCHD	80
遅延型過敏反応	DTH	130
遅延型皮膚過敏症	DCH	116
チェーンストークス呼吸	CSB	105
	CSR	107
治験コーディネーター	CRC	102
智歯周囲炎	Perico	313
致死率	CFR	85
致死量	LD	235
腟式単純子宮全摘術	VTH	436
チトクロームP450	CYP	113
知能指数	IQ	220
遅発一過性徐脈	LD	235
遅発型喘息反応	LAR	232
遅発型溶血性輸血反応	DHTR	120
遅発性ジスキネジア	TD	401
遅発性脳虚血発作	DIND	120
遅発電位	LP	242
チミン	T	395
チモール混濁試験	TTT	415
着床前(遺伝子)診断	PGD	315
注意欠如・多動性障害	AD/HD	18
中腋窩線	MAL	250
中隔穿通枝	SEP	376
中間層植皮術	STSG	392
中間尿	MSU	272
中間密度リポタンパク	IDL	208
中空糸型人工腎臓	HFK	191
中硬膜動脈	MMA	264
中鎖脂肪酸	MCFA	253
中鎖トリグリセリド	MCT	256
中耳炎	OM	294
注射	inj	217
中手指節間関節	MCP	255
中心静脈	CV	110
中心静脈圧	CVP	111
中心静脈栄養法	CVH	111
中心静脈カテーテル	CVC	111

用語	略号	頁
中心性漿液性網脈絡膜症	CSC	105
虫垂	V	423
虫垂炎	Appe	39
虫垂切除術	AP	36
中枢型睡眠時無呼吸症候群	CSAS	105
中枢神経系	CNS	95
中枢神経系原発リンパ腫	PCNSL	307
中枢性睡眠時無呼吸	CSA	105
中枢性尿崩症	CDI	82
中性脂肪	NF	280
中足趾節関節	MTP	273
中大脳動脈	MCA	252
中毒性結節性甲状腺腫	AFTN	23
中毒性表皮壊死症	TEN	403
注入硬化療法	IST	223
チューブ栄養	TF	404
超音波気管支鏡	EBUS	135
超音波気管支鏡下穿刺吸引生検法	EBUS-TBNA	135
超音波検査	US	421
超音波砕石術	USL	421
超音波心臓検査	UCG	418
超音波診断	Echo	136
超音波生体顕微鏡	UBM	418
超音波内視鏡ガイド下穿刺吸引術	EUS-FNA	156
超音波内視鏡検査	EUS	155
超音波ネブライザー	USN	421
超音波腹腔鏡	LUS	245
聴覚処理障害	APD	37
聴覚誘発電位	AEP	20
長下肢ギプス包帯	LLC	240
長下肢装具	LLB	240
長下肢副子	LLS	240
長下肢歩行用ギプス包帯	LLWC	240
腸管関連リンパ組織	GALT	171
腸管出血性大腸菌	EHEC	142
腸管付着性大腸菌	EAEC	134
長期救命処置	PLS	322
長期酸素療法	LTOT	245
超高密度リポタンパク	VHDL	430
長鎖脂肪酸	LCFA	234
腸雑音	BS	68
長時間作用性抗コリン薬	LAMA	232
長時間作用性β_2刺激薬	LABA	231
腸重積症	INVAGI	217
長上肢ギプス包帯	LAC	231
聴神経腫瘍	AT	48
聴性行動反応聴力検査	BOA	63
聴性脳幹反応	ABR	11
超低出生体重児	ELBW	143
超低密度リポタンパク	VLDL	431
腸内ウイルス	EV	156
腸閉塞	BO	63
直視下僧帽弁交連切開術	OMC	294
直視下服薬監視療法	DOT	125
直接監視下短期化学療法	DOTS	125
直接クームス試験	DCT	117

直接トロンビン阻害薬	DTI	130
直接ビリルビン	D-Bil	116
直線加速器	linac	240
直腸S状部	Rs	363
直腸温	RT	364
直腸指診	DRE	128
直腸脱	RP	361
直流除細動	DC	116
著効	CR	101
治療	Tx	417
治療計画	TP	410
治療的血漿交換	TPE	410
治療的電気刺激	TES	403
治療必要人数	NNT	283
治療薬物濃度モニタリング	TDM	401
チロシンキナーゼ阻害薬	TKI	407
陳旧性心筋梗塞	OMI	294
チンク	Zn	442
チンクザルベ	ZS	442
沈渣	Sed	376
鎮静興奮スケール	SAS	370

【つ】

椎間板造影	DG	119
椎間板ヘルニア	NPH	284
椎骨後下小脳動脈分岐部動脈瘤	VA-PICA	425
椎骨動脈	VA	423
椎骨動脈撮影	VAG	424
椎骨脳底動脈循環不全	VBI	426
対麻痺	para	303
通常型間質性肺炎	UIP	420
ツベルクリン反応	TR	411
ツングうつ病評価尺度	ZDS	442

【て】

手足口病	HFMD	191
手足症候群	HFS	191
ティア	TIA	406
低位前方切除術	LAR	232
定位的放射線治療	SRS	388
定位脳手術	Stereo	391
定位放射線照射	SRT	388
TSH結合阻害免疫グロブリン	TBII	399
TNM分類	TNM	408
帝王切開	CS, C/S	105
帝王切開後の経腟分娩	VBAC	426
帝王切開分娩	CD	81
D型肝炎ウイルス	HDV	188
低吸収域	LDA	235
ティグ	TIG	406
泥膏	Past	304
テイコプラニン	TEIC	403
T細胞	T細胞	417
低残渣食	LRD	244
低出生体重児	LBW	233
低信号域	LIL	239
低進行性インスリン依存性糖尿病	SPIDDM	386
低侵襲心臓手術	MICS	261
低心拍出量症候群	LOS	242

用語	略語	頁
ティーチングアシスタント	TA	396
T₂強調画像	T₂WI	396
ディック	DIC	120
ディップ	DIP	121
ティップス	TIPS	406
低濃度領域	LDA	235
DPフラップ	DP flap	127
Tビル	T-Bil	399
TVTスリング手術	TVT	417
低分化腺癌	por	328
低摩擦関節形成術	LFA	237
ディーマーズ	DMARDs	124
ディーマト	DMAT	124
低密度リポタンパク	LDL	236
低密度リポタンパクアフェレーシス	LDLA	236
低密度リポタンパクコレステロール	LDL-C	236
停留睾丸	UDT	419
定量的冠動脈造影法	QCA	347
定量的骨塩量測定法	QCT	347
定量的超音波測定法	QUS	348
T₁強調画像	T₁WI	395
ティン	TIN	406
ティンパノメトリー	Tym	417
デオキシコルチコステロン	DOC	125
デオキシリボ核酸	DNA	124
テガフール	TGF	169
	FT	405
テガフール・ウラシル配合剤	UFT	419
テガフール・ギメラシル・オテラシルカリウム配合剤＋シスプラチン	S-1/CDDP	367
デカメトニウム	C10	73
デキサメタゾン抑制試験	DST	130
デキサメタゾン	DEX	118
摘出	EXT	156
テクネチウム	Tc	400
デザイン［DESIGN 褥瘡状態評価法］	DESIGN	118
デジタル血管造影	DA	114
デジタルサブトラクション血管造影	DSA	129
デジタルラジオグラフィ	DR	128
デシベル	dB	115
テス	TES	403
テストステロン	T	395
デスモプレシン	DDAVP	117
鉄	Fe	161
鉄芽球性不応性貧血	RARS	351
哲学博士	Ph. D.	317
テック	TEC	402
デックス	Dx	133
鉄欠乏性貧血	IDA	208
テトラサイクリン	TC	400
テトラヨードサイロニン	T₄	396
テノホビル	TDF	401
デヒドロエピアンドロステロン	DHEA	119
テビペネムピボキシル	TBPM-PI	399
テフ	TEF	403

【と】

語	略語	ページ
デメチルクロルテトラサイクリン	DMCTC	124
テモゾロミド	TMZ	408
デュシェンヌ型筋ジストロフィー	DMD	124
デュビン・ジョンソン症候群	DJS	121
テン	TEN	403
転移RNA	t-RNA	412
電位依存性カルシウム・チャネル	VDCC	428
てんかん	Epi	148
電気眼振図	ENG	146
電気痙攣療法	ECT	138
	EST	154
電気収縮解離	EMD	144
電気水圧衝撃波砕石術	EHL	142
電気的瞳孔運動記録法	EPG	148
デング出血熱	DHF	120
転写因子	TCF	400
テンス	TENS	403
伝染性紅斑	EI	142
伝染性単核症	IMN	215
伝達性海綿状脳症	TSE	413
テンダー・ラビング・ケア	TLC	407
点滴静注血栓溶解療法	IVT	225
点滴静注腎盂造影	DIP	121
点滴静注胆道造影	DIC	120
点滴静脈注射	DIV	121
デンバー式発達スクリーニング検査	DDST	118
伝令リボ核酸	mRNA	270

語	略語	ページ
頭囲	HC	185
頭囲腹囲比	HC/AC比	185
頭位変換眼球反射	OCR	290
動機づけ面接	MI	261
同期的間欠強制換気	SIMV	380
凍結乾燥豚皮	LPS	243
洞結節回復時間	SNRT	384
洞結節枝	SN	384
糖原病	GSD	181
橈骨動脈	RA	349
糖鎖抗原19-9	CA19-9	73
糖鎖抗原125	CA125	73
糖質コルチコイドブドウ糖負荷試験	GGTT	175
動静脈奇形	AVM	52
動静脈血酸素較差	a-vDO$_2$	51
動静脈吻合	AVA	51
動静脈瘻	AVF	51
透析液流量	QD	347
橈側手根屈筋	FCR	160
到着時死亡	DOA	125
頭頂葉	PL	321
洞調律	SR	388
糖尿病	DM	123
糖尿病性ケトアシドーシス	DKA	122
糖尿病性糸球体硬化症	DGS	119
糖尿病性神経障害	DN	124
糖尿病性足病変	DF	119
糖尿病母体児	IDM	209

糖尿病網膜症	DR	128	ドキシフルリジン	5'-DFUR 4
動肺コンプライアンス	Cdyn	83	ドキソルビシン	DXR 133
洞頻脈	ST	390	ドーク	DOC 125
頭部外傷	HI	193	ドクター	Dr. 128
洞不全症候群	SSS	389	特発性間質性肺炎	IIP 213
動物介在療法	AAT	8	特発性器質性肺炎	COP 97
洞房結節	SAN	369	特発性起立性低血圧症	IOH 218
洞房伝導時間	SACT	369	特発性血小板減少性紫斑病	
洞房ブロック	SA block	368		ITP 223
動脈	a	5	特発性高カルシウム尿症	
動脈圧	ABP	11		IH 212
動脈管開存症	PDA	310	特発性呼吸窮迫症候群	IRDS 221
動脈血液ガス	ABG	10	特発性細菌性腹膜炎	SBP 371
動脈血酸素含量	CaO$_2$	76	特発性心筋症	ICM 206
動脈血酸素分圧	PaO$_2$	302	特発性新生児呼吸障害	IRDNI 221
動脈血酸素飽和度	SaO$_2$	369	特発性線維化肺胞肺炎	CFA 85
動脈血栓症	AT	49	特発性側彎	IS 222
動脈血二酸化炭素含量	CaCO$_2$	74	特発性大腿骨骨頭壊死症	
動脈血二酸化炭素分圧	PaCO$_2$	300		ION 218
動脈硬化性心血管疾患	ASCVD	46	特発性低ゴナドトロピン性性腺機能低	
動脈硬化性心疾患	ASHD	47	下症	IHH 213
動脈静脈シャント	AV shunt	53	特発性肺線維症	IPF 219
動脈造影	AG	24	特発性肺ヘモジデリン沈着症	
動脈ライン	A-line	30		IPH 219
動脈瘤	AN	34	特発性肥大型大動脈弁下狭窄症	
動脈瘤様骨嚢腫	ABC	9		IHSS 213
透明キャップを用いた内視鏡的粘膜切			特発性副甲状腺機能低下症	
除術	EMRC	144		IHP 213
同名半盲	HH	192	特発性門脈圧亢進症	IPH 219
投与制限毒性	DLT	123	独立肺換気	ILV 214
当量	Eq	150	ドコサヘキサエン酸	DHA 119
ドキシサイクリン	DOXY	126	徒手筋力テスト	MMT 265

徒手整復	CR ……… 101	ドライパウダー吸入器	DPI ……… 127
トスフロキサシン	TFLX ……… 404	トラコーマ封入体性結膜炎	TRIC ……… 412
ドセタキセル	DOC ……… 125	ドラッグチャレンジテスト	DCT ……… 117
	DTX ……… 132	ドラッグデリバリーシステム	
ドセタキセル＋アドリアマイシン＋シクロホスファミド	TAC ……… 397		DDS ……… 118
		トラベクレクトミー	TLE ……… 407
ドセタキセル＋カルボプラチン		トラベクロトミー	TLO ……… 407
	DC ……… 116	トランスファーRNA	t-RNA ……… 412
ドセタキセル＋シクロホスファミド		トランスフェリン	Tf ……… 404
	TC ……… 399	トリカルボン酸回路	TCA ……… 400
トータルプロテイン	TP ……… 410	トリグリセリド	TG ……… 405
トータルヘルスプロモーション		トリプトファン	Trp ……… 412
	THP ……… 406	ドリペネム	DRPM ……… 128
トーチ症候群	TORCH ……… 409	トリメタジオン	TMO ……… 408
特記すべきことなし	NC ……… 277	努力吸気肺活量	FIV ……… 164
突然死	SD ……… 375	努力呼気肺活量	FEV ……… 162
突然心停止	SCA ……… 372	努力肺活量	FVC ……… 170
突発性難聴	SD ……… 375	トリヨードサイロニン	T_3 ……… 396
突発性発疹	ES ……… 152	トール	Torr ……… 409
ドナーリンパ球輸注	DLT ……… 123	トルサード・ド・ポアンツ	TDP ……… 401
ドパミン	DA ……… 114	トレチノイン	ATRA ……… 50
ドパミン・システム・スタビライザー		トレッドミル運動負荷試験	TET ……… 403
	DSS ……… 130	トレポネーマ	T ……… 395
ドパミン部分アゴニスト	DPA ……… 126	トレポネーマ蛍光抗体法	FTA ……… 169
トピラマート	TPM ……… 410	トローチ	troch ……… 412
トフ	TOF ……… 409	トロポニン	TN ……… 408
ドブタミン	DOB ……… 125	トロンビン・アンチトロンビン複合体	
トブラマイシン	TOB ……… 409		TAT ……… 398
ドメスティックバイオレンス		トロンビン時間	TT ……… 414
	DV ……… 132	トロンボエラストグラム	TEG ……… 403
ドライウェイト	DW ……… 133	トロンボキサン	TX ……… 417
ドライシロップ	DS ……… 128	トロンボキサンA_2	TXA_2 ……… 417

トロンボテスト	TBT	399
トロンボプラスチン	TPL	410
トロンボポエチン	TPO	411
トロンボモジュリン	TM	408
ドワイヤー法	DI	120
鈍角枝	OM	294
屯服［屯用］	1 sum	3

【な】

ナイ	NAI	276
内圧尿流測定	PFS	314
内胸動脈	IMA	214
	ITA	223
内頸動脈	ICA	204
内頸動脈・後交通動脈分岐部	IC-PC	207
内頸動脈・後交通動脈分岐部動脈瘤	IC-PC aneurysm	207
内視鏡下第三脳室開窓術	ETV	155
内視鏡下副鼻腔手術	ESS	154
内視鏡的逆行性膵管造影	ERP	152
内視鏡的逆行性膵胆管造影	ERCP	151
内視鏡的逆行性胆管造影	ERC	151
内視鏡的逆行性胆道ドレナージ	ERBD	151
内視鏡的逆行性胆嚢造影	ERCC	151
内視鏡的逆行性胆嚢胆管ドレナージ	ERGBD	152
内視鏡的逆行性乳頭括約筋切開術	ERS	152
内視鏡的吸引粘膜切除法	EAM	134
内視鏡的経乳頭胆嚢ドレナージ	ETGBD	155
内視鏡的経鼻外瘻ドレナージ	ENCD	146
内視鏡的経鼻膵管ドレナージ	ENPD	146
内視鏡的経鼻胆道ドレナージ	ENBD	145
内視鏡的経鼻胆嚢ドレナージ	ENGBD	146
内視鏡的静脈瘤結紮術	EVL	156
内視鏡的静脈瘤硬化療法	EVS	156
内視鏡的静脈瘤電気凝固術	EVE	156
内視鏡的食道静脈瘤硬化療法	EIS	142
内視鏡的膵石破砕術	EPL	148
内視鏡的膵胆管造影	EPCG	148
内視鏡的胆道ドレナージ	EBD	135
内視鏡的乳頭括約筋切開術	EST	154
内視鏡的乳頭切開術	EPT	150
内視鏡的乳頭バルーン拡張術	EPBD	147
内視鏡的粘膜下層剥離術	ESD	153

用語	略語	頁
内視鏡的粘膜切除術	EMR	144
内視鏡的分割的粘膜切除術	EPMR	148
内耳道	IAC	202
内斜位	EP	147
内斜視	ET	154
ナイスタチン	NYS	289
内側膝状体	MGB	260
内側縦束症候群	MLF syndrome	263
内側側頭葉てんかん	MTLE	273
内側側副靱帯	MCL	254
内側半月板	MM	264
内腸骨動脈	IIA	213
内直筋	MR	269
内転	add	17
内毒素	ET, Et	154
ナイトロジェンマスタード	NM	282
内反足	TEV	403
内皮由来過分極因子	EDHF	139
内皮由来弛緩因子	EDRF	140
内部濾過促進型血液透析	IFEHD	209
内分泌攪乱物質	EDC	139
内分泌腫瘍	ENT	146
内包	IC	204
内膜中膜複合体	IMC	214
内膜中膜複合体厚	IMT	216
ナジフロキサシン	NDFX	278
ナースエイド	NA	275
ナースプラクティショナー	NP	284
ナチュラルキラー細胞	NK cell	282
ナップ	NAP	277
ナトリウム	Na	275
ナトリウム部分排泄率	FENa	161
ナノグラム	ng	280
ナノメートル	nm	282
ナノモル	nM	282
ナラティブベースドメディン	NBM	277
ナリジクス酸	NA	275
軟膏	oint.	292
軟性白斑	SE	376
ナンダ	NANDA	276
NANDA インターナショナル	NANDA-I	277

【に】

用語	略語	頁
2 腔型カテーテル	DLC	122
ニコチンアミドアデニンジヌクレオチド	NAD	275
ニコチン置換療法	NRT	285
二酸化炭素排出量	$\dot{V}CO_2$	427
二酸化炭素分圧	PCO_2	307
2 次救命処置	ALS	31
2 次心臓救命処置	ACLS	15
二重X線吸収法	DEXA	118
	DXA	133
二重制御式強制換気	DCV	117
二重盲検法	DBT	116
24 時間自動血圧測定	ABPM	11
二重濾過血漿分離交換	DFPP	119
ニスタグムス	Nx	288

二相性陽圧呼吸	BIPAP	61
日常生活動作	ADL	18
ニーチャム混乱・錯乱スケール	NCS	278
ニック	NIC	281
2点識別テスト	TPD test	410
ニート	NEET	279
ニトラゼパム	NZP	289
ニトログリセリン	NTG	287
ニトロプルシド	SNP	384
ニーハ	NYHA	289
ニープ	NEEP	279
二弁置換術	DVR	132
日本看護協会	JNA	227
日本急性白血病スタディグループ	JALSG	225
日本昏睡スケール	JCS	226
日本脳炎	JE	226
日本版デンバー式発達スクリーニング検査	JDDST-R	226
ニムスチン塩酸塩	ACNU	15
入院	A/D	16
乳癌	BC	56
乳癌関連抗原225	BCA-225	56
乳酸	LA	230
乳酸脱水素酵素	LDH	236
乳児呼吸窮迫症候群	IRDS	221
乳児死亡率	IMR	216
乳児神経軸索ジストロフィー	INAD	216
乳汁漏出・無月経症候群	AGS	25
乳頭筋	PM	323
乳頭腫	Pap	302
乳頭上血管新生	NVD	288
乳頭腺癌	pap	302
乳房自己検査法	BSE	69
乳幼児突然死症候群	SIDS	380
乳幼児突然性危急事態	ALTE	31
ニューモシスティス肺炎	PCP	308
ニューヨーク心臓協会心疾患機能分類	NYHA	289
ニューロキニン-1	NK-1	282
ニューロレプト麻酔	NLA	282
尿	Ur	421
尿管腟瘻	UVF	422
尿管膀胱移行部	UVJ	423
尿細管間質性腎炎	TIN	406
尿細管最大輸送量	Tm	408
尿細管糸球体フィードバック	TGF	405
尿酸	UA	417
尿潜血	UB	418
尿素窒素	UN	420
尿タンパク	UP	421
尿沈渣検査	Sed	376
尿糖	US	421
尿道造影	UG	419
尿道膀胱撮影	UCG	418
尿崩症	DI	120
尿流測定	UFM	419
尿流動態検査	UDS	419
尿量	U/O	420
尿路	UT	422
尿路感染	UTI	422

語	略語	頁
尿路結石	UTS	422
人間、機械、環境、管理、教育、技術、徹底、模範	4M-4E	3
妊娠期間に相当する大きさの新生児	AGA	24
妊娠期間に比して大きい新生児	LGA	238
妊娠期間に比して小さい新生児	SGA	377
妊娠高血圧	PIH	319
妊娠週数	GA	171
妊娠性絨毛性疾患	GTD	181
妊娠糖尿病	GDM	174
妊娠歴__回	G-_	171
認知行動療法	CBT	79
認定看護師	CEN	83

【ね】

語	略語	頁
ネオジム・イットリウム・アルミニウム・ガーネットレーザー	Nd-YAG laser	279
ネーザルシーパップ	nasal CPAP	277
ネック	NEC	279
熱傷指数	BI	61
熱傷予後指数	PBI	305
熱性痙攣	FC	160
熱帯性痙性対麻痺	TSP	413
ネット	NET	279
ネビラピン	NVP	288
ネーファ	NEFA	279
ネフローゼ症候群	NS	285
ネルフィナビル	NFV	280

語	略語	頁
粘液癌	muc	273
粘液性嚢胞腫瘍	MCN	254
粘膜下腫瘍	SMT	384
粘膜下層までの癌	SM	382
粘膜関連リンパ組織	MALT	250
粘膜層の癌	M	249

【の】

語	略語	頁
脳幹反応	BSR	69
脳灌流圧	CPP	101
脳血管疾患	CVD	111
脳血管障害	CVA	110
脳血管造影	CAG	74
脳血管抵抗	CVR	111
脳血流量	CBF	78
脳腱黄色腫症	CTX	110
濃厚血小板	PC	305
濃厚赤血球	CRC	102
脳梗塞	CI	89
脳硬膜血管吻合術	EDAS	139
脳死	BD	57
脳磁図	MEG	258
脳室周囲白質軟化症	PVL	345
脳室心房シャント	V-A shunt	425
脳室ドレナージ	EVD	156
脳室内出血	IVH	225
脳室腹腔シャント	V-P shunt	433
濃縮赤血球	PRC	333
脳腫瘍	BT	70
脳神経	CN	95
脳神経伝達物質	BNT	63

項目	略語	頁
脳性ナトリウム利尿ペプチド	BNP	63
脳性麻痺	CP	98
脳脊髄液	CSF	106
脳脊髄膜炎	CSM	107
脳塞栓	CE	83
脳卒中	APO	39
脳卒中機能障害評価セット	SIAS	380
脳卒中重症度評価スケール	NIHSS	282
脳卒中センター	SCU	374
脳代謝率	CMR	94
脳底動脈	BA	54
脳内血腫	IH	212
脳内出血	ICH	206
脳波検査	EEG	140
脳表撮像法	SAS	370
脳浮腫	BE	57
嚢胞性線維症	CF	84
脳誘発電位	BEP	59
脳梁	CC	79
ノス	NOS	283
ノック	NOC	283
ノルアドレナリン	NA	275
ノルアドレナリン作動性/特異的セロトニン作動性抗うつ薬	NaSSA	277
ノルフロキサシン	NFLX	280
ノンストレステスト	NST	287
ノンレム睡眠	NREM	285

【は】

項目	略語	頁
バイオアベイラビリティ	BA	54
バイオフィジカルプロファイルスコアリング	BPS	66
バイオプシー	Bx	71
パイカ	PICA	318
肺活量	VC	426
肺癌	LC	233
肺気腫	PE	311
肺機能検査	PFT	315
肺機能状態尺度	PFSS	315
配偶者間人工授精	AIH	27
配偶子卵管内移植	GIFT	176
背屈	DF	119
肺血管造影	PAG	301
肺血管抵抗	PVR	345
肺血管閉塞性病変	PVOD	345
肺血栓塞栓症	PTE	340
肺血流量	PBF	304
肺高血圧症	PH	316
肺好酸球浸潤症候群	PIE	319
肺コンプライアンス	LC	234
肺細動脈抵抗	PAR	303
肺小細胞癌	SCLC	374
肺静脈	PV	344
肺静脈閉塞	PVO	345
肺水腫	PE	311
胚性幹細胞	ES cell	153
肺性心	CP	98
肺性肥大性骨関節症	PHO	317
肺塞栓	PE	311
肺-体血流比	Qp/Qs	348

バイタルサイン	VS	434	肺胞気-動脈血酸素分圧較差	
肺動脈	PA	298		A-aDO$_2$ ······ 7
肺動脈圧	PAP	302	肺胞気-動脈血二酸化炭素分圧較差	
肺動脈拡張期圧	dPAP	126		a-ADCO$_2$ ······ 6
	PADP	300	肺胞気二酸化炭素濃度	F$_A$CO$_2$ ······ 157
肺動脈カテーテル	PAC	298	肺胞気二酸化炭素分圧	P$_A$CO$_2$ ······ 300
肺動脈楔入圧	PAWP	304	肺胞気-毛細管ブロック症候群	
肺動脈高血圧症	PAH	301		A-C block syndrome
肺動脈絞扼術	PAB	298		12
肺動脈弁	PAV	304	肺胞死腔量	VDA ······ 428
肺動脈弁逆流症	PR	333	肺胞硝子膜症	HMD ······ 194
肺動脈弁狭窄	PS	335	肺毛細管	PC ······ 305
肺動脈弁狭窄症	PVS	346	肺毛細血管圧	PCP ······ 308
肺動脈弁置換術	PVR	345	肺毛細血管楔入圧	PCWP ······ 309
肺動脈弁閉鎖症	PA	298	肺容量減少手術	LVRS ······ 247
肺動脈（弁）閉鎖不全症			ハウスダスト	HD ······ 187
	PI	318	パオ	PAO ······ 302
梅毒血清反応	STS	392	破壊性脊椎関節症	DSA ······ 128
梅毒トレポネーマ蛍光抗体吸収試験			バカンピシリン	BAPC ······ 55
	FTA-ABS	169	パーキンソニズム［パーキンソン症候群］	
梅毒トレポネーマ血球凝集反応				PKN ······ 321
	TPHA	410	パーキンソン病	PD ······ 309
肺内シャント率	Q̇$_S$/Q̇$_T$	348	バグ	VAG ······ 424
排尿筋括約筋協調運動不全			パグ	PAG ······ 301
	DSD	129	バクテリアルトランスロケーション	
排尿筋尿道協調運動不全				BT ······ 69
	DUD	132	白内障	Cat ······ 77
排尿時膀胱尿道造影	VCG	427	白内障吸引灌流装置	AID ······ 26
バイパップ	BIPAP	61	剥離型間質性肺炎	DIP ······ 121
排便	BM	62	パクリタキセル	PAC ······ 298
肺胞気酸素濃度	F$_A$O$_2$	158		PTX ······ 343
肺胞気酸素分圧	P$_A$O$_2$	302		PXL ······ 346

項目	略語	ページ
パクリタキセル＋アドリアマイシン＋シスプラチン	TAP	398
パクリタキセル＋イホスファミド＋メスナ＋シスプラチン	TIP	406
パクリタキセル＋カルボプラチン	TC	399
パクリタキセル＋シスプラチン	TP	410
曝露後予防投与	PEP	313
曝露防止情報ネットワーク	EPINet	148
ハーゲマン因子	HF	190
ハサップ	HACCP	183
播種性血管内凝固症候群	DIC	120
破傷風	TE	402
破傷風トキソイド	TT	414
破傷風免疫グロブリン	TIG	406
バス	BAS	55
バス染色	PAS	303
パスタ剤	Past	304
パズフロキサシン	PZFX	347
長谷川式認知症スケール	HDS	188
バセドウ病	BD	57
バーセルインデックス	BI	60
パーセント肺活量	%VC	2
パーセントフェブワン	%FEV$_1$	2
パーセント理想体重	%IBW	2
パーソナリティ障害	PD	310
バソプレシン	VP	433
ハーツー	HER2	190
発育性股関節脱臼	DDH	117
発育年齢	DA	114
バックジー	PACG	300
バッグバルブマスク	BVM	71
白血球共通抗原	LCA	234
白血球除去赤血球	LPRC	243
白血球除去療法	LCAP	234
白血球数	WBC	437
発光ダイオード	LED	237
抜歯	EXT	156
発達指数	DQ	127
バット	VAT	425
パット	PAT	304
PADガイドライン	PAD guideline	300
パッドピー	PADP	300
発熱性非溶血性輸血反応	FNHTR	166
バップ	VAP	425
パブ	PAB	298
パップ	PAP	302
パップスメア	PAP smear	303
パップ分類	Pap	302
鼻マスク式持続気道内陽圧呼吸	nasal CPAP	277
パニック障害［パニックディスオーダー］	PD	309
パニック発作	PA	297
パニペネム/ベタミプロン	PAPM/BP	303
バニリルマンデル酸	VMA	431
ハバードタンク	HT	200
パパニコロー試験	Pap test	303

パパニコロースメア	PAP smear	303
パパニコロー分類	Pap	302
バビンスキー反射	B's	68
ハブ	HAV	184
パブ	PAV	304
パフォーマンスステータス	PS	334
ハプトグロビン	Hp	196
ハミルトンうつ病尺度	HAMD	184
ハム	HAM	183
ハム症候群	HAM syndrome	184
パム染色	PAM	301
ハムド	HAMD	184
パラアミノサリチル酸	PAS	303
パラアミノ馬尿酸	PAH	301
パラアミノ馬尿酸クリアランス	CPAH	98
バラシクロビル	VACV	424
パラ睡眠	PS	334
パラフィン浴	PB	304
バリウム	Ba	54
バリウム注腸検査	BE	57
バー療法	BAR-therapy	55
バリン	V	423
バル	BAL	55
バルガンシクロビル	VGCV	430
パルス	P	297
バルト	BALT	55
バルプロ酸ナトリウム	VPA	433
バルーン冠動脈拡張術	POBA	328
バルーン式心房中隔開口術	BAS	55
バルーン閉塞下肝動脈造影	BOHA	65
バルーン閉塞下逆行性経静脈的閉塞術	BRTO	68
バルーン閉塞下動注法	BOAI	63
ハロペリドール	HLP	194
パンクレオザイミン	PZ	346
パンクレオザイミン・セクレチン試験	PS test	336
バンコマイシン	VCM	427
バンコマイシン耐性黄色ブドウ球菌	VRSA	433
バンコマイシン耐性腸球菌	VRE	433
瘢痕拘縮	SCCO	372
反射性交感神経性ジストロフィー	RSD	363
半消化態栄養	DFD	119
伴性優性遺伝	XD	441
伴性劣性遺伝	XR	441
反転回復撮影法	FLAIR	164
ハンドフットシンドローム	HFS	191
反応性リンパ細網細胞増殖症	RLH	359
晩発性小脳皮質萎縮症	LCCA	234
ハンプ	hANP	184
反復性腹痛	RAP	351
反復唾液嚥下テスト	RSST	364
汎網膜光凝固	PRP	334

【ひ】

用語	略語	頁
ビアペネム	BIPM	61
ヒアリン膜症	HMD	194
PR 間隔	PR	332
非アルコール性脂肪肝	NAFLD	276
非アルコール性脂肪性肝炎	NASH	277
ヒアルロン酸	HA	183
BE アンプ	BE-AMP	57
ピーイーマックス	PEmax	313
鼻咽喉癌	NPC	284
ピーエイチ	pH	316
非営利特定活動法人	NPO	284
非ST上昇型心筋梗塞	NSTEMI	287
非エステル型脂肪酸	NEFA	279
ピーエムシェル	P-mSHEL	326
ピーオスモル	Posm	329
非潰瘍性消化不良	NUD	287
被殻出血	PH	316
B 型肝炎	HB	184
B 型肝炎ウイルス	HBV	185
B 型肝炎免疫グロブリン	HBIG	185
皮下注射	SC	372
光干渉断層計	OCT	290
光凝固	PC	305
光刺激	PS	335
光選択的前立腺蒸散術	PVP	345
被虐待児症候群	BCS	57
PQ 時間	PQ	332
ピクシー	PIXE	320
ピークフロー率	PFR	314
B 群レンサ球菌	GBS	172
BK アンプ	BK-AMP	62
肥厚性幽門狭窄症	HPS	197
ピコグラム	pg	315
ピーコム	Pcom	307
B 細胞	B 細胞	54
膝・踵・足整形	KAFO	228
膝・踵上部装具	SKAO	381
ピージェイカテーテル	P-J catheter	320
非持続性心室頻拍	NSVT	287
ビジュアルアナログスケール	VAS	425
ビジュアルディスプレイターミナル症候群	VDT	429
微小血管減圧術	MVD	274
微小血管症性溶血性貧血	MHA	260
微小残存病変	MRD	270
微小変化型ネフローゼ症候群	MCNS	254
微小変化群	MCD	253
脾静脈	SV	393
鼻唇溝	NLF	282
非侵襲的陽圧換気	NPPV	284
ヒス・心室時間	HVI	201
ヒス束心電図	HBE	185
ヒスチオサイトーシスX	HX	201
ヒスチジン	His	193
ヒステリー	Hy	201
非ステロイド性抗炎症薬	NSAIDs	286
ヒストン脱アセチル化酵素	HDAC	188

72 ●ひ

用語	略語	ページ
ヒストン脱アセチル化酵素阻害薬	HDIs	188
非政府機関	NGO	280
非接触型眼圧計	NCT	278
肥大型心筋症	HCM	186
非対称性緊張性頸反射	ATNR	50
非対称性中隔肥大	ASH	47
肥大性骨関節症	HOA	195
ビタミン	Vit	431
ビタミンK欠乏誘導タンパク-II	PIVKA- II	320
左足増高単極肢誘導	aVF	51
左冠動脈	LCA	234
左上大静脈遺残	PLSVC	323
左前斜位	LAO	232
左手増高単極肢誘導	aVL	52
左肺動脈	LPA	242
左眼に	O.L.	293
非チアノーゼ性先天性心疾患	NCCHD	278
鼻中隔彎曲症	DSN	129
ピック	PICC	318
ピック病	PD	310
必須アミノ酸	EAA	134
必須脂肪酸	EFA	140
ヒット	HIT	193
ピット	PIT	320
ピッド	PID	319
ビップ	BIP	61
	VIP	431
ピップ	PIP	319, 320
必要エネルギー消費量	TEE	402
PTH関連タンパク	PTHrP	342
非定型抗酸菌症	ATM	50
ピーテン	PTEN	340
脾動脈	SA	368
ヒト下垂体性ゴナドトロピン	HPG, hPG	196
ヒト顆粒球コロニー刺激因子	hG-CSF	191
非特異型間質性肺炎	NSIP	287
ヒト絨毛性ゴナドトロピン	hCG	186
ヒト絨毛性ソマトマモトロピン	hCS	186
ヒト上皮細胞成長因子受容体2型	HER2	190
ヒト心臓由来脂肪酸結合タンパク	H-FABP	190
ヒト心房性ナトリウム利尿ペプチド	hANP	184
ヒト成長ホルモン	HGH	192
ヒト胎盤性ラクトゲン	hPL	197
ヒト胎盤乳腺刺激ホルモン	hCS	186
ヒトT細胞白血病ウイルス1型関連脊髄症	HAM	183
ヒト乳頭腫ウイルス〔ヒトパピローマウイルス〕	HPV	197
ヒト白血球抗原	HLA	194
ヒト閉経期ゴナドトロピン	hMG	195
ヒト免疫不全ウイルス	HIV	193
ヒドロキシカルバミド	HC	185

用語	略語	頁
17-ヒドロキシコルチコステロイド	17-OHCS	2
5-ヒドロキシトリプタミン	5HT	4
ヒドロキシ尿素	HU	200
ヒドロキシメチルグルタリル補酵素A	HMG-CoA	195
ヒドロクロロチアジド	HCTZ	186
皮内注射	ID	208
皮内反応	IT	223
非内分泌性低身長症	NESS	279
泌尿器科	Uro	421
ピーネット	PNET	326
被嚢性腹膜硬化症	EPS	149
ビノレルビン	VNR	431
非配偶者間人工授精	AID	26
非必須アミノ酸	NEAA	279
非びらん性逆流症	NERD	279
ヒブ	Hib	193
	HIV	193
ピープ	PEEP	312
皮膚移植	SG	377
ピブカツー	PIVKA-Ⅱ	320
皮膚灌流圧	SPP	387
皮膚筋炎	DM	123
皮膚結節性多発動脈炎	PNC	326
皮膚テスト	ST	390
皮膚電位	EDA	139
皮膚粘膜リンパ節関節炎	MCLA	254
ピブメシリナム	PMPC	325
鼻閉	NO	283
非閉塞性肥大型心筋症	HNCM	195
ピペミド酸	PPA	329
ピペラシリン	PIPC	320
非弁膜症性心房細動	NVAF	287
非ホジキンリンパ腫	NHL	281
ピーホット	PHOT	317
ピマリシン	PMR	325
肥満細胞	MC	252
びまん性気管支拡張症	DBE	116
びまん性糸球体腎炎	DGN	119
びまん性軸索損傷	DAI	114
びまん性特発性骨増殖症	DISH	121
びまん性脳損傷	DBI	116
びまん性肺胞出血	DAH	114
びまん性肺胞障害	DAD	114
びまん性汎細気管支炎	DPB	126
びまん性表層角膜炎	KSD	229
びまん性リンパ腫	DL	122
百日咳	PERT	314
100万分率	ppm	331
ヒュー・ジョーンズ分類	H-J	193
病院	HP	196
標準温度、標準気圧、乾燥状態	STPD	391
標準失語症検査	SLTA	382
標準体重	IBW	203
標準偏差	SD	375
表層角膜移植	LKP	240
表層点状角膜炎	KPS	229
表皮水疱症	EB	134
病理検査	Path	304
病歴	Hx	201

日和見感染	OI	292
ピラジナミド	PZA	346
ピラルビシン	THP	406
びらん	Er	151
微量骨密度測定法	MD	256
ビリルビン	Bil	61
非淋菌性尿道炎	NGU	281
ピル	pil	319
ヒルシュスプルング病	HSCR	198
ビルロートⅠ法	B-Ⅰ	61
ビルロートⅡ法	B-Ⅱ	61
ピロステ	PS	335
頻回注射療法	MIT	262
ビンクリスチリン＋プレドニゾロン	VP	433
ビンクリスチン	VCR	427
ビンクリスチン＋アクチノマイシンD＋イホスファミド＋アドリアマイシン	VAIA	424
ビンクリスチン＋アクチノマイシンD＋シクロホスファミド	VAC	423
ビンクリスチン＋アクチノマイシンD＋シクロホスファミド＋アドリアマイシン	VACA	424
ビンクリスチン＋アクチノマイシンD＋シクロホスファミド＋アドリアマイシン＋イホスファミド＋エトポシド	VACA/IE	424
ビンクリスチン＋アドリアマイシン＋シクロホスファミド	VDCA	428
ビンクリスチン＋アドリアマイシン＋デキサメタゾン	VAD	424
ビンクリスチン＋シクロホスファミド＋プレドニゾロン	VCP	427
品質管理	QC	347
ビンデシン	VDS	428
ビンブラスチン	VLB	431
ビンブラスチン＋イホスファミド＋メスナ＋シスプラチン	VeIP	429
頻脈	tachy	397

【ふ】

ファイバー気管支鏡検査	FBS	160
ファイブアール	5R	5
5Aアプローチ	5A	4
ファイブピー	5P	4
ファカルティ・ディベロップメント	FD	160
ファグ	FAG	158
ファス	FAS	158
FABERテスト	FABER	157
ファブ	FAB	157
ファプ	FAP	158
ファムシクロビル	FCV	160
ファロー四徴症	T/F	403
	TOF	409
ファロペネム	FRPM	167
ファンクショナルMRI	f-MRI	165
不安障害面接基準	ADIS	18
不安定狭心症	UAP	418
不安定膀胱	USB	421
不安・抑うつ測定尺度	HADS	183
フィジカルイグザミネーション	PE	311

用語	略語	頁
フィッシュ	FISH	164
フィッシュバーグ濃縮試験［フィッシュコンク］	Fish conc	164
ブイテック	VTEC	436
フィーナ	FENa	161
ブイバック	VBAC	426
フィブリノゲン	F (b)g	159
フィブリン	Fb	159
フィブリン・フィブリノゲン分解物	FDP	161
フィブロネクチン	FN	165
フィム	FIM	163
フィラデルフィア染色体	Ph₁	316
フィルムバッジ	FB	159
風疹	R	349
封入体	IB	203
封入体性結膜炎	IC	203
フェイススケール	FS	168
フェニトイン	PHT	317
フェニルアラニン	Phe	317
フェニルケトン尿症	PKU	321
フェノバルビタール	PB	304
フェノールスルホンフタレイン排泄試験	PSP	336
フェブワン	FEV₁	162
不応性貧血	RA	349
フォーエス	SSSS	389
フォリン酸＋5-フルオロウラシル＋オキサリプラチン	FOLFOX	166
フォン・ヴィレブラント因子	vWF	437
不快指数	DI	120
不活化ポリオウイルスワクチン	IPV	220
不完全右脚ブロック	IRBBB	221
不完全脚ブロック	IBBB	203
不完全左脚ブロック	ILBBB	214
不完全奏効	IR	220
腹圧性尿失禁	SUI	392
腹囲	AC	12
腹会陰式直腸切除術	APR	39
腹腔鏡下手術	LAP	232
腹腔鏡下総胆管切石術	LCL	235
腹腔鏡下胆嚢摘出術	LSC	244
腹腔鏡下腟式子宮全摘術	LAVH	233
腹腔鏡下マイクロ波凝固療法	LMCT	241
腹腔鏡手術	LS	244
腹腔鏡補助下外科手術	LAS	232
腹腔鏡補助下大腸切除術	LAC	231
腹腔鏡補助下幽門側胃切除術	LADG	231
腹腔静脈短絡術［シャント］	P-V shunt	346
腹腔神経叢ブロック	CPB	99
腹腔動脈	CA	73
腹腔動脈造影	CA	73
腹腔内温熱灌流	IPHP	219
腹腔内注射	IP	218
副交感神経系	PNS	327
副交感神経刺激法	VNS	431
複合筋活動電位	CMAP	93
副甲状腺機能亢進症	HPT	197

用語	略語	頁
副甲状腺機能低下・アジソン・モニリア症候群	HAM syndrome	184
副甲状腺摘出術	PTX	343
複合性局所疼痛症候群	CRPS	104
複雑部分発作	CPS	101
腹式子宮全摘出術	ATH	49
腹式単純子宮全摘術	TAH	397
副腎髄質	AdM	18
副腎性器症候群	AGS	25
副腎白質ジストロフィー	ALD	29
副腎皮質	AdC	16
副腎皮質機能不全	ACI	14
副腎皮質刺激ホルモン	ACTH	16
副腎皮質刺激ホルモン放出因子	CRF	103
副腎皮質刺激ホルモン放出ホルモン	CRH	103
副腎皮質ホルモン	ACH	14
腹水	AF	20
腹水濾過濃縮再静注法	CART	76
副鼻腔気管支症候群	SBS	371
副鼻腔蓄膿症	Empy	144
腹部	abd	9
腹部食道	Ae	19
腹部前後径	APTD	40
腹部大動脈瘤	AAA	6
腹部超音波	AUS	51
腹膜透析	PD	309
服用させよ	s.	367
	sum.	392
ブシラミン	BUC	70
ブスルファン	BUS	71
不整脈源性右室異形成症	ARVD	45
不整脈源性右室心筋症	ARVC	45
防ぎ得る外傷死	PTD	340
フットバス	FB	159
仏・米・英白血病分類	FAB	157
不適合溶血性輸血	IHBT	212
プテリ	ptery.	340
不当重量児	HFD	190
ブドウ糖	glu	177
ブドウ糖・インスリン・カリウム療法	GIK	176
ブドウ糖インスリン負荷試験	GITT	177
ブドウ糖・インスリン療法	GI	176
ブドウ糖液	D/W	133
ブドウ糖食塩液	D/S	128
ブドウ糖生理食塩液	D/NS	125
ブドウ糖チャレンジ試験	GCT	174
ブドウ糖負荷試験	GTT	181
ブドウ糖・フルクトース・キシリトール液	GFX	175
プーバ	PUVA	344
部分荷重	PWB	346
部分奏効	PR	332
部分的脾動脈塞栓術	PSE	335
部分トロンボプラスチン時間	PTT	343
部分肺静脈還流異常	PAPVC, PAPVR	303
不飽和鉄結合能	UIBC	420

語	略号	頁
不明熱	FUO	170
プライマリケア	PC	305
プライマリ・ヘルス・ケア	PHC	316
プラーク形成細胞	PFC	314
フラクション	frac. Fx	170
フラジオマイシン	FRM	167
ブラジキニン	BK	62
プラスマフェレーシス	PE	311
プラスミノーゲン	PLG	322
プラスミノゲン活性化阻害因子1	PAI-1	301
プラスミン	PL	321
ブラゼルトン新生児行動評価尺度	BNBAS	63
ブラリドキシム	PAM	302
ブラロック・タウシッヒ短絡術	B-T shunt	70
ブランド・ホワイト・ガーランド症候群	BWG	71
プリックテスト	SPT	388
フリーT_3	FT_3	169
フリーT_4	FT_4	169
プリミドン	PRM	333
プリン体	Pur	344
プル	Pul	344
フルオレセイン血管造影	FA	157
5-フルオロウラシル	5-FU	4
5-フルオロウラシル+アドリアマイシン+シクロホスファミド	FAC	157
5-フルオロウラシル+エピルビシン+シクロホスファミド	FEC	161
5-フルオロウラシル+シスプラチン	5-FU/CDDP	4
5-フルオロウラシル+レボホリナートカルシウム	RPMI	362
フルコナゾール	FLCZ	164
フルシトシン	5-FC	4
フルダラビン	FLU	164
プルブ	pulv.	344
プルリフロキサシン	PUFX	344
フレア	FLAIR	164
ブレオマイシン	BLM	62
ブレオマイシン+エトポシド+シスプラチン	BEP	59
ブレオマイシン+シクロホスファミド+アクチノマイシンD	BCD	56
ブレオマイシン+シクロホスファミド+アクチノマイシンD+メトトレキサート	BCD/HD-MTX	56
プレグナンジオール	P2	297
プレス	PRES	333
ブレストケアナース	BCN	57
プレッシャーサポート	PSV	336
プレート	PLT	323
プレドニゾロン	PSL	335
プレドニゾロンブドウ糖負荷試験	PGTT	316
フレム	frem	167
フレンチ	Fr	167
プロカルバジン塩酸塩	PCZ	309
プロカルバジン+ニムスチン+ビンクリスチン	PAV	304

語	略	頁
プロゲステロン	P	297
プロスタグランジン	PG	315
プロスタグランジンI₂	PGI₂	315
プロスタグランジンE₂	PGE₂	315
プロスタグランジンE₁	PGE₁	315
プロダクトマネージャー	PM	323
プロタミン亜鉛インスリン	PZI	347
プロテインキナーゼC	PKC	320
プロトロンビン時間	PT	338
プロトロンビン時間国際標準化比	PT-INR	342
プロトンポンプ阻害薬	PPI	331
プロピルチオウラシル	PTU	343
フローボリューム曲線	FV curve	170
プロム	PROM	334
フロモキセフ	FMOX	165
ブロモスルホフタレイン排泄試験	BSP	69
ブロモチモールブルー	BTB	70
プロラクチン	P(R)L	322
プロラクチン放出因子	PRF	333
プロラクチン抑制因子	PIF	319
プロラクチン抑制ホルモン	PIH	319
分岐鎖アミノ酸	BCAA	56
プンク	Punc.	344
分時換気量	V̇E	429
分枝粥腫病	BAD	54
分時肺胞換気量	V̇A	423
文章完成テスト	SCT	374
分層植皮術	STSG	392
分娩後出血	PPH	330
分娩室	DR	127
分娩予定日	EDD	139
噴霧式定量吸入器	MDI	257

【へ】

語	略	頁
ベアメタルステント	BMS	63
平均気道内圧	MAP	251
平均血圧	MBP	252
平均循環系充満圧	MFP	259
平均赤血球ヘモグロビン濃度	MCHC	254
平均赤血球ヘモグロビン量	MCH	253
平均赤血球容積	MCV	256
平均値	avg	51
平均動脈圧	MAP	251
平均動脈血圧	MABP	249
平均尿流率	AFR	21
平均肺動脈圧	MPAP	268
平均流量率	MFR	259
閉経後症候群	PMS	325
米国看護師協会	ANA	34
米国国立衛生研究所	NIH	281
米国疾病管理センター	CDC	82
米国褥瘡諮問委員会	NPUAP	285
米国心臓協会	AHA	25
米国性病研究所テスト	VDRL法	428
閉鎖密封療法	ODT	291
閉塞型睡眠時無呼吸症候群	OSAS	296
閉塞性黄疸	OJ	293

閉塞性血栓性血管炎	TAO	397	ペーハー	pH	316
閉塞性細気管支炎	BO	63	ベバシズマブ	BEV	59
閉塞性細気管支炎性器質性肺炎			ヘパフィルター	HEPA filter	190
	BOOP	65	ヘパプラスチンテスト	HPT	197
閉塞性睡眠時無呼吸	OSA	295	ヘパリン加新鮮血液	Hp-F	196
閉塞性動脈硬化症	ASO	48	ヘビー・フォア・デイト	HFD	190
閉塞性肥大型心筋症	HOCM	195	ペプロマイシン	PEP	313
ペイト	PEIT	312	ベヘノイルシトシンアラビノシド		
ペグ	PEG	312		BH-AC	60
ペグ・インターフェロン	PEG-IFN	312	ヘマグルチニン	HA	182
ベクトル心電図	VCG	427	ヘマトキシリンエオジン	H&E	183
ベクレル	Bq	67	ヘマトクリット	Hct	186
ペコ	PECO	312		Ht	200
ヘス	HES	190	ヘミ	Hemi.	190
ベスト・サポーティブ・ケア			ペム	PEM	313
	BSC	69	ペメトレキセドナトリウム水和物		
ヘスパンダー	HES	190		PEM	313
ペースメーカー	PM	323	ヘモグロビンA	HbA	184
ベックうつ病特性尺度	BDI	57	ヘモグロビンエーワンシー		
ベッケン位	BEL	59		HbA1c	184
ペット	PET	314	ヘモフィルスインフルエンザ菌b型		
ヘッドアップティルト試験	HUT	200		Hib	193
ベッドバス	BB	56	ヘリウム	He	189
ベップ	VEP	429	ペリコ	Perico	313
ペニシリン感受性肺炎球菌			ヘリコバクターピロリ	HP	196
	PSSP	336	ペール	PER	313
ペニシリンG	PCG	306	ペルオス	po, P.O.	327
ペニシリン耐性肺炎球菌	PRSP	334	ヘルスケア組織認定合同委員会		
ペニシリン低感受性肺炎球菌				JCAHO	225
	PISP	320	ヘルスプロモーション	HP	196
ヘノッホ・シェーンライン紫斑病			ヘルツ	Hz	201
	HSP	199			

項目	略語	ページ
ヘルプ症候群	HELLP syndrome	189
ベル麻痺	BP	65
ベロ毒素	VT	436
ベロ毒素産生大腸菌	VTEC	436
便	St	390
変形性関節症	OA	289
変形性脊椎症	SD	375
ベンザルコニウム	BAK	55
便失禁関連皮膚障害	IAD	202
ベンジルペニシリン	PCG	306
ベンジルペニシリンベンザチン	DBECPCG	116
ベンス-ジョーンズタンパク	BJP	61
ベンゾイル	BZ	71
ベンダーゲシュタルトテスト	BGT	60
扁桃周囲炎	PTA	338
扁桃周囲膿瘍	PTA	338
ペントスタチン	DCF	116
ベントン視覚銘力検査	BVRT	71
扁平円柱上皮接合部	SCJ	374
扁平上皮癌	SCC	372
扁平上皮癌関連抗原	SCC	372
扁平頭蓋底	BI	60
扁平苔癬	LP	242
ヘンレ係蹄	LOH	242

【ほ】

項目	略語	ページ
包括型地域生活支援プログラム	ACT	15
包括的暴力防止プログラム	CVPPP	111
膀胱	UB	418
膀胱鏡	CS	105
膀胱頸部拘縮	BNC	63
膀胱腫瘍	BT	70
方向性冠動脈粥腫切除術	DCA	116
膀胱造影	CG	85
芳香族アミノ酸	AAA	6
膀胱内圧曲線	CMG	93
膀胱尿管逆流	VUR	436
膀胱尿管結合部	VUJ	436
膀胱尿道造影	CUG	110
傍糸球体装置	JGA	226
房室回帰性頻拍	AVRT	53
房室結節	AVN	52
房室結節枝	AV	51
房室結節リエントリー型頻拍	AVNRT	52
房室接合部性期外収縮	JPC	227
房室ブロック	AVB	51
放射受容体測定法	RRA	362
放射状角膜切開術	RK	359
放射性アレルゲン吸着試験	RAST	352
放射性同位元素	RI	357
放射性免疫吸着試験	RIST	358
放射性ヨード摂取試験	RAIU	350
放射性ヨード標識血清アルブミン	RISA	358
放射線学的診断	Rad Dx	350
放射線効果	RR	362

用語	略語	ページ
放射線治療	RT, RTx	364
放射免疫測定法	RIA	358
傍腫瘍性小脳変性症	PCD	306
傍腫瘍性神経症候群	PNS	327
傍腫瘍性脳脊髄炎	PEM	313
疱疹状皮膚炎	DH	119
傍正中橋網様体	PPRF	331
ホウ素中性子捕捉療法	BNCT	63
包帯交換	DC	116
放治	RT, RTx	364
乏突起膠腫	OLG	293
補完代替医療	CAM	75
北米看護診断協会	NANDA	276
保健師	PHN	317
補酵素A	CoA	95
ホジキン病	HD	187
ホジキンリンパ腫	HL	194
ポジトロンエミッションコンピュータ断層撮影	PECT	312
ポジトロンエミッション断層撮影	PET	314
母子保健	MCH	253
補助機械換気	AMV	34
補助研究者	RA	349
補助人工心臓	VAS	425
補助調節換気	ACV	16
ポス	POS	329
ホスアンプレナビル	FPV	167
ホスフルコナゾール	F-FLCZ	162
ホスホジエステラーゼ	PDE	310
ホスホマイシン	FOM	166
補体結合反応	CBR	78
補体50％溶血単位	CH_{50}	87
母体胎児集中治療室	MFICU	259
ポータルベイン	PV	344
勃起障害	ED	139
ホックム	HOCM	195
発作性寒冷ヘモグロビン尿症	PCH	306
発作性上室頻拍	PSVT	336
発作性心室頻拍	PVT	346
発作性心房細動	PAF	301
発作性心房頻拍	PAT	304
発作性夜間血色素尿症	PNH	326
発作性夜間呼吸困難	PND	326
発赤所見	RC sign	355
ホット	HOT	196
ボッド	VOD	433
ポッド	POD	328
骨付き膝蓋腱	BPTB	67
ホモバニリル酸	HVA	201
ポリエチレングリコール	PEG	312
ポリ塩化ビニル	PVC	344
ポリオ	polio	328
ポリオ後症候群	PPS	331
ボリコナゾール	VRCZ	433
ホリナートカルシウム	LV	246
ポリビニルアルコール	PVA	344
ポリミキシンB	PL-B	322
ポリメラーゼ連鎖反応	PCR	308
ホルター心電図	Holter ECG	195
ホルモン補充療法	HRT	198
ホンク	HONK	196
本態性血小板血症	ET	154

項目	略号	頁
本態性高血圧症	EH	141
本態性振戦	ET	154
本態性不応性鉄芽球性貧血	IRSA	221

【ま】

項目	略号	頁
マイクロウェーブ凝固壊死法	MCT	256
マイコプラズマ肺炎	MPP	269
マイトジェン因子	MF	259
マイトマイシンC	MMC	264
毎分吸気量	V̇I	430
毎分呼吸量	MRV	271
マウスケア	MC	252
マオ	MAO	250
マオアイ	MAOI	250
マキシマム	max	252
膜型人工肺	ECMO	137
マクギル痛み質問票	MPQ	269
膜性糸球体腎炎	MGN	260
膜性腎症	MN	265
膜性増殖性糸球体腎炎	MPGN	268
マグネシウム	Mg	260
マクロファージ	Mφ	249
マクロファージ活性化症候群	MAS	251
マクロファージコロニー刺激因子	M-CSF	255
マクロファージ遊走阻止試験	MIT	262
麻疹	M	248
麻疹・風疹	MR	269
マース	MAAS	249
マス	MAS	251
マスト細胞	MC	252
マストスーツ	MAST suit	251
マチャドジョセフ病	MJD	263
末期腎臓病	ESRD	154
末期腎不全	ESRF	154
マック	MAC	249
マックバーニー圧痛点	MCB	252
末梢血［末血］	PB	304
末梢血幹細胞移植	PBSCT	305
末梢血幹細胞採取	PBSH	305
末梢血管疾患	PVD	345
末梢血管抵抗	PVR	345
末梢静脈栄養	PPN	331
末梢神経系	PNS	327
末梢神経刺激	PNS	327
末梢神経障害	PNP	327
末梢性肺動脈狭窄	PPS	331
末梢挿入中心静脈カテーテル	PICC	318
末梢動脈疾患	PAD	300
末梢動脈閉塞症	PAOD	302
マップ	MAP	251
MAP加赤血球濃厚液	RC-MAP	354
マトリックスメタロプロテアーゼ	MMP	264
マーフ	MERRF	258
マリグナントリンホーマ	ML	263
マリリン	ML	263
マルタ	MARTA	251

マルチスライスCT	MDCT	257
マルト	MALT	250
マロリー・ワイス症候群	M-W syndrome	275
満期正常経腟分娩	FTNVD	169
満期正常自然分娩	FTNSD	169
満期正常分娩	FTND	169
慢性炎症性脱髄性多発ニューロパチー	CIDP	90
慢性活動性肝炎	CAH	74
慢性化膿性中耳炎	OMPC	294
慢性顆粒球性白血病	CGL	86
慢性肝炎	CH	87
慢性肝疾患	CLD	92
慢性間質性腎炎	CIN	90
慢性肝性脳症	CHE	88
慢性冠動脈完全閉塞	CTO	109
慢性気管支炎	CB	77
慢性好酸球性肺炎	CEP	83
慢性好中球性白血病	CNL	95
慢性硬膜下血腫	CSH	106
慢性呼吸器疾患	CRD	102
慢性呼吸不全	CRF	103
慢性骨髄性白血病	CML	93
慢性骨髄増殖性疾患	CMPD	94
慢性骨髄単球性白血病	CMMoL	94
慢性糸球体腎炎	CGN	86
慢性収縮性心内膜炎	CCP	81
慢性腎臓病	CKD	91
慢性腎臓病重症度分類	CGA	85
慢性心不全	CHF	88
慢性腎不全	CRF	103
慢性単球性白血病	CMoL	94
慢性胆汁性肝炎	CCH	80
慢性中耳炎	COM	97
慢性特発性腸管仮性閉塞症	CIIP	90
慢性肉芽腫症	CGD	86
慢性肺気腫	CPE	100
慢性肺疾患	CLD	92
慢性非活動性肝炎	CIH	89
慢性非化膿性破壊性胆管炎	CNSDC	95
慢性疲労症候群	CFS	85
慢性複雑性腎盂腎炎	CCP	80
慢性腹膜透析	CPD	100
慢性閉塞隅角緑内障	CACG	73
慢性閉塞性肺疾患	COPD	97
慢性閉塞性肺疾患のためのグローバルイニシアティブ	GOLD	179
慢性末梢動脈閉塞症	CAO	76
慢性リンパ性白血病	CLL	92

【み】

ミエロ	MLG	263
ミエロペルオキシダーゼ	MPO	268
ミエローマ	MM	264
ミオグロビン	Mb	252
ミオシン軽鎖	MLC	263
ミオシン軽鎖キナーゼ	MLCK	263
ミカエリス・メンテン定数	km	229
ミカファンギン	MCFG	253

日本語	略語	頁
右冠動脈	RCA	354
右前斜位	RAO	351
右手増高単極肢誘導	aV_R	53
右眼に	O.D.	291
ミコナゾール	MCZ	256
ミコフェノール酸モフェチル	MMF	264
未熟児	PI	317
未熟児網膜症	ROP	361
ミスト	MIST	262
水飲みテスト	WST	440
ミック	MIC	261
ミット	MIT	262
ミッド	MYD	275
密封療法	ODT	291
ミトキサントロン	MIT	262
ミトコンドリア脳筋症・乳酸アシドーシス・脳卒中様発作症候群	MELAS	258
ミニマムデータセット	MDS	257
ミニメンタルステート検査	MMSE	265
ミネソタ多面人格テスト	MMPI	265
ミノサイクリン	MINO	261
ミフ	MIF	261
未分化癌	ud	418
未分画ヘパリン	UFH	419
脈圧	PP	329
脈なし電気活性	PEA	312
脈拍	P	297
脈拍数	PR	333
脈波伝播速度	PWV	346
脈絡膜血管新生	CNV	95
脈絡膜剥離	CD	81
ミュンスター式顆部下腿義足	KBM	228
ミラー・アボット管	MA tube	252
ミリ当量	mEq	258
ミリモル	mM	264
ミルウォーキーブレース	MB	252
ミルクアルカリ症候群	MAS	251

【む】

日本語	略語	頁
無害性心雑音	Innom	217
無冠尖	NCC	278
無菌性壊死	AN	34
無呼吸指数	AI	26
無呼吸・低換気指数	AHI	26
ムコ脂質症	ML	263
ムコ多糖症	MPS	269
ムコリピドーシス	ML	263
無再発生存期間	RFS	357
無作為化比較試験［無作為化臨床試験］	RCT	355
無酢酸透析	AFB	20
無事故生存率	EFS	141
むし歯	C	71
無症候性キャリア	A (S)C	46
無症候性原発性胆汁性肝硬変	aPBC	37
無症候性細菌尿	ABU	12
無症候性心筋虚血	SMI	383
ムズムズ足症候群	RLS	359
無増悪期間	TTP	414

無増悪生存期間	PFS	315
無病生存期間	DFS	119
ムピロシン	MUP	273
無脈性心室頻拍	PVT	346
無脈性電気活動	PEA	312
無抑制収縮	UIC	420
紫色採尿バッグ症候群	PUBS	343
ムンテラ	MT	273
ムントテラピー	MT	273

【め】

メサンギウム増殖性糸球体腎炎		
	MPN	268
メスナ＋アドリアマイシン＋イホスファミド＋ダカルバジン	MAID	250
メタンフェタミン	MAP	251
メチオニン	Met	259
メチシリン感受性黄色ブドウ球菌		
	MSSA	272
メチシリン耐性黄色ブドウ球菌		
	MRSA	271
メチシリン耐性コアグラーゼ陰性ブドウ球菌	MRCNS	270
メチシリン耐性表皮ブドウ球菌		
	MRSE	271
メチルプレドニゾロン	mPSL	269
メッシュ法	TVM	416
メッセンジャーリボ核酸	mRNA	270
メッツ	METs	259
メップ	MEP	258
メディアン生存時間	MST	272
メディカルレプリゼンタティブ		
	MR	269
メトトレキサート	MTX	273
メトトレキサート＋5-フルオロウラシル＋ホリナートカルシウム		
	MTX/5-FU	273
メトトレキサート大量療法		
	HD-MTX	188
メトトレキサート＋ビンブラスチン＋アドリアマイシン＋シスプラチン		
	MVAC	274
メトヘモグロビン	MetHb	259
メドロキシプロゲステロン		
	MPA	267
メニエール症候群	MS	271
メニエール病	MD	256
メフ	MEF	257
メープルシロップ尿症	MSUD	272
メラス	MELAS	258
メラニン細胞刺激ホルモン		
	MSH	271
メルカプトプリン	6-MP	5
メルカプトメチルイミダゾール		
	MMI	264
メルファラン	L-PAM	242
メルファラン＋プレドニゾロン		
	MP	267
メロペネム	MEPM	258
メン	MEN	258
免疫芽球性肉腫	IBS	203
免疫芽球性リンパ節症	IBL	203
免疫学的便潜血検査	IFOBT	210

項目	略語	頁
免疫活性インスリン	IRI	221
免疫グロブリン	Ig	210
免疫グロブリンE	IgE	210
免疫グロブリンA	IgA	210
免疫グロブリンM	IgM	210
免疫グロブリンG	IgG	210
免疫グロブリン静注療法	IVIg	225
免疫グロブリンD	IgD	210
免疫蛍光染色	IF	209
免疫血清グロブリン	ISG	222
免疫再構築症候群	IRIS	221
免疫複合体	IC	203
免疫放射定量測定法	IRMA	221
免荷	NWB	288

【も】

項目	略語	頁
モイレングラハト値	MG	260
毛細血管再充満時間	CRT	104
妄想性パーソナリティ障害	PPD	329
盲腸	C	71
網膜芽細胞腫	RB	353
網膜色素上皮	RPE	361
網膜色素上皮剥離	RPD	361
網膜色素変性症	Deg.Pig.	118
網膜上膜	ERM	152
網膜静脈分枝閉塞症	BRVO	68
網膜中心静脈閉塞症	CRVO	104
網膜中心動脈閉塞症	CRAO	102
網膜電図	ERG	152
網膜動脈分枝閉塞症	BRAO	67
網膜剥離	RD	355
毛様細胞性星細胞腫	PA	298
毛様細胞白血病	HCL	186
毛様体	CB	77
毛様類粘液性星細胞腫	PMA	323
モキシフロキサシン	MFLX	259
モズリー性格検査	MPI	268
モッズ	MODS	267
モノアミン酸化酵素	MAO	250
モノアミン酸化酵素阻害薬	MAOI	250
モノカイン	MK	263
モノヨードサイロニン	T_1	395
モフ	MOF	267
モヤモヤ病	MMD	264
モル	mol	267
問題志向型システム	POS	329
問題志向型診療記録	POMR	328
門脈	PV	344
門脈圧	PVP	345
門脈圧亢進症	PHT	317
門脈下大静脈吻合術	PCS	309
門脈内腫瘍塞栓	PVTT	346

【や】

項目	略語	頁
夜間腹膜透析	NPD	284
夜間勃起	NPT	285
薬剤感受性テスト	DST	130
薬剤性過敏症症候群	DIHS	120
薬剤溶出性ステント	DES	118
薬剤リンパ球刺激試験	DLST	123
薬物送達システム	DDS	118
薬物有害反応	ADR	19

薬理ゲノミクス	PGx	316
ヤグレーザー	YAG laser	441
夜食療法	LES	237
矢田部・ギルフォード性格検査		
	Y-G	442

【ゆ】

有害事象共通用語規準	CTCAE	108
有棘細胞癌	SCC	372
有効不応期	ERP	152
有効量	ED	138
遊走阻止因子	MIF	261
有痛性糖尿病性ニューロパチー		
	PDN	310
誘発筋電図	EEMG	140
誘発電位	EP	147
誘発反応聴力検査	ERA	151
幽門狭窄症	PS	335
幽門側部分胃切除術	DPG	127
幽門輪温存胃切除術	PPG	330
幽門輪温存膵頭十二指腸切除術		
	PPPD	331
遊離サイロキシン	FT_4	169
遊離脂肪酸	FFA	162
遊離トリヨードサイロニン		
	FT_3	169
遊離ヘモグロビン	F-Hb	163
輸血	BTF	70
輸血関連移植片対宿主病		
	TA-GVHD	397
輸血関連急性肺障害	TRALI	412
輸血関連循環過負荷	TACO	397
輸血後移植片対宿主病	PT-GVHD	340
輸血後肝炎	PTH	342
輸血後紫斑病	PTP	342
油中水滴型	W/O	438
UDP-グルクロン酸転移酵素		
	UGT	419
ユニバーサルプリコーション		
	UP	421
ユニバーサルペーシング		
	DDD	117
指鼻試験	F-N test	166

【よ】

陽圧換気	PPV	332
溶液	Liq.	240
	sol	385
溶血性尿毒症症候群	HUS	200
溶血性貧血	HA	182
溶質輸送体	SLC	381
養子免疫法	AIT	28
用手補助下腹腔鏡下手術		
	HALS	183
腰神経	L	230
羊水	AF	20
羊水過度吸引症候群	MAAS	249
羊水指標	AFI	21
羊水塞栓症	AFE	21
羊水ポケット	AP	36
羊水量	AFV	23
容積指数	VI	431
腰椎	L	230

腰椎術後慢性疼痛症候群	FBSS	160	
腰椎穿刺	LP	242	
腰椎穿刺後頭痛	PLPHA	322	
腰椎多数回手術例	MOB	265	
腰椎椎間板ヘルニア	LDH	236	
腰椎腹腔シャント	L-P shunt	243	
腰背部痛	LBP	233	
腰部脊柱管狭窄症	LCS	235	
	LSCS	244	
用量	dos.	125	
容量オスモル濃度ギャップ	OG	292	
用量規定毒性	DLT	123	
容量減少手術	VRS	433	
翼状片	ptery.	340	
抑制性シナプス後電位	IPSP	220	
抑制ホルモン	IH	212	
予見支払いシステム	PPS	331	
予後栄養指数	PNI	327	
余剰塩基	BE	57	
ヨード	I	202	
131I 標識メタヨードベンジルグアニジン	131I-MIBG	2	
予備吸気量	IRV	222	
予備呼気量	ERV	152	
予防的全脳照射	PCI	306	
4M-4E マトリクス分析	4M-4E	3	

【ら】

来院時心肺停止	CPAOA	98
来院直後心肺停止	CPAAA	98
ライ症候群	RS	363
ライター症候群	RS	363
ライト・フォア・デイト	LFD	237
ライナック	linac	240
ラウンド・ザ・クロック療法	RTC	364
ラエブ	RAEB	350
ラオ	RAO	351
裸眼視力	Nv	287
ラグ	RAG	350
ラジオアイソトープ	RI	357
ラジオイムノアッセイ	RIA	358
ラジオ波	RF	356
ラジオ波焼灼術	RFA	357
ラジオレセプターアッセイ	RRA	362
ラスト	RAST	352
ラタモキセフ	LMOX	241
ラッド	LAD	231
ラップ	RAP	351
ラテックスアレルギー	LA	230
ラテックス吸着試験	LFT	238
ラテックス凝集反応	LAR	232
ラテックス粒子凝集試験	LPAT	242
ラドン	Rn	360
ラニムスチン	MCNU	254
ラハ	RAHA	350
ラパコレ	LSC	244
ラミブジン	3TC	3
ラムゼイ鎮静スケール	RSS	364
ラモトリギン	LTG	245

ラリンジアルマスクエアウェイ		リウマチ試験	RA test ······ 352
	LMA ······ 241	リウマチ性疾患	RD ······ 355
ラルス	RALS ······ 350	リウマチ性心疾患	RHD ······ 357
	RARS ······ 351	リウマチ性多発筋痛症	PMR ······ 325
卵円孔開存	PFO ······ 314	リウマチ赤血球凝集反応	
卵管鏡下卵管形成術	FT ······ 169		RAHA ······ 350
卵管結紮	TL ······ 407	リウマチ熱	RF ······ 357
卵管結紮術	BTL ······ 70	リウマチ様関節炎	RA ······ 349
ランゲルハンス細胞組織球増加症		リウマトイド因子	RF ······ 357
	LCH ······ 234	理学療法	PT ······ 338
卵細胞質内精子注入法	ICSI ······ 207	理学療法士	PT ······ 338
乱視	AS ······ 46	リカバリールーム	RR ······ 362
乱視矯正角膜切開術	AK ······ 29	リキュ	Liq. ······ 240
卵巣過剰刺激症候群	OHSS ······ 292	リーサ	RISA ······ 358
ランソプラゾール	LPZ ······ 243	リサーチアシスタント	RA ······ 349
ランダム化比較試験［ランダム化臨床試験］	RCT ······ 355	リジン	Lys ······ 248
		リスト	RIST ······ 358
卵透明帯開窓法	PZD ······ 346	リストエキスト	wrist ext. ······ 439
LEARNアプローチ	LEARN ······ 237	リストフレス	wrist fles. ······ 439
卵胞刺激ホルモン	FSH ······ 168	リゾチーム	LZM ······ 248
卵胞刺激ホルモン放出因子		リゾレシチン	LL ······ 240
	FSH-RF ······ 168	離脱症候群	WDS ······ 438
卵胞刺激ホルモン放出ホルモン		離断性骨軟骨炎	OCD ······ 290
	FSH-RH ······ 168	リチウム	Li ······ 239
		リツキシマブ＋シクロホスファミド＋アドリアマイシン＋ビンクリスチン＋プレドニゾロン	R-CHOP ······ 354
【り】			
リー	REE ······ 356	リッチモンド鎮静興奮スケール	
リアリティ・オリエンテーション			RASS ······ 351
	RO ······ 360	リット	RIT ······ 359
リアルタイムPCR	RT-PCR ······ 364	リトナビル	RTV ······ 365
リウマチ受け身凝集反応		リニアック	linac ······ 240
	RAPA ······ 351		

用語	略語	頁
リニメント剤	Lin	240
リネゾリド	LZD	248
リパチロ	LC	233
リピオドール動脈塞栓術	LP-TAE	243
リビングウィル	LW	248
リファブチン	RBT	353
リファンピシン	RFP	357
リボ核酸	RNA	360
リボ核タンパク	RNP	360
リボスタマイシン	RSM	364
リボソームRNA	rRNA	362
リボソームリボ核酸	rRNA	362
リポタンパク	LP	242
リポタンパク分解酵素	LPL	243
リーメンビューゲル装具	RB	353
隆起性皮膚線維肉腫	DFSP	119
流行性角結膜炎	EKC	143
流産	AB, ab	8
硫酸亜鉛混濁試験	ZTT	442
粒子誘発X線放射	PIXE	320
両脚ブロック	BBBB	56
量支持換気	VSV	434
両室肥大	BVH	71
両心室	BV	71
両心室ペーシング機能付埋込型除細動器	CRT-D	104
両心室補助人工心臓	BVAS	71
良性上皮性腫瘍	BET	59
良性前立腺肥大症	BPH	66
良性単クローン性免疫グロブリン症	BMG	62
良性発作性頭位眼振	BPPN	66
良性発作性頭位めまい	BPPV	66
両側肺門部リンパ節腫脹	BHL	60
両側卵管卵巣摘除術	BSO	69
両大血管右室起始症	DORV	125
両大血管左室起始症	DOLV	125
両大静脈肺動脈吻合術	TCPC	401
量調節換気	VCV	428
両内直筋後転術	BMR	62
量保証支持換気	VAPS	425
緑内障	GL	177
リン	P	297
淋菌	GC	172
リンコマイシン	LCM	235
リン脂質	PL	321
臨床工学技士	CE	83
臨床実習	BST	69
臨床病理カンファレンス	CPC	99
隣接臓器に直接浸潤している癌	SI	379
リンド	RIND	358
リンパ管静脈吻合術	LVA	246
リンパ球	Lympho	248
リンパ球機能関連抗原	LFA	237
リンパ球除去療法	LCP	235
リンパ球浸潤胃癌	GCLS	173
リンパ球性間質性肺炎	LIP	240
リンパ球増多症	LDGL	236
リンパ節	LN	241
リンパ節症関連ウイルス	LAV	233
リンパ節転移	LYM	248
リンパ脈管平滑筋腫症	LAM	232

【る】

類洞閉塞症候群	SOS	385
涙膜破壊時間	BUT	71
涙嚢鼻腔吻合術	DCR	117
類嚢胞黄斑浮腫	CME	93
ルクス	lx	248
ループス腎炎	LN	241
ルーメン	lm	240
ルールアウト	R/O, RO	360
ルーワイ吻合術	R-Y	366

【れ】

レイノー現象	RP	361
レイノー症候群	RS	363
レイノー病	RD	355
レギュラーインスリン	RI	358
レギュラーベベル	RB	352
レーザー	laser	233
レーザー屈折矯正角膜切除術	PRK	333
レーザー虹彩切開術	LID	239
レーザー生体内角膜切開術	LASIK	233
レーザー線維柱帯形成術	LTP	245
レーザーネフェロメトリー	LN	241
レジスタードナース	RN	360
レシチンコレステロールアシルトランスフェラーゼ	LCAT	234
レシチン/スフィンゴミエリン比	L/S	244
レーシック手術	LASIK	233
レジン充填	RF	356
レス	RES	356
レストレスレッグ症候群	RLS	359
レチノブラストーマ	RB	353
レチノール結合タンパク	RBP	353
レチノール当量	RE	356
裂孔原性網膜剥離	RRD	362
レートポテンシャル	LP	242
レニン・アンジオテンシン・アルドステロン系	RAA	349
レニン・アンジオテンシン系	RAS	351
レビー小体型認知症	DLB	122
レボドパ	L-DOPA, L-dopa	236
レボフロキサシン	LVFX	247
レボホリナート＋イリノテカン＋5-フルオロウラシル	FOLFIRI	166
レボホリナート＋オキサリプラチン＋5-フルオロウラシル	mFOLFOX6	259
レボホリナートカルシウム	l-LV	240
レム	rem	356
レム睡眠	REM	356
連合弁膜症	CVD	111
レンズ核線条体動脈	LSA	244
連続円形破嚢術	CCC	80

【ろ】

ロイ	ROI	360

ロイコトリエン	LT	245	ロップ	ROP	361
ロイコトリエン受容体拮抗薬			6分間歩行試験	6MWT	5
	LTRA	245	ロードアンドゴー	L&G	231
ロイシン	Leu	237	濾胞性リンパ腫	FL	164
ロイシン・アミノペプチダーゼ			ロム	LOM	242
	LAP	232		ROM	360
ロウ	Raw	352	ローム	ROME	360
労作性狭心症	EA	133	ロムト	ROMT	360
老視	Pr	333	ロメフロキサシン	LFLX	237
老人性円板状黄斑変性症			ローランド・モリス障害質問票		
	SDMD	375		RMDQ	359
老年性認知症	SD	375	ロールシャッハテスト	Ror	361
ロキシスロマイシン	RXM	366	ローン・ガノン・レヴィン症候群		
ロキタマイシン	RKM	359		LGL	238
肋膜	pl	321			
ロス	LOS	242	**【わ】**		
肋間腔	ICS	207	Y-G性格検査	Y-G	442
肋骨脊柱角	CVA	111	ワークライフバランス	WLB	438
ロット	LOT	242	ワッセルマン反応［ワ氏］		
ロッドスコア	LOD score	241		WaR	437

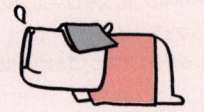

図表目次

一般

禁煙の5Aアプローチ	4
医薬品に関する「5つのR」	5
主な腫瘍マーカー	22
看護計画「OTEプラン」	147
カテーテル・注射針の太さ	167
グラム染色と病原菌	179
国際生活機能分類	205
人体における水分の分布	205
サイトカインファミリー	211
炎症性メディエータの種類と特徴	215
注射の種類	217
LEARNアプローチ	237
体表基準線	255
個人防護具	330
固形癌の治療効果判定のための基準による表現法	332
レギュラーベベルとショートベベル	353
目標設定の条件「SMARTの原則」	383
SOAP形式	385
放射能と放射線の主要単位	392
TNM分類	409
バイタルサインの基準値	434

生化学

リポタンパク質の種類と特徴	189
電解質組成	228
DNAとRNAの働き	276
TCA回路	400
ビタミンの生理作用と欠乏症状	432

免疫・遺伝

抗体の構造	9
免疫の仕組み	24
染色体異常の種類と特徴	129
Igの機能	211

呼吸

酸素化の指標	7
主な気管支拡張薬の分類	58
血液ガス分析の正常値	60
フローボリューム曲線	170
酸素解離曲線	291
主な換気モード	337
肺気量分画	416
吸入療法の種類	422

循環

ショックの5徴候（5 P's）	4
動脈瘤の形	34
心筋マーカー	35
降圧薬の分類	44
心臓の構造	46
単極肢誘導	52

項目	ページ
脈拍の異常	68
冠動脈	74
心カテーテルによる心血管造影の種類	75
ショックの分類	86
心胸郭比	109
中心静脈圧の測定	112
心電図の基本波形	137
心音の分類	199
左心不全と右心不全	239
NYHAの心機能分類	289
重要な不整脈	299
スワンガンツカテーテル（SGC）測定による正常値	378
主な先天性心疾患	435
ペーシングモード	436

消化

項目	ページ
ビルロート法とルーワイ法	61
イレウスの分類	65
胃・十二指腸潰瘍治療薬の作用点	132
内視鏡的粘膜切除術	144
胆道ドレナージ	145
内視鏡的粘膜下層剥離術	153
内視鏡的硬化療法	157
腹部の動脈	216
胃の区分	230
マックバーニー圧痛点とランツ圧痛点	253
胃癌の深達度分類	268
黄疸のメカニズム	293
門脈圧亢進症	318
大腸・肛門の区分	367
主な肝機能の指標	399
食道の区分	402
嘔吐のメカニズム	427
ウイルス肝炎の種類と特徴	430

栄養

項目	ページ
主な栄養指標	32
必須アミノ酸と非必須アミノ酸	134
栄養補給の方法	404

血液

項目	ページ
ABO式血液型	11
白血病と類縁疾患の分類	30
血液凝固・線溶検査	42
輸血用血液製剤の種類	103
DICの検査項目	121
抗凝固薬の作用部位	131
主な抗凝固薬	131
血液細胞の分化過程	149
血液凝固の仕組み	159
貧血の分類	208
赤血球指数	254
白血球の成分と働き	280
血液の成分	323
輸血反応	341

腎・泌尿

項目	ページ
透析の種類	187
腎臓による血圧調整	352
尿失禁の分類	393

内分泌
主なホルモンとその機能 ‥‥‥‥ 17
糖尿病の病型 ‥‥‥‥‥‥‥‥ 123
糖尿病性昏睡の症状と所見 ‥‥ 192

脳神経・精神
失語症の分類 ‥‥‥‥‥‥‥‥ 39
上行性網様体賦活系 ‥‥‥‥‥ 41
視床下部-下垂体系の働き ‥‥ 53
神経伝達物質の種類と働き ‥‥ 64
BPSD ‥‥‥‥‥‥‥‥‥‥‥ 67
神経系の働き ‥‥‥‥‥‥‥‥ 72
脳梗塞の種類 ‥‥‥‥‥‥‥‥ 89
脳神経 ‥‥‥‥‥‥‥‥‥‥‥ 96
髄液の循環と脳室ドレーン ‥‥ 106
脳血管障害の分類 ‥‥‥‥‥‥ 110
非定型抗精神病薬の種類と特徴 ‥ 126
錐体外路症状 ‥‥‥‥‥‥‥‥ 150
ペインスケール ‥‥‥‥‥‥‥ 168
グラスゴーコーマスケール ‥‥ 173
脳内出血の種類 ‥‥‥‥‥‥‥ 206
日本昏睡スケール ‥‥‥‥‥‥ 226
腰椎穿刺 ‥‥‥‥‥‥‥‥‥‥ 243
レム睡眠とノンレム睡眠 ‥‥‥ 286
脳の動脈 ‥‥‥‥‥‥‥‥‥‥ 308
進行性筋ジストロフィーの病型 ‥ 324
脊髄小脳変性症の分類と特徴 ‥ 373
水頭症のシャント術 ‥‥‥‥‥ 426
嚥下のスクリーニングテスト ‥ 440

運動
内転と外転 ‥‥‥‥‥‥‥‥‥ 10
手の関節 ‥‥‥‥‥‥‥‥‥‥ 93
外旋、内旋 ‥‥‥‥‥‥‥‥‥ 151
徒手筋力テスト ‥‥‥‥‥‥‥ 266
足の関節 ‥‥‥‥‥‥‥‥‥‥ 273
膝関節 ‥‥‥‥‥‥‥‥‥‥‥ 307

感覚
白内障手術の種類 ‥‥‥‥‥‥ 77
視力の表現 ‥‥‥‥‥‥‥‥‥ 84
眼球の動きと眼外筋を支配する神経
‥‥‥‥‥‥‥‥‥‥‥‥‥‥ 147
皮膚形成術 ‥‥‥‥‥‥‥‥‥ 439

救急
ABCDEアプローチ ‥‥‥‥‥ 9
AIUEO TIPS ‥‥‥‥‥‥‥‥ 28
AMPLEヒストリー ‥‥‥‥‥ 33
心停止の救急処置（BLS：一次救命処置） ‥‥‥‥‥‥‥‥‥‥ 99
CTASJTASのトリアージレベル分類 108
熱傷深度 ‥‥‥‥‥‥‥‥‥‥ 115
MISTとSAMPLE ‥‥‥‥‥‥ 262
RICE処置 ‥‥‥‥‥‥‥‥‥‥ 358

母性
出生時体重基準曲線による新生児の分類 ‥‥‥‥‥‥‥‥‥‥‥‥ 21
アプガースコア ‥‥‥‥‥‥‥ 38
骨盤位の種類 ‥‥‥‥‥‥‥‥ 59
出生体重による新生児の分類 ‥ 143
主な胎児評価の方法 ‥‥‥‥‥ 288

バッとひける 医学略語 看護略語

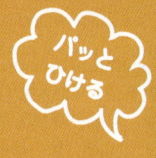

記数	2	A	5	B	54	C	71	D	113
E	133	F	157	G	170	H	182	I	201
J	225	K	227	L	230	M	248	N	275
O	289	P	297	Q	347	R	349	S	366
T	395	U	417	V	423	W	437	X	441
Y	441	Z	442						

★付録
呼吸機能検査に用いられる用語、記号、省略語……443

単位一覧……446

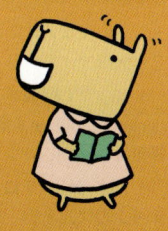

数字・記号

%FEV₁ 対標準1秒量 percentage of forced expiratory volume in one second　パーセントフェブワンともいう。最大吸気位から最大努力で呼出した、開始1秒間の気量（1秒量）の測定値を、年齢や身長を考慮した標準値で割った値。COPD（慢性閉塞性肺疾患）の病期分類の指標。

%IBW　パーセント理想体重 percent ideal body weight　理想体重に対する実測体重の割合。やせや肥満、成長度をみる指標。（32頁●主な栄養指標参照）

%RCU　赤血球鉄利用率 red cell iron utilization　放射性標識鉄（^{59}Fe）を静脈注射し、経時的に標識鉄を測定することで、投与した鉄の何％が赤血球産生に使われたかを調べる検査。低値は、鉄芽球性貧血、溶血性貧血などを示す。➡ PIDT（血漿鉄消失時間）、RIT（赤血球鉄交代率）、PIT（血漿鉄交代率）

%VC　パーセント肺活量 vital capacity as percent of predicted　最大吸気位から最大努力で呼出した時の最大空気量（肺活量）の測定値を、年齢や身長を考慮した標準値で割った値。（416頁●肺気量分画参照）

αGI　α-グルコシダーゼ阻害薬 α-glucosidase inhibitor　α-グルコシダーゼの活性を阻害することによって、糖質の消化・吸収を遅延または阻害し、食後の血糖上昇を抑える糖尿病治療薬。

γ-GTP　γ-グルタミル・トランスペプチダーゼ gamma-glutamyl transpeptidase　肝臓での解毒作用に関与する酵素で、アルコール性肝障害の診断に使用。（399頁●主な肝機能の指標参照）

γ-Sm　γ-セミノプロテイン γ-seminoprotein　前立腺特異抗原で、前立腺腫瘍マーカーの1つ。（22頁●主な腫瘍マーカー参照）

¹³¹I-MIBG　¹³¹I 標識メタヨードベンジルグアニジン I 131 metaiodobenzylguanidine　放射性ヨウ素標識体。副腎髄質のシンチグラフィー、神経芽細胞腫、カルチノイドなどの診断、治療に利用される。

17-KS　17-ケトステロイド 17-ketosteroids　テストステロン・副腎皮質ホルモンの代謝産物。尿中の排泄量を測定し、副腎皮質機能の診断に使用。

17-OHCS　17-ヒドロキシコルチコステロイド 17-hydroxycortico steroid

副腎皮質ホルモン（コルチゾール）の代謝産物。尿中の排泄量を測定し、副腎皮質機能の診断に使用。

17-OHP **17-αヒドロキシプロゲステロン** 17-hydroxyprogesterone（ハイドロキシプロジェステロン） 糖質コルチコイドと性ホルモンの合成過程において生産されるステロイドホルモン。副腎皮質過形成の診断指標。副腎皮質ステロイドホルモン補充療法で低下するため、治療効果の判定にも用いられる。

1 sum **屯服** unum sumatur（ウヌム サマター） 屯用ともいう。必要な時に内服薬を使用すること。

2,3-DPG **2,3-ジホスホグリセリン酸** 2,3-diphosphoglycerate（ジホスホグリセレイト） 赤血球中でヘモグロビンからの酸素解離を促す物質。

2-CdA **クラドリビン** cladribine（クラドリビン） 抗悪性腫瘍薬。商品名：ロイスタチン。

2DE **断層心エコー図** 2 dimensional echocardiogram（ツーディメンショナル エコーカーディオグラム） 心臓に超音波を扇状に当て、複数の反射エコーから、心臓の二次元断層像を得る検査法。心血管の構造と動態の全体像が把握できる。

3D-CT **三次元CT** 3-dimensional CT（スリーディメンジョナル シーティー） 立体的な画像処理を行う、コンピュータ断層撮影法。

3DS **3DS除菌治療** dental, drug, delivery system（デンタル ドラッグ デリヴァリー システム） 歯の表面のバイオフィルムを除去して消毒薬で除菌する、虫歯の予防法。

3TC **ラミブジン** lamivudine（ラミブジン） 抗ウイルス薬。商品名：エピビル。

47XXY syndrome **クラインフェルター症候群** Klinefelter syndrome（クラインフェルター シンドローム） 男性の性染色体（46, XY）に1つのX染色体がついた性染色体異常（47, XXY）。女性化、男性不妊、学習障害などがみられる。(129頁●染色体異常の種類と特徴参照)

4M-4E **人間、機械、環境、管理、教育、技術、徹底、模範** man, machine, media, management, education, engineering, enforcement, example（マン マシーン ミディア マネジメント エデュケイション エンジニアリング エンフォースメント イグザンプル） 4M-4Eマトリクス分析ともいう。リスクマネジメント手法の1つ。発生した事象に関して、4M〔Man（人間）、Machine（設備・機械）、Media（環境）、Management（管理）〕の視点から要因を抽出し、それらに対して4E〔Education（教育）、Engineering（技術・工学）、Enforcement（強化・徹底）、Example（模範・事例）〕の視点から対策を検討する。

5A 5A アプローチ ask, advise, assess, assist, arrange　禁煙指導を進める時の5つの原則。

●禁煙の 5A アプローチ

ステップ1	**A**sk	喫煙について尋ねる
ステップ2	**A**dvise	すべての喫煙者にやめるようにはっきりと、強く、個別的に忠告する
ステップ3	**A**ssess	禁煙への関心度を評価する
ステップ4	**A**ssist	患者の禁煙を支援する
ステップ5	**A**rrange	フォローアップする

5'-DFUR　ドキシフルリジン　doxifluridine　抗悪性腫瘍薬。商品名：フルツロン。

5-FC　フルシトシン　flucytosine　抗真菌薬。商品名：アンコチル。

5-FU　5-フルオロウラシル　fluorouracil　抗悪性腫瘍薬。商品名：5-FU。

5-FU/CDDP　5-フルオロウラシル＋シスプラチン　5-fluorouracil, cisplatin　食道癌の併用化学療法。

5HT　5-ヒドロキシトリプタミン　5-hydroxytryptamine　セロトニンともいう。必須アミノ酸であるトリプトファンからつくられる、モノアミン神経伝達物質。血小板と消化管に多く存在し、平滑筋収縮作用、痛覚神経末端刺激作用、末梢血管・心筋収縮作用がある。脳内セロトニンは、縫線核など脳幹から大脳・脊髄に広範囲に投射し、脳の活動に関与する。（215頁 ●炎症性メディエータの種類と特徴参照）

5P　ファイブ ピー　pallor, prostration, perspiration, pulselessness, pulmonary deficiency　ショックの徴候。ショック状態の患者の理学所見を表す。この他に、ショックでは低血圧がみられる。

●ショックの5徴候（5P's）

Pallor	顔面蒼白
Prostration	虚脱
Perspiration	冷汗
Pulselessness	脈拍触知不能
Pulmonary deficiency	呼吸不全

5R　ファイブアール　right patient, right drug, right dose, right route, right time　誤薬を避ける5原則。

●医薬品に関する「5つのR」

Right drugs	正しい薬剤
Right dose	正しい量
Right route	正しい方法
Right time	正しい時間
Right patient	正しい患者

＊誤薬を避けるために気をつけるべき項目。5つのRに従い、正しく与薬を行う。

6-MP　メルカプトプリン　mercaptopurine hydrate　抗悪性腫瘍薬。商品名：ロイケリン。

6MWT　6分間歩行試験　six-minute walk test　6分間に歩行した距離と自覚症状の程度を測定し、運動能力を評価する試験。歩行中には動脈血酸素飽和度や脈拍を記録する。

6R　シックスアール　right patient, right drug, right dose, right route, right time, right record　誤薬を避ける6原則。正しい患者（right patient）、正しい薬物名（right drug）、正しい量（right dose）、正しい投与経路（right route）、正しい時間（right time）、正しい記載（right record）。

A

A　アデニン　adenine　核酸の構成成分となる塩基の1つ。アデニンホスホリボシルトランスフェラーゼによってアデニン酸から生成され、また同じ酵素でアデニン酸に変換される。

A　視床前核　anterior nuclei　視床の前端にある、内側髄板によって外側核群と隔てられる部位。視床前結節を形成し、3つの核群（前背側核、前腹側核、前内側核）からなる。主に大脳辺縁系と関連しており、情動や記憶などに関連する。

a　動脈　artery　血液を心臓から身体各部位へと送り出す血管。

A　上行結腸　ascending colon　結腸のうち、盲腸から右結腸曲に至る部位。（367頁●大腸・肛門の区分参照）

A アセスメント assessment（アセスメント） 評価、看護上の問題の評価、査定、SOAPのA。(385頁● SOAP形式参照)

AA アルコホリック・アノニマス Alcoholics Anonymous（アルコホリックス アノニマス） 「無名のアルコール依存症者たち」と訳される。経験と力と希望を分かち合ってアルコール依存からの回復を行う自助グループ。

AA アミノ酸 amino acid（アミノアシッド） タンパク質を構成する成分。

AA アラキドン酸 arachidonic acid（アラキドニック アシッド） リノール酸から生成される不飽和脂肪酸で、シクロオキシゲナーゼなどの酵素によって化学的変化を遂げプロスタグランジンが生成される。(215頁●炎症性メディエータの種類と特徴参照)

AA 人工妊娠中絶 artificial abortion（アーティフィシャル アボーション） キュレット掻爬、吸引掻爬、頸管拡張・排出法、子宮切開、分娩誘発法など、人工的に行われる妊娠の中絶。

AA アスコルビン酸 ascorbic acid（アスコルビック アシッド） ビタミンCの化学名。(432頁●ビタミンの生理作用と欠乏症状参照)

AAA 腹部大動脈瘤 abdominal aortic aneurysm（アブドミナル エイオーティック アニュリズム） 動脈硬化により腹大動脈が拡張し、瘤になった状態。破裂すると激烈な腹痛や意識消失をきたす。

AAA 芳香族アミノ酸 aromatic amino acid（アロマティック アミノ アシッド） 芳香環を持ち、多くの種類のアミン生成に用いられるアミノ酸。トリプトファン、フェニールアラニン、チロシンなどがある。

AACG 急性閉塞隅角緑内障 acute angle-closure glaucoma（アキュート アングルクロージャー グラウコーマ） 隅角が閉塞し、房水の流出障害により眼圧が上昇して起こる緑内障。→ PACG（原発閉塞隅角緑内障）

AAD 急性大動脈解離 acute aortic dissection（アキュート エイオーティック ディセクション） 大動脈解離のうち、急性に発症するもの。胸部や背部に激烈な痛みをきたすことが多い。大動脈解離とは、大動脈壁の内膜に亀裂が生じ、中膜内に血液が流入した結果、大動脈が真腔と偽腔（解離腔）に分離された状態。

AAD 環軸椎脱臼 atlantoaxial dislocation（アトラントアキシアル ディスロケイション） 第1頸椎の環椎と第2頸椎の軸椎を結合する関節が外れた状態。関節リウマチに伴って起こることが多い。

a-ADCO₂ 肺胞気-動脈血二酸化炭素分圧較差 alveolar-arterial carbon dioxide tension difference（アルヴィオラーアーテリアル カーボン ダイオクサイド テンション ディファレンス） 動脈血二酸化炭素分圧と肺胞気二酸化炭素

分圧の差。差が大きいほど酸素化が悪いことを表す。

A-aDO₂　肺胞気 - 動脈血酸素分圧較差　alveolar-arterial oxygen difference　肺胞気酸素分圧と動脈血酸素分圧の差。差が大きいことは低酸素血症を表す。

●酸素化の指標

	正常値	酸素化障害
肺胞気 - 動脈血酸素分圧較差（A-aDO₂）	< 10 ～ 20	> 350
シャント率（$\dot{Q}s/\dot{Q}_T$）	3 ～ 5%	> 20
呼吸係数（RI：A-aDO₂/PaO₂）	< 0.33	> 2.0
修正呼吸係数（M-index：P_AO₂/PaO₂）	1.1 ～ 1.3	> 2.5
酸素化係数（P/F 比：PaO₂/F_IO₂）	450 ～ 470	< 250

AAE　大動脈弁輪拡張症　annulo aortic ectasia　上行大動脈の瘤様拡張と大動脈弁輪の拡大を主徴とする疾患。

AAG　アミロイドアンジオパチー　amyloid angiopathy　アミロイド血管障害ともいう。アミロイドが脳血管に沈着し血管が脆弱化することによる脳出血。

AAH　異型腺腫様過形成　atypical adenomatous hyperplasia　腺癌の前癌状態の1つ。悪性腫瘍と良性腫瘍の中間に位置する。限局性で周辺組織への浸潤はない。

AAI　心房抑制型心房ペーシング　atrium-atrium-inhibit pacing　心房（A）の自己リズムを感知し、自己リズムが出ないとき心房（A）を刺激し、出たときは抑制（I）する心臓ペーシングのモード。（436頁●ペーシングモード参照）

AAL　前腋窩線　anterior axillary line　腋窩前縁に沿う垂直線。腋窩から腰までの垂直線（中腋窩線）の前方約2.5cmのところ。体表基準線の1つで、身体側面の解剖学的位置を表現するために用いられる。（255頁●体表基準線参照）

AAO　急性動脈閉塞　acute arterial occlusive disease　血栓性あるいは

塞栓性に動脈が急性に閉塞した病態。塞栓性の原因は心房細動が多い。血栓性は閉塞性動脈硬化症やバージャー病など血管炎で起こる。

AAR 抗原抗体反応 antigen antibody reaction　抗原と、その抗原に対して生体内でつくられた抗体との間で起こる反応。生命体の防衛機能の1つ。

AARF 環軸関節回旋位固定 atlantoaxial rotatory fixation　環椎と軸椎がずれた位置から正常な位置に戻れなくなり、固定した状態。首を横に向けたまま、正面や反対側を向けなくなる斜頸の1病型で、小児に多い。

AAS 大動脈弓症候群 aortic arch syndrome　慢性炎症によって大動脈あるいは鎖骨下動脈の狭窄や閉塞が生じる疾患。

AAS 環軸椎亜脱臼 atlantoaxial subluxation　第1頸椎の環椎と第2頸椎の軸椎を結合する関節が外れかかった状態。関節リウマチに伴って起こることが多い。→ ADI（環椎歯突起間距離）

AAT α1アンチトリプシン α1-antitrypsin　糖タンパクの1つ。炎症時に血中に増加することから、炎症性疾患、悪性腫瘍の指標となる。血中での著明な減少を示す遺伝性のα1-AT欠乏症は、小児肝硬変、若年性肺気腫などと合併する。

AAT 動物介在療法 animal-assisted therapy　動物との触れ合いを通じて病状の緩和や精神の癒しを求める療法。

AAV 順応性補助呼吸 adaptive assisted ventilation　人工呼吸器の換気モードの1つ。定常流機構と量補助呼吸を組み合わせた方式。(337頁●主な換気モード参照)

AB 抗生物質 antibiotic　感染症の原因となる微生物の発育を阻止または死滅させる物質。抗菌薬とも呼ばれる。

Ab 抗体 antibody　有害物質（抗原）から生体を防衛するために、免疫系でつくられるタンパク質。(9頁●抗体の構造参照)

AB 喘息性気管支炎 asthmatic bronchitis　気管支の炎症により喘息様症状を示す急性気管支炎。

AB, ab 流産 abortion　何らかの原因により妊娠が継続されなくなり、胎児の成長の停止、または胎児の死亡をきたした状態。

●抗体の構造

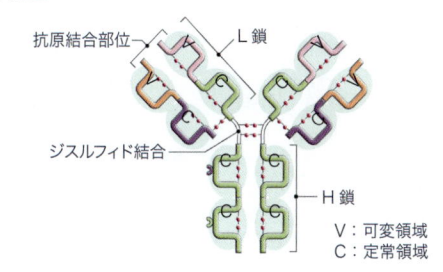

抗原結合部位
L鎖
ジスルフィド結合
H鎖
V：可変領域
C：定常領域

ABB 酸塩基平衡 ^{アシッド ベイス バランス} acid base balance 血液・体液の酸・アルカリ濃度が一定に保たれた状態。pH7.36〜7.44に調整されている。

ABC アバカビル ^{アバカビル} abacavir 抗ウイルス薬。商品名：ザイアジェン。

ABC 動脈瘤様骨嚢腫 ^{アニュリズマル ボーン シスト} aneurysmal bone cyst 骨が多房性の空洞状となって、そこに血液が貯留する疾患。

ABCDE ABCDEアプローチ ^{エアウェイ ブリージング サーキュレイション ディスファンクション} airway, breathing, circulation, dysfunction of CNC, exposure & environmental control ^{オブ シーエヌシー イクスポージャー アンド エンヴァイロンメンタル コントロール} 外傷患者を診たときに最初に評価する項目。

● ABCDEアプローチ

Airway	気道確保
Breathing	呼吸管理
Circulation	循環管理
Dysfunction of central nervous system	中枢神経障害の評価
Exposure & Environmental control	脱衣させての損傷確認、体温保持

＊外傷患者の生理学的評価手順の覚え方。初期診療において、以上の生理学的徴候を観察・評価し、蘇生する。

ABC syndrome ABC症候群 ^{アングリー バックファイアリング シーノシセプター シンドローム} angry backfiring C-nociceptor syndrome 交感神経ブロックや加温により、むしろ疼痛が増強する症候群。侵害性C神経線維の感作と、逆行性伝導が引き起こす末梢の血管拡張が原因と考えられる。

abd 腹部 ^{アブドーメン} abdomen アブドメンともいう。腹部。

abd　外転　アブダクション　abduction　身体長軸から離れる運動。→ add（内転）

●内転と外転

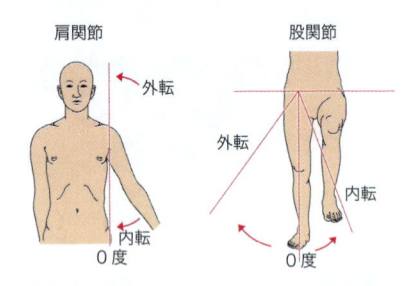

肩関節　外転　内転　0度

股関節　外転　内転　0度

ABE　急性細菌性心内膜炎　アキュート バクテリアル エンドカーディティス　acute bacterial endocarditis　急性に起こる、細菌による、心内膜、とくに心臓弁の内膜の感染症。

ABG　動脈血液ガス　アーテリアル ブラッド ガス　arterial blood gas　動脈血に含まれるガス。→ BGA（血液ガス分析）

A-B gap　気導骨導差　エアーボーン ギャップ　air-bone gap　気道聴力と骨導聴力の差異。伝音難聴か感音難聴かを判定する指標となる。

ABI　足関節上腕血圧比　アンクルブレイキアル インデックス　ankle-brachial index　足関節の血圧と上腕の血圧の比。下肢血行動態の指標となる。

ABI　アテローム血栓性脳梗塞　アセロスロンボティック ブレイン インファークション　atherothrombotic brain infarction　動脈硬化などを背景として、アテローム（粥腫）が動脈壁に沈着した結果、動脈内腔が狭くなり十分な脳血流が得られなくなって、いわゆる脳梗塞に陥った状態。アテロームの沈着は徐々に進行することから、側副血行路が生じて血流が維持されるなど、代償機能が働きやすい。（89頁●脳梗塞の種類参照）

ABK　アルベカシン　アルベカシン　arbekacin　抗菌薬。商品名：ハベカシン。

ABMT　自家骨髄移植　オートロガス ボーン マロー トランスプランテイション　autologous bone marrow transplantation　患者自身から採取し保存しておいた正常な骨髄細胞を、大量化学療法後、患者に移植する白血病の治療法。

ABO　ABO式血液型　エービーオー ブラッド グループ システム　ABO blood group system　A抗原、B抗原、A抗体、B抗体の有無により、4種類に分類される血液型。メンデルの法則により

遺伝。
● ABO 式血液型

	赤血球抗原 （凝集原）	血清中の抗体 （凝集素）	表試験		裏試験	
			試薬抗 A 血清	試薬抗 B 血清	試薬標準 A 型血球	試薬標準 B 型血球
A 型	抗原 A	抗 B 抗体	＋	－	－	＋
B 型	抗原 B	抗 A 抗体	－	＋	＋	－
AB 型	抗原 A、B	抗体ない	＋	＋	－	－
O 型	抗原なし	抗 A、抗 B 抗体	－	－	＋	＋

＋：凝集反応あり。－：凝集反応なし

ABP　急性細菌性前立腺炎　acute bacterial prostatitis　細菌の感染による前立腺の炎症性疾患。排尿困難、残尿感、排尿痛などが起こる。

ABP　動脈圧　arterial blood pressure　動脈の血管壁にかかる血液の圧力。血圧。

ABPA　アレルギー性気管支肺アスペルギルス症　allergic broncho-pulmonary aspergillosis　真菌のアスペルギルスへのアレルギー反応で発症する呼吸器疾患。

ABPC　アンピシリン　ampicillin　抗菌薬。商品名：ビクシリン。

ABPF　アレルギー性気管支肺真菌症　allergic broncho-pulmonary fungal disease　免疫力低下時に発症する真菌による、喘息症状を伴うアレルギー性疾患。

ABPM　24 時間自動血圧測定　ambulatory blood pressure monitoring　携帯式自動血圧計を用いて、自由行動下の血圧を非観血的に測定する検査。

ABR　聴性脳幹反応　auditory brainstem response　音刺激を与え、聴覚神経を興奮させて得られる脳幹部での電位を、頭皮上より記録したもの。難聴や脳幹障害の診断に用いられる。

ABS　急性脳症候群　acute brain syndrome　せん妄と同義。

ABSCT　自家末梢血幹細胞移植　autologous peripheral blood stem cell transplantation　患者自身の末梢血から幹細胞（赤血球、白血球、血小

板を含む血液の成分をつくる細胞）を採取し、移植する治療法。

ABU　無症候性細菌尿　asymptomatic bacteriuria（アシンプトマティック バクテリウリア）　尿中に多数の細菌が検出されるが、尿路感染の症状のない状態。女性、高齢者、カテーテル留置、糖尿病患者に出現する頻度が高い。細菌尿だけで、尿路感染を診断することはできないことを示唆する所見。

ABVD　アドリアマイシン＋ブレオマイシン＋ビンブラスチン＋ダカルバジン　adriamycin, bleomycin, vinblastine, dacarbazine（アドリアマイシン ブレオマイシン ヴィンブラスチン ダカルバジン）　悪性リンパ腫の併用化学療法。

AC　腹囲　abdominal circumference（アブドミナル サーカムフェレンス）　臍の位置での腹部周囲の長さ。腹水の状態の確認、メタボリックシンドロームの診断、あるいは妊娠時の胎児の大きさや羊水量の推定などに用いられる。

AC　急性胆嚢炎　acute cholecystitis（アキュート コレシスタイティス）　胆嚢管を塞ぐ胆石により胆嚢壁の炎症、続いて感染をきたす疾患。右季肋部に激痛を生じ、その部位を押すと呼吸が一瞬止まるマーフィ徴候が現れる。

AC　腺癌　adenocarcinoma（アデノカーシノーマ）　管腔形成または乳頭状増殖をする、腺上皮由来の癌。

AC　アドリアマイシン＋シクロホスファミド　adriamycin, cyclophosphamide（アドリアマイシン サイクロフォス ファマイド）　乳癌の併用化学療法。

AC　アダルト・チルドレン　adult children（アダルト チルドレン）　機能不全家族で育った子どものこと。

AC　アルコール性肝硬変　alcoholic cirrhosis（アルコホリック シロシス）　アルコール飲酒が原因の肝硬変。症状は一般の肝硬変と変わらない。

A-C block syndrome　肺胞気 - 毛細血管ブロック症候群　alveolar-capillary block syndrome（アルヴィオラーキャピラリー ブロック シンドローム）　肺胞毛細血管隔壁の肥厚化で拡散障害を生じる肺疾患の総称。塵肺、肺線維症など。

a.c.　食前　ante cibum（アンテ シブム）（ラ）処方箋の略語。食前に服用すること。

AC　前房　anterior chamber（アンテリア チェンバー）　眼球の角膜と水晶体で囲まれた部分のうち、虹彩の前面の部分。

AC　上腕周囲長　arm circumference（アーム サーカムフェレンス）　上腕の中点の周囲の長さで、上腕の皮下脂肪率から、体脂肪量と筋肉量を推定し、栄養状態をアセスメントする。（32頁●主な栄養指標参照）

A/C アシスト／コントロール換気 assist/control ventilation ＝ ACV（補助調節換気）

ACA 前大脳動脈 anterior cerebral artery 内頸動脈から２本に分岐し、主に大脳半球内側面に栄養を送る動脈。➡ PCA（後大脳動脈）、MCA（中大脳動脈）／（308頁●脳の動脈参照）

ACBG 大動脈冠動脈バイパス術 aortocoronary bypass grafting ACバイパス、冠動脈大動脈バイパス移植術ともいう。急性心筋梗塞など虚血性心疾患の際に、冠動脈の狭窄部に、患者本人の大腿部静脈や内胸動脈を使用したバイパスをつくる手術。

ACBT アクティブサイクル呼吸法 active cycle of breathing techniques 痰の強制呼出（ハッフィング）、腹式呼吸、深呼吸を組み合わせ、一連のサイクルで痰を排出する方法。

AC bypass procedure 大動脈冠動脈バイパス aorto-coronary artery bypass procedure ➡ ACBG（大動脈冠動脈バイパス術）

ACC 前帯状皮質 anterior cingulate cortex 大脳の内側面で、脳梁の辺縁を前後方向に走る帯状皮質（帯状回）の前部。➡ PCC（後帯状皮質）、CC（帯状皮質）

ACD アレルギー性接触皮膚炎 allergic contact dermatitis 金属、皮革、化学物質などが抗原となり発症するアレルギー性の皮膚炎。

ACD solution クエン酸デキストロース液 acid-citrate-dextrose solution 抗血液凝固保存液。

ACE アンジオテンシン変換酵素 angiotensin converting enzyme アンジオテンシンⅠをアンジオテンシンⅡに変換する酵素。➡ ACEI（アンジオテンシン変換酵素阻害薬）／（44頁●降圧薬の分類／352頁●腎臓による血圧調整参照）

ACEI アンジオテンシン変換酵素阻害薬 angiotensin converting enzyme inhibitor アンジオテンシンⅠからアンジオテンシンⅡへの変換酵素を阻害して、血圧を上昇させる作用をもつアンジオテンシンⅡの産生を抑制して血圧を下降させる薬物。（44頁●降圧薬の分類参照）

A cell アクセサリー細胞 accessory cell 補助細胞、副細胞。

ACG 心尖拍動図 apex cardiogram 心尖部の拍動を胸壁でとらえ、視覚

Ach　アセチルコリン　acetylcholine　コリン作動作用、自律神経作用のある化学伝達物質。

ACH　副腎皮質ホルモン　adrenal cortical hormone　副腎皮質から分泌されるステロイド系ホルモンの総称。電解質調節などに作用する鉱質コルチコイド、糖代謝に作用する糖質コルチコイド、生殖機能に作用する性ホルモンなどが含まれる。（53頁●視床下部-下垂体系の働き参照）

AchA　前脈絡叢動脈　anterior choroidal artery　後交通動脈分岐部より遠位の内頸動脈から分岐し、側脳室の下角へと流れる動脈。（308頁●脳の動脈参照）

ACHD　成人先天性心疾患　adult congenital heart disease　先天性心疾患患者の成人期における、さまざまな病態、心理・社会的問題などにアプローチする循環器病学の分野。（435頁●主な先天性心疾患参照）

AchE, AChE　アセチルコリン分解酵素　acetylcholinesterase　アセチルコリンをコリンと酢酸に分解する酵素。

AChR　アセチルコリン受容体　acetylcholine receptor　血管拡張・心拍数低下、消化機能亢進、発汗、瞳孔縮小などの作用をもつ神経伝達物質（アセチルコリン）の受容体。ムスカリン受容体とニコチン受容体に大別され、それぞれの受容体、または両者に作用する薬物がある。

ACI　副腎皮質機能不全　adrenocortical insufficiency　副腎皮質ホルモンの急激な欠乏が生じた状態。副腎皮質そのものが破壊された場合のほか、下垂体機能不全やステロイド離脱症候群により生じる。

AC-IOL　前房レンズ　anterior chamber intraocular lens　白内障などの治療に使われる眼内レンズのうち、瞳孔の前に入れるもの。➡ PC-IOL（後房レンズ）／（77頁●白内障手術の種類参照）

ACJ　肩鎖関節　acromioclavicular joint　鎖骨と肩甲骨の間の関節。

ACKD　後天性嚢胞腎　acquired cystic kidney disease　慢性腎不全患者の腎が機能不全により萎縮して、二次性に嚢胞が多発する疾患。長期透析患者や悪性腫瘍に伴う。

ACL　前十字靱帯　anterior cruciate ligament　膝関節の前にあって、これを補強する靱帯。大腿骨と脛骨をつなぎ、脛骨が前方にずれるのを防ぐ。

➡ PCL（後十字靱帯）／（307頁●膝関節参照）

ACLS　2次心臓救命処置　advanced cardiac life support　医療関係者が器具や薬物を用いて行う救命処置。BLS（一次救命処置）に引き続いて実施される高度な心肺蘇生法を指す。

ACM　アクラルビシン塩酸塩　aclarubicin hydrochloride　抗悪性腫瘍薬。商品名：アクラシノン。

ACNU　ニムスチン塩酸塩　nimustine hydrochloride　抗悪性腫瘍薬。商品名：ニドラン。

Acom　前交通動脈　anterior communicating artery　エーコムともいう。左右の前大脳動脈を連結する動脈。後交通動脈と動脈の輪を形成する（ウィリス動脈輪）。➡ Pcom（後交通動脈）／（308頁●脳の動脈参照）

Acom aneurysm　前交通動脈動脈瘤　anterior communicating artery aneurysm　左右の前大動脈をつなぐ前交通動脈にできる動脈瘤。治療にはクリッピング術やコイル塞栓術などがある。

ACP　酸ホスファターゼ　acid phosphatase　リン酸エステルを酸性溶液中で加水分解する酵素。前立腺に大量にあり、前立腺癌などの指標となる。
➡ ALP（アルカリホスファターゼ）

AC-PC line　前・後交連線　anterior commissure posterior commissure line　脳の画像撮影を行う際の基準線の1つ。前交連と後交連を結んだ線。

ACR　アクラルビシン塩酸塩　aclarubicin hydrochloride　抗悪性腫瘍薬。商品名：アクラシノン。

ACS　急性錯乱状態　acute confusional state　ほぼせん妄と同義。興奮、見当識障害、昼夜逆転などの錯乱状態が急性に発現した状態。

ACS　急性冠症候群　acute coronary syndrome　冠動脈の血流の減少あるいは途絶により起こる、不安定狭心症、急性心筋梗塞、突然死の総称。

ACT　活性化凝固時間　activated coagulation time　＝ APTT（活性化部分トロンボプラスチン時間）

ACT　包括型地域生活支援プログラム　Assertive Community Treatment　アクトともいう。重症の精神障害者に対して、地域や在宅で多職種による包括的な支援を提供するプログラム。

ACT-D　アクチノマイシンD　actinomycin-D　抗悪性腫瘍薬。商品名：コ

スメゲン。

ACTH　副腎皮質刺激ホルモン　adrenocorticotropic hormone　アクスともいう。下垂体前葉から分泌され、副腎皮質に作用するホルモン。(17頁●主なホルモンとその機能参照)

ACV　アシクロビル　aciclovir　抗ウイルス薬。商品名：ゾビラックス。

ACV　補助調節換気　assist control ventilation　患者の自発呼吸があれば、吸気をトリガーして換気を行い、自発呼吸がなければ、設定された換気回数と換気量の強制換気を行う換気方式。

ACVD　アテローム硬化性心血管系疾患　atherosclerotic cardiovascular disease　コレステロールや中性脂肪などが心血管内膜下に粥状の肥厚（アテローム硬化）を形成して起こる心臓血管疾患。狭心症、心筋梗塞など。➡ ASCVD（動脈硬化性心血管疾患）

A/D　入院　admission　病院に入ること。

AD　アドレナリン　adrenaline　副腎髄質から分泌される交感神経作動作用のあるホルモン。(64頁●神経伝達物質の種類と働き参照)

AD　アルツハイマー病　Alzheimer's disease　➡ DAT（アルツハイマー型認知症）

AD　大動脈解離　aortic dissection　高血圧などを誘因とする大動脈壁の劣化により、大動脈壁の内層が裂けた状態。裂け目から血液が入り込み、壁内に新たな血流路が生じ、進行すると血流遮断や、胸部および腹部への血液漏出を生じる。胸や肩の突然の激痛をきたす。

AD　アトピー性皮膚炎　atopic dermatitis　チリダニ、カビなどの浮遊物質や小麦、卵等の食物などが抗原となり発症するアレルギー性の皮膚炎。

AD　常染色体優性遺伝　autosomal dominant　常染色体の対の遺伝子の一方に変異があると発病する遺伝形式。➡ AR（常染色体劣性遺伝）

ADA　アデノシンデアミノーゼ　adenosine deaminase　プリン体分解と再利用にかかわる酵素の1つ。癌性胸膜炎と結核性胸膜炎の胸水の鑑別に用いられる。先天的欠損により重篤な免疫不全の原因になる。

AdC　副腎皮質　adrenal cortex　副腎の外側部分。糖コルチコイドや鉱質コルチコイド、男性ホルモンなどを分泌する。➡ AdM（副腎髄質）、ACH（副腎皮質ホルモン）

●主なホルモンとその機能

内分泌器官		略語	ホルモン名	主な働き
脳下垂体	前葉	GH	成長ホルモン	身体全体の成長促進
		TSH	甲状腺刺激ホルモン	甲状腺を刺激
		ACTH	副腎皮質刺激ホルモン	コルチゾールの合成と分泌促進
		FSH	卵胞刺激ホルモン	排卵誘発
		LH	黄体形成ホルモン	黄体形成の促進
		PRL	プロラクチン	乳汁合成・分泌促進
	後葉	OT	オキシトシン	子宮筋収縮
		ADH	抗利尿ホルモン	腎での水再吸収の促進
甲状腺		T_4	サイロキシン	熱量産生、基礎代謝亢進
		T_3	トリヨードサイロニン	
		CT	カルシトニン	血中カルシウム濃度の低下
上皮小体		PTH	副甲状腺ホルモン	血中カルシウム濃度の上昇
膵臓			インスリン	血糖値の低下
			グルカゴン	血糖値の上昇
副腎	皮質		アルドステロン	ナトリウム再吸収、カリウム排泄促進
		F	コルチゾール	糖代謝の調節、抗炎症作用、抗アレルギー作用
		DHEA	デヒドロエピアンドロステロン	副腎男性ホルモン（アンドロゲン）
	髄質	A	アドレナリン	心拍数の増加、血糖値の上昇
		NA	ノルアドレナリン	血圧の上昇
卵巣		E	エストロゲン	女性生殖器・乳房の発育
		P	プロゲステロン	受精卵の着床と妊娠の維持
精巣		T	テストステロン	男性生殖器の発育、精子の形成

＊ホルモンは、内分泌器官の細胞から産生・分泌される化学的情報伝達物質であり、各ホルモンの受容体をもつ標的細胞の固有の活動を、促進・抑制する作用がある。

add　内転　*adduction*（アダクション）　身体長軸に向かう運動。→ abd（外転）／（10頁 ●内転と外転参照）

ADEM **急性散在性脳脊髄炎** acute disseminated encephalomyelitis　主に感染症やワクチン接種で起こり、中枢神経周囲の髄鞘が損傷、脱落する疾患。広範囲に炎症細胞浸潤を伴う散在性の病巣を生じる。

ADEN **急性播種性表皮壊死症** acute disseminated epidermal necrosis　全身の表皮が急激に壊死する疾患で、薬物の副作用が原因。スティーブンス・ジョンソン症候群、中毒性表皮壊死症などがある。➡ SJS（スティーブンス・ジョンソン症候群）、TEN（中毒性表皮壊死症）

ADH **アルコール脱水素酵素** alcohol dehydrogenate　アルコールを酸化してアルデヒドに変換する酵素。

ADH **抗利尿ホルモン** antidiuretic hormone　体内の水分量と血中ナトリウム濃度を調節するホルモン。水分の再吸収と尿の濃縮を促す。バソプレシンという。（17頁●主なホルモンとその機能参照）

AD/HD **注意欠如・多動性障害** attention deficit/hyperactivity disorder　注意散漫、集中力・持続力の欠如、多動、衝動性などを特徴とする発達障害。

ADI **1日摂取許容量** acceptable daily intake　生涯にわたって毎日食べても危険のない食品中の特定物質の単位体重当たりの1日摂取量。

ADI **環椎歯突起間距離** atlanto-dental interval　環椎前弓と歯突起前縁の距離。正常値は小児では3.5mm以内、成人では3.0mm以内。環軸椎亜脱臼ではADIが開大する。➡ AAS（環軸椎亜脱臼）

ADIS **不安障害面接基準** anxiety disorder interview standard　DSM-Ⅳの診断基準に基づいて不安障害を診断する際の面接基準。

ADL **日常生活動作** activities of daily living　起臥、食事、更衣、排泄、入浴、歩行など、人間が日常生活を行うための基本的動作。➡ IADL（手段的日常生活動作）

AdM **副腎髄質** adrenal medulla　副腎の内側部分。交感神経と連動してカテコラミン（アドレナリン、ノルアドレナリン、ドパミン）を産生する。➡ AdC（副腎皮質）／（64頁●神経伝達物質の種類と働き参照）

ADM **アドリアマイシン** adriamycin　抗悪性腫瘍薬。商品名：アドリアシン。

ADME **吸収・分布・代謝・排泄** absorption, distribution, metabolism and excretion（アンド エクスリション）　薬物を投与した時の体内動態過程。

ADP　**アデノシンニリン酸**　adenosine diphosphate（アデノシン ダイホスフェイト）　高エネルギー化合物。アデノシン三リン酸が1つのリン酸を放して分解したもので、1つのリン酸と結合すると、アデノシン三リン酸となってエネルギーをためる。→ **ATP（アデノシン三リン酸）**

ADPKD　**常染色体優性多発性嚢胞腎**　autosomal dominant polycystic kidney disease（オートソーマル ドミナント ポリシスティック キドニー ディジーズ）　多発性嚢胞腎のうち常染色体優性遺伝のもの。→ **PKD（多発性嚢胞腎）**

ADR　**アドリアマイシン**　adriamycin（アドリアマイシン）　→ **ADM（アドリアマイシン）**

ADR　**薬物有害反応**　adverse drug reaction（アドヴァース ドラッグ リアクション）　薬物投与の結果生じる、意図しなかった有害な反応。副作用のこと。

ADR　**裁判外訴訟処理**　alternative dispute resolution（オルタナティヴ ディスピュート レゾルーション）　訴訟手続によらない紛争解決方法で、当事者間による交渉を、弁護士や司法書士などの第三者が仲介して行う方法。

ADV　**アデノウイルス**　adenovirus（アデノヴァイラス）　アデノウイルス科のウイルス。

Ae　**腹部食道**　abdominal esophagus（アブドミナル エソファガス）　気管分岐下縁から食道・胃接合部までを2等分した下半分の腹腔内食道の部位。（402頁●食道の区分参照）

AE　**上腕**　above elbow（アバーヴ エルボー）　肩関節と肘関節との間の部分。

AE-AMP　**上腕切断**　above elbow amputation（アバーヴ エルボー アンピュテーション）　AE アンプともいう。上腕骨上部で腕を切断すること。

AED　**抗てんかん薬**　antiepileptic drug（アンティエピレプティック ドラッグ）　てんかん、および痙攣の治療に用いられる薬物。

AED　**自動体外式除細動器**　automated external defibrillator（オートメイテッド イクスターナル ディフィブリレーター）　除細動の必要性を機械が判断して自動的に除細動する装置。

AEDH　**急性硬膜外血腫**　acute epidural hematoma（アキュート エピデュラル ヘマトーマ）　→ **EDH（硬膜外血腫）**

AEG　**気脳図**　air encephalogram（エア エンセファログラム）　腰椎穿刺で空気を脊髄液腔に注入し、脳槽と脳室の形態をみる脳のX線撮影法。

AEP　**急性好酸球性肺炎**　acute eosinophilic pneumonia（アキュート イオシノフィリック ニューモニア）　好酸球が肺胞で増加・充満し、重度の呼吸不全を生じる急性肺炎。→ **CEP（慢性好酸球性肺炎）**、**PIE（肺好酸球浸潤症候群）**

AEP **聴覚誘発電位** オーディトリー イヴォークド ポテンシャル auditory evoked potential 耳への音刺激で聴神経・脳幹部聴覚路から誘発される電位。

AF **羊水** アムニオティック フルイド amniotic fluid 妊娠時に、子宮腔内を満たしている液体。この中で胎児が発育する。➡ **AFV（羊水量）、AP（羊水ポケット）**

AF **大泉門** アンテリア フォンタネル anterior fontanel 新生児の頭頂部にある頭蓋骨の隙間。左右の前頭骨と左右の頭頂骨に囲まれた部分。生後1歳半～2歳くらいまでには閉じる。➡ **PF（小泉門）**

AF **腹水** アサイティック フルイド ascitic fluid 腹腔内に貯留した液。

Af **心房細動** アトリアル フィブリレイション atrial fibrillation 心房各部が無秩序に興奮し、心房全体の規則正しい興奮がなくなった状態。P波がなく、基線の不規則な揺れとQRS波の不規則な出現が特徴。（299頁●重要な不整脈参照）

AF **心房粗動** アトリアル フラッター atrial flutter 心房の興奮回数が心房細動より少ないもの。心房細動は350～500回/分、心房粗動は250～350回/分。（299頁●重要な不整脈参照）

AFB **無酢酸透析** アセテイト フリー バイオフィルトレイション acetate free biofiltration 透析液pHの安定化に用いられる緩衝剤の酢酸を使用しない、生体適合性のすぐれた血液濾過透析。（187頁●透析の種類参照）

AFB **抗酸菌** アシッド ファスト バシラス acid fast bacillus グラム染色後、酸性アルコールで脱色されないグラム陽性桿菌の総称。消毒薬に対して抵抗性が強い。結核菌、非定型抗酸菌、らい菌がある。

AFB **腋窩大腿動脈バイパス** アクシロフェモラル バイパス axillo-femoral bypass 閉塞性動脈硬化症による下肢血行不全に対して、腋窩動脈から身体の側面の皮下を通して大腿動脈までバイパスをつくる手術。➡ **FFB（大腿大腿動脈バイパス）、FPB（大腿膝窩動脈バイパス）**

AFBN **急性細菌性巣状腎炎** アキュート フォーカル バクテリアル ネフライティス acute focal bacterial nephritis 腎実質に巣状に細菌感染症があるものの、膿瘍化（腎膿瘍）には至っていない状態。多くは腎盂腎炎が進行した病態だが、血行性の細菌感染が原因になることもある。

AFD **相当重量児** アプロプリエイト フォア デイツ インファント appropriate-for-dates infant 出生体重が妊娠期間に相当する新生児。（21頁●出生時体重基準曲線による新生児の分類参照）

●出生時体重基準曲線による新生児の分類

SFD児	SFD (small-for-dates) 児 または SGA (small for gestational age) 児	出生体重と身長が在胎週数に比して小さい児（10パーセンタイル未満）
不当軽量児	LFD (light-for-dates) 児 または light for gestational age 児	出生体重が在胎週数に比して小さい児（10パーセンタイル未満）
相当体重児	AFD (appropriate-for-dates) 児 または AGA (appropriate for gestational age) 児	出生体重が在胎週数に適している児（10～90パーセンタイル）
不当重量児	HFD (heavy-for-dates) 児 または heavy for gestational age 児	出生体重が在胎週数に比して大きい児（90パーセンタイル以上）

AFE　羊水塞栓症　amniotic fluid embolism　羊水が母体血中へ流入することによって、肺毛細管の閉塞を原因とする肺高血圧症と、それによる呼吸循環障害が引き起こされる疾患。心肺虚脱とDICが起こり、妊産婦死亡の頻度のもっとも高い原因となっている。

aFGF　酸性線維芽細胞増殖因子　acidic fibroblast growth factor　血管新生、創傷治癒、胚発生などにかかわる成長因子、線維芽細胞増殖因子（FGF）の1つで、酸性成分をもつもの。(211頁●サイトカインファミリー参照)

AFI　羊水指標　amniotic fluid index　超音波画像上で測定した羊水量の指標。

AF(L)　心房粗動　atrial flutter　＝ AF(心房粗動) (299頁●重要な不整脈参照)

AFO　踵・下肢変形　ankle-foot orthosis　下腿部から足底までを支持する装具。短下肢装具ともいう。➡ SLB（短下肢装具）

AFP　α-胎児タンパク　α-fetoprotein　α-フェトプロテイン、α-胎児タンパクともいう。胎児期に多く存在するタンパク質。肝細胞癌の腫瘍マーカー。(22頁●主な腫瘍マーカー参照)

AFR　平均尿流率　average urinary flow rate　排尿量を排尿時間で除した値。尿路が障害されて排尿に時間がかかることを示し、前立腺肥大症では尿流率は低下する。

●主な腫瘍マーカー

略語	日本語・英語	陽性になる主な癌
AFP	α-フェト蛋白（α-fetoprotein）	肝細胞癌
BCA-225	乳癌関連抗原225（breast carcinoma associated antigen 225）	乳癌
BFP	塩基性胎児蛋白（basic fetoprotein）	胃癌、大腸癌、肝細胞癌、胆道癌、膵癌、肺癌、乳癌、腎癌、睾丸癌、前立腺癌、卵巣癌、子宮癌
CA125	糖鎖抗原125（carbohydrate antigen 125）	卵巣癌、子宮体部癌、肝細胞癌、胆道癌、膵癌
CA19-9	糖鎖抗原19-9（carbohydrate antigen 19-9）	膵癌、肝細胞癌、胆道癌、肝内胆管癌、大腸癌
CEA	癌胎児性抗原（carcinoembryonic antigen）	大腸癌、肺癌、転移性肝癌、胆道癌、胃癌、食道癌、乳癌、子宮癌
CYFRA	サイトケラチン19フラグメント（cytokeratin 19 fragment）	肺扁平上皮癌、肺腺癌、卵巣癌、子宮頸部扁平上皮癌、子宮内膜癌、再発乳癌
DUPAN-2	膵癌関連糖蛋白坑原（pancreatic cancer associated antigen）	膵癌、胆道癌、肝癌
γ-Sm	γ-セミノプロテイン（gamma-seminoprotein）	前立腺癌
HER2	HER2蛋白（human epidermal growth factor receptor type 2）	乳癌
HVA	ホモバニリル酸（homovanillic acid）	神経芽腫
NSE	神経特異エノラーゼ（neuron-specific enolase）	肺癌、神経芽細胞腫、大腸癌
PAP	前立腺酸性ホスファターゼ（prostatic acid phosphatase）	前立腺癌

PIVKA-II	ビタミンK欠乏誘導蛋白-II（protein induced by vitamin K absence or antagonist）	肝細胞癌
PSA	前立腺特異抗原（prostate specific antigen）	前立腺癌
PSTI	膵分泌性トリプシンインヒビター（pancreatic secretory trypsin inhibitor）	腎癌、膵癌
SCC	扁平上皮癌関連抗原（squamous cell carucinomarelated antigen）	子宮頸部癌、肺癌、食道癌、卵巣癌
SLX	シアリルLex抗原（sialyl Lewis x antigen）	肺癌、卵巣癌、子宮癌、肝細胞癌、胆道癌、大腸癌
STN	シアリルTn抗原（sialyl-Tn antigen）	卵巣癌、子宮頸部癌、胃癌、胆道癌、膵癌
TPA	組織ポリペプチド抗原（tissue polypeptide antigen）	胃癌、食道癌、大腸癌、肝細胞癌、胆道癌、膵癌、肺癌、乳癌、卵巣癌、子宮癌

AFTN　中毒性結節性甲状腺腫 autonomously functioning thyroid nodule　甲状腺が結節状に肥大し、甲状腺ホルモン分泌が過剰となる内分泌系疾患。

AFV　羊水量 amniotic fluid volume　超音波検査により推定する羊水の量。羊水量は、妊娠36週で最大値約800mLとなり、以降漸減する。800mL以上なら過多、100mL以下なら過少と診断する。

A/G　アルブミン・グロブリン比 albumin-globulin ratio　グロブリンに対するアルブミンの比。正常値は1.2〜1.9。肝臓障害があるとアルブミンは低下し、A/G比も低下する。

AG　血管造影 angiography　血管に造影剤を注入し、X線撮影により血管の走行・状態をみる検査。

AG　角回 angular gyrus　頭頂葉の外側面にある脳回。言語、認知などの高次脳機能に関与する。

AG　陰イオンギャップ　anion gap　アニオンギャップともいう。定量された陽イオンと陰イオンの差。電解質バランスをみる指標となる。アニオンギャップの上昇は、代謝性アシドーシスを示す。

Ag　抗原　antigen　病原微生物などの異物が体内に侵入し、体内で抗体をつくり出す物質。免疫細胞上の抗原レセプターに結合し、免疫反応を引き起こす。抗体やリンパ球によって体内から除去される。

● 免疫の仕組み

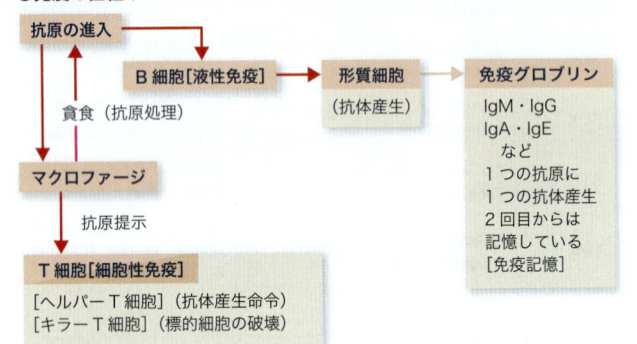

```
抗原の進入 ──┬──────────→ B細胞[液性免疫] ──→ 形質細胞 ──→ 免疫グロブリン
            │                                  (抗体産生)     IgM・IgG
      貪食（抗原処理）                                        IgA・IgE
            │                                                  など
            ↓                                              1つの抗原に
       マクロファージ                                       1つの抗体産生
            │                                              2回目からは
         抗原提示                                           記憶している
            ↓                                              [免疫記憶]
    T細胞[細胞性免疫]
    [ヘルパーT細胞]（抗体産生命令）
    [キラーT細胞]（標的細胞の破壊）
```

AG　動脈造影　arteriography　冠動脈、頸動脈、腎動脈などの動脈に造影剤を注入して行うX線撮影。

AGA　妊娠期間に相当する大きさの新生児　appropriate-for-gestational age　＝ AFD（相当重量児）（21頁●出生時体重基準曲線による新生児の分類参照）

AGE　急性胃腸炎　acute gastroenteritis　下痢や嘔吐を症状とする一過性の胃腸の炎症。

AGEs　終末糖化物質　advanced glycation end products　タンパク質と結合して組織を硬化させる糖。結合過程で大量の活性酸素を発生する。高血糖により産生が増加し、糖尿病の合併症と同様の細胞障害をもたらす。

AGML　急性胃粘膜病変　acute gastric mucosal lesion　精神的ストレス、暴飲暴食、薬剤などが原因となり、急激に発症する胃炎。

AGN　急性糸球体腎炎　acute glomerulonephritis　感染症罹患後、急性

AGS　副腎性器症候群　adrenogenital syndrome　男性ホルモンのアンドロゲンが過剰分泌し、男児の性早熟や女性の男性化を起こす疾患。遺伝子の異常が原因。

AGS　乳汁漏出・無月経症候群　amenorrhea-galactorrhea syndrome　下垂体のプロラクチン産生腫瘍、視床下部障害、薬物の副作用などによる、下垂体からのプロラクチン分泌の増加による高プロラクチン血症が性成熟期の女性に起こると、乳汁分泌と無月経を生じる。

AH　急性肝炎　acute hepatitis　ウイルス感染などによる一過性の肝炎。

AH　アルコール性肝炎　alcoholic hepatitis　アルコール飲酒が原因で肝細胞の変性・壊死が生じることによる肝障害。

Ah　遠視性乱視　astigmatismus hypermetropicus　乱視と遠視が組み合わさった状態。➡ Am（近視性乱視）

AH　自律神経過反射　autonomic hyperreflexia　脊髄損傷などにより、自律神経を介して刺激と応答が行われる神経反射（自律神経反射）が亢進した状態。T6レベル以上の脊髄損傷者のほとんどにみられ、高血圧、徐脈、頭痛などをきたす。

AHA　米国心臓協会　American Heart Association　心血管障害、脳卒中の研究および、心肺蘇生教育に関する、米国の患者支援学術組織。

AHC　急性出血性結膜炎　acute hemorrhagic conjunctivitis　激しい出血症状を伴う結膜炎。エンテロウイルスが原因で、人から人へ直接感染する。

AHD　後天性心疾患　acquired heart disease　先天性の心奇形などを除いた、生後に発症する心臓疾患。狭心症や心筋梗塞、心臓弁膜症など。

AHD　抗ヒアルロニダーゼ抗体　antihyaluronidase antibody　ヒアルロニダーゼに対する抗体。A群溶連菌の細胞壁莢膜を構成するヒアルロン酸（HA）を分解する酵素であるヒアルロニダーゼの抗体値の上昇はA群溶連菌感染を示唆する。

AHD　自己免疫性溶血性疾患　autoimmune hemolytic disease　自身の赤血球膜上の抗原と反応する自己抗体が産生され、抗原抗体反応の結果、赤血球が異常に早く破壊されて（溶血）、貧血をきたす病態。➡ AIHA（自己免疫性溶血性貧血）

AHF　急性心不全　acute heart failure　心臓のポンプ機能が急激に低下して、全身の血流循環が停滞した機能不全状態。

AHI　無呼吸・低換気指数　apnea hypopnea index　→ AI（無呼吸指数）

AHI　心房・ヒス束時間　atrio His bundle interval　心内心電図で記録される電位で、心房興奮からヒス束の興奮までに要する時間。正常値は50〜120m秒。

AHP　急性出血性膵炎　acute hemorrhagic pancreatitis　膵酵素が逸脱し、血管に作用し出血が高度になった急性膵炎。

AI　無呼吸指数　apnea index　睡眠1時間当たりの無呼吸（10秒以上の呼吸停止）回数。5回以上は、睡眠時無呼吸症候群とされる。

AI　人工授精　artificial insemination　排卵日またはその直前に、精液を子宮内に注入する方法。配偶者間人工授精（AIH）と非配偶者間人工授精（AID）がある。

Ai　死亡時画像病理診断　autopsy imaging　死体からCTやMRIを使って画像を得て、死亡にかかわる病変などを確認して、死因を確定すること。

AIA　アスピリン喘息　aspirin-induced asthma　アスピリンを含む解熱鎮痛薬で発作が誘発される気管支喘息。成人における喘息の約10％にみられる。

AICA　前下小脳動脈　anterior inferior cerebellar artery　アイカともいう。脳底動脈から小脳下面に至る動脈。→ PICA（後下小脳動脈）／（308頁●脳の動脈参照）

AID　非配偶者間人工授精　artificial insemination with donor's semen　第三者の精子によって行う人工授精。→ AIH（配偶者間人工授精）

AID　白内障吸引灌流装置　aspiration and infusion device　白内障手術において、眼球内に灌流液を流し、灌流液を眼内の廃物とともに吸引して、白濁した水晶体を摘出する装置。

AID　自己免疫疾患　autoimmune disease　何らかの原因で自己抗体が産出されて起こる疾患。

AIDP　急性炎症性脱髄性多発根神経炎　acute inflammatory demyelinating polyradicuropathy　ギラン・バレー症候群ともいう。主に細菌やウイルスによる感染症発症後などに生じる、筋肉を動かす神経に異常をき

たす自己免疫疾患。四肢の脱力、しびれなどを呈し、呼吸不能に陥ることもある。

AIDS　後天性免疫不全症候群　acquired immunodeficiency syndrome　エイズともいう。HIV（ヒト免疫不全ウイルス）によって免疫系が障害され、致死的となりうる種々の疾患にさらされる重篤な免疫不全。

AIE　急性感染性心内膜炎　acute infectious endocarditis　➡ IE（感染性心内膜炎）

AIH　配偶者間人工授精　artificial insemination with husband's semen　夫の精子によって行う人工授精。➡ AID（非配偶者間人工授精）

AIH　自己免疫性肝炎　autoimmune hepatitis　自己抗体が肝細胞を攻撃して起こる慢性肝炎。

AIH　自己免疫性高脂血症　autoimmune hyperlipidemia　免疫機能の異常により生じる脂質異常症。自己免疫性高キロミクロン血症など。

AIHA　自己免疫性溶血性貧血　autoimmune hemolytic anemia　赤血球膜上の抗原と反応する自己抗体により赤血球が破壊されて溶血が生じ、貧血をきたす疾患。抗赤血球自己抗体は、37℃あるいは体温以下の低温状態で、自己赤血球と結合する性質をもつため、赤血球結合の温度により温式と冷式の AIHA に分類される。➡ PCH（発作性寒冷ヘモグロビン尿症）

AIN　急性間質性腎炎　acute interstitial nephritis　間質に炎症性病変のある急性腎炎。

AIOD　大動脈腸骨動脈閉塞性疾患　aortoiliac occlusive disease　主に動脈硬化により、大動脈や腸骨動脈が閉塞してしびれや間欠性跛行などをきたす疾患。末梢動脈疾患の1つ。➡ PAD（末梢動脈疾患）

AION　前部虚血性視神経症　anterior ischemic optic neuropathy　動脈の炎症や硬化で視神経が虚血状態になり、視力の低下、喪失をきたす疾患。

AIP　急性間質性肺炎　acute interstitial pneumonia　特発性間質性肺炎の1種。➡ IIPS（特発性間質性肺炎）

AIP　自己免疫性膵炎　autoimmune pancreatitis　発症に自己免疫機序が関与している膵臓の炎症。中高年の男性に多く、膵の腫大や腫瘤、閉塞性黄疸を認める。

AIPD　前下膵十二指腸動脈　anterior inferior pancreatic duodenal artery

上腸間膜動脈から分枝し、十二指腸と膵臓の間を通って上膵十二指腸動脈へと延びる動脈。➡ PIPD（後下膵十二指腸動脈）／（216頁●腹部の動脈参照）

AIS　簡易式外傷指数　abbreviated injury scale　交通事故などの外傷の重症度分類スケール。➡ ISS（外傷重症度スコア）

AIT　養子免疫法　adoptive immunotherapy　癌患者からリンパ球を採取し、ナチュラルキラー（NK）細胞を増殖、活性化させて、患者の体内に戻し、癌細胞を取り除く治療法。

AITD　自己免疫性甲状腺疾患　autoimmune thyroid disease　サイログロブリン（Tg）や甲状腺ペルオキシダーゼ（TPO）、甲状腺刺激ホルモン受容体（TSHR）が抗原となり、これに対する自己抗体が自己の甲状腺を刺激して起こる疾患。バセドウ病や橋本病など。

AIUEO TIPS　アイウエオチップス　AIUEO TIPS　意識障害の原因を鑑別する基本項目。

● AIUEO TIPS

A	alcoholism	アルコール中毒、ビタミンB_1欠乏
I	insulin（糖尿病性昏睡）	高血糖（糖尿病性ケトアシドーシス、高浸透圧高血糖症候群）、低血糖
U	Uremia	尿毒症、内分泌異常、低酸素血症
E	encephalopathy（脳症）	高血圧性脳症、肝性脳症、ウェルニッケ脳症
	electrolyte（電解質異常）	高カルシウム血症、低ナトリウム血症
	electorocardiogram（不整脈）	不整脈（アダムス・ストークス症候群）
O	oxygen（呼吸障害・呼吸不全）	低酸素血症、CO_2ナルコーシス、過換気症候群
T	trauma（外傷）	頭部外傷
	temperature（高／低体温）	偶発性低体温症、熱中症、悪性症候群
I	infection（感染症）	髄膜炎、脳炎
	intoxication（中毒）	向精神薬、麻薬、鎮静薬
P	psychogeneic（精神疾患）	ヒステリー性、せん妄
	stroke（脳血管障害）	脳梗塞、クモ膜下出血、脳内出血
S	shock（ショック）	循環血液量減少、心拍出量低下
	seizure（痙攣）	てんかん

AK　大腿　above knee　脚の付け根から膝までの部分。

AK　乱視矯正角膜切開術　astigmatic keratotomy　乱視矯正のために、角膜周辺部を切開する手術。

AKA　関節運動学的アプローチ　arthrokinematic approach　関節包内での関節の動きを徒手的に改善していくことで、疼痛の改善や関節可動域の増大などを図る方法。

AK-AMP　大腿切断　above knee amputation　AKアンプともいう。大腿部以下を切断すること。　→ BK-AMP（下腿切断）

AKI　急性腎障害　acute kidney injury　血清クレアチニン値が、①48時間以内に0.3mg/dL上昇、②基準値の1.5倍上昇、③尿流量が0.5mL/kg以下で6時間継続で定義される腎不全の状態。

AL　急性白血病　acute leukemia　血球をつくる造血幹細胞の分化の過程で異常を生じ、未成熟の白血球（芽球）が骨髄中で増殖し、正常な血液をつくれなくなる疾患。骨髄系幹細胞を起源とする急性骨髄性白血病（AML）と、リンパ系幹細胞を起源とする急性リンパ性白血病（ALL）に分けられる。　→ AML（急性骨髄性白血病）、ALL（急性リンパ性白血病）

Ala　アラニン　alanine　アミノ酸の1つで、すべてのタンパク質に含まれる。エネルギー源として利用されやすく、生体内では解糖系において、ピルビン酸が、アラニントランスアミナーゼによるグルタミン酸からのアミノ基の転移を受けて合成される。

Alb　アルブミン　albumin　血清、乳汁、卵の白身などに含まれる単純タンパク質。浸透圧の保持、薬物・生理活性物質などの運搬、pH緩衝作用などの機能を果たす。重篤な腎疾患、肝硬変などで減少する。

alc　アルコール　alcohol　炭化水素の水素原子を水酸基で置換した物質の総称。酒精。殺菌力があり、消毒などに用いられる。

ALD　副腎白質ジストロフィー　adrenoleukodystrophy　先天性の脂肪代謝異常により、脳や脊髄などの中枢神経系における脱髄、および副腎不全をきたす疾患。

ALD　アルコール性肝障害　alcoholic liver disease　アルコール飲酒が原因で肝細胞の変性・壊死が生じることによる肝障害。

ALD　アルドステロン　aldosterone　副腎皮質から分泌されるステロイドホ

ルモン。ナトリウム再吸収・カリウム排泄作用がある。また、水素イオンの分泌も促進する。(352頁●腎臓による血圧調整参照)

ALH　前葉ホルモン　anterior lobe hormone　＝ APH（下垂体前葉ホルモン）(17頁●主なホルモンとその機能参照)

ALI　急性肺損傷　acute lung injury　肺組織の脆弱化と高圧の人工呼吸で起こる肺障害の総称。➡ ARDS（急性呼吸窮迫症候群）

ALI　アルゴンレーザー虹彩切開術　argon laser iridotomy　アルゴンレーザーを用いた閉塞隅角緑内障の虹彩切開術。

A-line　動脈ライン　arterial line　動脈にカテーテルを挿入して観血的に血圧測定を行う方法。

ALL　急性リンパ性白血病　acute lymphatic leukemia　骨髄中で悪性化した未成熟なリンパ球が著しく増加する白血病。➡ AML（急性骨髄性白血病）

●白血病と類縁疾患の分類

	FAB 分類	WHO 分類	
白血病	急性骨髄性白血病	急性骨髄性白血病	
	慢性骨髄性白血病	骨髄増殖性疾患	慢性骨髄性白血病
	急性リンパ性白血病	リンパ系腫瘍	T前駆細胞腫瘍またはB前駆細胞腫瘍
	慢性リンパ性白血病		慢性リンパ性白血病
類縁疾患	悪性リンパ腫	悪性リンパ腫	
	骨髄異形成症候群（芽球割合20%以上〜30%以下）	急性骨髄性白血病	
	骨髄異形成症候群（芽球割合20%以下）	骨髄異形成症候群	

ALL　前縦靱帯　anterior longitudinal ligament　脊椎椎体の前方を縦に走行する帯状の靱帯。➡ PLL（後縦靱帯）

ALP　アルカリホスファターゼ　alkaline phosphatase　有機リン酸エステル分解酵素。肝臓、腸粘膜、骨などに含まれ、肝胆道系疾患、妊娠時、骨

ALS　2次救命処置 advanced life support　BLSに続く、医療関係者が器具や薬物を用いて行う救命処置。D：薬物投与、E：心電図モニター、F：除細動。 ➡ BLS（1次救命処置）、PLS（長期救命処置）

ALS　筋萎縮性側索硬化症 amyotrophic lateral sclerosis　アミオトロフィックラテラルスクレロシス　アミオトロともいう。運動ニューロンの変性疾患で、筋萎縮および四肢・咽喉・舌の筋力が低下し、四肢麻痺、嚥下障害、呼吸不全を生じる疾患。

ALT　アラニンアミノトランスフェラーゼ alanine aminotransferase　主に肝細胞内に存在する酵素。肝細胞の壊死、破壊によって血中に漏出するため、血中ALT活性の上昇は、肝細胞の壊死、破壊の程度を反映する。旧名称＝GPT（399頁●主な肝機能の指標参照）

ALTE　乳幼児突然性危急事態 apparent life-threatening event　アルテともいう。児が死亡するのではないかと観察者に思わしめるような無呼吸、チアノーゼ、顔面蒼白、筋緊張低下、呼吸窮迫などのエピソード。 ➡ SIDS（乳幼児突然死症候群）

AL(T)K　自動角膜層状切開術 automated lamellar (therapeutic) keratoplasty　近視の屈折矯正手術。

AM　鋭角枝 acute marginal branch　右冠動脈の分枝。（74頁●冠動脈参照）

Am　近視性乱視 astigmatismus myopicus　乱視と近視が組み合わさった状態。 ➡ Ah（遠視性乱視）

AMA　抗ミトコンドリア抗体 antimitochondrial antibody　原発性胆汁性肝硬変に対する疾患特異性の高い自己抗体。原発性胆汁性肝硬変、梅毒、慢性活動性肝炎、薬剤惹起性肝炎、膠原病で異常値を示す。 ➡ PBC（原発性胆汁性肝硬変）

AMC　上腕筋周囲長 arm muscle circumference　腕の皮下脂肪を除いた筋肉の周囲の厚さで、標準値と比較して、筋タンパク量を評価する。（32頁●主な栄養指標参照）

AMD　加齢黄斑変性 age-related macular degeneration　加齢により網膜の黄斑部が傷害される疾患。組織が壊死していく萎縮型と、浸潤、出血、脈絡膜新生血管などを起こす滲出型がある。

●主な栄養指標

身体測定	計 算 式	基準値
体格指数 (BMI：body mass index) 例：体重50 kg、身長160 cm	体重(kg)／身長(m)^2 例： $50÷(1.6×1.6)=19.53≒19.5$	18.5〜25
理想体重(kg)：BMI=22 例：身長160 cm	身長(m)^2×22 例： $1.6×1.6×22=56.32≒56.3$ kg	
%理想体重 (% IBW：ideal body weight)： 理想体重に対する実測体重の比率 例：上記例	% IBW＝実測体重÷理想体重×100(%) 例：$50÷56.3×100=88.8\%$	±10%以内
%体重変化 (% UBW：usual body weight)： 通常時体重に対する実測体重の比率	% UBW＝(通常時体重－実測体重)÷通常時体重×100(%)	10%以内
上腕三頭筋部皮厚(TSF：triceps skinfold thickness)		男：18.3 mm 女：15.8 mm
上腕周囲長(AC：arm circumference)		男：27.4 cm 女：25.8 cm
上腕筋囲(AMC：arm muscle circumference) AMC＝AC－0.314×TSF		男：24.8 cm 女：21.0 cm

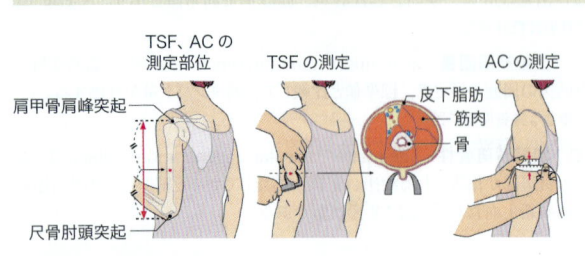

TSF、ACの測定部位　　TSFの測定　　ACの測定

肩甲骨肩峰突起
尺骨肘頭突起
皮下脂肪
筋肉
骨

AMI 急性心筋梗塞 acute myocardial infarction（アキュート マイオカーディアル インファークション） 発症24時間以内の心筋梗塞。→ RMI（亜急性心筋梗塞）、OMI（陳旧性心筋梗塞）

AMK アミカシン amikacin（アマイカシン） 抗菌薬。商品名：アミカシン硫酸塩、アミカマイシン。

AML 急性骨髄性白血病 acute myeloblastic leukemia（アキュート マイエロブラスティック リューケミア） 骨髄中で腫瘍化した骨髄芽球が著しく増加する白血病。→ ALL（急性リンパ性白血病）

AML 血管筋脂肪腫 angiomyolipoma（アンジオマイオリポーマ） 腎皮質や後腹膜に発生する腫瘤（しゅりゅう）。血液、平滑筋、脂肪より成る。

AML 僧帽弁前尖（ぜんせん） anterior mitral leaflet（アンテリア マイトラル リーフレット） 僧帽弁を構成する2つの弁の1つ。僧帽弁は前尖（ぜんせん）と後尖（こうせん）からなる。

AMMoL 急性骨髄単球性白血病 acute myelomonocytic leukemia（アキュート マイエロモノサイティック リューケミア） 急性骨髄性白血病の1型。骨髄中の単球が腫瘍化した白血病。(30頁●白血病と類縁疾患の分類参照)

AMoL 急性単球性白血病 acute monocytic leukemia（アキュート モノサイティック リューケミア） → AMMoL（急性骨髄単球性白血病）

Amp. アンプル ampule（アンプル） ガラス瓶入り注射薬剤。上部を切断して使用する。

amp, Amp 切断術 amputation（アンピュテイション） 四肢の切断術。

AMPC アモキシシリン amoxicillin（アモキシシリン） 抗菌薬。商品名：アモリン、サワシリン、パセトシン。

AMPH-B アムホテリシンB amphotericin B（アンフォテリシン ビー） 抗真菌薬。商品名：ファンギゾン。

AMPLE アンプルヒストリー allergy, medication, past history/pregnancy, last meal, event（アレジー メディケイション パスト ヒストリー/プレグナンシー ラストミール イヴェント） 受傷機転や病歴を患者に質問する場合の必要項目の覚え方。

● AMPLEヒストリー

Allergy	アレルギー歴
Medication	服用中の薬・嗜好品
Past history & **P**regnancy	既往歴・妊娠の有無
Last meal	最後の食事
Event	受傷機転・現場の状況

AMR　アムルビシン　amrubicin　抗悪性腫瘍薬。商品名：カルセド。

AMV　補助機械換気　assisted mechanical ventilation　すべての吸気に強制換気を用いた換気で、患者の吸気がある場合には、患者の吸気を優先して同調する換気方式。（337頁●主な換気モード参照）

Amy, AMY　アミラーゼ　amylase　膵臓や唾液腺から分泌される消化酵素。炭水化物などの糖分を分解する。膵疾患の診断指標として用いられる。

AN　動脈瘤　aneurysm　動脈の血管壁の脆弱化などに伴って血管拡張をきたすとともに、瘤状の隆起を生じた状態。

●動脈瘤の形

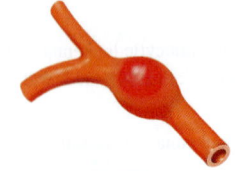

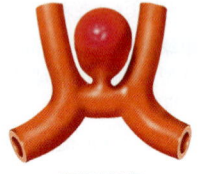

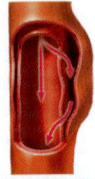

紡錘状動脈瘤　　　　囊状動脈瘤　　　　解離性動脈瘤

AN　神経性食欲不振　anorexia nervosa　拒食症。強いやせたい願望による摂食障害。

AN　無菌性壊死　aseptic necrosis　感染が原因ではなく、外傷、放射線照射、ステロイド薬服用、飲酒による有害作用などによる骨への血流障害が原因となって、骨壊死をきたした状態。大腿骨頭に発症することが多い。

ANA　米国看護師協会　American Nurses Association　米国の登録看護師（registered nurse）の職能団体。

ANA　抗核抗体　antinuclear antibody　細胞の核成分に対してできる自己抗体の総称。

ANCA　抗好中球細胞質抗体　anti-neutrophil cytoplasmic antibody　抗好中球細胞質に対する自己抗体。ウェゲナー肉芽腫やこれに由来する腎炎、血管炎などで陽性になる。

ANF　心房性ナトリウム利尿因子　atrial natriuretic factor　➡ ANP（心房性ナトリウム利尿ペプチド）

ANFH　大腿骨頭壊死　avascular necrosis of femoral head　➡ ION（特発

性大腿骨骨頭壊死症）

ANP **急性壊死性膵炎** acute necrotizing pancreatitis　急性膵炎のうち、膵実質が壊死に陥ったもの。

ANP **心房性ナトリウム利尿ペプチド** atrial natriuretic peptide　心房内で合成され、利尿作用、血管拡張作用、血圧降下作用を有するペプチドホルモン。➡ hANP（ヒト心房性ナトリウム利尿ペプチド）、BNP（脳性ナトリウム利尿ペプチド）／（352頁●腎臓による血圧調整参照）

●心筋マーカー

検査項目	意義・特徴	正常値
ANP	心房内で合成され、利尿作用、血管拡張作用、血圧降下作用を有する	40 pg/mL 以下
AST	筋肉、赤血球の壊死、破壊の程度を反映する	10〜33 IU/L
BNP	心室で分泌され、利尿作用、血管拡張作用、血圧降下作用を有する	20 pg/mL 以下
CK	心筋や骨格筋、平滑筋、脳細胞に多く含まれる	60〜250 IU/L
hANP	心房筋で分泌される。血管拡張作用、利尿作用を有する	43 pg/mL 以下
TN	横紋筋の筋原線維をなす	0.10 ng/mL 以下
Mb	筋細胞内に多く含まれる。酸素の貯蔵体。発症後早期に上昇する	男性：28〜72 ng/mL 女性：25〜58 ng/mL
H-FABP	心筋の細胞質に存在し、遊離脂肪酸の細胞内運搬に関与する	6.2 ng/mL 未満
LDH	ピルビン酸を乳酸に変換する酵素	200〜400 IU/L

ANS **自律神経系** autonomic nervous system　各種内臓、血管、腺などに広く分布し、ホメオスターシスを維持する機能を果たす。交感神経系と副交感神経系の2系統からなり、原則的に互いに反対の作用を示す。➡ SNS（交感神経系）、PNS（副交感神経系）／（72頁●神経系の働き参照）

Ao **大動脈** aorta　アオルタともいう。血液を全身に送る血管。左心室から出て上行大動脈・大動脈弓・下行大動脈を形成し、腹部大動脈に至る。（216頁●腹部の動脈参照）

36 ● AOM

AOM　急性中耳炎　acute otitis media　細菌、ウイルス感染による中耳の急性炎症。→ COM（慢性中耳炎）

AoP　大動脈圧　aortic pressure　左心室から駆出された血液の大動脈における圧力。いわゆる血圧は大動脈圧をさす。

AOSC　急性閉塞性化膿性胆管炎　acute obstructive suppurative cholangitis　胆道の閉塞や胆汁のうっ滞に、細菌感染が加わった胆道感染症のうち、細菌の毒素が全身に広がった重篤なもの。

AoV　大動脈弁　aortic valve　左心室と大動脈の間にある弁。

AP　活動電位　action potential　刺激に応じて細胞膜に生じる一過性の膜電位の変化。主としてナトリウムイオンとカリウムイオンが、細胞内外の濃度差によりイオンチャネルを透過することで起こる。

AP　アドリアマイシン＋シスプラチン　adriamycin, cisplatin　子宮体癌の併用化学療法。

AP　羊水ポケット　amniotic fluid pocket　超音波断層撮影で描出される、子宮内壁から胎児間の羊水腔の部分。その直線距離が2 cm未満は羊水過少、8 cm以上は羊水過多とされている。

AP　狭心症　angina pectoris　冠動脈の異常（動脈硬化による狭窄、冠動脈攣縮、血栓性閉塞）により一過性の心筋虚血が起こり、狭心痛や心電図変化、心機能障害などをきたす疾患。

AP　足関節血圧　ankle pressure　足首で測定した最高血圧値。上腕の血圧との比（足関節上腕血圧比）は、下肢血行動態の指標となる。→ ABI（足関節上腕血圧比）

AP　前後方向　anterior-posterior　身体の前面から後面に向かう方向性。特にX線撮影などで用いられ、内臓や骨・腱などの撮影方向となる。

AP　虫垂切除術　appendectomy　虫垂炎を起こした虫垂を開腹、または腹腔鏡を用いて切除する手術。

APA　アルドステロン産生腫瘍　aldosterone-producing adenoma　副腎皮質腺腫によりアルドステロンが過剰分泌されることによって生じる疾患。→ PA（原発性アルドステロン症）

APACHE　アパッチ重症度評価基準　acute physiology and chronic health evaluation　ICUなどで用いられる重症度評価基準。

APAT　アンドロゲン産生副腎腫瘍　androgen producing adrenal tumor　副腎皮質腫瘍のうち男性ホルモンの１種アンドロゲンを過剰に分泌するもの。男性化が起こり、女性では子宮萎縮、月経異常などがみられる。

aPBC　無症候性原発性胆汁性肝硬変　asymptomatic primary biliary cirrhosis　原発性胆汁性肝硬変のうち、肝障害に基づく自覚症状を欠く病型。➡PBC（原発性胆汁性肝硬変）、sPBC（症候性原発性胆汁性肝硬変）

APBD　膵管胆道合流異常　anomalous arrangement of pancreaticobiliary ducts　膵管と胆管が十二指腸壁外で合流する先天性の形成異常。括約筋作用が及ばないため、膵液と胆汁が相互に逆流し、胆道に慢性的な炎症を起こす。

APC　アルゴンプラズマ凝固法　argon plasma coagulation　アルゴンガスをプラズマ化し、そこへ高周波電流を誘導することで組織の焼灼凝固を行う方法。

APC　心房期外収縮　atrial premature contraction　心房内から発生する期外収縮。基本の洞調律より早い異所性Ｐ波の出現が特徴。基礎疾患がなく、散発性で無症状の場合は治療不要。

APD　活動電位持続（時間）　action potential duration　活動電位の持続時間。心筋細胞は他の神経細胞に比べて持続時間が長いのが特徴。心電図におけるQT間隔は、心室細胞の活動電位持続時間の平均的な長さを示す。

APD　聴覚処理障害　auditory processing disorder　聴力の低下は認められないにもかかわらず、言語や音を処理する段階で何らかの障害が生じ、それらの意味を理解できなくなる病態。

APD　自動腹膜透析　automated peritoneal dialysis　専用装置が自動的にバッグ交換を行う腹膜透析システム。

APDL　生活関連動作　activities parallel to daily living　ADLより生活圏を広げた、調理・洗濯・掃除・買い物・交通機関の利用などの活動動作。
➡ADL（日常生活動作）、IADL（手段的日常生活動作）

APE　急性肺塞栓症　acute pulmonary embolism　主にエコノミークラス症候群などの深部静脈血栓による、肺循環障害。

APGAR　アプガースコア　Apgar score　出生直後の呼吸・循環状態から把握する新生児仮死の指標。（38頁●アプガースコア参照）

●アプガースコア

徴候	0点	1点	2点
A：appearance 皮膚色	全身蒼白またはチアノーゼ	体幹ピンク色、四肢チアノーゼ	全身ピンク色
P：pulse 心拍数	なし	100/分以下	100/分以上
G：grimace 反射	反応しない	顔をしかめる	泣く
A：activity 筋緊張	だらりとしている	いくらか四肢を曲げている	四肢を活発に動かす
R：respiration 呼吸	なし	弱々しい泣き声	強く泣く

評価

合計点数	4点以下	5～7点	8点以上
重症度	重症仮死	軽度仮死	正常

APH　下垂体前葉ホルモン　anterior pituitary hormone　前葉ホルモンともいう。下垂体前葉から分泌されるホルモン。成長ホルモン、性腺刺激ホルモンなどがある。(17頁●主なホルモンとその機能参照)

APH　失語症　aphasia　脳卒中の後遺症などによる中枢神経系の障害により、言語の理解や発語に障害をきたした状態。障害部位とその特性により、運動性失語（MA）、感覚性失語（SA）などに分類される。(39頁●失語症の分類参照)

APIC　エイピック　Association for Professionals in Infection Control and Epidemiology　米国感染予防・疫学専門職協会。

Apico　歯根尖切除術　apicotomy　アピコともいう。感染した歯根の先端を取り除く歯科手術。

APL　急性前骨髄球性白血病　acute promyelocytic leukemia　急性骨髄性白血病の1型。骨髄中の前骨髄球が腫瘍化した白血病。(30頁●白血病と類縁疾患の分類参照)

Aplas　再生不良性貧血　aplastic anemia　アプラともいう。骨髄の赤血球生成機能の低下によって起こる重篤な貧血。赤血球・白血球・血小板の

●失語症の分類

MA：運動性失語	言葉の理解は可能だが、発語が非流暢で復唱が困難な状態
SA：感覚性失語	発語は流暢だが、言葉の理解や復唱が困難な状態
全失語	発語や言葉の理解など、言語機能全般が著しく障害され、復唱もできない状態
健忘失語	失語自体は軽度で復唱も可能だが、換語困難（言いたい言葉が出てこない状態）が目立つ状態
伝導失語	失語自体は軽度だが、錯語（言葉の全体や一部の音が他の音に置き換わってしまう状態）が目立ち、復唱も困難な状態
超皮質性運動失語	発語は非流暢だが、復唱だけがよく保たれている状態
超皮質性感覚失語	言葉の理解は不良だが、復唱だけがよく保たれている状態
超皮質性混合型失語	言葉の理解は不良で発語も非流暢だが、復唱だけがよく保たれている状態

すべてが減少し、感染、出血が起こりやすくなる。（208頁●貧血の分類参照）

APN　急性腎盂腎炎　acute pyelonephritis　細菌感染による腎盂や腎実質の炎症性疾患。

APO　脳卒中　Apoplexie（独）　アポ、アポプレキシーともいう。脳血管の閉塞、狭窄、破裂などによる脳組織の障害で、片麻痺、言語障害、失調などをきたした状態。脳梗塞、脳出血、クモ膜下出血などがある。

Apo　アポタンパク　apoprotein　小腸や肝臓でつくられるタンパク質。中性脂肪などと結合し、リポタンパクとして血液中を運搬される。

Appe　虫垂炎　appendicitis　アッペともいう。盲腸の先端部にある虫垂が閉塞し、細菌感染によって炎症をきたした状態。すべての年齢層にみられるが10〜20代が多い。

APR　腹会陰式直腸切除術　abdominoperineal resection　マイルス手術ともいう。直腸を切断して人工肛門を取り付ける手術。

APRV　気道圧開放換気　airway pressure release ventilation　人工呼吸器の換気モードの１つ。自発呼吸を補助する補助換気のうち、高い呼気終末陽圧換気（PEEP）を短時間開放し、残留CO_2を換気する方式。→PEEP（呼

気管末陽圧換気）／（337頁●主な換気モード参照）

APS　抗リン脂質抗体症候群　antiphospholipid antibody syndrome　血液中にリン脂質を標的とする自己抗体が生じ、動・静脈の血栓による脳梗塞や肺梗塞、血小板減少、習慣性流産などが起こる症候群。

APSD　大動脈肺動脈中隔欠損　aorticopulmonary septal defect　大動脈－肺動脈窓（APW）ともいう。大動脈と肺動脈を隔てる壁が先天性に欠損する心疾患。肺血流の増加や動静脈血の混合から、心不全症状やチアノーゼなどをきたす。

APT　アセチルフェネトライド　acetylpheneturide　抗てんかん薬。商品名：クランポール。

APT　圧平眼圧測定法　applanation tonometry　患者の角膜に圧力を加えて、角膜が平らになるのにどのくらいの力を要するかを調べ、眼圧を測定する方法。角膜に接触せず、空気を噴出して眼圧を図る空気眼圧計が多く用いられている。

APTD　腹部前後径　anterior-posterior trunk diameter　超音波断層撮影で測定した、胎児の腹部前後の厚み。推定体重を算出するために用いられる。

APTT　活性化部分トロンボプラスチン時間　activated partial thromboplastin time　トロンボプラスチンの凝固時間を測定して凝固能を調べる検査。内因系凝固能の評価指標。止血能、抗リン脂質抗体の検出、血友病の診断などに用いられる。➡ PT（プロトロンビン時間）／（42-43頁●血液凝固・線溶検査参照）

APUDoma　アミン前駆体取込み・脱炭酸細胞腫瘍　amine precursor uptake and decarboxylation cell tumor　アプドーマともいう。アミン前駆体取り込み・脱炭酸を行うアプド細胞に由来する腫瘍の総称。

APW　大動脈 - 肺動脈窓　aorticopulmonary window　大動脈肺動脈中隔欠損（APSD）ともいう。大動脈と肺動脈を隔てる壁が先天性に欠損する心疾患。肺血流の増加や動静脈血の混合から、心不全症状やチアノーゼなどをきたす。

AQP　アクアポリン　aquaporin　細胞膜に存在する細孔により、水分子を選択的に透過させるタンパク質。イオンや他の物質は透過させないことから水チャネルとも呼ばれる。

AR　アレルギー性鼻炎　allergic rhinitis　鼻粘膜のⅠ型アレルギーによる炎症。くしゃみ、鼻水、鼻づまりを呈する。

AR　前方切除術　anterior resection　直腸の切除術。低位前方切除術と高位前方切除術に分ける。➡ LAR（低位前方切除術）、HAR（高位前方切除術）

AR　大動脈弁逆流症　aortic regurgitation　大動脈弁が拡張期に正しく閉じることができず、大動脈から左心室へ血液の逆流が生じる疾患。

AR　人工呼吸　artificial respiration　呼吸不全に陥った患者に対して、人工的に換気を補助して、呼吸の再開や安定を図る方法。口対口、鼻対口で直接息を吹き込む方法や、ポケットマスク、加圧バッグなどの器具による方法がある。

AR　常染色体劣性遺伝　autosomal recessive　常染色体の対の遺伝子の一方の変異だけでは発病せず、両方の対の遺伝子にともに変異がある場合に発病する遺伝形式。➡ AD（常染色体優性遺伝）

Ara-A　アデニンアラビノシド　adenine arabinoside　アラエー、ビダラビンともいう。抗ウイルス薬。商品名：アラセナ-A、カサール。

Ara-C　サイトシンアラビノシド　cytosine arabinoside　アラシー、シタラビンともいう。抗悪性腫瘍薬。商品名：キロサイド。

ARAS　上行性網様体賦活系　ascending reticular activating system　意識を覚醒させる、中脳から視床下部に至る脳神経系システム。この系のどこかに障害があると意識障害が発生する。

●上行性網様体賦活系

大脳皮質への放射

視床

網様体

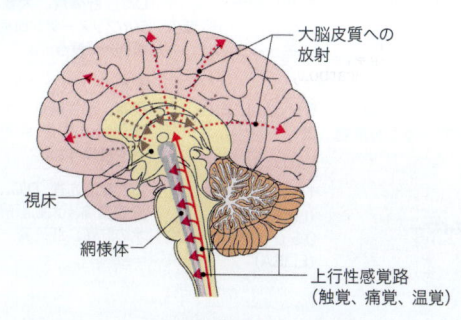

上行性感覚路
（触覚、痛覚、温覚）

●血液凝固・線溶検査

検査	基準値	異常	原因
BT：出血時間	1〜3分（Duke法） 1〜8分（Ivy法）	延長	再生不良性貧血、特発性血小板減少性紫斑病、急性白血病、DIC、血小板無力症、尿毒症、抗血小板薬投与など
PT：プロトロンビン時間	9〜15秒	延長	先天性凝固因子欠乏症（Ⅰ、Ⅱ、Ⅴ、Ⅶ、Ⅹ）、ビタミンK欠乏症、肝障害（肝硬変、急性肝炎など）、DIC、ワルファリン投与など
PT%：プロトロンビン時間活性	70〜100%		
PT-INR：プロトロンビン時間（国際標準化比）	0.84〜1.14		
APTT：活性化部分トロンボプラスチン時間	25〜45秒	延長	先天性凝固因子欠乏症（Ⅰ、Ⅱ、Ⅴ、Ⅷ、Ⅸ、Ⅹ、Ⅺ、Ⅻ）、ビタミンK欠乏症、血友病、肝障害、DIC、ヘパリン投与
TT：トロンボテスト	70〜130%	減少	肝障害（肝炎、肝硬変など）、ビタミンK欠乏症、先天性凝固因子欠乏症（Ⅱ、Ⅶ、Ⅹ）、DIC、ワルファリン投与など
HPT：ヘパプラスチンテスト			
Fg：フィブリノゲン	155〜415mg/dL	増加	感染症、悪性腫瘍、血栓症（脳梗塞、心筋梗塞）、妊娠、ネフローゼ症候群、ヘパリン投与中止後など
		減少	DIC、肝障害、大量出血、無・低フィブリノゲン血症、L-アスパラギナーゼ投与
FDP：フィブリン・フィブリノゲン分解物	5μg/mL未満	増加	1次・2次線溶亢進、DIC、血栓症、梗塞、悪性腫瘍、大動脈解離、腹水、胸水の貯留、肝硬変、ウロキナーゼ大量投与など
Dダイマー	1.0μg/mL（LPIA） 0.5μg/mL（ELISA）	増加	2次線溶亢進、DIC、血栓症、梗塞、悪性腫瘍、大動脈解離、腹水、胸水の貯留、肝硬変

AT Ⅲ： アンチトロンビンⅢ	81～123%	減少	DIC、肝疾患、悪性腫瘍、重症感染症、先天性 AT Ⅲ欠損症
TAT： トロンビン・アンチロンビンⅢ複合体	3.2ng/mL 以下	増加	DIC、脳梗塞、肺塞栓症、ヘパリン投与など
PLG： プラスミノゲン	70～120%	増加	妊娠後期
		減少	DIC、先天性プラスミノーゲン欠乏症・異常症、肝硬変、血栓溶解薬の大量投与

ARB アンジオテンシンⅡ受容体拮抗薬 angiotensin Ⅱ receptor blocker 血圧を上昇させる作用をもつアンジオテンシンⅡの受容体への結合を阻害して血圧を降下させる薬物。(44頁●降圧薬の分類参照)

ARC エイズ関連症候群 AIDS related complex エイズ発症前に起きる微熱などの症候群。

ARCD 後天性腎嚢胞性疾患 acquired renal cystic disease ➡ ACKD（後天性嚢胞腎）

ARDS 急性呼吸窮迫症候群 acute respiratory distress syndrome 敗血症や重症肺炎、胸部外傷などの重症患者、人工呼吸管理の患者に突然起こる急性肺損傷による症候群。➡ ALI（急性肺損傷）

ARF 急性腎不全 acute renal failure 急激な腎機能の低下または停止状態。原因レベルにより腎前性・腎性・腎後性に分類される。

ARF 急性呼吸不全 acute respiratory failure 急激な呼吸機能障害によって起こる血液ガス交換あるいは換気の障害。血液ガス交換の障害を示すものを1型、換気障害を示すものを2型という。➡ CRF（慢性呼吸不全）

Arg アルギニン arginine アミノ酸の1種。内分泌系の刺激によるホルモン分泌の調整、循環器系の生理機能調節などにかかわる。アルギニンを主成分とする下垂体機能検査薬が、成長ホルモンの分泌能を確認するために用いられている。

ARI アルドース還元酵素阻害薬 aldose reductase inhibitor グルコースをソルビトールに変換するアルドース還元酵素の働きを阻害し、ソルビトー

●降圧薬の分類

分類		作用
血管拡張薬	カルシウム拮抗薬	カルシウムイオンの動脈壁細胞への流入を妨げ、血管を拡張させて血圧を下げる。
	アンジオテンシンⅡ変換酵素阻害薬	血管を収縮させ血圧を上昇させるホルモンであるアンジオテンシンⅡの生成を妨げて血圧を下げる。
	アンジオテンシンⅡ受容体拮抗薬	アンジオテンシンⅡの作用を妨げて血圧を下げる。
利尿薬	ループ利尿薬	ヘンレのループに作用して尿量を増やす。利尿薬は、血液中の過剰な塩分（ナトリウム）や水分を尿として排泄させ、血圧を下げる。
	チアジド系利尿薬	遠位尿細管でのナトリウム、クロールの再吸収を抑制して、利尿作用を現す。
	カリウム保持性利尿薬	ナトリウムの排出を抑え、カリウムの排出を促すアルドステロンの作用を妨げて、利尿作用を現す。
交感神経抑制薬	β（ベータ）遮断薬	心臓に作用する交感神経の働き（β作用）をやわらげて、過剰な心臓の働きを抑え、血圧を下げる。
	α（アルファ）遮断薬	血管（動脈）に作用する交感神経の働き（α作用）をやわらげて、血管（動脈）を拡張させ血圧を下げる。

ルの細胞内への蓄積を抑制することで、糖尿病性神経障害を治療する薬物。

ARN　急性網膜壊死　acute retinal necrosis　急性に発症したぶどう膜炎のため、網膜血管の閉塞や網膜萎縮が起こる疾患。続発性の網膜剥離から失明に至る。

AROM　人工破膜　artificial rupture of membranes　分娩第2期に適時破水が起こらない場合、胎胞を人工的に破膜する処置。

ARP　絶対不応期　absolute refractory period　心筋に活動電位が発生した後、一時的にイオンチャネルが不活化状態となって、刺激に対する応

答ができなくなる期間を不応期という。絶対不応期は、強い刺激がきても閾値が高まっているため心筋がまったく反応しない期間。➡ RRP（相対不応期）

ARP　寄与危険度割合　attributable risk percent　疾患発生のうち、どの程度の割合が危険因子に曝露したことに起因しているかを表す。

ARPKD　常染色体劣性多発性囊胞腎　autosomal recessive polycystic kidney disease　多発性囊胞腎のうち常染色体劣性遺伝のもの。➡ PKD（多発性囊胞腎）

ARR　絶対危険度減少　absolute risk reduction　ある疾患に関する対照事象率（CER）と治療事象率（EER）との差から求められる絶対的な危険度減少率。

ARS　急性放射線症候群　acute radiation syndrome　電離放射線の被曝後、数日〜数か月に発症する早発性の障害の総称。電離放射線の電離作用が体細胞のDNAを傷害し、遺伝情報が損傷されることが原因。代表的な症状に放射線宿酔、急性骨髄症候群、皮膚障害などがある。

ART　生殖補助技術　assisted reproductive technology　体外受精、卵細胞質内精子注入法（顕微授精）、卵管内移植など、不妊症治療の総称。➡ IVF（体外受精）、ICSI（卵細胞質内精子注入法）、ZIFT（接合子卵管内移植）、GIFT（配偶子卵管内移植）

ARVC　不整脈源性右室心筋症　arrhythmogenic right ventricular cardio-myopathy　遺伝子変異により、右室心筋が局所的に脂肪変性、線維化して、右室拡大、右室壁運動異常を起こし、右室起源の心室頻拍、心不全、突然死を起こす疾患。

ARVD　不整脈源性右室異形成症　arrhythmogenic right ventricular dysplasia　右室の心筋変性が原因で、心室頻拍などの不整脈や心不全をきたす疾患。

AS　音響陰影　acoustic shadow　超音波検査でみられる、帯状の無エコー域のこと。胆石や充実性臓器内の石灰化（これらは超音波の大部分を反射する）の背側に出現しやすい。

AS　強直性脊椎炎　ankylosing spondylitis　頸部から殿部に至る脊椎に痛みやこわばりを生じ、重症化すると脊椎の完全な硬直などもきたす原因不明の疾患。

AS　大動脈弁狭窄症　aortic stenosis　大動脈弁が狭窄し、左心室の心筋

肥大が起こる疾患。(435頁●主な先天性心疾患参照)

AS　アスペルガー症候群　Asperger syndrome　コミュニケーションや興味などに関して特異性が認められる発達障害。知的障害や言語障害が認められないことが多く、自閉症の軽度例とされる場合もある。

AS　乱視　astigmatism　アスともいう。像が多重に見える眼球の屈折異常。近視性と遠視性がある。→ Ah（遠視性乱視）、Am（近視性乱視）

ASA　アダムス・ストークス発作　Adams-Stokes attack　不整脈に伴うめまい・失神症状。→ A-S Syndrome（アダムス・ストークス症候群）

A(S)C　無症候性キャリア　asymptomatic carrier　病原体感染後も症状が顕在化しない保菌者。

Asc-A　上行大動脈　ascending aorta　左心室から出て大動脈弓まで上行する動脈。

●心臓の構造

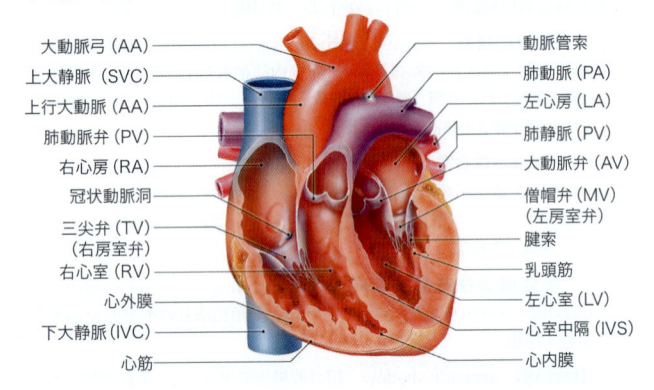

- 大動脈弓（AA）
- 上大静脈（SVC）
- 上行大動脈（AA）
- 肺動脈弁（PV）
- 右心房（RA）
- 冠状動脈洞
- 三尖弁（TV）（右房室弁）
- 右心室（RV）
- 心外膜
- 下大静脈（IVC）
- 心筋
- 動脈管索
- 肺動脈（PA）
- 左心房（LA）
- 肺静脈（PV）
- 大動脈弁（AV）
- 僧帽弁（MV）（左房室弁）
- 腱索
- 乳頭筋
- 左心室（LV）
- 心室中隔（IVS）
- 心内膜

ASCVD　動脈硬化性心血管疾患　arteriosclerotic cardiovascular disease　動脈硬化による心血管の血流障害が要因となり生じる心臓血管疾患。コレステロールなどが粥状にたまるアテローム硬化が代表的。狭心症、心筋梗塞などの原因となる。→ ACVD（アテローム硬化性心血管疾患）

ASD　急性ストレス障害　acute stress disorder　生死にかかわるような出

来事を経験した後、追体験、不眠、不安などの精神症状を一過性にきたした状態。

ASD　心房中隔欠損　atrial septal defect　心房中隔の一部が欠損し、左房と右房の間が交通している先天性心疾患。＝ IASD（心房中隔欠損）➡ VSD（心室中隔欠損）／（435 頁●主な先天性心疾患参照）

ASD　自閉症スペクトラム障害　autism spectrum disorder　アスペルガー症候群を含む広汎性発達障害の連続体の1つとして自閉症をとらえた概念。対人関係の障害、コミュニケーションの障害、想像力の障害という自閉の中核症状を持つ広汎性発達障害。➡ PDD（広汎性発達障害）

ASD　自家感作性皮膚炎　autosensitized dermatitis　体の一部の皮膚炎（原発巣）へのアレルギー反応や細菌感染によって、原発巣の周囲から全身に紅斑や丘疹が広がる皮膚炎。

ASDH　急性硬膜下血腫　acute subdural hematoma　クモ膜下腔にある静脈が破綻して、硬膜とクモ膜の間に出血をきたし、血腫を形成した状態。ほとんどは外傷による脳挫傷が原因であり、頭蓋内圧亢進、頭痛、嘔吐、意識障害、麻痺などをきたす。血腫が大きい場合には開頭血腫除去術が行われる。

ASF　脊椎前方固定　anterior spinal fusion　脊髄神経圧迫部分を脊椎前方から除去して骨移植後、脊椎を固定する。頸椎椎間板ヘルニアなどの手術。

ASH　強直性脊椎骨増殖症　ankylosing spinal hyperostosis　脊柱靱帯が肥厚して骨化する疾患。頸部〜背部〜腰部の疼痛、脊柱の運動制限が生じる。脊椎の加齢変化が原因であることが多い。

ASH　非対称性中隔肥大　asymmetric septal hypertrophy　アッシュともいう。肥大型心筋症でみられる心筋の変性で、右室と左室の間にある心筋が外側の心室の壁に比べて異常に肥厚した状態。➡ HCM（肥大型心筋症）

ASHD　動脈硬化性心疾患　arteriosclerotic heart disease　動脈壁の肥厚・硬化による、血管閉塞が原因の心臓疾患。

ASIC　酸感受性イオンチャネル　acid-sensing ion channel　細胞外のpH変化を感知し、pHが小さくなると陽イオンを通過させるイオンチャネル。感覚刺激の受容・統合にかかわり、末梢の感覚神経や中枢神経に多く存在する。

48 ● ASK

ASK　抗ストレプトキナーゼ抗体　anti-streptokinase antibody　アスケーともいう。β溶血性レンサ球菌が産生する酵素に対する抗体。溶連菌感染で高値を示す。

ASLO　抗ストレプトリジンO　antistreptolysin O　アスローともいう。＝ASO（抗ストレプトリジンO抗体）

ASO　抗ストレプトリジンO抗体　anti-streptolysin O antibody　A群溶血性レンサ球菌が産生する菌体外毒素ストレプトリジンOに対する抗体価。溶連菌感染で高値を示す。

ASO　閉塞性動脈硬化症　arteriosclerosis obliterans　下肢に血液を供給する主幹動脈に動脈硬化性閉塞が起こり、下肢に虚血症状を呈する疾患。最近は末梢動脈疾患（PAD）と呼ぶ。➡ PAD（末梢動脈疾患）

Asp　アスパラギン酸　aspartic acid　タンパク質を構成する酸性アミノ酸の1種。非必須アミノ酸。

ASP　誤嚥性肺炎　aspiration pneumonia　嚥下性肺炎ともいう。細菌が唾液や胃液とともに肺に流れ込んで生じる肺炎。咳反射や嚥下反射の低下、胃液などの消化液の食道への逆流による誤嚥によって生じる。

ASPC　アスポキシシリン　aspoxicillin　抗菌薬。商品名：ドイル。

ASPD　前上膵十二指腸動脈　anterior superior pancreatic duodenal artery　胃十二指腸動脈から分岐する膵臓の動脈枝。➡ PSPD（後上膵十二指腸動脈）／（216頁●腹部の動脈参照）

ASR　大動脈弁狭窄兼逆流症　aortic stenosis and regurgitation　➡ AR（大動脈弁逆流症）

A-S syndrome　アダムス・ストークス症候群　Adams-Stokes syndrome　ASシンドロームともいう。不整脈による脳循環悪化症候群。高度な房室ブロックにより徐脈が起こり、脳虚血となって意識消失、痙攣を生じる。

AST　アスパラギン酸アミノトランスフェラーゼ　aspartate aminotransferase　主に肝・筋細胞内・赤血球内に存在する酵素。細胞の壊死、破壊によって血中に漏出するため、血中AST活性の上昇は、肝細胞、筋肉、赤血球の壊死、破壊の程度を反映する。旧称＝GOT（399頁●主な肝機能の指標参照）

AT　聴神経腫瘍　acoustic tumor　前庭神経から生じ、主に小脳橋角部に

AT　嫌気的代謝閾値 anaerobic threshold　無酸素代謝閾値ともいう。有酸素運動の上限の運動強度。

AT　芸術療法 art therapy　描画、陶芸、音楽、ダンスなどの芸術活動を通じて、疾病や症状の治癒を図る方法。

AT　動脈血栓症 arterial thrombosis　血液が凝固した塊が血栓となって動脈内に生じる血流障害。

AT　心房頻拍 atrial tachycardia　心房内に異常自動能が生じて発生する頻拍性不整脈。

AT Ⅲ　アンチトロンビンⅢ antithrombin Ⅲ　血液中で凝固阻害因子として凝固反応を制御するタンパク質。トロンビン（活性化された第Ⅱ因子）・活性化された第Ⅴ因子（第Ⅴa因子）や第Ⅸ因子（第Ⅸa因子）・カリクレインなどの凝固系因子、線溶系のプラスミンなどと結合して、これらを不活性化する。（42頁●血液凝固・線溶検査参照）

ATD　抗甲状腺薬 antithyroid drugs　甲状腺ホルモンの生合成を抑制する薬物。チアマゾールとプロピルチオウラシルがある。➡ **MMI（メルカプトメチルイミダゾール）、PTU（プロピルチオウラシル）**

ATFL　前距腓靱帯 anterior talofibular ligament　外側靱帯を構成する靱帯の1つ。足関節の捻挫で損傷することが多い。

ATG　抗胸腺細胞グロブリン antithymocyte globulin　ヒト胸腺細胞をウマに免疫して得られるポリクロナール抗体。再生不良性貧血の治療薬。

ATH　腹式子宮全摘出術 abdominal total hysterectomy　開腹による子宮全摘出手術。➡ **VTH（腟式単純子宮全摘術）**

ATL　成人T細胞白血病 adult T-cell leukemia　ヒトT細胞白血病ウイルス1型（HTLV-1）がTリンパ球を腫瘍化した白血病。

ATLL　成人T細胞白血病・リンパ腫 adult T-cell leukemia/lymphoma　ヒトT細胞白血病ウイルス1型（HTLV-1）の感染により起こる悪性リンパ腫。（30頁●白血病と類縁疾患の分類参照）

ATM　急性横断性脊髄障害 acute transverse myelopathy　脊髄の一部分が横断面に沿って炎症を起こし、神経障害をきたす病態。多くの場合、原因は感染性で、対麻痺や対称性知覚症状などの横断性脊髄症状を生じる。

ATM 非定型抗酸菌症 atypical mycobacteriosis 非結核性抗酸菌症ともいう。非定型抗酸菌（結核菌以外の抗酸菌）により生じる疾患。肺病変は結核に類似。

ATN 急性尿細管壊死 acute tubular necrosis 腎臓の虚血または腎毒性物質により、尿細管が壊死する疾患。

ATNR 非対称性緊張性頸反射 asymmetrical tonic neck reflex 頭部を片方の側に向けると、頭を向けているほうの手足が伸長し、反対側の手足が屈曲する姿勢反射。乳児の原始姿勢反射であるとともに、脳損傷による異常な姿勢反射でもある。➡ TNR（緊張性頸反射）、STNR（対称性緊張性頸反射）

ATP アデノシン三リン酸 adenosine triphosphate 代表的な高エネルギー化合物で、アデノシン分子にリン酸基が3つ結合したもの。分解して1つリン酸を放す時に放出するエネルギーが生体活動での必要なエネルギーとなる。➡ ADP（アデノシン二リン酸）

ATP 異型上皮 atypical epithelium 正常とは異なる構造や組織などが生じている臓器上皮。

ATP 自己免疫性血小板減少性紫斑病 autoimmune thrombocytopenic purpura 血小板膜タンパクに対して自己抗体が発現し、血小板の破壊・減少が生じる疾患。

ATPS 室温、大気圧、水蒸気飽和状態 ambient temperature and pressure, saturated 気体容積の測定の際、室温、そのときの大気圧、室温での水蒸気飽和状態であることを示す。➡ BTPS（体温、大気圧、水蒸気飽和状態）、STPD（標準温度、標準気圧、乾燥状態）

ATR アキレス腱反射 Achilles tendon reflex アキレス腱を伸展した状態で叩打すると足が底屈する反射。末梢神経疾患などで反射が減少するか消失する。

ATRA トレチノイン tretinoin 抗悪性腫瘍薬。商品名：ベサノイド。

ATSD アルツハイマー型老年性認知症 Alzheimer-type senile dementia 脳細胞の萎縮によって起こる進行性の認知障害（記憶障害・見当識障害など）。発症年齢が65歳以上のもの。

ATV アタザナビル atazanavir 抗ウイルス薬。商品名：レイアタッツ。

Au 金 aurum 金属元素の1つ。金を用いた薬物として抗リウマチ薬が

Au-Ag　オーストラリア抗原　Australia antigen　Au抗原ともいう。HBs抗原（B型肝炎ウイルス表面抗原）の旧称。HBワクチンに用いられる。

AUC　（血中濃度）曲線下面積　area under the blood concentration time curve　血中濃度をY軸に、経過時間をX軸にとったグラフにおける、濃度変化曲線とX軸の間の面積。投与された薬物が体内に吸収された量や、体内における薬物の半減期などの指標となる。

AUS　腹部超音波　abdominal ultrasonography　腹部に超音波を当て、返ってくるエコーにより腹腔内を画像化する検査法。

AV　肛門縁　anal verge　肛門の最も外側の部位。肛門上皮の出口。

AV　房室結節枝　atrio-ventricular branch　右冠動脈の分枝。（74頁●冠動脈参照）

A-V　奇静脈　azygos vein　右の上行腰静脈と、右の肋下静脈とが合した部分。横隔膜を貫いて胸腔に入る。

AVA　大動脈弁領域　aortic valve area　心音の聴診部位の1つで、第2肋間胸骨右縁のこと。Ⅱ音（大動脈弁と肺動脈弁の閉鎖音で心室収縮期の終わりを示す）が大きく聞こえる。（199頁●心音の分類参照）

AVA　動静脈吻合　arteriovenous anastomosis　大動脈炎症候群（脈なし病）の眼底などにみられる、動脈と静脈にバイパスができた状態。

AVB　房室ブロック　atrioventricular block　心臓の刺激伝導路のうち、房室で電気的刺激が伝導されない状態。

a-vDO₂　動静脈血酸素較差　arteriovenous oxygen difference　動脈血と静脈血中に溶解した酸素量の差。組織に取り込まれた酸素の量を表す。

AVF　動静脈瘻　arteriovenous fistula　＝動静脈吻合

aV_F　左足増高単極肢誘導　augmented vector of left foot　心電図の誘導法の1つ。左足電極が関電極で、左足からみる誘導。（52頁●単極肢誘導参照）

avg　平均値　average　全部のデータを足し合わせて、データの数で割った値。

AVH　急性ウイルス性肝炎　acute viral hepatitis　肝炎ウイルス感染による急性の肝炎。（430頁●ウイルス肝炎の種類と特徴参照）

●単極肢誘導

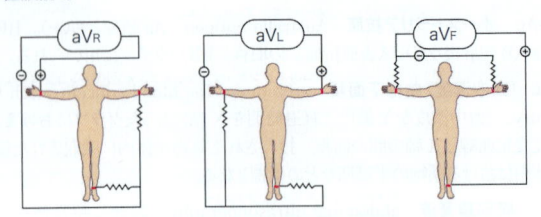

AV impulse　エーブイインパルス　AV impulse　下肢手術後、血栓予防のため足底を自動で圧迫して血液の循環をよくする装置。

aV_L　左手増高単極肢誘導　augmented vector of left arm　心電図の誘導法の1つ。左手電極が関電極で、左肩からみる誘導。(52頁●単極肢誘導参照)

AVM　動静脈奇形　arteriovenous malformation　動脈が毛細血管を介さずに、直接、静脈に注ぎ込む先天奇形。

AVN　房室結節　atrioventricular node　田原結節ともいう。心臓の刺激伝導系の1つ。洞結節からの刺激をヒス束、プルキンエ線維に伝える。

AVNRT　房室結節リエントリー型頻拍　atrioventricular node reentry tachycardia　心臓の2つの刺激伝導路のうちの1つに入った刺激が伝導した後、もう1つの伝導路を介して元に戻って刺激を繰り返すために起こる頻脈。

AVP　大動脈弁形成術　aortic valvuloplasty　傷んだ大動脈弁を修復し、機能を回復する大動脈弁狭窄症の手術。弁置換術に比べ、血栓予防薬服用の必要がない。→ AVR（大動脈弁置換術）

AVP　アルギニンバソプレシン　arginine vasopressin　視床下部-下垂体後葉系で合成・分泌される抗利尿ホルモン。バソプレシン（抗利尿ホルモン）と同一。(53頁●視床下部-下垂体系の働き参照)

AVPU　アヴプー　alert, responsive to voice, responsive to pain, unresponsive　意識障害の初期評価法。A：清明、V：呼びかけに反応、P：痛みに反応、U：反応なし。

AVR　大動脈弁置換術　aortic valve replacement　大動脈弁狭窄症の治療法。傷んだ大動脈弁を人工弁に置換する手術。人工弁には、機械弁と生

●視床下部 - 下垂体系の働き

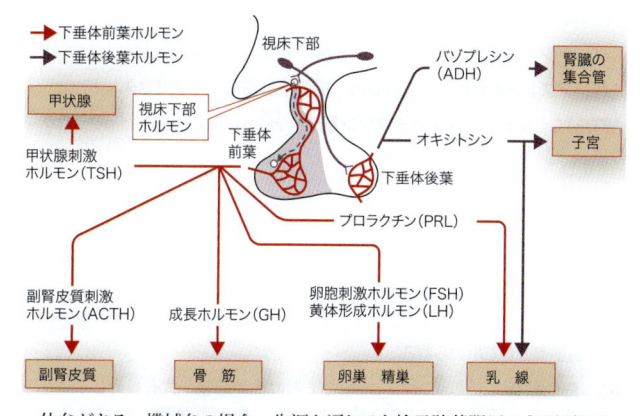

→ 下垂体前葉ホルモン
→ 下垂体後葉ホルモン

視床下部 — バゾプレシン(ADH) → 腎臓の集合管
甲状腺 ← 視床下部ホルモン
下垂体前葉
甲状腺刺激ホルモン(TSH)
オキシトシン → 子宮
下垂体後葉
プロラクチン(PRL)
副腎皮質刺激ホルモン(ACTH) → 副腎皮質
成長ホルモン(GH) → 骨 筋
卵胞刺激ホルモン(FSH)
黄体形成ホルモン(LH) → 卵巣 精巣
→ 乳腺

体弁がある。機械弁の場合、生涯を通して血栓予防薬服用の必要がある。
➡ AVP（大動脈弁形成術）

aV_R　**右手増高単極肢誘導**　augmented vector of right arm　心電図の誘導法の１つ。右手電極が関電極で、右肩からみる誘導。(52頁●単極肢誘導参照)

AVRT　**房室回帰性頻拍**　atrioventricular reciprocating tachycardia　副伝導路が存在するため、心室に行った電気刺激が心房に戻ってきて、グルグル回ってしまうことで起こる頻拍。

AV shunt　**動脈静脈シャント**　artery-vein shunt　AVシャントともいう。人工の血管外シャント。人工透析用に用いられる。

AVSS　**視聴覚性的刺激テスト**　audio-visual sexual stimulation　視覚と聴覚を通じて性的刺激を与えて、勃起機能を判定する試験。

AW, aw　**エアウェイ**　airway　気道。空気の通り道。

AYA　**思春期および若年期**　adolescent and young adults　思春期および若年者の成人に特有の癌の特性を研究する腫瘍学の分野。

AZA　**アセタゾラミド**　acetazolamide　利尿薬。商品名：ダイアモックス。

AZM　**アジスロマイシン**　azithromycin　抗菌薬。商品名：ジスロマック。

AZP　アザチオプリン　azathioprine　免疫抑制薬。商品名：イムラン、アザニン。

AZT　アジドチミジン　azidothymidine　抗ウイルス薬。商品名：レトロビル。

AZT　アズトレオナム　aztreonam　抗菌薬。商品名：アザクタム。

AZT/3TC　ジドブジン・ラミブジン配合　zidovudine/lamivudine　抗ウイルス薬。商品名：コンビビル。

B

B細胞　B細胞　bone marrow derived cell　骨髄由来のリンパ球。抗体産生に関与する細胞。➡ T細胞／(24頁●免疫の仕組み参照)

Ba　バリウム　barium　アルカリ土類金属元素の1つ。消化管X線撮影時の造影剤として用いられる。

BA　脳底動脈　basilar artery　左右1対の椎骨動脈が大孔を介して頭蓋腔へ進入し、延髄の上縁で合流した血管。後大脳動脈に分岐する。➡ PCA(後大脳動脈)／(308頁●脳の動脈参照)

BA　胆道閉鎖症　biliary atresia　炎症性に肝外胆管組織の破壊が起こり、肝外胆管が閉塞している状態。肝臓でつくられた胆汁は十二指腸に流れず、黄疸を引き起こし、重症化すると胆汁性肝硬変に進行する。

BA　バイオアベイラビリティ　bioavailability　薬物の生体内利用率。

BA　気管支喘息　bronchial asthma　気管支がウイルス感染やアレルギーなどで長期間炎症を起こしているうちに付着物で狭くなり、発作的な呼吸困難、喘鳴、咳などの症状を起こす喘息。

BAC　血中アルコール濃度　blood alcohol concentration　血液中のアルコール濃度。酔いの程度を判定する指標。

BAD　分枝粥腫病　branch atheromatous disease　脳梗塞の1つで、脳血管穿通枝入口部が微小アテローム（粥腫）により閉塞し、穿通枝全体が梗塞に陥る病態。

BAE　気管支動脈塞栓術　bronchial artery embolization　気管支の出血を止めるために、血管造影下でカテーテルを挿入し、コイルを使って気管支動脈を閉塞する手術。

BAG　上腕動脈造影　brachial arteriography　上腕動脈から逆行性に造影剤を注入して撮影する脳血管のX線検査。

BAG　気管支動脈造影　bronchial angiography　造影剤を用いてX線透視下で気管支動脈の状態を観察する方法。現在はCTなどによりあまり行われない。→ BAE（気管支動脈塞栓術）

BAI　気管支動脈注入　bronchial artery infusion　肺癌患者に対して気管支動脈から抗癌薬を投与する方法。

BAK　ベンザルコニウム　benzalkonium　逆性石鹸。消毒薬。

BAL　英国抗ルイサイト　British anti-lewisite　金属解毒薬。ジメルカプロールを指す。

BAL　気管支肺胞洗浄　bronchoalveolar lavage　バルともいう。気管支鏡を用いて肺胞内に注入した生理食塩液により肺胞を洗浄し、回収した洗浄液から肺胞内物質や細胞・病原体を検出する方法。

BALF　気管支肺胞洗浄液　bronchoalveolar lavage fluid　→ BAL（気管支肺胞洗浄）

BALT　気管支関連リンパ組織　bronchus associated lymphoid tissue　バルトともいう。気道粘膜にある免疫組織の総称。→ GALT（腸管関連リンパ組織）、MALT（粘膜関連リンパ組織）

BAO　基礎酸分泌量　basal acid output　非刺激下での単位時間における胃酸の分泌量。胃液分泌機能をみる指標。→ MAO（最大酸分泌量）

BAPC　バカンピシリン　bacampicillin　抗菌薬。商品名：ペングッド。

BAR-therapy　バー療法　BUdR antimetabolite-continuous intraarterial infusion-radiation therapy　放射線感受性を高めるためのBUdR（ブロモウリジンデオキシリボース）と代謝拮抗性悪性腫瘍薬を持続的に動注しながら放射線照射を行う悪性脳腫瘍の治療法。

BAS　バルーン式心房中隔開口術　balloon atrial septostomy　バスともいう。心奇形で右房から右室へ経路がない場合、心房中隔をバルーンで拡張し、連絡させる手術。

Baso　好塩基球　basophil　白血球のうち顆粒球で、塩基性色素に染まるもの。ヒスタミンなどが含まれ、アナフィラキシーなどの即時型アレルギー

反応にかかわる。（280頁●白血球の成分と働き参照）

BB　ベッドバス　bed bath　清拭。

BB　緩衝塩基　buffer base　重炭酸イオン、リン酸1水素イオン、タンパク質など体内の塩基総量。（60頁●血液ガス分析の正常値参照）

BBB　血液脳関門　blood brain barrier　有害物の脳への進入を防ぐ防御機構。

BBB　脚ブロック　bundle branch block　心臓の刺激伝導路のうち、右脚か左脚、あるいは両脚で電気的刺激が伝導されない状態。➡ **LBBB（左脚ブロック）、RBBB（右脚ブロック）、BBBB（両脚ブロック）**

BBBB　両脚ブロック　bilateral bundle branch block　心臓の刺激伝導路のうち、右脚、左脚前枝・後枝のなかの2本または全部で、電気的刺激が伝導されない状態。➡ **LBBB（左脚ブロック）、RBBB（右脚ブロック）**

BBT　基礎体温　basal body temperature　最も安静な状態における体温。排卵・月経周期により高温相と低温相を繰り返す。

BC　乳癌　breast cancer　乳腺に発生した悪性腫瘍。

BCA-225　乳癌関連抗原225　breast carcinoma-associated antigen 225　乳癌に対する特異性が高く、特に再発乳癌で陽性率が上昇する腫瘍マーカー。（22頁●主な腫瘍マーカー参照）

BCAA　分岐鎖アミノ酸　branched-chain amino acid　必須アミノ酸のうち、分枝鎖をもつバリン、ロイシン、イソロイシンのこと。グルタミンと同様、筋肉のエネルギー源となる。

BCC　基底細胞癌　basal cell carcinoma　表皮の最下層である基底層や毛包などを構成する細胞の悪性腫瘍。

BCD　ブレオマイシン＋シクロホスファミド＋アクチノマイシンD　bleomycin, cyclophosphamide, actinomycin-D　骨腫瘍の併用化学療法。

BCD/HD-MTX　ブレオマイシン＋シクロホスファミド＋アクチノマイシンD＋メトトレキサート　bleomycin, cyclophosphamide, actinomycin-D, methotrexate　骨腫瘍の併用化学療法。

BCE　基底細胞上皮腫　basal cell epithelioma　表皮と真皮の間で分裂して表皮細胞をつくる基底細胞の悪性腫瘍。

BCG　カルメット・ゲラン桿菌　bacillus Calmette-Guerin　ウシ型結核菌。BCG接種に用いるヒト型結核菌弱毒化株。

BCN　ブレストケアナース　breast care nurse　乳癌看護認定看護師。乳癌患者への専門性の高いケアを行う看護師。

BCS　被虐待児症候群　battered child syndrome　親やそれに代わる人から受けた虐待により、心身に障害を負った状態。

BD　バセドウ病　Basedow's disease　自身の甲状腺を攻撃する自己抗体により甲状腺が肥大し、甲状腺ホルモンの過剰分泌によって甲状腺機能亢進症をきたす自己免疫疾患。若年女性に多くみられる。

BD　脳死　brain death　脳の不可逆的機能停止。①深昏睡、②両側瞳孔の散大・固定、③脳幹反射の消失、④平坦脳波、⑤自発呼吸の消失、で判定する。

BD　気管支拡張薬　bronchodilator　気管支を広げ、呼吸困難を改善する薬物。$β_2$刺激薬、抗コリン薬、テオフィリン薬がある。(58頁●主な気管支拡張薬の分類参照)

BDI　ベックうつ病特性尺度　Beck's depression inventory　抑うつ状態の重症度の測定スケール。

BE　細菌性心内膜炎　bacterial endocarditis　細菌感染により、心室、心房、弁などをおおう心内膜に炎症をきたした状態。

BE　バリウム注腸検査　barium enema　結腸の状態を調べるため、浣腸によりバリウムを注入して行う検査。

BE　過剰塩基　base excess　余剰塩基ともいう。アルカリ予備能を示す。アシドーシスが呼吸性のものか代謝性のものかを見分ける指標。

BE　前腕　below elbow　肘から手首までの部分。

BE　脳浮腫　brain edema　血腫などにより、脳内に水分が貯留し、脳容積が増大して脳がむくんだ状態。

BE　気管支拡張症　bronchiectasis　非可逆性の気管支の拡張が起こり、炎症を伴う疾患。

BE-AMP　前腕切断　below elbow amputation　BEアンプともいう。前腕を切断すること。

●主な気管支拡張薬の分類

分類	一般名（代表的な商品名）	特徴
抗コリン薬	イプラトロピウム（アトロベント）、オキシトロピウム（テルシガン）、チオトロピウム（スピリーバ）	・ムスカリン受容体を遮断することで、神経伝達物質アセチルコリンなどにより誘発される気管支平滑筋収縮による気道狭窄を防ぐ
β_2刺激薬	**短時間作用型β_2刺激薬（SABA）** サルブタモール（サルタノールインヘラー）、フェノテロール（ベロテック）、プロカテロール（メプチン） **長時間作用型β_2刺激薬（LABA）** サルメテロール（セレベント）、ホルモテロール（アトック） **LABAと吸入ステロイドの合剤** サルメテロール+フルチカゾン（吸入ステロイド）（アドエア） ホルモテロール+ブデソニド（吸入ステロイド）（シムビコート）	・平滑筋弛緩に関与するβ_2アドレナリン受容体に選択的に作用し平滑筋を弛緩させることで、気管支を拡張させる
テオフィリン薬	**徐放性製剤** テオフィリン製剤（テオドール、テオロング、スローピット、ユニフィル） **非徐放性製剤** アミノフィリン製剤（アルビナ、キョーフィリン、ネオフィリン） **点滴静注製剤** テオフィリン製剤およびアミノフィリン製剤（テオドリップ、ネオフィリン）	・ホスホジエステラーゼ（PDE）活性を阻害し、cAMPが代謝されて減少することを抑制することにより、気管支を拡張させる

BEE　基礎エネルギー消費量 basal energy expenditure（ベイサル エナジー イクスペンディチャー）　生命維持に必要な最小限のエネルギー量。●→TEE（必要エネルギー消費量）

BEL 骨盤位 Beckenendlage（独） ベッケン位ともいう。逆子のこと。胎児の骨盤端が母体の骨盤入口に向かう胎位。

●骨盤位の種類

| | 単殿位 | 複殿位 | 膝位 | 足位 |

先進部の面積　大 ———————————— 小
危険度　　　　小 ———————————— 大

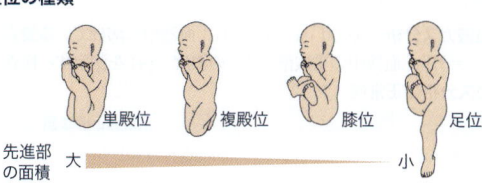

先進部の面積が大きければ大きいほど、軟産道は開大・伸展し、児頭への危険が減少する

BEP ブレオマイシン＋エトポシド＋シスプラチン bleomycin, etoposide, cisplatin　睾丸腫瘍・胚細胞腫の併用化学療法。

BEP 脳誘発電位 brain evoked potential　感覚刺激に対応して生じる脳での電位変動。刺激伝導路の障害部位とそのレベルを測る検査に用いる。
➡ AEP（聴覚誘発電位）、SEP（体性感覚誘発電位）、VEP（視覚誘発電位）

BET 良性上皮性腫瘍 benign epithelial tumor　上皮に生じる腫瘍のうち、病理学的に悪性所見をもたないもの。口腔内、胃や大腸に発生する。

BET 合成血 blood for exchange transfusion　O型の赤血球濃厚液にAB型の血漿を加えた血液。

BEV ベバシズマブ bevacizumab　抗悪性腫瘍薬。商品名：アバスチン。

BF 気管支内視鏡検査 bronchofiberscopy　経鼻・経口あるいは気管切開によって内視鏡を挿入し、喉頭・気管・左右気管支などを観察する検査。

bFGF 塩基性線維芽細胞増殖因子 basic fibroblast growth factor　血管新生、創傷治癒、胚発生などにかかわる成長因子、線維芽細胞増殖因子（FGF）の1つで、塩基性成分をもつもの。褥瘡治療に用いるフィブラストスプレーは、bFGFを主成分とする。

BFP 塩基性胎児タンパク basic fetoprotein　癌胎児性タンパクの1つ。泌尿器癌、生殖器癌、消化器癌、肺癌などの腫瘍マーカーとして用いられる。（22頁●主な腫瘍マーカー参照）

BFPR　生物学的偽陽性反応　biological false positive reaction　梅毒血清反応（STS）が、膠原病、慢性肝疾患、結核など梅毒以外の疾患でリン脂質抗体が産生されて陽性となること。

BGA　血液ガス分析　blood gas analysis　血液中に溶けている酸素、二酸化炭素の分圧、血液中の重炭酸イオンの濃度、pHを測定する検査。

●血液ガス分析の正常値

	正常値と標準値
pH（水素イオン指数）	7.35 〜 7.45
PaO_2（動脈血酸素分圧）	80 〜 100Torr
$PaCO_2$（動脈血二酸化炭素分圧）	35 〜 45Torr
HCO_3^-（重炭酸イオン濃度）	22 〜 26mEq/L
BE（base excess、過剰塩基）	0±2mEq/L
PaO_2（標準値）　臥位	109.0 − 0.43 ×年齢（年）
座位	104.2 − 0.27 ×年齢（年）

BGT　ベンダーゲシュタルトテスト　Bender-Gestalt test　幾何学図形を被験者に模写させ、正確さとその他の特徴から判定する心理検査。脳器質性疾患や精神障害などの検査に用いられる。

BH　出生身長　birth height　出産直後の児の身長。

BH　身長　body height　体の長さ。

BH-AC　ベヘノイルシトシンアラビノシド　behenoylcytosine arabinoside　エノシタビンともいう。抗悪性腫瘍薬。商品名：サンラビン。

BHL　両側肺門部リンパ節腫脹　bilateral hilar lymphadenopathy　両側の肺門リンパ節が腫脹した病態。サルコイドーシスの特徴的所見。

BHN　基本的生活要求　basic human needs　人間が生きていくうえで、最も基本的なニード。衣食住、初等教育、医療衛生、生活基盤分野。

BI　バーセルインデックス　Barthel index　日常生活動作（ADL）を10項目に分け、日常生活の自立度を評価するスケール。

BI　扁平頭蓋底　basilar invagination　頭蓋底が正常よりも平たくなっている、頭蓋頸椎移行部の形態異常。小脳や脊髄の障害、正常圧水頭症などをきたす場合がある。

B-Ⅰ　ビルロートⅠ法 ビルロートワン メソッド　Billroth-Ⅰ method　幽門側胃切除後、残った胃と十二指腸を端々吻合する再建術式。

●ビルロート法とルーワイ法

ビルロートⅠ法

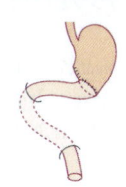

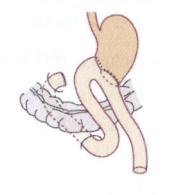

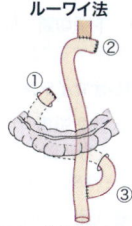

胃部分切除術で、十二指腸断端と残胃を吻合する。

ビルロートⅡ法

十二指腸の断端は閉鎖して、残胃と空腸を吻合する。

ルーワイ法

①十二指腸断端を閉鎖する。
②空腸と食道を吻合する。
③空腸と空腸を吻合する。

BI　熱傷指数　バーン インデックス　burn index　熱傷の重症度判定基準。熱傷を負った面積（Ⅲ度熱傷面積［％］＋1/2 Ⅱ度熱傷面積）と深度から算出する。

B-Ⅱ　ビルロートⅡ法　ビルロートツー メソッド　Billroth-Ⅱ method　幽門側胃切除後、十二指腸断端を閉鎖し、残った胃と空腸を端側吻合する再建術式。**（61頁●ビルロート法とルーワイ法参照）**

Bil　ビリルビン　ビリルビン　bilirubin　胆汁色素ともいう。赤血球が崩壊してヘモグロビンが分解された後にできる色素。直接ビリルビンと間接ビリルビンがある。黄疸の指標。➡ **D-Bil（直接ビリルビン）、I-Bil（間接ビリルビン）／（399頁●主な肝機能の指標／293頁●黄疸のメカニズム参照）**

BIP　細気管支性間質性肺炎　ブロンキオラー インタースティシャル ニューモニア　bronchiolar interstitial pneumonia　ビップともいう。特発性間質性肺炎の1種。➡ **IIP（特発性間質性肺炎）**

BIPAP　二相性陽圧呼吸　バイレヴェルズ ポジティブ エアウェイ プレッシャー　bi-levels positive airway pressure　バイパップともいう。吸気と呼気で陽圧が変化する、非侵襲的二式呼吸器。一定の陽圧を送る一相式をCPAP（シーパップ）という。

BIPM　ビアペネム　ビアペネム　biapenem　抗菌薬。商品名：オメガシン。

BJP　ベンス-ジョーンズタンパク　ベンスジョーンズ プロテイン　Bence-Jones protein　免疫グロブリン分子を構成するタンパク質の1つ。多発性骨髄腫などの場合、尿中に増加する。

BK 下腿 below knee 膝から足首までの部分。

BK ブラジキニン bradykinin 鎮痛作用、血圧下降作用をもつ活性ペプチド。(215頁●炎症性メディエータの種類と特徴参照)

BK-AMP 下腿切断 below knee amputation BKアンプともいう。膝関節以下を切断すること。➡ AK-AMP（大腿切断）

BLM ブレオマイシン bleomycin 抗悪性腫瘍薬。商品名：ブレオ。

BLS 1次救命処置 basic life support 心肺停止の際に、蘇生器具がなくても行える処置。A：気道の確保、B：人工呼吸、C：血液循環・胸骨圧迫。➡ ALS（2次救命処置）、PLS（長期救命処置）

BM 基礎代謝 basal metabolism 最低限度の生命活動を維持するために使われるエネルギー量。1日に成人女性で1,200kcal、成人男性で1,500kcalとされている。

BM 排便 bowel movement 便の排出。便通。

BMD 骨塩密度 bone mineral density 骨に含まれるカルシウム、マグネシウムなどのミネラル成分の量。骨の強度を示し、超音波やX線を用いて骨塩密度を測定する。骨粗鬆症や代謝性骨疾患の診断や、治療の経過観察に用いられる。

BME 医用生体工学 biomedical engineering 医学と工学の領域を融合した学問分野。

BMG 良性単クローン性免疫グロブリン症 benign monoclonal gammopathy MGUS（意義不明の単クローングロブリン血症）ともいう。免疫にかかわるMタンパク（モノクローナルな異常γグロブリン）が産生され、血中にて確認される疾患。特に症状はないが、多発性骨髄腫やアミロイドーシスに移行する場合もある。

BMI 体格指数 body mass index 体重（kg）を身長（m）の2乗で割った値。標準体重は、22となる。(32頁●主な栄養指標参照)

BMP 骨形成因子 bone morphogenetic protein 異所性の骨形成を誘導するタンパク性因子。(211頁●サイトカインファミリー参照)

BMR 基礎代謝率 basal metabolic rate 生命維持に必要な最小限のエネルギー量。

BMR 両内直筋後転術 bilateral medial rectus recession 結膜を切開し

BMS **ベアメタルステント** bare metal stent　ステントの金属表面がコーティングされていないステント。→ DES（薬剤溶出性ステント）

BMT **骨髄移植** bone marrow transplantation　白血病や再生不良性貧血などによる造血機能障害を改善するために、健康な骨髄幹細胞を移植する治療法。

BNBAS **ブラゼルトン新生児行動評価尺度** Brazelton neonatal behavioral assessment scale　新生児の神経行動発達の評価方法の１つ。新生児の行動システムを自律神経系（生理系）、状態系、運動系、注意／相互作用系の４つの行動系に分類し、それぞれを評価する。

BNC **膀胱頸部拘縮** bladder neck contracture　膀胱の出口である膀胱頸部が狭くなった状態。前立腺手術後の合併症の１つ。

BNCT **ホウ素中性子捕捉療法** boron neutron capture therapy　比較的エネルギーの低い熱中性子線を腫瘍組織に照射し、あらかじめ腫瘍組織に取り込ませたホウ素化合物との核反応によって生成する α 線とリチウム核によって選択的に腫瘍細胞のみを傷害する、癌の治療法。

BNP **脳性ナトリウム利尿ペプチド** brain natriuretic peptide　心室で分泌され、利尿作用、血管拡張作用、血圧降下作用を有するペプチドホルモン。→ ANP（心房性ナトリウム利尿ペプチド）／（35頁●心筋マーカー参照）

BNT **脳神経伝達物質** brain neurotransmitter　シナプス前ニューロンからシナプス後ニューロンへ興奮性または抑制性の情報を伝える化学物質。（64頁●神経伝達物質の種類と働き参照）

BO **腸閉塞** bowel obstruction　イレウスともいう。腸管内腔の閉塞により、腸内容物の通過が妨げられた状態。機械的イレウスと機能的イレウスに大別される。（65頁●イレウスの分類参照）

BO **閉塞性細気管支炎** bronchiolitis obliterans　細気管支の線維化によって気道が閉塞する気管支炎。→ BOOP（閉塞性細気管支炎器質化肺炎）

BOA **聴性行動反応聴力検査** behavioral observation audiometry　眠っている新生児に音を聴かせ、モロー反射、眼瞼反射などの聴性反射が起こるのをみる聴力検査。

BOAI **バルーン閉塞下動注法** balloon-occluded arterial infusion　腫瘍

●神経伝達物質の種類と働き

種類	神経伝達物質	特徴など
アミノ酸系	グルタミン酸 (Glu)	主要な興奮性伝達物質
	γ-アミノ酪酸 (GABA)	主要な抑制性伝達物質
	グリシン	脊髄と脳幹で、GABAに加えて抑制性伝達物質として機能
アセチルコリン (Ach)		注意、認知機能、覚醒、レム睡眠などに関与
モノアミン	ドパミン (DA)	随意運動、報酬行動、動機づけ、薬物依存などに関与
	ノルアドレナリン (NA)	不安、恐怖反応に関与
	アドレナリン (AD)	交感神経系を優位にする。心拍数・血圧・血糖を上昇
	セロトニン (5HT)	不安、食欲、嘔吐、鎮痛などに関与
	ヒスタミン	覚醒、嘔吐誘発、食欲抑制などに関与
神経ペプチド (一部の例)	バソプレシン (VP)	昇圧作用や抗利尿作用をもつ下垂体後葉ホルモン
	オキシトシン (OT)	陣痛時の子宮筋収縮や射乳にかかわる下垂体後葉ホルモン
	コレシストキニン (CCK)	バスケット型抑制性介在ニューロンに豊富に発現
	VIP	介在ニューロンに選択的に発現し、GABAの放出を促進
	神経ペプチドY	食欲の増進、情動、うつなどに関与
	内在性オピオイドペプチド	脳内モルヒネ。鎮痛、多幸感
	ソマトスタチン (SMS)	他の細胞の分泌を強力に抑制
	サブスタンスP (SP)	痛覚過敏に関与
	オレキシン	ナルコレプシーとの関連

につながる動脈の血流をバルーンカテーテルで遮断し、直接抗癌薬を注入する治療法。

●イレウスの分類

分類		原因	X線所見
機械的イレウス	単純性(閉塞性)イレウス	①先天性、②異物、③腸管壁の器質的変化(瘢痕、腫瘍、癒着、屈曲、索状物、圧迫)などによる機械的閉塞	・狭窄部位から肛門側にガス像が認められない
	複雑性(絞扼性)イレウス	①腸重積、②腸軸捻転症、③腸管結節形成、④腹腔内腸嵌頓、⑤ヘルニア嵌頓などによる腸管への血流障害	
機能的イレウス	麻痺性イレウス	①薬剤、②感染(腹膜炎)、③代謝異常などによる腸管運動の麻痺	・胃から大腸まで全消化管に及ぶガスの充満像・鏡面像(ニボー像)
	痙攣性イレウス	①ヒステリーなどによる神経性、②モルヒネ、鉛などの中毒性による腸管の痙攣	

BOHA　バルーン閉塞下肝動脈造影　balloon-occluded hepatic arteriography　バルーンカテーテルで一時的に肝血流を遮断して行う肝動脈造影法。

BOOP　閉塞性細気管支炎性器質化肺炎　bronchiolitis obliterans with organizing pneumonia　肺胞・細気管支に炎症が生じ、肺胞からの滲出物が器質化した、閉塞性細気管支炎。➡ BO(閉塞性細気管支炎)、BIP(細気管支性間質性肺炎)

BP　ベル麻痺　Bell's paralysis　顔面神経が浮腫、圧迫などにより障害されて生じる顔面片側の運動麻痺。

BP　双極性障害　bipolar disorder　躁うつ病と同義。躁状態とうつ状態を交互に繰り返す。セロトニンなど神経伝達物質への過敏性が原因。

BP　血圧　blood pressure　心室から送り出された血液が、血管壁に与える圧力。

BP　水疱性類天疱瘡　bullous pemphigoid　表皮基底膜部抗原に対する自己抗体(IgG)の関与により、表皮下水疱を生じる自己免疫。かゆみを伴う紅斑と緊満性の水疱が多発するのが特徴。

BPD 大横径 biparietal diameter 超音波断層撮影で測定した胎児の左右頭頂骨の外面の最大距離。大腿骨長（FL）とともに胎児の発育状況をみる指標。➡ FL（大腿骨長）

BPD 境界性パーソナリティ障害 borderline personality disorder 感情、気分、衝動などの制御が行えなくなり、きわめて不安定な状態を示すパーソナリティ障害。

BPD 気管支肺異形成症 bronchopulmonary dysplasia 呼吸窮迫症候群などで、出生直後から人工呼吸や酸素投与が行われた新生児に起こる肺や気管支の異常形成。

BPH 良性前立腺肥大症 benign prostatic hyperplasia ➡ PH（前立腺肥大症）

BPI 上腕神経叢損傷 brachial plexus injury 首から腋の下にかけて存在する神経叢が、急激な外力により引き伸ばされて損傷した状態。

BPI 簡便疼痛質問票 Brief Pain Inventory 患者の疼痛に関して、その程度、日常生活機能への影響、痛みのある場所、鎮痛薬の服用状況などを10段階で評価する質問紙調査。

BPO 基礎ペプシン分泌量 basal pepsin output 非刺激下での単位時間当たりのペプシン分泌量。胃液分泌の指標。➡ SPO（刺激ペプシン分泌量）

BPPN 良性発作性頭位眼振 benign paroxysmal positional nystagmus 頭の位置を特定の方向に変えると起こる眼振。

BPPV 良性発作性頭位めまい benign paroxysmal positional vertigo 頭の位置を特定の方向に変えると起こるめまい。前庭に関係するとされ、一過性で難聴などを伴わず、予後は良好。

BPS 行動疼痛スケール behavioral pain scale 痛みの評価スケール。痛みの程度を自己表現できない患者のために開発されたもので、表情、上肢の動き、人工呼吸器との同調という3項目について、それぞれ4点ずつスコアを付けて満点が12点になるスケール。

BPS バイオフィジカルプロファイルスコアリング biophysical profile scoring 胎児の健康状態を評価するスケール。超音波検査による呼吸様運動、胎動、筋緊張、ノンストレステストによる一過性頻脈をスコアリングし、点数によって経過観察、分娩を決定する方法。（288頁●主な胎児評価の方法参照）

BPSD 行動心理症状 behavioral and psychological symptoms of dementia
ビヘイヴィオラル アンド サイコロジカル シンプトムズ オブ ディメンチァ
認知症患者にみられる知覚、思考内容、気分または行動の障害による症状。「周辺症状」「行動障害」「対処困難行動」に相当。

● BPSD

周辺症状
・不眠、昼夜逆転
・妄想 ・多動、常同行為、強迫反復
・乱買、収集癖
・せん妄 **中核症状** ・不潔
・徘徊 ・物忘れ ・幻覚
・理解判断能力の低下 ・うつ
・火の不始末 ・攻撃
・性的異常行動
・不安、焦燥 ・過食、異食

行動の症状 behavioral symptoms
徘徊、焦燥、破局反応、不平の表明、脱抑制拒絶・介護への抵抗、食行動の異常、火の不始末 など

精神の症状 psychological symptoms
妄想、幻覚、誤認、抑うつ状態、アパシー、不安、睡眠障害 など

BPTB 骨付き膝蓋腱 bone-patellar tendon bone 膝下にある膝蓋腱の中央1/3を、骨を付けた状態で採取した移植腱。膝前十字靱帯損傷の再建に用いる。
しつがいけん ボーン パテラー テンドン ボーン しつじゅうじんたい

Bq ベクレル becquerel 放射線量の単位。1秒間に放射線を出す回数。（392頁●放射能と放射線の主要単位参照）

bra, brady 徐脈 bradycardia 脈が正常より少ないこと。（68頁●脈拍の異常参照）
ブラディカーディア

BRAO 網膜動脈分枝閉塞症 branch retinal artery occlusion 網膜動脈の分枝動脈が硬化し、閉塞することによって起こる網膜疾患。➡ CRAO（網膜中心動脈閉塞症）
へいそく ブランチ レティナール アーテリー オクルージョン へいそく

BRM療法 生物学的反応性修飾物質療法 biological response modifiers モノクローナル抗体、成長因子、ワクチンなどを薬物として用いて、癌や感染症などにおける免疫力の促進・回復を図る治療法。
バイオロジカル レスポンス モディファイアーズ

BRO 気管支鏡検査 bronchoscopy 経口的に挿入した気管支鏡で肺疾患を診断する検査。
ブロンコスコピー

●脈拍の異常

名称	脈の触れ方	代表的疾患・病態
頻脈	・100回／分以上	出血性ショック、発熱、疼痛、興奮、うっ血性心不全、甲状腺機能亢進症、発作性頻拍、貧血
徐脈	・60回／分以下	頭蓋内圧亢進症、神経性ショック、完全房室ブロック
不整脈	・リズム・強さ・間隔が全く不規則	心房細動
結滞	・脈が1回抜けたようになる	上室性または心室性期外収縮
奇脈	・呼吸運動に合わせて脈が弱くなったり強くなったりする	心タンポナーデ

BRS　圧受容体反射感受性　baroreflex sensitivity（バロリフレックス センシティヴィティ）　頸動脈洞と大動脈弓にある圧受容器の感受性。圧受容器が血圧変動を感知しにくくなることが高血圧の原因となる。

BRTO　バルーン閉塞下逆行性経静脈的閉塞術　balloon-occluded retrograde transvenous obliteration（バルーンオクルーディッド レトログレイド トランスヴェナス オブリテレイション）　門脈圧亢進症で胃静脈血が左腎静脈に流出する場合、流出路にバルーンカテーテルを挿入して血流を止め、血流の逆方向に硬化剤を注入し、胃静脈瘤を固める手術。➡ TIPS（経頸静脈的肝内門脈短絡術）、PTO（経皮的経肝食道静脈瘤塞栓術）

BRTP　痛みの行動質問票　behavioral responses to pain（ビヘイヴィオラル レスポンシズ トゥ ペイン）　慢性痛患者の疼痛を、38項目の日常生活動作から測定・評価する質問票。

BRVO　網膜静脈分枝閉塞症　branch retinal vein occlusion（ブランチ レティナル ヴェイン オクルージョン）　網膜血管の動脈硬化により、動脈と静脈の交叉部で静脈が動脈によって圧迫されて閉塞するために起こる網膜疾患。➡ CRVO（網膜中心静脈閉塞症）

B's　バビンスキー反射　Babinski reflex（バビンスキー リフレックス）　病的反射の1つ。足底の外縁近くを鍵の先端やハンマーの柄などでこすると、正常なら足底側に屈曲する母指が、背屈する反射。錐体路障害が疑われる。

BS　血糖　blood sugar（ブラッド シュガー）　血中ブドウ糖濃度。ブドウ糖濃度は、インスリンやグルカゴン、アドレナリンなどの作用で安定を保つ。

BS　腸雑音　bowel sound（バウエル サウンド）　グル音ともいう。腹部を聴診すると聴こえる腸の活動音。

BSA　体表面積　body surface area　身長と体重から求める「高比良の式」「藤本-渡辺の式」「デュボアの式」などがある。基礎代謝量の算定、薬物の投与量の計算などに用いる。

BSC　ベスト・サポーティブ・ケア　best supportive care　無治療経過観察。抗癌薬を使用しない対症療法。

BSE　ウシ海綿状脳症　bovine spongiform encephalopathy　狂牛病ともいう。プリオンタンパク蓄積による海綿状脳症。➡ TSE（伝達性海綿状脳症）

BSE　乳房自己検査法　breast self examination　乳癌の検査法の1つ。形・大きさなどの変化や、くぼみ・ひきつれ・しこりの有無、分泌物などを自分で調べる検査法。

BSI　血流感染　blood stream infection　カテーテル挿入部などからの血液経路による感染。

BSI　生体物質隔離　body substance isolation　手袋など個人防護具（PPE）着用による感染予防。CDCの感染防止標準予防策は、①普遍的予防策と②生体物質隔離策からなる。➡ PPE（個人防護具） ／ （330頁●個人防護具参照）

BSN　看護学学士　bachelor of science in nursing　看護系大学で学士課程を修了した者。

BSO　両側卵管卵巣摘除術　bilateral salpingo-oophorectomy　卵巣癌における、両側の卵管・卵巣の摘出除去手術。

BSP　ブロモスルホフタレイン排泄試験　bromsulphalein test　ブロムサルファレインを静注し、排泄時間を測定して、肝機能を調べる検査。

BSR　脳幹反応　brainstem response　➡ ABR（聴性脳幹反応）

BST　臨床実習　bed side teaching　医師や看護師を目指す学生が、教員や研修生など指導的な役割をもつ人とともに患者と対面し、治療や看護の実際、記録の書き方、コミュニケーションのとり方などを実際に学ぶ授業。

BST　ウベニメクス　ubenimex　抗悪性腫瘍薬。商品名：ベスタチン。

BSVR　基礎胃液分泌量　basal secretion volume rate　非刺激下での単位時間あたりに分泌される胃液量。➡ MSVR（最大酸分泌量）

BT　バクテリアルトランスロケーション　bacterial translocation　腸粘膜を通過して細菌や菌体毒素が体内に侵入すること。

BT　行動療法　behavioral therapy（ビヘイヴィオラル セラピー）　心理療法の１つで、行動理論や学習理論に基づいて、既存の行動の変容、改善を図る方法。

BT　膀胱腫瘍　bladder tumor（ブラダー テューマー）　膀胱に発生する悪性腫瘍。

BT　出血時間　bleeding time（ブリーディング タイム）　皮膚をメスで切開し、出血が止まる時間で血液凝固能を判定する検査法。耳たぶを切開するDuke法が一般的。
（42頁●血液凝固・線溶検査参照）

BT　体温　body temperature（ボディ テンペラチャー）　動物の体の温度。（434頁●バイタルサインの基準値参照）

BT　脳腫瘍　brain tumor（ブレイン テューマー）　頭蓋内にできる腫瘍の総称。

BTB　ブロモチモールブルー　bromothymol blue（ブロモチモール ブルー）　pH測定紙の成分。酸性で黄色、アルカリ性で青を示す。

BTF　輸血　blood transfusion（ブラッド トランスフュージョン）　血液の不足を補う治療法。

BTL　卵管結紮術　bilateral tubal ligation（バイラテラル テューバル ライゲイション）　排卵ができないよう、開腹または腹腔鏡下で卵管を切断して縛る、女性の不妊手術。

BTPS　体温、大気圧、水蒸気飽和状態　body temperature and pressure, saturated（ボディ テンペラチャー アンド プレッシャー サチュレイテッド）　気体容積の測定の際、体温37℃、そのときの気圧、体温での水蒸気飽和状態であることを示す。➡ ATPS（室温、大気圧、水蒸気飽和状態）、STPD（標準温度、標準気圧、乾燥状態）

BTR　上腕二頭筋反射　biceps tendon reflex（バイセプス テンドン リフレックス）　二頭筋腱への刺激に対し肘関節が不随意に屈曲する反射。➡ TTR（上腕三頭筋反射）

BTS　徐脈頻脈症候群　bradycardia-tachycardia syndrome（ブラディカーディア タキカーディア シンドローム）　洞機能不全に基づく徐脈に、上室性頻脈や心房細動が交互に現れる病態。洞不全症候群の一型。➡ SSS（洞不全症候群）

B-T shunt　ブラロック・タウシッヒ短絡術　Blalock-Taussig shunt（ブラロックタウシグ シャント）　先天性心疾患に対して、肺の血流量を上げるため行う肺動脈と鎖骨下動脈のバイパス手術。

BUC　ブシラミン　bucillamine（ブシラミン）　抗リウマチ薬。商品名：ブシラミン、ブラント、ブシレート、リマチル、レマルク。

BUN　血液尿素窒素　blood urea nitrogen（ブラッド ユリア ナイトロジェン）　血中の尿素窒素量。腎臓のタンパク代謝能を反映する指標。

BUS　ブスルファン　busulfan　抗悪性腫瘍薬。商品名：マブリン、ブスルフェクス。

BUT　涙膜破壊時間　tear film break up time　フルオレセイン染色による角膜表面の涙液の安定性検査。

BV　両心室　biventricular　心臓の右心室と左心室。➡ RV（右心室）、LV（左心室）

BV　血液量　blood volume　身体を循環している赤血球と血漿の総量。

BVAS　両心室補助人工心臓　biventricular assist system　自己の心臓を温存し、左心室・右心室両方の機能を補助して全身循環を維持する装置。➡ LVAS（左心補助人工心臓）、RVAS（右心補助人工心臓）

BVH　両室肥大　biventricular hypertrophy　心臓の左右両心室が肥大した状態。心臓弁膜症や拡張型心筋症、心房（心室）中隔欠損症などで起こる。

BVM　バッグバルブマスク　bag valve mask　マスクに加圧用の袋が付いて送気する換気マスク。

BVRT　ベントン視覚記銘力検査　Benton visual retention test　図を見て再現させるテスト。短期記憶を測定する。

BW　出生体重　birth weight　出産直後の児の体重。

BW　体重　body weight　ウェイトともいう。体の重さ。

BWG　ブランド・ホワイト・ガーランド症候群　Bland-White-Garland syndrome　冠動脈起始異常症ともいう。大動脈から起始するはずの左冠動脈が、肺動脈から起始する先天的心疾患。

Bx　バイオプシー　biopsy　生検、生体組織採取検査ともいう。身体の組織の一部を切除して、顕微鏡で病理組織学的に検査すること。

BZ　ベンゾイル　benzoyl　安息香酸系化合物。潰瘍、熱傷、ニキビの治療などに用いる。

C

C　むし歯、う歯　caries dentium　う蝕された歯。むし歯の進行度は、C1〜C4 に分類する。

C　盲腸　cecum　大腸の最も口腔寄りの部分で、小腸と接している部位。

一方は出口がなく（盲端）、先端に虫垂が付着する。(367頁●大腸・肛門の区分参照)

C 頸神経 cervical nerve 頸椎の間から出る神経。8対あり、C1〜C8（第1頸神経〜第8頸神経）と略す。C1〜C7は頸椎についても用いられる。

●神経系の働き

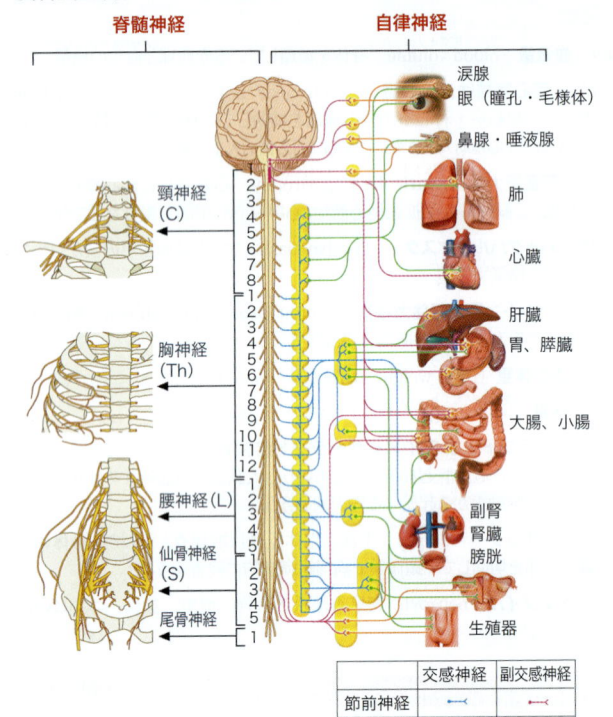

脊髄神経 ／ 自律神経

頸神経(C)
胸神経(Th)
腰神経(L)
仙骨神経(S)
尾骨神経

涙腺
眼（瞳孔・毛様体）
鼻腺・唾液腺
肺
心臓
肝臓
胃、膵臓
大腸、小腸
副腎
腎臓
膀胱
生殖器

	交感神経	副交感神経
節前神経		
節後神経		

C クリアランス clearance 腎臓における血中物質の浄化値、清掃値。

C コンプライアンス compliance 患者が治療・看護上の指示に従った

C10　デカメトニウム decamethonium　全身麻酔に用いる、脱分極性筋弛緩薬。

Ca　カルシウム calcium　アルカリ金属元素。体内では主に骨・歯に存在し、血液凝固、神経・筋の機能維持、細胞のイオン透過などを行う。(228頁●電解質組成参照)

CA　カルシウム拮抗薬 calcium antagonists　カルシウムによる心筋などへの影響を遮断する薬物。降圧薬。(44頁●降圧薬の分類参照)

ca　癌 carcinoma, cancer　本来癌腫だけを指す言葉だが、悪性腫瘍、悪性新生物とほぼ同義。細胞が無制限に増殖する疾患。生体の機能を阻害し、死に至る。浸潤、転移により全身に広がる。

CA　カテコラミン catecholamine　カテコール基をもつモノアミン神経伝達物質。ノルアドレナリン、アドレナリン、ドパミンが含まれる。(64頁●神経伝達物質の種類と働き参照)

CA　腹腔動脈造影 celiac angiography　腹腔動脈に造影剤を注入して撮影するX線検査。肝、膵、胆などの検査に適用。

CA　腹腔動脈 celiac artery　腹大動脈から出る動脈の1つ。腹腔上部に存在する臓器(胃、脾臓、肝臓、膵臓、十二指腸など)に血液を供給する。(216頁●腹部の動脈参照)

CA　冠動脈 coronary artery　上行大動脈から左右に出て心臓に酸素と栄養を送る動脈。(74頁●冠動脈参照)

CA125　糖鎖抗原125 carbohydrate antigen 125　腫瘍マーカーの1つ。(22頁●主な腫瘍マーカー参照)

CA19-9　糖鎖抗原19-9 carbohydrate antigen 19-9　腫瘍マーカーの1つ。(22頁●主な腫瘍マーカー参照)

CABG　冠動脈大動脈バイパス移植術 coronary artery bypass graft　急性心筋梗塞など虚血性心疾患の際に、冠動脈の狭窄部に、患者本人の大腿静脈や internal 動脈を使用したバイパスをつくる手術。

CACG　慢性閉塞隅角緑内障 chronic angle-closure glaucoma　➡ PACG (原発性閉塞隅角緑内障)

●冠動脈

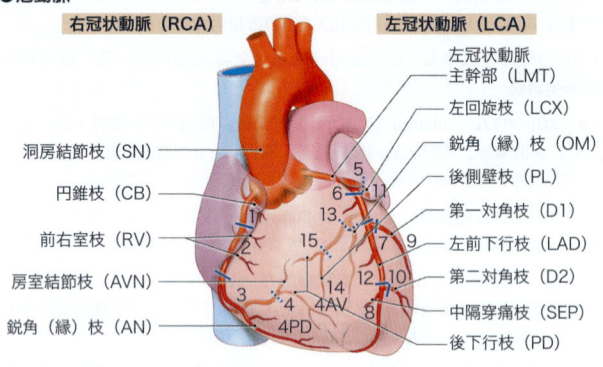

右冠状動脈（RCA）
- 洞房結節枝（SN）
- 円錐枝（CB）
- 前右室枝（RV）
- 房室結節枝（AVN）
- 鋭角（縁）枝（AN）

左冠状動脈（LCA）
- 左冠状動脈主幹部（LMT）
- 左回旋枝（LCX）
- 鋭角（縁）枝（OM）
- 後側壁枝（PL）
- 第一対角枝（D1）
- 左前下行枝（LAD）
- 第二対角枝（D2）
- 中隔穿通枝（SEP）
- 後下行枝（PD）

CaCO₂ 動脈血二酸化炭素含量　arterial carbon dioxide content（アーテリアル カーボン ダイオクサイド コンテント）　動脈血に含まれるCO₂濃度。心肺機能異常の指標。

CAD 冠動脈疾患　coronary artery disease（コロナリー アーテリー ディジーズ）　心筋梗塞や狭心症など、冠動脈の障害が原因で起こる心疾患。

CAG 頸動脈造影　carotid angiography（カロティド アンジオグラフィー）　頸動脈に造影剤を注入して撮影するX線検査。

CAG 脳血管造影　cerebral angiography（セレブラル アンジオグラフィー）　脳血管に造影剤を注入して撮影するX線検査。

CAG 冠動脈造影　coronary angiography（コロナリー アンジオグラフィー）　冠動脈に造影剤を注入して撮影するX線検査。（75頁●心カテーテルによる心血管造影の種類参照）

CAG シタラビン＋アクラルビシン＋顆粒球コロニー刺激因子（かりゅうきゅう）　cytosine arabinoside, aclarubicin, G-CSF（サイトシン アラビノシド アクラルビシン ジーシーエスエフ）　急性白血病、骨髄異形成症候群の併用化学療法。

CAH 慢性活動性肝炎　chronic active hepatitis（クロニック アクティヴ ヘパタイティス）　慢性肝炎のなかで活動性のもの。犬山分類では、活動性は肝細胞の変性と壊死で評価する。

CAH 先天性副腎過形成症　congenital adrenal hyperplasia（コンジェンタル アドリナル ハイパープレイジア）　ステロイドホルモンの生成にかかわる酵素が先天的に欠損する副腎酵素欠損症の1つで、糖コルチゾールが生成できないことで下垂体からACTH（副腎皮質

●心カテーテルによる心血管造影の種類

方法	造影	検索内容
右心カテーテル（RHC）	右室造影（RVG）	●右室の形態・運動、三尖弁閉鎖不全の有無・程度
	肺動脈造影（PAG）	●肺動静脈瘻、肺動脈塞栓、左房内血栓、左房腫瘍の有無
左心カテーテル（LHC）	冠動脈造影（CAG）	●冠動脈狭窄の部位・程度、側副血行路の有無・程度
	左室造影（LVG）	●左室の形態・運動、僧帽弁閉鎖不全の有無、程度
	大動脈造影（AOG）	●大動脈の形態・血行動態、大動脈弁の形態・動態、大動脈弁逆流の有無・程度

刺激ホルモン）が過剰に分泌された結果、副腎が過形成をきたした病態の総称。

CAI 炭酸脱水酵素阻害薬 carbonic anhydrase inhibitor 炭酸脱水酵素のナトリウム吸収を抑制することで、浸透圧利尿を行う薬物の総称。

Cal カロリー calorie 熱量。単位としては kcal が用いられる。

CAL 冠動脈病変 coronary arterial lesion 冠動脈に生じる病変の総称。狭心症や心筋梗塞を指す。

CAM 絨毛膜羊膜炎 chorioamniotis 細菌感染による子宮卵膜（絨毛膜と羊膜）の炎症性疾患。早産の原因となる。

CAM クラリスロマイシン clarithromycin 抗菌薬。商品名：クラリス、クラリシッド。

CAM 補完代替医療 complementary and alternative medicine 現代医学では科学的未検証、臨床未応用だが、現代医学を補うことのできる医学体系。漢方薬、鍼灸、アロマセラピー、温泉療法、瞑想療法などの総称。

CAM-ICU confusion assessment method for the intensive care unit ICU におけるせん妄のアセスメントツール。

cAMP 環状アデノシン1リン酸 cyclic adenosine monophosphate サイ

クリックAMPともいう。ATPから生成される化合物。一部ホルモンや神経伝達物質のセカンドメッセンジャーとして働くほか、タンパク質キナーゼの活性化やグリコーゲンの分解調節にも関与。

CAO 慢性末梢動脈閉塞症　chronic peripheral arterial occlusive disease ＝ ASO（閉塞性動脈硬化症）。最近は末梢動脈疾患（PAD）と呼ぶ。 ➡ PAD（末梢動脈疾患）

CaO₂ 動脈血酸素含量　arterial oxygen content　動脈血中の、ヘモグロビン結合酸素量と物理的に血液中に溶解している酸素量の和。（443頁付録●呼吸機能検査に用いられる用語、記号、省略語参照）

CAP 市中肺炎　community-acquired pneumonia　通常の社会生活を営む人が、通常の環境下において罹患する肺炎。感染リスクが高い医療施設で生じる院内肺炎（HAP）と対比的に用いられる。 ➡ HAP（院内肺炎）、NHCAP（医療・介護関連肺炎）

CAP シクロホスファミド＋アドリアマイシン＋シスプラチン　cyclophosphamide, adriamycin, cisplatin　卵巣癌、子宮体癌の併用化学療法。

CAPD 持続携行式腹膜透析　continuous ambulatory peritoneal dialysis　腹部に長時間、透析液を貯め、自分自身の腹膜を透析膜として使って行う血液浄化法。通常、1日に4～5回患者自身が透析液を交換するが、透析液の交換を器械が自動的に行うAPDもある。 ➡ APD（自動腹膜透析）、CCPD（持続性周期的腹膜透析）／（187頁●透析の種類参照）

CARS 代償性抗炎症反応症候群　compensatory anti-inflammatory response syndrome　抗炎症性サイトカインが優位となり、感染防御機能が低下し、感染症が難治化、重症化しやすくなった状態。炎症性サイトカイン優位な状態を全身性炎症反応症候群（SIRS）という。

CART 腹水濾過濃縮再静注法　cell-free and concentrated ascites reinfusion therapy　腹水患者の腹水を採取し、それを濾過・濃縮して、患者に再静注する治療法。難治性腹水症において行われるが、胸水に対しても行われることがある。

CAS 頸動脈ステント留置術　carotid artery stent　大腿動脈から頸動脈にガイドワイヤーを進め、ガイドワイヤーを介してカテーテルを挿入して、狭窄・閉塞した部位をステントで拡張する手術。

Cat 白内障 cataract(キャタラクト) 眼球内の水晶体が白く濁る疾患。先天性と後天性があり、後者には老人性、糖尿病性、外傷性などがある。

●白内障手術の種類

略　語	日本語	手術内容
ICCE	水晶体嚢内摘出術	水晶体を嚢ごと摘出
ECCE	水晶体嚢外摘出術	水晶体前嚢、強角膜を切開し、核、皮質を摘出
PEA	水晶体乳化吸引術	超音波で乳化させ、核、皮質を摘出
IOL	眼内レンズ（挿入術）	水晶体摘出後に人工レンズを移植

CAT コンピュータ断層撮影 computer-assisted tomography(コンピューターアシスティッド トモグラフィー) キャットともいう。X線によって身体の横断像を撮影する方法。

CAVB 完全房室ブロック complete A-V block(コンプリート エーヴイ ブロック) 心房から心室への興奮伝導が完全に途絶えた状態。心室の補充収縮により心室調律が出現する。

CAVC 共通房室弁口 common atrioventricular canal(コモン アトリオヴェントリキュラー カナル) 心房と心室の中隔のつなぎ目が欠損し、肺から返った血液の一部が再び肺に戻る状態。

CAVH 持続的動静脈血液濾過 continuous arteriovenous hemofiltration(コンティニュアス アーテリオヴェナス ヘモフィルトレイション) 大腿動脈にカテーテルを入れ、血液を動脈から体外に取り出し、動脈圧により血液は濾過装置を通って大腿静脈に返血される血液濾過法。➡ **CVVH（持続的静静脈血液濾過）** ／（187頁●透析の種類参照）

CAVHD 持続的動静脈血液透析 continuous arteriovenous hemodialysis(コンティニュアス アーテリオヴェナス ヘモダイアライシス) 持続緩徐式血液透析の1つ。24時間持続的に、血液ポンプを用いて血液を動脈から体外に取り出し、人工透析器で老廃物を除去して静脈に返血する血液浄化法。（187頁●透析の種類参照）

CAVHDF 持続的動静脈血液濾過透析 continuous arteriovenous hemodiafiltration(コンティニュアス アーテリオヴェナス ヘモダイアフィルトレイション) 大腿動脈にカテーテルを入れ、血液を動脈から体外に取り出し、限外濾過と拡散による透析を行い、大腿静脈に返血する血液浄化法。➡ **CHDF（持続的血液濾過透析）**

CAZ セフタジジム ceftazidime(セフタジジム) 抗菌薬。商品名：モダシン。

CB 慢性気管支炎 chronic bronchitis(クロニック ブロンカイティス) 咳・痰が年間3か月以上、2年以上続く、気管支粘膜の炎症疾患。

CB 毛様体 ciliary body(シリアリー ボディ) 眼内の虹彩と脈絡叢の間にある器官。毛様体に

CB 円錐枝 conus branch 右冠動脈の分枝。(74 頁●冠動脈参照)

CBA 先天性胆道閉鎖症 congenital biliary atresia 先天的に胆道が閉塞して、胆汁が流れない疾患。

CBC 全血球算定 complete blood count 血算ともいう。赤血球数、白血球数、血小板数、ヘモグロビン値の測定。

CBD 総胆管 common bile duct 肝管と胆嚢管の合流部から十二指腸までの胆管。

CBD 先天性胆道拡張症 congenital biliary dilatation 先天的に胆管と膵管の合流障害があり、胆管に嚢胞が生じる疾患。

CBD 大脳皮質基底核変性症 corticobasal degeneration 前頭葉と頭頂葉が萎縮し、著明な左右差を有するパーキンソン症状と大脳皮質症状がみられる疾患。

CBDCA カルボプラチン carboplatin 抗悪性腫瘍薬。商品名：パラプラチン。

CBDCA/ETP カルボプラチン＋エトポシド carboplatin, etoposide 小細胞肺癌の併用化学療法。

CBDCA/PTX カルボプラチン＋パクリタキセル carboplatin, paclitaxel 非小細胞肺癌の併用化学療法。

CBDS 総胆管結石 common bile duct stone 胆管内にある結石。多くの結石は胆嚢にでき（胆嚢結石）、胆管に流れ出る。肝臓内の胆管にある結石を肝内結石という。

CBF 脳血流量 cerebral blood flow 脳の血流量。正常値は 40 〜 60mL/100g/ 分。20 〜 30mL/100g/ 分まで低下すると、意識障害などをきたす。

CBF 冠血流量 coronary blood flow 心筋への血流量。

CBR 補体結合反応 complement-binding reaction 抗原抗体複合物が補体を結合する性質を利用して、抗体の有無を調べる検査法。感作赤血球を加えて、溶血するかどうかで判定する。

CBR 完全床上安静 complete bed rest　絶対安静ともいう。全面的な援助で終日ベッド上で仰臥すること。

CBSCT 臍帯血幹細胞移植 cord blood stem cell transplantation　臍帯血から造血幹細胞を取り出し、移植する治療法。

CBT 認知行動療法 cognitive behavioral therapy　クライエント（患者）の否定的な認識に焦点を当て、行動によりこれを解決しようとする治療法。

CBV カテーテル・バルーン弁形成術 catheter balloon valvuloplasty　僧帽弁や大動脈弁に狭窄がある場合に、バルーン付きカテーテルを経皮的、経静脈的に心臓内に挿入し、病変部位でバルーンを膨らませて弁を開大させる手術法。

CBZ カルバマゼピン carbamazepine　抗痙攣薬、抗てんかん薬、抗躁薬。商品名：テグレトール、レキシン。

CC 主訴 chief complaint　患者が主に訴える症状。

CC 絨毛癌 choriocarcinoma　胎盤の絨毛に発生する悪性腫瘍。特に胞状奇胎から癌化する場合が多い。

CC 帯状皮質 cingulate cortex　帯状回ともいう。大脳の内側面で、脳梁の辺縁を前後方向に走る部位。血圧や心拍数の調節などの自律神経機能や、感情の形成と処理、学習と記憶に関与する。→ **ACC**（前帯状皮質）、**PCC**（後帯状皮質）

CC コクラン共同計画 Cochrane collaboration　英国の国民保健サービス（NHS）の一環として始まった、治療・予防に関する医学研究をレビューする国際的プロジェクト。

CC 脳梁 corpus callosum　左右の大脳半球の間を走る溝（大脳縦裂）の底部にあって、両半球を結んでいる太い線維束。左右の大脳が情報交換を行う経路としての役割をもつ。

CC 重症集中看護 critical care　重症かつ集中治療を必要とする患者とその家族への看護、いわゆる生命現象の危機状態にある人間の反応に対処する看護。

CC 危篤 critical condition　必ずしも死に至るわけではないが、生命の危機に直面している状態。

CCA 冠動脈回旋枝 circumflex coronary artery　→ **CX**（回旋枝）／74頁

●冠動脈参照)

CCA　総頸動脈　common carotid artery　脳へ血液を送る動脈。左総頸動脈は大動脈弓から、右総頸動脈は腕頭動脈から出る。(308頁●脳の動脈参照)

CCAM　先天性嚢胞状腺腫様形成異常奇形　congenital cystic adenomatoid malformation of lung　大小の嚢胞が形成される肺の先天異常。

CCB　カルシウムチャネル遮断薬　calcium channel blocker　カルシウムイオンの細胞内流入を抑制し、末梢血管を拡張する薬物。

CCC　胆管細胞癌　cholangiocellular carcinoma　肝内胆管癌 (ICC) ともいう。胆管上皮から発生する悪性腫瘍のうち肝内に発生するもの。

CCC　連続円形破嚢術　continuous curvilinear capsulorrhexis　水晶体前嚢を切開する白内障の手術法。(77頁●白内障手術の種類参照)

CCF　頸動脈海綿静脈洞瘻　carotid-cavernous fistula　海綿静脈洞内で内頸静脈が損傷、瘻孔ができ、流れ出た動脈血により海綿静脈洞内圧が上昇し、眼球突出、神経障害を生じる疾患。➡ dAVF（硬膜動静脈瘻）

CCH　慢性胆汁性肝炎　chronic cholestatic hepatitis　胆管の慢性炎症により、胆汁がうっ滞して起こる肝炎。進行すると、肝硬変や肝不全に至る。

CCHD　チアノーゼ性先天性心疾患　cyanotic congenital heart disease　心臓に先天的な異常があり、チアノーゼを生ずる疾患。ファロー四徴症が代表的。(435頁●主な先天性心疾患参照)

CCK　コレシストキニン　cholecystokinin　➡ CCK-PZ（コレシストキニン・パンクレオザイミン）

CCK-PZ　コレシストキニン・パンクレオザイミン　cholecystokinin-pan-creozymin　上部小腸から内分泌される消化管ホルモン。膵液分泌の促進、胆汁排出の促進などにかかわる。

CCL　セファクロル　cefaclor　抗菌薬。商品名：ケフラール。

CCM　うっ血型心筋症　congestive cardiomyopathy　特発性拡張型心筋症ともいう。心室の心筋収縮機能が低下し、心臓が拡張する原因不明の心筋症。

CCP　慢性複雑性腎盂腎炎　chronic complicated pyelonephritis　尿路結石、糖尿病などとの合併で、尿流の停滞場所での細菌感染により生じる

腎盂腎炎。

CCP 慢性収縮性心内膜炎 chronic constrictive pericarditis 心膜が慢性の炎症により線維化・肥厚などを生じ、心膜腔が閉塞して心臓の拡張障害をきたした状態。

CCP シトルリン化ペプチド cyclic citrullinated peptide 関節リウマチ患者に特異的な自己抗体。

CCPD 持続性周期的腹膜透析 continuous cyclic peritoneal dialysis 夜間の睡眠中は自動化されたサイクラーを用いて短い間隔で透析液の交換を行い、日中はサイクラーを使わずに手動で間隔を長くして交換を行う腹膜透析法。➡ CAPD（持続携行式腹膜透析）

Ccr クレアチニンクリアランス creatinine clearance 近位尿細管から排出されるクレアチニンを用いて、糸球体濾過値の測定する方法。腎機能障害の程度を表す。➡ Cr（クレアチニン）、GFR（糸球体濾過量）

CCS CCS固定法 cannulated cancellous screw 大腿骨近位部骨折に対して行われる骨接合法。大腿骨頸部から骨頭にネジ目の粗いスクリューを挿入し、大腿骨に固定する。

CCU 冠疾患集中治療室 coronary care unit 冠動脈疾患の集中濃厚治療施設。

cd カンデラ candela 光度の単位。

CD 帝王切開分娩 cesarean delivery ➡ CS, C/S（帝王切開）

CD 脈絡膜剥離 choroidal detachment 高血圧や糖尿病により、眼の強膜と脈絡膜外層の脈絡上板が剥がれる疾患。

CD 接触皮膚炎 contact dermatitis 外因性物質によって引き起こされた湿疹型の皮膚反応。通称、かぶれ。

CD クローン病 Crohn disease 消化管、とくに小腸末端（回腸）に炎症や潰瘍を引き起こす原因不明の疾患。

CD4 CD4 cluster of differentiation 4 ヘルパーT細胞膜表面にある抗原の名称。マクロファージから抗原の情報を受け取り、B細胞の抗体生産やキラーT細胞の働きを助ける。

CDAI クローン病活動指数 Crohn disease activity index ①水様便または軟便の回数、②腹痛の程度、③主観的な一般状態、④腸管外合併症の

存在、⑤止瀉薬の使用、⑥腹部腫瘤、⑦ヘマトクリット、⑧体重の各項目をスコア化し、合計得点でクローン病の重症度を評価する指標。

CDC　米国疾病管理センター　Centers for Disease Control and Prevention　米国の感染症対策総合研究所。同所が発するさまざまなガイドラインや勧告は、世界標準とされている。

CDCA　ケノデオキシコール酸　chenodeoxycholic acid　胆道疾患治療薬。商品名：チノ。

CDDP　シスジアンミンジクロロプラチナム　cis-diamminedichloro-platinum　シスプラチンともいう。抗悪性腫瘍薬。商品名：ブリプラチン、ランダ。

CDDP/CPT-11　シスプラチン＋イリノテカン　cisplatin, irinotecan　小細胞肺癌、非小細胞肺癌の併用化学療法。

CDDP/DTX　シスプラチン＋ドセタキセル　cisplatin, docetaxel　非小細胞肺癌の併用化学療法。

CDDP/DXR　シスプラチン＋アドリアマイシン　cisplatin, adriamycin　骨腫瘍の併用化学療法。

CDDP/ETP　シスプラチン＋エトポシド　cisplatin, etoposide　小細胞肺癌の併用化学療法。

CDDP/GEM　シスプラチン＋ゲムシタビン　cisplatin, gemcitabine　非小細胞肺癌の併用化学療法。

CDDP/PEM　シスプラチン＋ペメトレキセド　cisplatin, pemetrexed　非小細胞肺癌の併用化学療法。

CDDP/VNR　シスプラチン＋ビノレルビン　cisplatin, vinorelbine　非小細胞肺癌の併用化学療法。

CDH　頸椎椎間板ヘルニア　cervical disc herniation　上下の頸椎を連結する椎間板の組織が破壊され、脊髄や神経根が圧迫されて、疼痛やしびれをきたす病態。

CDH　先天性股関節脱臼　congenital dislocated hip　出生時または生後まもなく股関節脱臼を起こしている状態。

CDI　中枢性尿崩症　central diabetes insipidus　抗利尿ホルモン（バソプレシン）を分泌する下垂体およびその上位中枢が障害され、バソプレシン

の分泌が低下または停止し、体内の水分が大量の尿となって排出される病態。

CDR 粗死亡率 crude death rate 一定期間の死亡者数を単純にその期間の人口で割った値。日本の場合、人口10万人に対する1年間の死亡者数で算出する。 ➡ **CFR（死亡率）**

CDTR-PI セフジトレンピボキシル cefditoren pivoxil 抗菌薬。商品名：メイアクトMS。

CDV シスプラチン＋ダカルバジン＋ビンデシン cisplatin, dacarbazine, vindesine メラノーマの併用化学療法。

Cdyn 動肺コンプライアンス dynamic compliance of lung シーダインともいう。肺の伸縮性を示す指標。換気量と気流速度を連続的に記録して求められる。 ➡ **Cst（静肺コンプライアンス）**

CDZM セフォジジム cefodizime 抗菌薬。商品名：ケニセフ。

CE 脳塞栓 cerebral embolism 心臓などで生じた血栓が脳に運ばれ、脳血管が詰まって脳虚血を生じる病態。

Ce 頸部食道 cervical esophagus 食道入口部から胸骨上縁までの食道の部位。**(402頁●食道の区分参照)**

CE 臨床工学技士 clinical engineer 生命維持管理装置の操作および保守点検を業とする医療専門職。

CEA 癌胎児性抗原 carcinoembryonic antigen 癌胎児タンパクともいう。腫瘍マーカーの1つ。結腸癌と胎児結腸粘膜組織に共通して存在する抗原物質。**(22頁●主な腫瘍マーカー参照)**

CEA 頸動脈内膜切除術 carotid endarterectomy 頸動脈の血栓を癒した内膜とともに切除して、血流を改善する手術。

CECT 造影剤増強コンピュータ断層撮影 contrast enhanced computed tomography 末梢静脈からX線吸収率が高い造影剤を注入して行う断層撮影。

CEN 認定看護師 certified expert nurse 特定の看護分野において熟練した看護技術と知識を用いて、水準の高い看護実践のできる看護師。 ➡ **CNS（専門看護師）**

CEP 慢性好酸球性肺炎 chronic eosinophilic pneumonia 好酸球が肺

CER 条件情動反応　conditioned emotional response　条件づけにより獲得された情動反応。それまでは情動反応を引き起こさなかった刺激によって、反応が生起するようになること。

CET セファロチン　cefalotin　抗菌薬。商品名：コアキシン。

CETB セフチブテン　ceftibuten　抗菌薬。商品名：セフテム。

CEX セファレキシン　cefalexin　抗菌薬。商品名：ケフレックス、センセファリン、ラリキシン。

CEZ セファゾリン　cefazolin　抗菌薬。商品名：セファメジンα。

CF 大腸内視鏡検査　coronofiberscopy　大腸ファイバースコープ（CFS）ともいう。肛門から直腸鏡を挿入し、上部直腸からS状結腸にかけて直接視診する検査。

CF 指数弁　counting fingers　眼前で示された指の数を数えられる程度の視力。➡ HM（手動弁）、LS（光覚弁）

●視力の表現

RV（またはVD）		右眼の視力	0.3 であれば、RV = 0.3
LV（またはVS）		左眼の視力	0.3 であれば、LV = 0.3
CF	指数弁	視標から1m離れても0.1の視標が読めないときは、眼前に示された検者の指の数をあてさせる	右眼が30cmで指の数がわかれば、RV = 30cm／CF
HM	手動弁	指の数もわからないときは、眼前で手を動かす	動きがわかれば、RV = HM
LS	光覚弁	手の動きもわからないときは、明暗がわかるか聞く	明暗がわかれば、RV = LS（＋）
NLP	光覚なし	光もわからない	NLPまたはLS（－）

CF 囊胞性線維症　cystic fibrosis　遺伝子異常のため、分泌物の過剰産生や粘度の上昇により、分泌液のうっ滞による組織の線維化、小囊胞の出現などが生じる疾患。白人に多く発症。

CFA　特発性線維化肺胞隔炎　cryptogenic fibrosing alveolitis　＝IPF（特発性肺線維症）

CFDN　セフジニル　cefdinir　抗菌薬。商品名：セフゾン。

CFF　限界フリッカー値　critical flicker frequency　点滅する光が、断続して見えるか連続かの境界点を、点滅速度で示したもの。クレペリン検査と比較し、精神的疲労を測定する。

CFIM　カルガリー家族介入モデル　Calgary family intervention model　家族機能が効果的に働くようにするための看護モデル。

CFIX　セフィキシム　cefixime　抗菌薬。商品名：セフスパン。

CFPM　セフェピム　cefepime　抗菌薬。商品名：マキシピーム。

CFPN-PI　セフカペンピボキシル　cefcapene pivoxil　抗菌薬。商品名：フロモックス。

CFR　致死率　case fatality rate　一定期間における、ある疾患の患者数に対する、その疾患による死亡者数の割合。

CFS　慢性疲労症候群　chronic fatigue syndrome　原因不明の長期的な疲労感が続く疾患。

CFS　大腸ファイバースコープ　colonofiberscope　→ CF（大腸内視鏡検査）

CFTM-PI　セフテラムピボキシル　cefteram pivoxil　抗菌薬。商品名：トミロン。

CG　絨毛性ゴナドトロピン　chorionic gonadotropin　→ hCG（ヒト絨毛性ゴナドトロピン）

CG　帯状回　cingulate gyrus　＝帯状皮質（cc）

CG　膀胱造影　cystography　膀胱に造影剤を注入して撮影するX線検査。造影剤の流れる方向から逆行性と排泄性がある。

CGA　慢性腎臓病重症度分類　cause, GFR, albumin　原疾患（C）、糸球体濾過量（GFR）、尿アルブミン値（A）による慢性腎臓病の重症度分類。→ CKD（慢性腎臓病）

CGA　高齢者総合的機能評価　comprehensive geriatric assessment　疾患や障害を抱えた高齢者の総合的な機能を、生活機能、精神機能、社会・環境の各側面から、複数のツールを用いてとらえる評価法。

CGD 慢性肉芽腫症 chronic granulomatous disease　反復する重症細菌または真菌感染から肉芽腫形成に至る免疫不全疾患。

CGL 慢性顆粒球性白血病 chronic granulocytic leukemia　骨髄中の成熟顆粒球が腫瘍化し、著しく増加する白血病。

CGM 持続血糖モニター continuous glucose monitoring　皮下に留置したセンサーにより組織間質液中のグルコース濃度を連続的に測定する装置。

CGN 慢性糸球体腎炎 chronic glomerulonephritis　IgA 腎症、膜性腎症、膜性増殖性腎炎、急速進行型糸球体腎炎など慢性的な糸球体の炎症の総称。

CGRP カルシトニン遺伝子関連ペプチド calcitonin gene-related peptide　カルシトニン遺伝子に由来する、神経系に存在するペプチド。血管拡張、心拍数減少などの作用をもつ。

CGS 心原性ショック cardiogenic shock　心臓の機能障害から血圧が低下して起こるショック。

●ショックの分類

	血液分布異常性	循環血液量減少性	心原性	心外閉塞・拘束性
血圧	↓	↓	↓	↓
脈拍数	↑または↓	↑	↑	↑
心拍出量	↑または↓	↓	↓	↓
末梢血管抵抗	↓	↑	↑	→
中心静脈圧	↓	↓	↑	↑
臨床症状	5P+原因疾患による症状	5P+原因疾患による症状	5P+原因疾患による症状	5P+外頸静脈怒張
原因疾患	敗血症、アナフィラシー、脊髄損傷	出血、体液喪失	心筋梗塞、弁膜不全疾患、AF（心房粗動）VF（心室細動）など	心タンポナーデ、肺塞栓、張性気胸

5P（ショックの5徴候）：①顔面蒼白、②虚脱、③冷汗、④脈拍触知不能、⑤呼吸不全

CGS CGS単位 centimeter-gramme-second センチメートル、グラム、秒を用いた単位系。

CGTT コルチゾンブドウ糖負荷試験 cortisone-glucose tolerance test ブドウ糖負荷試験（GTT）施行時にコルチゾンの血中濃度も測定する検査。ステロイドホルモン製剤の長期摂取による薬物性糖尿病を疑うときに適用。

CH 慢性肝炎 chronic hepatitis 肝細胞の炎症が長期間にわたり持続する疾患。肝臓の線維化から肝硬変となり、肝癌を合併することがある。B型・C型肝炎ウイルスの感染によるものが多い。

CH₅₀ 補体50%溶血単位 50% hemolytic unit of complement 感作赤血球の50%を溶血させるときに必要な補体価。自己免疫疾患などのスクリーニング検査に用いる。

CHA 総肝動脈 common hepatic artery 腹腔動脈の分枝で、肝臓に血液を送る血管の始まり。ここから固有肝動脈が分かれ、さらに左右の肝動脈となって肝臓に入る。➡ PHA（固有肝動脈）／（216頁●腹部の動脈参照）

CHAI 肝動脈持続動注療法 continuous hepatic arterial infusion 持続肝動注療法ともいう。肝動脈にカテーテルを留置して、病変部に直接抗癌薬を注入する治療法。

CHB 完全心ブロック complete heart block 心房・心室間の刺激伝導がない状態。

CHC C型慢性肝炎 chronic hepatitis C C型肝炎ウイルスの血液感染による肝炎。（430頁●ウイルス肝炎の種類と特徴参照）

CHD 先天性心疾患 congenital heart disease 先天的に心臓および大血管に解剖学的形態異常のある病態の総称。（435頁●主な先天性心疾患参照）

CHD 持続緩徐式血液透析 continuous hemodialysis 24時間持続的に施行する血液透析。➡ CVVHD（持続的静脈静脈血液透析）、CAVHD（持続的動静脈血液透析）／（187頁●透析の種類参照）

CHD 冠動脈性心疾患 coronary heart disease 冠動脈での血流不全で起こる疾患の総称。冠動脈硬化症（狭心症、心筋梗塞）、冠動脈炎などがある。➡ IHD（虚血性心疾患）

CHD チアノーゼ性心疾患 cyanotic heart disease ファロー四徴症などのチアノーゼを伴う心疾患。（435頁●主な先天性心疾患参照）

CHDF **持続的血液濾過透析** continuous hemodiafiltration 中大分子量物質の除去にすぐれ、心・血管系への負担が少ない血液濾過に、小分子量物質除去にすぐれた血液透析を合わせて行う血液浄化法。➡ CAVHDF（持続的動静脈血液濾過透析）、CVVHDF（持続的静静脈血液濾過透析）

ChE **コリンエステラーゼ** cholinesterase コリンエステル分解酵素。肝細胞で産生されるタンパクで、血中活性の減少は、肝細胞障害を示す。

CHE **慢性肝性脳症** chronic hepatic encephalopathy 慢性肝炎や肝硬変により引き起こされた脳障害。

CHF **慢性心不全** chronic heart failure 左室壁運動の低下、運動耐容能の低下、致死的不整脈によって特徴づけられる心疾患の終末像。

CHF **うっ血性心不全** congestive heart failure 心臓のポンプ機能低下により、体循環、肺循環にうっ血が起こる症候群。（239頁●左心不全と右心不全参照）

CHF **持続的血液濾過** continuous hemofiltration 持続的に行う血液濾過療法。持続的動静脈血液濾過と持続的静静脈血液濾過がある。➡ CAVH（持続的動静脈血液濾過）、CVVH（持続的静静脈血液濾過）／（187頁●透析の種類参照）

CHG **グルコン酸クロルヘキシジン** chlorhexidine gluconate 消毒薬。手・指、手術部位、医療用具の消毒に用いる。

chol **コレステロール** cholesterol ステロイド骨格をもつアルコール。生体に重要な脂質で、ステロイドホルモン合成基質ともなる。

CHOP **シクロホスファミド＋アドリアマイシン＋ビンクリスチン＋プレドニゾロン** cyclophosphamide, adriamycin, vincristine, prednisolone 悪性リンパ腫の併用化学療法。

CHPP **持続温熱腹腔灌流** continuous hyperthermic peritoneal perfusion 腹腔内温熱灌流ともいう。腹腔内癌の開腹手術の際、抗癌薬を添加した温液を腹腔内に灌流させて、治療効果を高める方法。

chpx **水痘** chickenpox 水痘帯状疱疹ウイルスによる感染性疾患。

CHR **血液学的完全寛解** complete hematologic [hemological] remission 顕微鏡検査で白血病細胞がみつからなくなり、同時に白血球、赤血球、血小板の数が正常な範囲内にある状態。

CHS コンプレッション・ヒップ・スクリュー compression hip screw
大腿骨近位部骨折に対して行われる骨接合法。大腿骨頸部から骨頭にスクリューを挿入し、スクリューを大腿骨にプレートで固定する。

CI 心係数 cardiac index
時間当たりの心臓駆出血液量を体表面積で割ったもの。心臓のポンプ機能を評価する指標。(378頁●スワンガンツカテーテル（SGC）測定による正常値参照)

CI 脳梗塞 cerebral infarction
脳血流が滞ることによって脳組織が壊死する、代表的な脳血管障害。発生機序により、血栓性、塞栓性、血行力学性がある。

●脳梗塞の種類

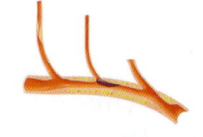

ラクナ梗塞
枝分かれした脳の細い血管が狭くなって詰まる。

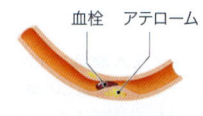

アテローム血栓性脳梗塞
血栓　アテローム
脳の太い血管に血栓ができて詰まる。

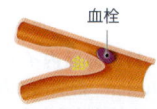

心原性脳梗塞
血栓
心臓でできた血栓が流れてきて脳の太い血管が詰まる。

CI 化学療法指数 chemotherapeutic index
病原体を殺しうる化学療法薬の最小量（最小有効量）と、患者の耐えうる最大量（最大耐量）との比。CI＝最小有効量÷最大耐量。

CI 信頼区間 confidence interval
統計学において、母数が確率的にどのような数値の範囲にあるかを示す方法。観測値とその誤差を表すための方法の1つ。

CIA 総腸骨動脈 common iliac artery
下部大動脈から分岐して、内外腸骨動脈へと続く動脈。主に下肢へ血を送る。(216頁●腹部の動脈参照)

CIC 循環性免疫複合体 circulating immune complex
血中で貪食細胞に処理されることなく、腎糸球体や血管壁に沈着した抗原・抗体・補体の複合体。血中からの検出により、補体の活性化や組織障害の有無が判定できる。

CIC 清潔間欠導尿 clean intermittent catheterization
導尿カテーテル

を留置するのではなく、一定の膀胱容量を超えないように、一定時間ごとにカテーテルを挿入して尿を排出する方法。

CID　巨細胞封入体症　cytomegalic inclusion disease　妊婦に感染したサイトメガロウイルスが胎盤を経由して胎児に移行した結果（先天性サイトメガロウイルス感染症）、子宮内発育不全、小頭症、肝脾腫、紫斑などの重篤な症状をきたした状態。

CIDP　慢性炎症性脱髄性多発ニューロパチー　chronic inflammatory demyelinating polyneuropathy　末梢神経に炎症が起こり、左右対称性の四肢の運動障害、感覚障害を示す疾患。自己の末梢神経に対する免疫異常と考えられている。

CIH　慢性非活動性肝炎　chronic inactive hepatitis　慢性肝炎のうち、葉内細胞の浸潤や肝細胞の変性・壊死が軽微なもの。

CIII　持続静脈内インスリン注入療法　continuous intravenous insulin infusion　静脈内にカテーテルを留置し、ポンプを用いて持続的にインスリンを注入する方法。 ➡ CSII（持続皮下インスリン注入療法）

CIIP　慢性特発性腸管仮性閉塞症　chronic idiopathic intestinal pseudo-obstruction　腸閉塞に似た腸の通過障害が続くが、原因が特定できない疾患。

CIJ　コレステロール指数　cholesterol index of Japan　ある食品を摂取したときに予想される血清コレステロールへの影響を、その食品の脂肪酸とコレステロール含量から計算した指数。

CIN　慢性間質性腎炎　chronic interstitial nephritis　腎間質を主病変とする腎炎。尿細管の萎縮、間質の線維化などをきたす。

CIN　造影剤腎症　contrast induced nephropathy　ヨード造影剤に起因する腎障害。ヨード造影剤投与後、72時間以内に血清クレアチニンが前値より0.5mg/dL以上または25％以上増加したもの。予防には、生理食塩液など等張性輸液製剤の投与が推奨されている。

Cin　イヌリンクリアランス　inulin clearance　イヌリンを用いた糸球体濾過量の測定法。

CINAHL　シナール　Cumulative Index to Nursing & Allied Health Literature　看護・関連保健文献累積索引。

CINV　化学療法誘発性悪心・嘔吐　chemotherapy induced nausea and vomiting　抗癌薬やその代謝物により、第4脳室最後野にある化学受容体引金帯（CTZ）や延髄外側網様体の嘔吐中枢が刺激されて生じる悪心や嘔吐。抗癌薬により、以前つらい体験をしたなどの心理的要因により大脳皮質から嘔吐中枢が刺激されて起こるものもある。➡ CTZ（化学受容性嘔吐引き金帯）、VC（嘔吐中枢）／（427頁●嘔吐のメカニズム参照）

CIS　上皮内癌　carcinoma in situ　上皮基底膜上（粘膜上皮層）まで深達した早期癌。

CISC　清潔間欠自己導尿　clean intermittent selfcatheterization　排尿障害の患者が一定時間ごとに自分で尿道口にカテーテル挿入し、尿を排泄する手法。

CJD　クロイツフェルト・ヤコブ病　Creutzfeldt-Jakob disease　プリオンの感染で起こる亜急性海綿状脳症。大脳皮質の海綿状変性がみられる。

C-J stomy　総胆管-空腸吻合　choledocho-jejunostomy　十二指腸癌などの摘出後に、膵液と胆汁の流れをつくるために空腸と総胆管をつなぐ手術。

CK　クレアチンキナーゼ　creatine kinase　心筋や骨格筋、平滑筋、脳細胞に多く含まれている酵素。骨格筋型（MM）、脳型（BB）、ハイブリッド型（MB、心筋型）の3つのアイソザイムがある。（35頁●心筋マーカー参照）

CK-BB　クレアチンキナーゼBB分画　creatine kinase BB　脳由来のクレアチンキナーゼ（CK）アイソザイム。CK-BB高値は脳血管障害を示唆する。

CKD　慢性腎臓病　chronic kidney disease　腎障害を示す所見（とくにタンパク尿）や腎機能低下（糸球体濾過値の低下）が、3か月以上続く状態。

CK-MB　クレアチンキナーゼMB分画　creatine kinase MB　心筋由来のクレアチンキナーゼ（CK）アイソザイム。急性心筋梗塞の診断、重症度の判定の重要な指標となる。

CK-MM　クレアチンキナーゼMM分画　creatine kinase MM　骨格筋由来のクレアチンキナーゼ（CK）アイソザイム。CK-MM高値は骨格筋の疾患や筋炎を示唆する。

Cl　塩素　chloride　クロールともいう。人体では、細胞外液中の主要陰イオンの形で存在し、血清クロール値は酸塩基平衡のおおまかな指標となる。（228頁●電解質組成参照）

CL　口唇裂　cleft lip　先天的に口唇が縦に裂けている状態。

CL　コンタクトレンズ　contact lens　角膜に直接装用する視力矯正用レンズ。

CL　黄体　corpus luteum　排卵後の卵胞が変化した内分泌構造で、黄体ホルモン（エストロゲン、プロゲステロン）を分泌し、子宮内膜の肥厚、発達、保持を行う。

CLB　クロバザム　clobazam　抗てんかん薬。商品名：マイスタン。

CLBBB　完全左脚ブロック　complete left bundle branch block　左脚の伝導が障害されたもの。QRS 幅は 0.12 秒以上延長。→ **LBBB（左脚ブロック）**

CLD　慢性肝疾患　chronic liver disease　肝細胞の破壊・再生が持続し、肝組織の線維化が生じる疾患の総称。慢性肝炎、肝硬変など。

CLD　慢性肺疾患　chronic lung disease　呼吸窮迫症状が新生児期に始まり生後 1 か月以降も持続する状態。未成熟肺にさまざまな損傷が加わることによって、肺胞や血管系の発達が停止したために生じる。超低出生体重児に多くみられる。ウィルソン・ミキティ症候群や気管支肺形成異常症など。

CLDM　クリンダマイシン　clindamycin　抗菌薬。商品名：ダラシン、ダラシン S、ダラシン T、クリンダマイシン。

CLL　慢性リンパ性白血病　chronic lymphocytic leukemia　骨髄中の成熟リンパ球が腫瘍化し、著しく増加する白血病。（30 頁●**白血病と類縁疾患の分類**参照）

CLP　口唇口蓋裂　cleft lip palate　先天的に口唇が縦に裂けている口唇裂（CL）と口蓋が裂けている口蓋裂（CP）の総称。

CM　心筋症　cardiomyopathy　心筋の変性のため収縮不全に陥り、うっ血性心不全をきたす疾患。

CM　化学伝達物質　chemical mediator　シナプス前ニューロンからシナプス後ニューロンへ興奮性または抑制性の情報を伝える化学物質。アセチルコリン、ノルアドレナリン、アドレナリン、ドパミン、セロトニンなどがある。（64 頁●**神経伝達物質の種類と働き**参照）

CM　先天奇形　congenital malformation　出生時から、なんらかの形態異常（外表奇形と内臓奇形）がある状態。原因は、遺伝子や染色体の異常、妊娠中の環境（感染、薬物、栄養不良、放射線被曝など）などさまざま。

CMAP　複合筋活動電位 compound muscle action potential　筋線維から発生する活動電位が電極に到達した時点でのすべての活動電位を合計したもの。

CME　類嚢胞黄斑浮腫 cystoid macular edema　網膜の中心黄斑が嚢胞状に膨化する疾患。

CMF　シクロホスファミド＋メトトレキサート＋5-フルオロウラシル cyclophosphamide, methotrexate, 5-fluorouracil　乳癌の併用化学療法。

CMG　膀胱内圧曲線 cystometrogram　膀胱容量と内圧の変化を連続して記録したもの。膀胱神経支配・膀胱壁の異常をみる検査。

CMI　コーネル健康調査表 Cornell medical index　患者の心身にわたる自覚症状を調査する問診票。

CM joint　手根中手関節 carpometacarpal joint　手首を形づくる2列の手根骨のうち指側の遠位手根骨と、手掌を形成する中手骨をつなぐ関節。

●手の関節

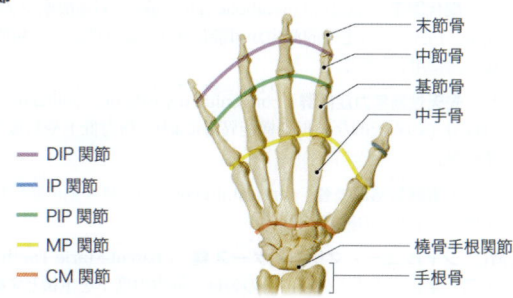

- 末節骨
- 中節骨
- 基節骨
- 中手骨
- 橈骨手根関節
- 手根骨

- DIP関節
- IP関節
- PIP関節
- MP関節
- CM関節

CMK　先天性多嚢胞腎 congenital multicystic kidney　先天的に多くの嚢胞が両腎にあり、腎機能が低下する遺伝性疾患。

CML　慢性骨髄性白血病 chronic myeloid leukemia　骨髄中の成熟顆粒球が腫瘍化し、著しく増加する白血病。好中球、好塩基球の増多がみられる。腫瘍細胞が成熟傾向を保ちながら増殖する場合を慢性といい、急性とは腫瘍細胞の成熟は停止し、幼若な芽球が増殖するものをいう。

（30頁●白血病と類縁疾患の分類参照）

CMMoL　慢性骨髄単球性白血病　chronic myelomonocytic leukemia
慢性骨髄性白血病の1型。腫瘍化した単球が増殖する白血病。（30頁●白血病と類縁疾患の分類参照）

CMNX　セフミノクス　cefminox　抗菌薬。商品名：メイセリン。

CMoL　慢性単球性白血病　chronic monocytic leukemia　➡ CMMoL（慢性骨髄単球性白血病）

C-MOPP　シクロホスファミド＋ビンクリスチン＋プロカルバジン＋プレドニゾロン　cyclophosphamide, vincristine, procarbazine, prednisolone
悪性リンパ腫の併用化学療法。

CMPD　慢性骨髄増殖性疾患　chronic myeloproliferative disease　骨髄の働きが病的に亢進し、赤血球、白血球、あるいは血小板が増加する疾患の総称。慢性骨髄性白血病、真性多血症、本態性血小板血症、特発性骨髄線維症の病型がある。➡ CML（慢性骨髄性白血病）、ET（本態性血小板血症）、MF（骨髄線維症）

CMR　脳代謝率　cerebral metabolic rate　脳における酸素やブドウ糖の代謝量。PETにより定量的測定が可能になり、脳血管障害の病態解明や予後予測に用いられる。

CMS　先天性筋無力症候群　congenital myasthenic syndrome　神経筋接合部分子の先天的な欠損や機能異常により、筋力低下や易疲労性をきたす疾患。

CMT　子宮頸管粘液検査　cervical mucus test　排卵期の頸管粘液量を測定する。不妊症の検査。

CMT　シャルコー・マリー・ツース病　Charcot-Marie-Tooth disease
下腿・足に始まる四肢遠位筋の萎縮、筋力の低下を主徴とする遺伝性の変性性末梢神経障害。

CMV　持続強制換気　continuous mandatory ventilation　すべての吸気に強制換気を用いた換気方式。間欠的陽圧換気（IPPV）と持続陽圧換気（CPPV）がある。➡ IPPV（間欠的陽圧換気）、CPPV（持続陽圧換気）／（337頁●主な換気モード参照）

CMV　サイトメガロウイルス　*Cytomegalovirus*　ヘルペスウイルス科のDNAウイルス。初期感染では不顕性だが、妊婦では胎児に黄疸・奇形・胎児死亡、

エイズや臓器移植患者では間質性肺炎・肝炎などの危険がある。

CMX　セフメノキシム　cefmenoxime　抗菌薬。商品名：ベストコール。

CMZ　セフメタゾール　cefmetazole　抗菌薬。商品名：セフメタゾン。

CN　脳神経　cranial nerve　脳から直接出ている12対の末梢神経。（96頁●脳神経参照）

CNL　慢性好中球性白血病　chronic neutrophilic leukemia　過剰な血液幹細胞が好中球に成長し、成熟好中球のみが著明に増加する特殊型白血病。（30頁●白血病と類縁疾患の分類参照）

CNS　中枢神経系　central nervous system　大脳、小脳、脳幹、脊髄を合わせた神経ネットワーク。運動、感覚、精神機能をコントロールする。　➡ PNS（末梢神経系）

CNS　専門看護師　certified nurse specialist　特定の専門看護分野の知識および技術を深め、教育・相談・研究・指導などの役割も担える看護師。複雑で解決困難な看護問題をもつ個人、家族および集団に対して水準の高い看護ケアを効率よく提供する。　➡ CEN（認定看護師）

CNS　クリニカルナーススペシャリスト　clinical nurse specialist　米国における専門看護師。

CNS　コアグラーゼ陰性菌　coagulase negative staphylococci　ブドウ球菌。皮膚や環境などに常在する細菌。

CNSDC　慢性非化膿性破壊性胆管炎　chronic non-suppurative destructive cholangitis　肝臓の小葉間胆管や隔壁胆管に現れる病変によって、胆汁がうっ滞する病態。原発性胆汁性肝硬変にみられる特徴的な病理組織学的所見。　➡ PBC（原発性胆汁性肝硬変）

CNV　脈絡膜血管新生　choroidal neovascularization　脈絡膜から異常な新生血管が神経網膜まで伸びることによる視力障害。重度の場合、出血や網膜剝離を生じる。

CO　心拍出量　cardiac output　左室から駆出される血液の毎分量。

COA　大動脈縮窄　coarctation of aorta　大動脈弓が狭窄している先天性心疾患。（435頁●主な先天性心疾患参照）

CoA　補酵素A　coenzyme A　コーエーともいう。ピルビン酸の働きでクエン酸回路の出発点となり、複雑な過程を経てATP生成にかかわる補酵

●脳神経

番号		脳神経の名称	支配・役割	障害内容
I	CN1	嗅神経	・嗅覚（嗅上皮）	嗅覚が消失
II	CN2	視神経	・視覚（網膜）	全盲や半盲になる
III	CN3	動眼神経	・外転筋（上斜筋、外側直筋を除く）の運動 ・副交感（遠心性）：毛様体筋、瞳孔括約筋（縮瞳）	上眼瞼下垂、眼球は下外方に向き、瞳孔が開く
IV	CN4	滑車神経	・上斜筋	眼球の位置が変わる
V	CN5	三叉神経(TN)	・顔面の感覚、咀嚼筋	咬筋の麻痺、顔面や口腔の知覚麻痺
VI	CN6	外転神経	・外側直筋	眼球の外側困難
VII	CN7	顔面神経(FN)	・表情筋、舌の前2/3の味覚、唾液・涙分泌	顔面麻痺、唾液分泌と舌の前の味覚障害
VIII	CN8	聴神経(内耳神経)	・聴覚・平衡感覚・力速度	難聴
IX	CN9	舌咽神経	・舌の後1/3の味覚、唾液分泌、咽頭筋	舌の後部の味覚と知覚障害、嚥下障害
X	CN10	迷走神経	・内臓の感覚と運動 ・口蓋筋、咽頭収縮筋、内喉頭筋、食道の上1/3の運動 ・副交感(遠心性)：喉頭、胸・腹部内臓の平滑筋・心筋運動、腺分泌など ・副交感（求心性）：喉頭、胸・腹部内臓（消化管・気管・気管支・肺・心臓など）感覚	嚥下障害、嗄声、胃腸蠕動運動低下、便秘
XI	CN11	副神経	・首運動（胸鎖乳突筋・僧帽筋） ・肩の挙上（僧帽筋）	頭や肩の運動障害
XII	CN12	舌下神経	・舌筋群	舌の運動障害、嚥下障害、会話困難

素。ステロイド合成、ヘム合成、アミノ酸代謝などにも関与する。（400頁
●TCA回路参照）

COC 石灰化歯原性嚢胞 calcifying odontogenic cyst 前歯部の骨内に嚢胞ができる疾患。浸潤性増殖を示すので、WHO分類では腫瘍とされる。

COE センター オブ エクセレンス center of excellence 卓越した拠点の意味。政府の世界的研究教育拠点の形成のための重点的支援政策に基づいている。

COM 慢性中耳炎 chronic otitis media 難聴、耳漏、鼓膜穿孔を主徴とする中耳の慢性的炎症。➡ AOM（急性中耳炎）

COMT カテコール-O-メチル転移酵素 catechol-O-methyltransferase アドレナリン、ノルアドレナリン、ドパミンなどのカテコラミン類を分解する酵素。パーキンソン治療薬として用いられるCOMT阻害薬は、L-ドパを分解するCOMTの働きを抑え、L-ドパを黒質に届けやすくする。

Con コンジローマ condyloma 突起状腫瘍。

COP 膠質浸透圧 colloid osmotic pressure コロイド浸透圧ともいう。タンパク質によって生じる血漿や細胞間質液の浸透圧。臨床的には血清アルブミンの浸透圧を指し、これが低下すると浮腫を生じる。

COP 特発性器質化肺炎 cryptogenic organizing pneumonia 特発性間質性肺炎の1種。➡ IIPS（特発性間質性肺炎）

COPA カフ付口咽頭チューブ cuffed oropharyngeal airway コパともいう。気道確保と空気漏れを防ぐためのカフが付いた気管チューブ。

COPD 慢性閉塞性肺疾患 chronic obstructive pulmonary disease 喫煙など有毒な粒子やガスの吸入によって生じた肺の炎症により、進行性の気流制限を呈する疾患。

COR 条件詮索反応聴力検査 conditioned orientation response audiometry 音と同時におもちゃなどを見せて条件づけした子どもが、音だけで音源に振り返るかどうかをみる聴力検査。

Cosm 浸透圧クリアランス osmolal clearance シーオスムともいう。尿中の全溶質が排泄されるために必要な1分間当たりの血漿量。尿濃縮の指標。ナトリウムイオンの排泄量が増加すると上昇。

COX シクロオキシゲナーゼ cyclooxygenase コックスともいう。プロスタ

グランジン合成を触媒する酵素。非ステロイド性抗炎症薬（NSAIDs）は、抗COX作用でプロスタグランジンの生成を抑制し、炎症や痛みを抑える。
➡ NSAIDs（非ステロイド性抗炎症薬）

COX-V　コクサッキーウイルス　Coxsackie virus　ピコルナウイルス属のウイルス。

CP　脳性麻痺　cerebral palsy　胎生期、周産期、あるいは出生後の脳に受けた損傷による運動・言語・知能障害。

Cp　セルロプラスミン　ceruloplasmin　肝臓で合成されるα-グロブリンの1種。血清中でこの濃度が上昇すれば急性炎症を、低下すれば肝疾患を疑う。

CP　胸痛　chest pain　胸部に生じる痛み。心筋梗塞や解離性大動脈瘤などの循環器系疾患、気胸や肺炎などの呼吸器系疾患、食道炎などの消化器系疾患など、さまざまな疾患で生じうる。

CP　クロラムフェニコール　chloramphenicol　抗菌薬。商品名：クロロマイセチン、クロマイ。

CP　口蓋裂　cleft palate　先天的に口蓋垂が縦に裂けている状態。

CP　収縮性心内膜炎　constrictive pericarditis　心膜が炎症を起こして肥厚して瘢痕化し、心臓の拡張が障害される疾患。

CP　肺性心　cor pulmonale　肺の疾患により肺血管抵抗が増大したために起こる心疾患。右室圧の上昇から右室機能不全となる。

CPA　心肺停止　cardiopulmonary arrest　心拍、呼吸ともに停止している状態。

CPA　シクロホスファミド　cyclophosphamide hydrate　抗悪性腫瘍薬。商品名：エンドキサン。

CPAAA　来院直後心肺停止　cardiopulmonary arrest immediately after arrival　医療機関への来院直後に心、肺機能のいずれかまたは両方が停止した状態。➡ CPAOA（来院時心肺停止）

CPAH　パラアミノ馬尿酸クリアランス　para-aminohippuric acid clearance　主として近位尿細管から排出されるパラアミノ馬尿酸を用いて、腎血漿流量を推定する方法。

CPAOA　来院時心肺停止　cardiopulmonary arrest on arrival　医療機

関への来院時に、心、肺機能のいずれかまたは両方が停止した状態。➡ CPAAA（来院直後心肺停止）

CPAP 持続気道内陽圧呼吸 continuous positive airway pressure シーパップともいう。＝ CPPV（持続陽圧換気）（337頁●主な換気モード参照）

CPB 心肺バイパス法 cardiopulmonary bypass 人工心肺装置による体外循環。人工心肺装置が心臓と肺をバイパスして、体外で静脈血を酸素化し、人工的に造成された動脈血を生体に再送入する。

CPB 腹腔神経叢ブロック celiac plexus block 腹腔神経叢に麻酔薬を投与し、神経機能を麻痺させる麻酔方法。腹腔内臓器の癌性疼痛の鎮痛に用いられる。

CPC 臨床病理カンファレンス clinicopathological conference 臨床所見と病理学的所見との関係を討論し、臨床診断の正当性を検証するカンファレンス。

CPCR 心肺脳蘇生 cardiopulmonary cerebral resuscitation 救命救急処置。心肺蘇生といわれていたが、その目標は心臓・肺だけではなく脳も含むため、最近ではこのように呼ばれる。

●心停止の救命処置（BLS：一次救命処置）

①反応の有無の確認	・意識消失（＝声かけに反応しない）かどうか確認するために、まずは患者に声をかける
②呼吸と脈の観察	・死戦期呼吸（＝今にも止まりそうな呼吸）でないか確認するために、呼吸の音がするか、胸部が上下動しているか確認する ・可能なら、頸動脈触知（＝脈の確認）を行う
③CPRの開始	・頸静脈が触知できないほどの徐脈で、死戦期呼吸と判断したら、すみやかに胸骨圧迫を開始する ・胸骨圧迫は「強く（成人は少なくとも5cm）」「速く（少なくとも100回/分）」「絶え間なく（中断を最小にする）」行う ・可能であれば、人工呼吸を「30（胸骨圧迫）：2（人工呼吸）」の割合で実施する
④AEDの装着	・CPRの効果がなければ、AEDによる除細動を実施する
⑤CPRの再開	・除細動を行っても回復しない場合には、すぐさまCPRを再開する

CPD　児頭骨盤不均衡　cephalopelvic disproportion　胎児の頭部に対して母体の骨盤が小さいこと。帝王切開の適応となる。

CPD　慢性腹膜透析　chronic peritoneal dialysis　➡ CAPD（持続携行式腹膜透析）／（187頁●透析の種類参照）

CPD solution　クエン酸・リン酸・ブドウ糖液　citrate phosphate dextrose solution　CPD液ともいう。輸血用抗凝固剤。

CPDX-PR　セフポドキシムプロキセチル　cefpodoxime proxetil　抗菌薬。商品名：バナン。

CPE　慢性肺気腫　chronic pulmonary emphysema　慢性的な肺胞の破壊によって肺が膨らんだ状態の難治性疾患。

CPE　持続的血漿交換　continuous plasma exchange　24時間持続的に行う血漿交換療法。

CPFG　カスポファンギン　caspofungin　抗菌薬。商品名：カンサイダス。

CPFX　シプロフロキサシン　ciprofloxacin　抗菌薬。商品名：シプロキサン。

CPK　クレアチンホスホキナーゼ　creatine phosphokinase　クレアチンリン酸分解酵素。クレアチンリン酸を分解してATPを合成し、エネルギー供給に寄与する酵素。＝ CK（クレアチンキナーゼ）

CPL　頭蓋形成術　cranioplasty　変形した頭蓋骨を切り出して矯正する手術。

CPM　橋中心髄鞘崩壊　central pontine myelinolysis　脳橋の髄鞘が崩壊し、意識障害や痙攣などをきたす中枢神経障害。低ナトリウム血症を点滴で急速に補正してしまったときにも起こる。

CPM　持続的他動運動装置　continuous passive motion apparatus　関節を外部から連続的に動かし、関節拘縮を予防する器械。

CPM　シクロホスファミド　cyclophosphamide hydrate　抗悪性腫瘍薬。商品名：エンドキサン。

CPOT　重症患者疼痛観察法　critical-care pain observation tool　痛みの評価スケール。痛みの程度を自己表現できない患者のために開発されたもので、表情、体の動き、人工呼吸器への同調性あるいは発声、筋緊張の項目についてスコアを付けるスケール。

CPP 脳灌流圧 cerebral perfusion pressure 脳動脈圧とほぼ同義。平均動脈圧から頭蓋内圧を減じたもの。

CPPB 持続陽圧呼吸 continuous positive pressure breathing ＝CPPV（持続陽圧換気）

CPPD 偽性痛風および軟骨石灰化症 calcium pyrophosphate dihydrate deposition disease カルシウム沈着により関節軟骨の石灰化が生じる疾患。痛風に似た症状を示す。

CPPV 持続陽圧換気 continuous positive pressure ventilation IPPV（間欠的陽圧換気）の呼気終末に陽圧を付加する人工呼吸器の換気方式。

CPR 心肺蘇生 cardiopulmonary resuscitation 呼吸・循環機能を維持し、無酸素による脳へのダメージを予防する救命救急処置。近年では心肺脳蘇生といわれることが多い。 ➡ CPCR（心肺脳蘇生）／（99頁●心停止の救急処置（BLS：一次救命処置）参照）

CPR セフピロム cefpirome 抗菌薬。商品名：ブロアクト、ケイテン。

CPS 複雑部分発作 complex partial seizure 脳の一部に生じた電気的異常が発火点となって、意識がないまま単純な動作を続ける自動症や、記憶障害が生じた状態。てんかん発作の1つで、側頭葉てんかんなどでよくみられる。

CPT-11 イリノテカン irinotecan hydrochloride hydrate 抗悪性腫瘍薬。商品名：カンプト、トポテシン。

CPT-11/CDDP イリノテカン＋シスプラチン irinotecan, cisplatin 卵巣癌、子宮頸癌の併用化学療法。

CPX test 心肺運動負荷試験 cardiopulmonary exercise test トレッドミルやエアロバイクで運動に負荷をかけながら測定する心肺機能検査。

CPZ セフォペラゾン cefoperazone 抗菌薬。商品名：セフォペラジン、セフォビッド。

CR 徒手整復 closed reduction 医療者が自分の身体だけを使って脱臼、関節の痛みなどの整形外科的症状を治療する方法。

CR 完全奏効 complete response 著効ともいう。固形癌の腫瘍縮小効果を判定する用語。際立った効果を示すこと。（332頁●固形癌の治療効果判定のための基準による表現法参照）

CR　コンピュータ処理X線映像法　computed radiography　コンピュータでの画像処理を行うため、X線フィルムの代わりにイメージングプレートを用いるX線撮影法。

CR　咳嗽反射　cough reflex　気道の炎症性変化、構造的変化、あるいは化学的・物理的な刺激によって咳を引き起こす反射。

Cr　クレアチニン　creatinine　筋肉に含まれるクレアチンの分解産物。腎機能が正常なら腎臓で濾過され尿中に排泄されるが、腎機能に障害があると、血中のクレアチニン濃度が上昇する。

CRAI　膵局所動注療法　continuous regional arterial infusion　タンパク質分解酵素阻害薬と抗菌薬を大腿動脈などからカテーテルで膵臓に持続投与することで、感染や膵壊死を防ぐ重症急性膵炎の治療法。

CRAO　網膜中心動脈閉塞症　central retinal artery occlusion　網膜中心動脈が硬化し、閉塞することによって起こる網膜疾患。→ BRAO（網膜動脈分枝閉塞症）

CRBBB　完全右脚ブロック　complete right bundle branch block　右脚の伝導が障害されたもの。QRS幅は0.12秒以上延長。→ RBBB（右脚ブロック）

CR-BSI　カテーテル関連血流感染　catheter-related blood stream infection　血管内カテーテルに起因する血液経路の感染。

CRC　治験コーディネーター　clinical research coordinator　治験を実施する施設において、その進行をサポートする調整者。

CRC　濃厚赤血球　concentrated red cells　全血から白血球と血漿の大部分を除去した後、保存液を加えた血液製剤。→ RCC（赤血球濃厚液）／（103頁●輸血用血液製剤の種類参照）

CRD　慢性呼吸器疾患　chronic respiratory disease　喘息など、長期にわたる呼吸器系疾患の総称。

CREST syndrome　クレスト症候群　calcinosis, Raynaud phenomenon, esophageal dysfunction, sclerodactyly, telangiectasia syndrome　石灰沈着・レイノー現象・手指硬化・毛細血管拡張症候群ともいう。皮膚と全身の石灰沈着、レイノー現象、食道機能異常、強指症、毛細血管拡張症をきたす症候群。まれに肺高血圧を起こし、心不全や肺不全に至る場合がある。

●輸血用血液製剤の種類

主な血液製剤の種類		貯法	有効期限	適応・使用目的	放射線照射
全血製剤	人全血液 CPD-LR	4〜6℃	採血後21日	ショックを伴う大量で急激な出血に際し循環血液量を確保	必要
赤血球製剤	赤血球 RCC-LR（赤血球濃厚液）	4〜6℃	採血後21日	慢性貧血や出血に対し赤血球の酸素運搬能を補う	必要
	洗浄赤血球		製造後24時間	上記の他に血漿成分による副作用を防止	
	白血球除去赤血球			上記の他に混入白血球成分による副作用を防止	
血漿製剤	新鮮凍結血漿（FFP-LR）	−20℃以下	採血後1年間	血液凝固因子の補充	不要
血小板製剤	濃厚血小板	20〜24℃ 要振とう	採血後72時間	止血、出血傾向の改善	必要
	濃厚血小板 HLA			上記の他にHLA抗体を有するために通常の濃厚血小板で効果がない場合	

CRF 慢性腎不全 chronic renal failure クロニック リナル フェイリュア　慢性腎炎をはじめとする腎疾患や、他の疾患の合併症により腎機能が、著しく低下した状態が徐々に進行する病態。

CRF 慢性呼吸不全 chronic respiratory failure クロニック レスピラトリー フェイリュア　肺の換気機能、ガス交換機能不全が1か月以上続いた状態。二酸化炭素の増加を伴わない場合をⅠ型呼吸不全、伴うものをⅡ型呼吸不全という。 ➡ ARF（急性呼吸不全）

CRF 副腎皮質刺激ホルモン放出因子 corticotropin releasing factor コーティコトロピン リリーシング ファクター　視床下部で生成され、副腎皮質刺激ホルモンの放出を促進する因子。 ➡ CRH（副腎皮質刺激ホルモン放出ホルモン）

CRH 副腎皮質刺激ホルモン放出ホルモン corticotropin-releasing コーティコトロピンリリーシング

hormone　視床下部から分泌され、下垂体前葉を刺激して副腎皮質刺激ホルモンの分泌を促すホルモン。

CRL　胎児頭殿長　crown-rump length　胎児の頭部先端から殿部までの長さ。胎児の発育状況を知る指標。

CRP　C反応性タンパク　C-reactive protein　炎症によって血液中に増加してくるタンパク質。炎症のモニターとして有用。

CRP　頭蓋咽頭腫　craniopharyngioma　視床下部および下垂体に近接する部位の扁平上皮遺残（ラトケ嚢）から発生する良性腫瘍。視覚障害などの神経症状のほか、視床下部や下垂体への浸潤に伴うホルモン分泌異常によって、尿崩症や低身長などをきたす。

CRPS　複合性局所疼痛症候群　complex regional pain syndrome　外傷や神経損傷後に疼痛が遷延する慢性疼痛症候群。

CRRT　持続的腎機能代替療法　continuous renal replacement therapy　24時間持続的に自己腎の機能を補助する血液浄化法。➡ **IRRT（間欠的腎機能代替療法）**

CRS　カテーテル敗血症　catheter related sepsis　血管内カテーテル血流感染による敗血症。

CRS　先天性風疹症候群　congenital rubella syndrome　妊婦の風疹ウイルス罹患による胎児の先天性異常疾患。

CRT　毛細血管再充満時間　capillary refilling time　キャピラリーリフィリングタイム、ブランチテストともいう。指爪を指で5秒間圧迫し、開放後に色調が回復するのに要する時間。循環状態の簡易評価法。

CRT　心臓再同期療法　cardiac resynchronization therapy　両心室ペーシングともいう。右心室と左心室の両方をペーシングする治療法。

CRT　化学放射線療法　chemoradiation therapy　抗癌薬による化学療法と放射線療法を組み合わせて行う癌の治療法。

CRT-D　両心室ペーシング機能付埋込型除細動器　cardiac resynchronization therapy defibrillator　右心室と左心室の両方をペーシングする機能の付いた埋込型除細動器。

CRVO　網膜中心静脈閉塞症　central retinal vein occlusion　網膜中心静脈が視神経乳頭の奥で閉塞することによって起こる網膜疾患。➡ **BRVO（網**

膜静脈分枝閉塞症)

- **CS** 頸部脊椎症　cervical spondylosis　加齢による頸椎の変形や靱帯の肥大により、脊髄や神経根が圧迫される疾患。→ CSR（頸椎症性神経根症)、CSM（頸椎症性脊髄症)

- **CS, C/S** 帝王切開　Cesarean section　カイザーシュニットともいう。母体の開腹手術により胎児を取り出す出産法。自然分娩が母子に危険を及ぼす場合に適応。

- **CS** 冠状静脈洞　coronary sinus　右心房下部の冠動脈入口部。

- **CS** コルチコステロイド　corticosteroid　副腎皮質ホルモン。アルドステロン、コルチゾール、デヒドロエピアンドロステロンなどがある。（17頁●主なホルモンとその機能参照)

- **CS** 挫滅症候群　crush syndrome　クラッシュシンドロームともいう。倒壊家屋などに挟まれ、長時間圧迫を受けた筋肉が解放されたときに起こる多臓器不全をきたす症候群。カリウム・ミオグロビンなどの血中放出が原因。

- **CS** サイクロセリン　cycloserine　抗菌薬。商品名：サイクロセリン。

- **CS** 膀胱鏡　cystoscope　膀胱に使用する内視鏡の1つ。

- **CSA** 中枢性睡眠時無呼吸　central sleep apnea　＝ CSAS（中枢型睡眠時無呼吸症候群)

- **CSAS** 中枢型睡眠時無呼吸症候群　central sleep apnea syndrome　脳の呼吸中枢機能の低下による睡眠時無呼吸症候群。→ SAS（睡眠時無呼吸症候群)

- **CSB** チェーンストークス呼吸　Cheyne-Stokes breathing　無呼吸状態から徐々に呼吸数が増加して過呼吸となり、また徐々に無呼吸状態に移行する呼吸。呼吸中枢の低酸素症（脳血管障害)、動脈血循環障害、低酸素血症が原因で起こる。

- **CSC** 中心性漿液性網脈絡膜症　central serous chorioretinopathy　網膜色素上皮の血液網膜関門が局所的に破綻し、脈絡膜から漏れ出た漿液の圧力で網膜が盛り上がることで、黄斑部を含む網膜の一部が剥がれる網膜剥離。

- **CSCA** 指揮命令、現場の安全、情報の共有化、現場の状況評　command, safety, communication, assessment　災害時医療における組織体制

の原則。医療支援体制の原則を示す、3つのT（triage［トリアージ］、treatment［治療］、transport［搬送］）を合わせて、CSCATTTと呼ばれている。

CSEA 脊髄クモ膜下硬膜外併用麻酔 combined spinal-epidural anesthesia コンバインド スパイナル エピデュラル アネスセジア
脊硬麻ともいう。即効性のある脊髄クモ膜下麻酔と、持続性のある硬膜外麻酔を併用する麻酔法。

CSF 脳脊髄液 cerebrospinal fluid セレブロスパイナル フルイド 髄液ともいう。脳室およびクモ膜下腔を満たす無色透明な液体。脳室系の閉塞によって髄液が頭蓋内に貯留すると、頭蓋内圧が上昇して頭痛、嘔吐、麻痺などをきたす。また、骨折などの外傷に伴って髄液瘻が生じ、髄膜への感染をきたすことがある（髄膜炎）。増えすぎると正常圧水頭症、減少すると脳脊髄減少症が起こる。

●髄液の循環と脳室ドレーン

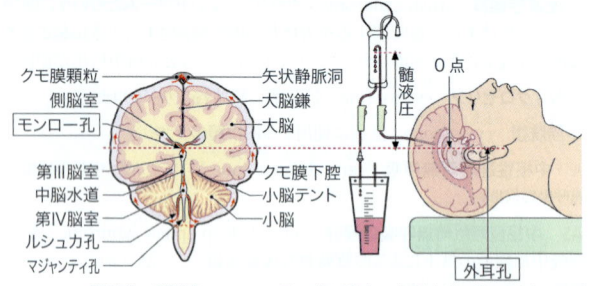

ラベル：クモ膜顆粒、側脳室、モンロー孔、第Ⅲ脳室、中脳水道、第Ⅳ脳室、ルシュカ孔、マジャンディ孔、矢状静脈洞、大脳鎌、大脳、クモ膜下腔、小脳テント、小脳、髄液圧、0点、外耳孔

髄液は、側脳室→モンロー孔→第Ⅲ脳室→中脳水道→第Ⅳ脳室→マジャンディ孔・ルシュカ孔→クモ膜下腔へと流れる。

CSF コロニー刺激因子 colony stimulating factor コロニー スティミュレイティング ファクター 骨髄中の各種血球の前駆細胞に働いて顆粒球やマクロファージなどへの分化・増殖を促す造血因子。G-CSF（顆粒球コロニー刺激因子）、GM-CSF（顆粒球マクロファージコロニー刺激因子）、M-CSF（マクロファージコロニー刺激因子）がある。
（149頁●血液細胞の分化過程／211頁●サイトカインファミリー参照）

CSH 慢性硬膜下血腫 chronic subdural hematoma クロニック サブデュラル ヘマトーマ 頭部外傷から数週間～数か月を経て、硬膜と脳の間の硬膜下に血腫がゆっくりと形成される状態。高齢者に多く、脳圧迫による中枢神経障害症状から、認知症と間違われることが多い。

CSI　持続皮下注入法　continuous subcutaneous infusion　→ CSII（持続皮下インスリン注入療法）

CSII　持続皮下インスリン注入療法　continuous subcutaneous insulin infusion　皮下にカテーテルを留置し、ポンプを用いて持続的にインスリンを注入する方法。（**CIII（持続静脈内インスリン注入療法）**）

CSM　脳脊髄膜炎　cerebrospinal meningitis　発熱、頭痛などを伴う髄膜の炎症。

CSM　頸椎症性脊髄症　cervical spondylotic myelopathy　加齢による頸椎の変形や靱帯の肥大により、脊髄が圧迫される疾患。→ CSR（頸椎症性神経根症）

CSM　がれきの下の医療　confined space medicine　災害発生時において、がれきなどの障害物により救出に時間のかかる要救助者に対して、医療者が障害物の中に入り、救出までの全身状態の安定化、疼痛コントロールなどを行うこと。

CSR　頸椎症性神経根症　cervical spondylotic radiculopathy　加齢による頸椎の変形や靱帯の肥大により、神経根が圧迫される疾患。→ CSM（頸椎症性脊髄症）

CSR　チェーンストークス呼吸　Cheyne-Stokes respiration　= CSB（チェーンストークス呼吸）

CSS　頸動脈洞症候群　carotid sinus syndrome　頸動脈の硬化や高血圧、動脈瘤、腫瘍などで頸動脈洞の圧受容体が刺激されて起こる、失神や意識喪失、著しい徐脈、血圧低下をきたす症候群。

CST　収縮ストレステスト　contraction stress test　子宮収縮ホルモンのオキシトシンを母体に静注して行う胎児心拍数モニタリング。→ NST（ノンストレステスト）／（288頁●主な胎児評価の方法参照）

Cst　静肺コンプライアンス　static compliance of lung　シースタティックともいう。肺の伸縮性を示す指標。圧容積曲線からC＝ΔV/ΔPで求められる。→ Cdyn（動肺コンプライアンス）

CT　カルシトニン　calcitonin　カルシウム調整に関与する甲状腺ホルモン、骨粗鬆症治療薬。（17頁●主なホルモンとその機能参照）

CT　心タンポナーデ　cardiac tamponade　心嚢内に液体が貯留し、心臓

CT　コンピュータ断層撮影　computed tomography　X線によって身体の横断像を撮影する方法。

CT　クームス試験　Coombs test　赤血球に対する不完全抗体を検出する検査。➡ DCT（直接クームス試験）、ICT（間接クームス試験）

CT　頭蓋癆　craniotabes　頭蓋骨の石灰化が不十分で軟らかいため、ピンポン球のようにへこむ、新生児の病態。くる病、水頭症などに併発する。

CTAS　カナダ緊急度判定支援システム　Canadian Triage and Acuity Scale　シータスともいう。カナダ救急医学会の開発した救急患者の緊急度判定システム。わが国では、CTASを参考にJapan Triage and Acuity Scale（JTAS）が開発された。

● CTASJTASのトリアージレベル分類

レベル1	蘇生レベル	生命または四肢を失う恐れのある状態であり、積極的な治療がただちに必要な状態
レベル2	緊急	潜在的に生命や四肢の機能を失う恐れがあるため、迅速な治療が必要な状態
レベル3	準緊急	重篤化し救急処置が必要になる可能性がある状態、あるいは強い不快な症状を伴う場合があり、仕事をする上で支障がある、または日常生活にも支障がある状態
レベル4	低緊急	患者の年齢に関連した症状、苦痛と感じる症状、潜在的に悪化を生じる可能性のある状態で1〜2時間以内の治療や再評価が好ましい状態
レベル5	非緊急	急性期の状態だが緊急性のないもの、および増悪の有無に関わらず慢性期症状の一部である場合、精査や治療を先延ばしにしたり、院内の他科または、他の医療機関への紹介で対応可能な場合

CTCAE　有害事象共通用語規準　common terminology criteria for adverse events　米国の国立がん研究所が示す、臨床試験における有害事象を判定する規準。治療における有害事象の判定にも用いられている。

CTD　CTディスコグラフィ　computed tomographic discography　椎間板造影後に行うCTによる断層撮影。MRI検査を補う目的で行われる。

CTD　結合織病　connective tissue disease　線維組織、筋肉、腱、結合

組織が広範囲に痛む炎症性疾患。

CTG 胎児心拍陣痛図 cardiotocograph（カーディオトコグラフ） 胎児心拍数モニタリングを用いた、胎児心拍数と子宮収縮圧の経時的記録。胎児心拍数、および胎動や子宮収縮に対する胎児心拍数の変化をみることで、胎児の状態を評価する。

CTGA 修正大血管転位症 corrected transposition of great arteries（コレクティッド トランスポジション オブ グレイト アーテリーズ） 右心室から大動脈、左心室から肺動脈が出て正常と逆のつながりになっている大血管転位症に加え、心房と心室の位置関係も逆になっている先天性心疾患。心房と心室の位置も逆になったために、静脈血が肺へ、動脈血が全身へ流れるように「修正」されている。 ➡ **TGA（大血管転位）** ／（435頁 ●主な先天性心疾患参照）

CTM セフォチアム cefotiam（セフォチアム） 抗菌薬。商品名：パンスポリン、ハロスポア。

CTM CTミエログラフィ computed tomographic myelography（コンピューティッド トモグラフィック マイエログラフィー） 脊髄造影後に行うCTによる断層撮影。MRI検査を補う目的で行われる。

CTM-HE セフォチアムヘキセチル cefotiam hexetil（セフォチアム ヘキセチル） 抗菌薬。商品名：パンスポリンT。

CTO 慢性冠動脈完全閉塞 chronic total occlusion（クロニック トータル オクルージョン） 長期にわたって冠動脈が閉塞した状態。

CTR 心胸郭比 cardiothoracic ratio（カーディオソラシック レイシオ） 胸部X線写真で、胸郭に対する心臓の割合を%で表示したもの。心臓の大きさを比較する指標。

●心胸郭比

正常値は、35〜50％。心胸郭比50％以上の場合、心電図や超音波検査などで心臓肥大の有無を判定する。

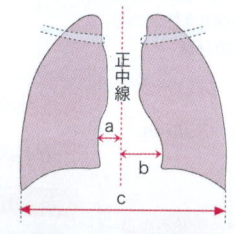

心胸郭比＝(a+b)／c×100％

CTRX セフトリアキソン ceftriaxone（セフトリアキソン） 抗菌薬。商品名：ロセフィン。

CTS 手根管症候群 carpal tunnel syndrome（カーパル タネル シンドローム） 掌側の親指から薬指の半分

CTX　セフォタキシム cefotaxime　抗菌薬。商品名：クラフォラン、セフォタックス。

CTX　脳腱黄色腫症 cerebrotendinous xanthomatosis　コレステロールの代謝産物のコレスタノールが組織に蓄積する、遺伝性脂質代謝異常。運動失調、認知症などの神経症状、腱への脂肪沈着（黄色腫）、白内障を症状とする。

CTZ　化学受容性嘔吐引き金帯 chemoreceptive emetic trigger zone　第四脳室底にある、嘔吐中枢に刺激を伝える部位。 → VC（嘔吐中枢）／（427頁●嘔吐のメカニズム参照）

CUG　膀胱尿道造影 cystourethrography　膀胱や尿道に造影剤を注入して撮影するX線検査。造影剤の排泄時に撮る排泄性と注入時に撮る逆行性がある。

CV　中心静脈 central vein　心臓に直結する静脈。下大静脈と上大静脈を指す。 → CVC（中心静脈カテーテル）、CVH（中心静脈栄養法）

CV　クロージングボリューム closing volume　呼気終末の肺で、末梢気道閉塞が始まる時点から最大呼気レベルに達するまでの量。

CVA　脳血管障害 cerebrovascular accident　脳の血管が障害されて起こるさまざまな病態。脳内出血やクモ膜下出血などの出血性と脳血栓や脳塞栓などの閉塞性がある。

●脳血管障害の分類

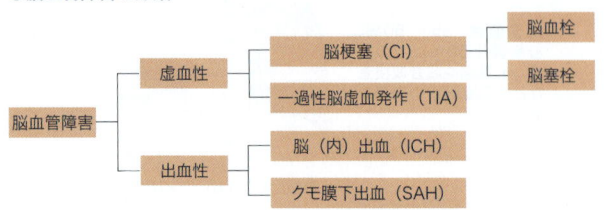

```
脳血管障害 ─┬─ 虚血性 ─┬─ 脳梗塞（CI）─┬─ 脳血栓
           │          │                └─ 脳塞栓
           │          └─ 一過性脳虚血発作（TIA）
           └─ 出血性 ─┬─ 脳（内）出血（ICH）
                     └─ クモ膜下出血（SAH）
```

CVA　クラブラン酸 clavulanic acid　抗菌薬。商品名：オーグメンチン、クラバモックス（アモキシシリン配合）。

CVA　肋骨脊柱角　costovertebral angle　第12肋骨と脊柱の間の部分。腎臓疾患時に叩打痛が現れる。

CVC　中心静脈カテーテル　central venous catheter　鎖骨下静脈などから高カロリー輸液を行うときなどに用いるカテーテル。

CvCO$_2$　混合静脈血二酸化炭素含量　mixed venous carbon dioxide content　混合静脈血に含まれるCO$_2$の濃度。

CVD　脳血管疾患　cerebrovascular disease　脳梗塞、クモ膜下出血などの、頭蓋内血管に生じる疾患の総称。

CVD　連合弁膜症　combined valvular disease　2つ以上の心臓弁の障害。

CVD　持続脳室ドレナージ　continuous ventricular drainage　脳室穿刺によりカテーテルを挿入し、持続的に脳室内の髄液を体外に導く方法。

CVH　中心静脈栄養法　central venous hyperalimentation　完全静脈栄養ともいう。消化管が使えない患者に対して、カテーテルを中心静脈に留置し、高濃度の輸液を注入する栄養法。(404頁●栄養補給の方法参照)

CVO　産科学的真結合線　conjugata vera obstetrica　岬角から恥骨結合後面までの最短距離。骨盤腔の正中径のなかで最も狭い部位で、経膣分娩が可能かどうかの判断基準となる。

CvO$_2$　混合静脈血酸素含量　mixed venous oxygen content　混合静脈血に含まれるO$_2$の濃度。酸素消費量・動脈血酸素含量が一定なら、混合静脈血酸素含量は心拍出量の変化を表す。

CVP　中心静脈圧　central venous pressure　内頸静脈や鎖骨下静脈などから大静脈に挿入された心カテーテルにより測定される血圧。心不全の診断などに有効。(112頁●中心静脈圧の測定参照)

CVPPP　包括的暴力防止プログラム　comprehensive violence prevention and protection programme　暴力への対応能力を高め、対象者と医療関係者双方の安全を図る総合的なプログラム。

CVR　脳血管抵抗　cerebral vascular resistance　脳循環での血管抵抗。
➡SVR（全身血管抵抗）、PVR（肺血管抵抗）

CVVH　持続的静脈血血液濾過　continuous venovenous hemofiltration　血液ポンプを用いて大静脈（大腿骨、鎖骨下または内頸）から血液を透析回路に注入し、限外濾過を行い、静脈還流に戻す血液濾過法。➡CAVH

●中心静脈圧の測定

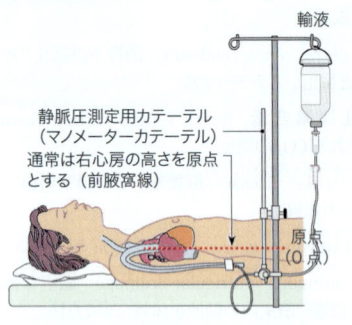

輸液

カテーテルを末梢神経静脈から大静脈内に挿入し、0点（右心房の高さ）を基準に圧を測定する。

静脈圧測定用カテーテル（マノメーターカテーテル）
通常は右心房の高さを原点とする（前腋窩線）

原点（0点）

・正常値：5～10cmH$_2$O（4～7 mmHg）
・高値：心不全→利尿薬投与
・低値：末梢循環不全（脱水、出血）→輸液など

(持続的動静脈血液濾過) ／ (187頁●透析の種類参照)

CVVHD　持続的静静脈血液透析 continuous venovenous hemodialysis　コンティニュアス ヴェノヴェナス ヘモダイアライシス　血液ポンプを用いて静脈から血液を取り出し、透析回路で老廃物を除去して静脈循環に戻す血液浄化法。➡ CAVHD（持続的動静脈血液透析）／ (187頁●透析の種類参照)

CVVHDF　持続的静静脈血液濾過透析 continuous venovenous hemodiafiltration　コンティニュアス ヴェノヴェナス ヘモダイアフィルトレイション　血液ポンプを用いて静脈から血液を取り出し、限外濾過と拡散による透析を行い、静脈循環に戻す血液浄化法。➡ CHDF（持続的血液濾過透析）

CX　回旋枝 circumflex branch　サーカムフレックス ブランチ　心臓の左冠動脈は、回旋枝と前下行枝に枝分かれる。回旋枝は、冠状溝に沿って後面へ走行し、心臓に血液を供給する。(74頁●冠動脈参照)

CXD　セフロキサジン cefroxadine　セフロキサジン　抗菌薬。商品名：オラスポア。

CXM-AX　セフロキシムアキセチル cefuroxime axetil　セフロキシム アキセチル　抗菌薬。商品名：オラセフ。

CY　シクロホスファミド cyclophosphamide　サイクロフォスファマイド　抗悪性腫瘍薬。商品名：エンドキサン。

CYA　シクロスポリン ciclosporin　シクロスポリン　真菌から抽出した免疫抑制薬で、Tリンパ球に特異的に作用する。臓器移植後の免疫抑制やベーチェット病・皮

膚筋炎などの自己免疫疾患に用いられる。商品名：サンディミュン、ネオラール。

CYFRA21-1　サイトケラチン 19 フラグメント　cytokeratin 19 fragment　シフラともいう。肺癌の腫瘍マーカー。特に扁平上皮癌に対して高い陽性率を示す。(22 頁●主な腫瘍マーカー参照)

CYP　チトクローム P450　cytochrome P450　シップともいう。肝臓内の薬物代謝酵素。グレープフルーツ果汁は、CYP3A4 の活性を阻害して薬物代謝を遅らせるため、カルシウム拮抗薬を使用している場合、摂取は禁忌である。

Cyt　シトシン　cytosine　核酸の構成成分となる塩基の１つ。

CYVADIC　シクロホスファミド＋ビンクリスチン＋アドリアマイシン＋ダカルバジン　cyclophosphamide, vincristine, adriamycin, dacarbazine　骨軟部腫瘍の併用化学療法。

CZOP　セフォゾプラン　cefozopran　抗菌薬。商品名：ファーストシン。

CZP　クロナゼパム　clonazepam　抗てんかん薬、抗痙攣薬。商品名：リボトリール、ランドセン。

CZX　セフチゾキシム　ceftizoxime　抗菌薬。商品名：エポセリン。

D

D　うつ病　depression　うつ状態が症状の中心となっている精神疾患。神経伝達物質のセロトニンやノルアドレナリンの減少によって引き起こされると考えられている。

D　下行結腸　descending colon　結腸のうち、左結腸曲から左腸骨窩に至る部位。(367 頁●大腸・肛門の区分参照)

D　ジフテリア　diphtheria　ジフテリア菌による感染症。上気道粘膜が主に侵される。感染症法による二類感染症。

D1　第１対角枝　first diagonal branch　冠動脈左前下行枝の分枝。(74 頁●冠動脈参照)

D2　第２対角枝　second diagonal branch　冠動脈左前下行枝の分枝。(74 頁●冠動脈参照)

d4A　アンドロステンジオン　androstenedione　男性ホルモンの1種でテストステロンの前駆体。胎児期の外性器形成や思春期の第二次性徴を発現・維持する。

d4T　サニルブジン　sanilvudine　抗ウイルス薬。商品名：ゼリット。

DA　発育年齢　developmental age　乳幼児・学童児の身体的な発達の度合いが、相応とされる年齢。

DA　デジタル血管造影　digital angiography　画像信号をデジタル化した血管造影。濃度の低い造影剤でも描出できる。

DA　ドパミン　dopamine　カテコラミン系神経伝達物質。アドレナリン、ノルアドレナリンの前駆体で、運動調節、多幸感、ホルモン調節、意欲などにかかわる。（64頁●神経伝達物質の種類と働き参照）

DAA　解離性大動脈瘤　dissecting aortic aneurysm　動脈硬化により大動脈の内膜が破れて中膜との間に血液が流入し、外膜のみとなった血管が血流に押されて瘤状に拡張した状態。➡TAA（胸部大動脈瘤）、TAAA（胸腹部大動脈瘤）、TAAA（腹部大動脈瘤）／（34頁●動脈瘤の形参照）

D&C　子宮内容除去術　dilation and curettage　子宮頸管拡張および掻爬術。初期や中期の妊娠中絶や流産、胞状奇胎時に、子宮内の胎児や遺残物などを除去する手術。

DAC-Tam　ダカルバジン＋ニムスチン＋シスプラチン＋タモキシフェン　dacarbazine, nimustine, cisplatin, tamoxifen　メラノーマの併用化学療法。

DAD　びまん性肺胞障害　diffuse alveolar damage　肺毛細血管の透過性亢進や肺胞上皮細胞の障害により、肺胞隔壁の水腫や炎症、さらに硝子膜形成に至る、急性間質性肺炎の代表的症状。

DAH　びまん性肺胞出血　diffuse alveolar hemorrhage　広範な肺胞から出血する肺疾患。

DAI　びまん性軸索損傷　diffuse axonal injury　頭部外傷直後から意識障害が生じ、脳白質の神経軸索に広範囲の損傷がある状態。

DALY　障害調整生存年　disability-adjusted life years　病気で損なわれた健康や障害のために失われた健康的な生活の年数で調整した生存年数。
➡QALY（質調整生存年）

DAM 挿管困難対策 difficult airway management（ディフィカルト エアウェイ マネジメント） 挿管困難な患者に対する対応。

DAP ダプトマイシン daptomycin（ダプトマイシン） 抗菌薬。商品名：キュビシン。

DAP 人物描写テスト draw a person test（ドロー ア パーソン テスト） 白紙に人物の全身像を描かせ、被検者の性格や情動をみる検査。

DASH 上肢障害評価表 disability of the arm, shoulder, and hand（ディサビリティ オブ ザ アーム ショルダー アンド ハンド） 腕の能力に関する自己記式質問票。30項目について、「全く困難なし」から「できなかった」までを5段階で評価する。

DAT アルツハイマー型認知症 dementia of Alzheimer type（ディメンチャア オブ アルツハイマー タイプ） 脳細胞の萎縮（いしゅく）によって起こる進行性の認知障害（記憶障害・見当識障害など）。神経伝達物質のアセチルコリンが減少している特徴を有する。認知症の3割強を占める。

DAV ダカルバジン＋ニムスチン＋ビンクリスチン dacarbazine, nimustine, vincristine（ダカルバジン ニムスチン ヴィンクリスチン） メラノーマの併用化学療法。

dAVF 硬膜動静脈瘻 dural arteriovenous fistula（デュラル アーテリオヴェナス フィステュラ） 硬膜動脈と硬膜静脈洞との間に動静脈短絡が生じている病態。海綿静脈洞部にできることが多い。脳を還流した血液の逆流で脳損傷を生じ、意識障害、高次機能障害（視野障害など）、失語症、失認、運動機能障害、感覚障害などを起こす。➡ **CCF（頸動脈海綿静脈洞瘻）**

dB デシベル decibel（デシベル） 音の強さの単位。

DB Ⅲ度熱傷 deep burn（ディープ バーン） 熱傷深度が皮下組織にまで及ぶ重度の熱傷。

●熱傷深度

深度	略語	状態（傷害範囲）
Ⅰ度	EB	表皮熱傷：表皮のみ
浅達性Ⅱ度	SDB	浅層熱傷：表皮と毛嚢・汗腺まで達しない真皮まで
深達性Ⅱ度	DDB	深層熱傷：表皮と真皮
Ⅲ度	DB	全層熱傷：皮下組織まで

＊熱傷により、皮膚のどこまで損傷されているかによる分類。深度と面積と考慮して熱傷指数を表す。

DBA ジベンゾアントラセン dibenzanthracene（ディベンゾアントラセン） 大気汚染物質の1つ。発癌性が高い。

116 ● DBE

DBE　びまん性気管支拡張症　diffuse bronchiectasis　肺のさまざまな部分に気管支拡張が生じる病態。

DBECPCG　ベンジルペニシリンベンザチン　benzylpenicillin benzathine　抗菌薬。商品名：バイシリンG。

DBI　びまん性脳損傷　diffuse brain injury　脳震盪やびまん性軸索損傷などを含む、広範囲に及ぶ脳障害の総称。

D-Bil　直接ビリルビン　direct bilirubin　崩壊した赤血球のヘモグロビンから生成されたビリルビンが肝臓に運ばれ、グルクロン酸と抱合した水溶性の抱合型ビリルビン。➡ I-Bil（間接ビリルビン）／（399頁●主な肝機能の指標／293頁●黄疸のメカニズム参照）

DBP　拡張期血圧　diastolic blood pressure　心臓が拡張した時の血圧。最低血圧。➡ SBP（収縮期血圧）

DBS　深脳部刺激法　deep brain stimulation　脳の深部に電極を挿入し、特定部位を電気刺激する治療法。パーキンソン病や振戦の治療に用いられる。

DBT　二重盲検法　double blind test　本物か偽薬（プラセボ）かわからないように、試験者にも被験者にもわからないように二重に設計された治験方法。

DC　直流除細動　direct counter shock　高圧直流電気刺激を用いた除細動。カウンターショック。除細動器には、体外型と植え込み型がある。

DC　ドセタキセル＋カルボプラチン　docetaxel, carboplatin　卵巣癌の併用化学療法。

DC　包帯交換　dressing change　創傷治療や手術後などにおいて、創部を保護している包帯やドレッシング材を清潔なものに交換すること。感染防止による治癒促進、患部の状態観察などが目的。

DCA　方向性冠動脈粥腫切除術　directional coronary atherectomy　モーター駆動のカッターが付いたカテーテルでアテロームを切除し、体外に取り出す手術。

DCF　ペントスタチン　pentostatin　抗悪性腫瘍薬。商品名：コホリン。

DCH　遅延型皮膚過敏症　delayed cutaneous hypersensitivity　抗原抗体反応ではなく、抗原とT細胞によって起こるアレルギー反応。接触性皮膚炎、

DCM 拡張型心筋症 dilated cardiomyopathy　心臓が拡張し、心筋が薄くなる心筋症。

DCR 涙嚢鼻腔吻合術 dacryocystorhinostomy　涙嚢から鼻腔を直接つなぐ、涙鼻管閉塞の手術。

DCS ダメージコントロールサージェリー damage control surgery　救命を目的とした外傷治療戦略。蘇生目的の初回手術、全身の安定化を図る集中治療、修復・再建手術の3要素からなる。

DCT 直接クームス試験 direct Coombs' test　クームス試験のうち、赤血球表面に結合した不完全抗体を検出する検査。➡ ICT（間接クームス試験）

DCT ドラッグチャレンジテスト drug challenge test　薬理学的疼痛機序判別試験ともいう。鎮痛作用をもつ薬物を少量静注して、疼痛の消長を観察してその機序を推察する検査法。適切な治療法を選択するために行う。

DCV 二重制御式強制換気 dual control ventilation　1回換気量を設定するVCVと気道内圧に合わせるPCVの機能を併せもつ人工換気方式。➡ VCV（量調節換気）、PCV（圧調節換気）

DDAVP デスモプレシン 1-desamino-8-D-arginine vasopressin [desmopressin acetate hydrate]　ホルモン製剤。商品名：デスモプレシン、ミニリンメルト。

DDB 深達性Ⅱ度熱傷 deep dermal burn　表皮と毛嚢・汗腺を含む真皮に達した熱傷。（115頁●熱傷深度参照）

DDD ユニバーサルペーシング double-double-double pacing　心房と心室の両方（D）の自己リズムを感知し、自己リズムが出ないとき心房と心室両方（D）を刺激し、抑制と同期の両方（D）を行う心臓ペーシングのモード。（436頁●ペーシングモード参照）

DDH 発育性股関節脱臼 developmental dislocation of the hip　出生前後に股関節が脱臼、亜脱臼、臼蓋形成不全など脱臼へ移行する準備状態。出生時に不安定であった関節が、徐々に脱臼へと移行することが多い。

ddI ジダノシン didanosine　抗ウイルス薬。商品名：ヴァイデックスEC。

DDS ジアフェニルスルホン diaphenylsulfone　皮膚科用剤。商品名：レクチゾール、プロトゲン。

118 ● DDS

DDS 薬物送達システム drug delivery system ドラッグデリバリーシステムともいう。薬物の体内における放出、標的部位への送達、薬物の吸収を制御することによって治療効果を高め、さらに有害反応の出現を抑える薬物の投与システム。➡ TDDS（経皮薬物送達システム）

DDST デンバー式発達スクリーニング検査 Denver Developmental Screening Test 幼児の発達をみるため、個人‐社会的行動、微細運動‐適応、言語、粗大運動を観察する検査。

DDx 鑑別診断 differential diagnosis 症状を引き起こす疾患を絞り込むために行う診断。

Deg.Pig. 網膜色素変性症 degeneratio pigmentosa retinae 網膜の視細胞が経時的に変性をきたし、夜盲、視野狭窄、失明などを生じる疾患。

DES ジエチルスチルベストロール diethylstilbestrol エストロゲンを活性化させる合成化合物。前立腺癌に適用。

DES 薬剤溶出性ステント drug-eluting stent ステント留置部の再狭窄を防止するため、ステントの金属の表面に細胞の増殖を抑える薬剤をしみませたポリマーをコーティングしたステント。➡ BMS（ベアメタルステント）

DESIGN DESIGN 褥瘡状態評価法 Depth, Exudate, Size, Inflammation/Infection, Granulation tissue, Necrotic tissue デザインともいう。褥瘡の程度を評価するためのスケールの1つ。褥瘡の治癒過程に重要な要素（Depth：深さ、Exudate：滲出液、Size：大きさ、Inflammation/Infection：炎症／感染、Granulation tissue：肉芽組織、Necrotic tissue：壊死組織）の各頭文字からなる。

DeVIC イホスファミド＋カルボプラチン＋エトポシド＋デキサメタゾン ifosfamide, carboplatin, etoposide, dexamethasone 悪性リンパ腫の併用化学療法。

DEX デキサメタゾン dexamethasone 抗炎症薬。商品名：デカドロン。

DEXA 二重X線吸収法 dual-energy X-ray absorptiometry ＝ DXA（二重X線吸収法）

DF 除細動器 defibrillator 電気刺激により、心室・心房細動を除去する治療器械。

DF 陥没骨折 depressed fracture 頭蓋骨への強い圧迫などにより、

頭蓋骨が内側に陥没した状態。

DF 糖尿病性足病変 diabetic foot 糖尿病による神経障害や血流障害に起因する足の病変。足の潰瘍や壊疽がある。

DF 背屈 dorsal flexion 手関節や足関節を背方向に屈曲させる運動。反対語は「掌屈（VF）」。

DFD 半消化態栄養 defined formula diet 天然食品を人工的に処理した素材を使用し、ある程度消化された状態で調合された経腸栄養剤。➡ EN（成分栄養）、EN（経腸栄養法）

DFPP 二重濾過血漿分離交換 double filtration plasma pheresis 血液を体外に取り出し、血漿ポンプ内の一次膜で血漿を分離し、二次膜で血漿中の病因物質を取り除き、補充液を加えて戻す、血液浄化療法。

DFS 無病生存期間 disease-free survival 登録日または手術日を起算日として、再発か死亡、あるいは二次発癌のイベントが起こるまでの期間。

DFSP 隆起性皮膚線維肉腫 dermatofibrosarcoma protuberance 皮膚真皮に発生する悪性腫瘍。

DG 椎間板造影 discography 椎間板内に造影剤を注入して撮影するX線検査。

DGN びまん性糸球体腎炎 diffuse glomerulonephritis 糸球体の大部分に炎症変化を起こした腎炎。

DGS 糖尿病性糸球体硬化症 diabetic glomerulosclerosis 糖尿病の合併症として起こる、糸球体が硬化する腎血流障害。

DH 歯科衛生士 dental hygienist 資格を得て歯科の予防処置、診療補助、保健指導などを行う専門職。

DH 疱疹状皮膚炎 dermatitis herpetiformis 紅斑などの辺縁に環状に小水疱が生じる皮膚炎。

DHA ドコサヘキサエン酸 docosahexaenoic acid イワシやマグロなどに多く含まれる多価不飽和脂肪酸。コレステロールを下げ、ニューロンの生成を促すなどの効果があるとされる。

DHEA デヒドロエピアンドロステロン dehydroepiandrosterone 主に副腎から分泌されるステロイド。性ホルモン（エストロゲンとアンドロゲン）に変わる。（17頁●主なホルモンとその機能参照）

DHF　デング出血熱　dengue hemorrhagic fever　デングウイルスによるデング熱が重症化した状態。出血、ショック状態を起こし、致死率も高くなる。

DHT　ジヒドロテストステロン　dihydrotestosterone　胚形成時、および第２次性徴の発達に必須とされる男性ホルモン。

DHTR　遅発型溶血性輸血反応　delayed hemolytic transfusion reaction　輸血後24時間以降から数日経過してからみられる、血管外溶血による溶血性副作用。(341頁●輸血反応参照)

DI　尿崩症　diabetes insipidus　抗利尿ホルモン（バソプレシン）の分泌低下により多尿、脱水症状を起こす疾患。

DI　不快指数　discomfort index　人間が快・不快と感じる温度と湿度の関係を示した数値。

DI　医薬品情報　drug information　効能や用法・用量、副作用などの医薬品情報。通常、医薬品に添付される文書をいう。

DI　ドワイヤー法　Dwyer instrumentation　脊柱側彎症に対する観血的治療法。側彎椎体の凸側にフックとワイヤーを締結し、椎体を互いに引き寄せて矯正する。

diast.　拡張期　diastolic　心房が空になり心室が満たされる期間。拡張期は大動脈弁の閉鎖する時より始まり、収縮期が僧帽弁の閉鎖より始まる時に終わる。

DIC　播種性血管内凝固症候群　disseminated intravascular coagulation　ディックともいう。全身の細小血管に微小な血栓が多発し、凝固因子や血小板が消費され、虚血性臓器不全と出血傾向が現れる病態。基礎疾患は多様。(121頁● DICの検査項目参照)

DIC　点滴静注胆道造影　drip infusion cholangiography　胆嚢・胆管造影剤を点滴静注し、胆嚢や胆管の状態をX線で撮影する検査法。胆汁分泌、胆道閉塞、胆道または胆管の結石の状態などを評価する。

DIHS　薬剤性過敏症症候群　drug-induced hypersensitivity syndrome　薬物による過敏症。抗てんかん薬などの薬物投与後２～６週間以内に発症することが多く、発熱を伴う全身の紅斑（薬疹）、リンパ節腫脹、白血球異常などを呈する。

DIND　遅発性脳虚血発作　delayed ischemic neurological deficit　クモ膜

● DIC の検査項目

検査項目	基準値	値の変動
D ダイマー	1.0 >μg/mL	上昇
FDP：フィブリン分解産物	FDP-E0〜100 ng/mL	上昇
ATⅢ：アンチトロンビンⅢ	70〜150%	下降
フィブリノペプタイド A	0.5〜2.0 ng/mL	上昇
TAT：トロンビン・アンチトロンビン複合体	0.5〜1.8 ng/mL	上昇
PLG：プラスミノーゲン	7.0〜13.0 mg/dL	下降
PLT：血小板数	15万〜40万/μL	下降
PIC：プラスミンα₂・プラスミンインヒビター複合体	0.2〜0.6 μg/mL	上昇

下出血後3〜15日後にみられる脳虚血発作。

DIP 剥離型間質性肺炎(はくり) desquamative interstitial pneumonia ディップともいう。特発性間質性肺炎の1種。 ➡ IIPS（特発性間質性肺炎）

DIP 遠位指節間関節 distal interphalangeal joint 末節骨と中節骨の間の関節。 ➡ PIP（近位指節間関節）／（93頁●手の関節／273頁●足の関節参照）

DIP 点滴静注腎盂造影(ぼうこう) drip infusion pyelography 造影剤と生理食塩液を点滴静注し、腎臓から膀胱への流れを追っていくX線造影検査。

DIS 診断学的面接基準 diagnostic interview schedule 精神疾患の診断をするための構造化された面接法。

Disc 退院 discharge 病院などの医療施設に入院して治療を受けた人が、治療の奏効や容態の安定などに伴って、自宅に移動すること。療養施設、あるいはより高度な医療を提供できる施設に移動する場合は転院という。

DISH びまん性特発性骨増殖症 diffuse idiopathic skeletal hyperostosis 全身の骨の靱帯(じんたい)が骨化する疾患。

DIV 点滴静脈注射 drip infusion of vein ボトルやバッグに入れた薬剤を、静脈内に留置した注射針から少量ずつ滴下して投与する方法。

DJS デュビン・ジョンソン症候群 Dubin-Johnson syndrome 体質性黄疸(おうだん)の1つ。直接ビリルビンが優位になり、肝臓が特有の黒色化を示す。

DKA　糖尿病性ケトアシドーシス　diabetic ketoacidosis　脂肪代謝による体内のケトン増加から生じる糖尿病の合併症。高血糖に起因する著明な脱水をきたし、重症例では意識障害を呈する。インスリン治療の中断や感染の併発などで起こる。（192頁●糖尿病性昏睡の症状と所見参照）

DKB　ジベカシン　dibekacin　抗菌薬。商品名：パニマイシン。

DL　びまん性リンパ腫　diffuse lymphoma　非ホジキンリンパ腫のうち、均等に組織浸潤して増殖する病型。➡ FL（濾胞性リンパ腫）

DLB　レビー小体型認知症　dementia with Lewy body　大脳皮質にレビー小体（変異型タンパクを含む沈殿物）が出現して生じる認知症。認知症の2割を占める。

DLC　2腔型カテーテル　double lumen catheter　ダブルルーメンカテーテルともいう。内部に2つの管腔をもつカテーテル。混和不能の2つの薬物を注入したい場合、排出と注入、脱血と送血などを同時に行いたい場合などに用いられる。

DLco　一酸化炭素拡散能　diffusing capacity of the lung for carbon monoxide　肺胞に入ったガスが赤血球にどれくらい移動するか（拡散能）を測定する指標。酸素では測定が難しいことから、一般的には一酸化炭素を用いたDLcoが拡散能の指標となる。➡ DL_{O_2}（酸素拡散能）

DLE　円板状エリテマトーデス　discoid lupus erythematosus　円板状紅斑性狼瘡ともいう。全身性エリテマトーデスのうち、皮膚限局性の病型。多くの場合、顔・耳・前胸部・手指など、日光に当たる部分の皮膚に円板状の発疹（赤斑）がみられる。

DLKP　深部表層角膜移植　deep lamellar keratoplasty　レシピエントの角膜内皮とデスメ膜は残して、提供者からの角膜を移植する方法。角膜移植には、全層角膜移植、表層角膜移植、深部表層角膜移植、内層角膜移植がある。

DL_{O_2}　酸素拡散能　diffusing capacity of the lung for oxygen　肺胞に入った酸素が赤血球にどれくらい移動するか（拡散能）を測定する指標。測定が難しいことから、一般的には一酸化炭素（CO）を用いたDLcoが拡散能の指標となる。➡ DLco（一酸化炭素拡散能）

DLST　薬剤リンパ球刺激試験　drug-induced lymphocyte stimulation test
リンパ球幼弱化反応に基づく試験で、Ⅳ型アレルギーの機序による肝障害や造血障害に、ある特定の薬剤が関与しているか否かを知るために行う。

DLT　ドナーリンパ球輸注　donor lymphocyte transfusion　免疫力を担うリンパ球を、ドナーからホストに輸注し、白血病細胞に対して免疫効果を働かせようとする治療法。

DLT　用量規定毒性　dose-limiting toxicity　投与制限毒性ともいう。薬物用量、特に最大耐量（患者が耐えきれない毒性が生じる用量）が薬物投与を制限する理由となる毒性。

DM　ダウノルビシン　daunorubicin hydrochloride　抗悪性腫瘍薬。商品名：ダウノマイシン。

DM　皮膚筋炎　dermatomyositis　多発性筋炎に特徴的な皮疹（ゴットロン丘疹、ヘリオトロープ疹）が加わった膠原病。➡ PM（多発性筋炎）

DM　糖尿病　diabetes mellitus　インスリンの分泌不全または機能不全などにより血糖値が高まり、種々の障害を引き起こす疾患。進行すると神経障害、網膜症、腎症など重篤な合併症を起こす。

●糖尿病の病型

	1型糖尿病	2型糖尿病
割合（糖尿病全体に対する）	数%	95%以上
発症形式	急激	ゆっくり
年齢	小児～青年に多い	中年以上に多い
家族歴	2型より少ない	しばしばあり
染色体	異常が見られる（HLA）*	異常なし
自己抗体	あることが多い	ない
インスリン分泌	著しく低下する	やや低下する
ケトアシドーシス	多い	通常なし
体型	正常～やせ型	肥満型
インスリン	絶対的適応	適応の場合もある
経口血糖降下薬	無効	有効
食事・運動療法	食事療法	食事療法、運動療法

*HLA：第6染色体に存在するヒト白血球抗原。HLA2型を持つ人はウイルス感染をきっかけに膵ランゲルハンス島β細胞に対する抗体ができ、1型糖尿病を発症することがある。

DM　拡張期雑音　diastolic murmur　心臓の拡張期（Ⅱ音と次のⅠ音の間）に聞こえる心雑音。心臓弁膜疾患の際に聞かれる。（199頁●心音の分類参照）

DMARDs　疾患修飾性抗リウマチ薬　disease modifying anti-rheumatic drug　ディーマーズともいう。リウマチの炎症自体を抑える作用はもたないが、リウマチの免疫異常を修飾することによって、その活動性をコントロールする薬物。免疫調節薬と免疫抑制薬が用いられる。

DMAT　災害派遣医療チーム　disaster medical assistance team　ディーマートともいう。大規模災害や事故などの現場で、急性期災害医療を行える機動性と専門的な技術をもった医療チーム。

DMCTC　デメチルクロルテトラサイクリン　demethylchlortetracycline　抗菌薬。商品名：レダマイシン。

DMD　デュシェンヌ型筋ジストロフィー　Duchenne's muscular dystrophy　伴性遺伝による進行性筋萎縮症。骨格筋でのジストロフィン欠損により発病する。（324頁●進行性筋ジストロフィーの病型参照）

DMIT　多発梗塞性認知症　dementia of multiinfarct type　多発した小梗塞による血管性認知症。＝**MID**（多発梗塞性認知症）

DN　糖尿病性神経障害　diabetic neuropathy　糖尿病の合併症として起こる、末梢神経の障害。

DNA　デオキシリボ核酸　deoxyribonucleic acid　核酸の1種。糖（D-デオキシリボース）、塩基、リン酸から構成されている。二重らせん構造をもち、生物の遺伝情報を担う物質。（276頁● DNAとRNAの働き参照）

DNAR　心肺蘇生禁止　do not attempt resuscitation　蘇生適応除外ともいう。本人または家族の希望で心肺蘇生法（CPR）を行わないこと。→ **DNR**（蘇生適応除外）

DNIC　広汎性侵害抑制調節法　diffuse noxious inhibitory controls　鎮痛方法の1つで、痛みで痛みを抑制する方法。全身のあらゆる部位へ痛み（侵害刺激）を加えることによって、本来の痛みの情報伝達を抑制する。

DNR　ダウノルビシン　daunorubicin hydrochloride　抗悪性腫瘍薬。商品名：ダウノマイシン。

DNR　蘇生適応除外　do not resuscitate　本人または家族の希望で心肺

蘇生法（CPR）を行わないこと。

D/NS ブドウ糖生理食塩液　dextrose in normal saline　生理食塩液にブドウ糖を添加（血液と等張の５％が多い）したもの。輸液、希釈などに用いられる。

DO₂ 酸素運搬能　oxygen delivery　体外から取り入れた酸素が、実際に体内組織にどのくらい運ばれているかを示す指標。DO₂＝心拍出量（CO）×動脈血酸素含量（CaO₂）。

DOA 到着時死亡　dead on arrival　救急隊到着時点で死亡状態にあること。医療施設搬入時点で心肺停止状態にあることは、来院時心肺停止（CPAOA）という。→ CPAOA（来院時心肺停止）、CPAAA（来院直後心肺停止）

DOB ドブタミン　dobutamine　心不全治療薬。商品名：ドブトレックス、ドブックス、ドブポン、ドプミン、レタメックス。

DOC デオキシコルチコステロン　11-deoxycorticosterone　ドークともいう。副腎皮質ステロイドが合成される過程で産生される鉱質コルチコイド。腎におけるナトリウムの再吸収、カリウムと水素の排泄促進作用がある。

DOC 意識障害　disturbance of consciousness　ドークともいう。何らかの原因によって、正常な知覚や精神機能が妨げられた状態。

DOC ドセタキセル　docetaxel　抗悪性腫瘍薬。商品名：タキソテール。

DOE 運動呼吸困難　dyspnea on exercise　体を動かすことによって引き起こされる呼吸困難。

DOLV 両大血管左室起始症　double outlet left ventricle　大動脈と肺動脈が左心室から出ている先天性心疾患。→ DORV（両大血管右室起始症）

DOMP 医原病　disease of medical practice　医療が原因となった有害事象。

DORV 両大血管右室起始症　double outlet right ventricle　大動脈と肺動脈が右心室から出ている先天性心疾患。→ DOLV（両大血管左室起始症）

dos. 用量　dose; dosage　薬剤の定められた使用量。

DOT 直視下服薬監視療法　directly-observed treatment　→ DOTS（直接監視下短期化学療法）

DOTS 直接監視下短期化学療法　directly-observed treatment, short course

DOXY　ドキシサイクリン　doxycycline　抗菌薬。商品名：ビブラマイシン。

DP　眼振方向優位性　directional preponderance　刺激に対して眼振が生じる向き。また、その向きへの眼振が起こりやすいこと。

DP　膵体尾部切除術　distal pancreatectomy　膵体部・膵尾部・脾臓を一括して切除する、膵臓癌の手術法。

DPA　ドパミン部分アゴニスト　dopamine partial agonist　ドパミン作動性神経伝達が過剰活動状態の場合には、ドパミン D_2 受容体のアンタゴニストとして作用し、ドパミン作動性神経伝達が低下している場合には、ドパミン D_2 受容体のアゴニストとして作用する抗精神病薬。

●非定型抗精神病薬の種類と特徴

薬剤	一般名	主な製品名	特徴
セロトニン・ドパミン遮断薬（SDA）	リスペリドン	リスパダール	特にドパミン（D_2）とセロトニン（$5HT_{2A}$）受容体に作用。少量で抗幻想妄想効果あり副作用：高プロラクチン血症など
	ペロスピロン塩酸塩	ルーラン	
	ブロナンセリン	ロナセン	
多元受容体標的化抗精神病薬（MARTA）	オランザピン	ジプレキサ	抗幻想妄想効果、鎮静・催眠効果など副作用：高血糖、体重増加など
	クエチアピンフマル酸塩	セロクエル	
	クロザピン	クロザリル	
ドパミン部分アゴニスト（DPA）	アリピプラゾール	エビリファイ	ドパミン過剰時は遮断し、欠乏時は刺激。鎮静効果がゆるやか副作用：不眠、胃腸症状など

dPAP　肺動脈拡張期圧　pulmonary artery diastolic pressure　心臓の拡張期における肺動脈圧。心臓カテーテル（スワンガンツカテーテル）を用いて測定し、肺血流量増加、肺血管抵抗上昇などで高値となる。＝ PADP（肺動脈拡張期圧）

DPB　びまん性汎細気管支炎　diffuse panbronchiolitis　細気管支に原因

不明の炎症が起こり、慢性の咳、痰、労作時息切れを呈し、慢性副鼻腔炎を合併する呼吸器疾患。

DPC　診断群分類・包括評価　ダイアグノーシス プロシージャー コンビネイション　diagnosis procedure combination　病名に対し、1日当たりの定額の点数からなる包括評価の範囲と出来高評価の範囲を組み合わせて診療費を計算する方法。➡ **DRG-PPS（診断分類別定額先払い方式）**

DP flap　胸三角筋皮弁　デルトペクトラル フラップ　deltopectoral flap　DP フラップともいう。上顎骨全摘などの再建術で、三角筋・胸筋を血管や神経ごと他へ移植する手術。

DPG　幽門側部分胃切除術　ディスタル パーシャル ガストレクトミー　distal partial gastrectomy　幽門側（十二指腸）で胃を部分切除する手術。

DPI　ドライパウダー吸入器　ドライ パウダー インヘイラー　dry powder inhaler　ステロイド薬、気管支拡張薬などの粉末の薬剤を専用の吸入器具を用い、患者自身の吸気により吸入する器具。吸入には、患者自身の30 ～ 60L/ 分の吸気が必要である。➡ **pMDI（加圧噴霧式定量吸入器）／（58 頁●主な気管支拡張薬の分類／422 頁●吸入療法の種類参照）**

DPL　診断的腹腔洗浄　ダイアグノスティック ペリトニアル ラヴァージ　diagnostic peritoneal lavage　腹部外傷の際、開腹手術の必要性を診断するために行う検査法。経皮的にカテーテルを腹腔内に挿入して生理食塩液を注入し、回収液の血球を算定する。

DPP-4　ジペプチジルペプチダーゼ 4　ジペプチジル ペプタイデイズフォー　dipeptidyl peptidase-4　消化管ホルモン、インクレチンの分解酵素。DPP-4 阻害薬は、この分解酵素の働きを阻害して膵臓に作用することで、インスリン分泌を促進しグルカゴン分泌を抑える。

DPPHR　十二指腸温存膵頭切除術　デュオディナム プリザーヴィング パンクリアス ヘッド リセクション　duodenum preserving pancreas head resection　十二指腸を温存し、膵頭だけを切除する、膵・胆管系癌の手術。

DPT　ジフテリア・破傷風・百日咳　ジフテリアパータステナタス ヴァクシン　diphtheria-pertussis-tetanus vaccine　3種混合ワクチンともいう。ジフテリア、破傷風、百日咳の混合予防ワクチン。

DQ　発達指数　ディヴェロップメンタル クオシェント　developmental quotient　発達年齢（発達テストで求めた年齢）÷生活年齢（実際の年齢）× 100 で求める。知的障害の診断に用いる指標。

DR　分娩室　デリヴァリー ルーム　delivery room　分娩を行う部屋。最近は陣痛室・分娩室・

- **DR　糖尿病網膜症**　<ruby>diabetic<rt>ダイアビーティック</rt></ruby> <ruby>retinopathy<rt>レティノパシー</rt></ruby>　糖尿病による網膜疾患。進行段階は単純糖尿病網膜症、前増殖糖尿病網膜症、増殖糖尿病網膜症の３段階に分けられる。 ➡ **SDR（単純糖尿病網膜症）**、**PPDR（前増殖糖尿病網膜症）**、**PDR（増殖糖尿病網膜症）**

- **DR　デジタルラジオグラフィ**　<ruby>digital<rt>デジタル</rt></ruby> <ruby>radiography<rt>レイディオグラフィー</rt></ruby>　デジタルX線造影法。

- **Dr.　ドクター**　<ruby>doctor<rt>ドクター</rt></ruby>　医師、博士。

- **DRE　直腸指診**　<ruby>digital<rt>ディジタル</rt></ruby> <ruby>rectal<rt>レクタル</rt></ruby> <ruby>examination<rt>イグザミネイション</rt></ruby>　肛門から指を入れ、肛門周辺や直腸、または直腸壁越しに虫垂炎や前立腺、子宮などの触診を行うこと。

- **DRG-PPS　診断分類別定額先払い方式**　<ruby>diagnosis<rt>ダイアグノーシス</rt></ruby> <ruby>related<rt>リレイティッド</rt></ruby> <ruby>groups-<rt>グループ</rt></ruby><ruby>prospective<rt>プロスペクティヴ</rt></ruby> <ruby>payment<rt>ペイメント</rt></ruby> <ruby>system<rt>システム</rt></ruby>　共通性のある疾患や病態を診断群（DRG）に分類し、診断群別に医療費支払額を定めて支払う（PPS）、米国で行われている方式。わが国では、DPC方式が行われている。 ➡ **DPC（診断群分類・包括評価）**

- **DRPLA　歯状核赤核淡蒼球ルイ体萎縮症**　<ruby>dentatorubral-pallidoluysian<rt>デンタトルブラルパリドルイシアン</rt></ruby> <ruby>atrophy<rt>アトロフィー</rt></ruby>　常染色体優性遺伝による脊髄小脳変性症。（373頁●脊髄小脳変性症の分類と特徴参照）

- **DRPM　ドリペネム**　<ruby>doripenem<rt>ドリペネム</rt></ruby>　抗菌薬。商品名：フィニバックス。

- **DS　死腔**　<ruby>dead<rt>デッド</rt></ruby> <ruby>space<rt>スペイス</rt></ruby>　ガス交換に関与できない肺または上気道の空間。解剖学的死腔と生理学的死腔がある。

- **D/S　ブドウ糖食塩液**　<ruby>dextrose<rt>デクストロース</rt></ruby> <ruby>in<rt>イン</rt></ruby> <ruby>saline<rt>セイライン</rt></ruby>　➡ **D/NS（ブドウ糖生理食塩液）**

- **DS　ダウン症候群**　<ruby>Down's<rt>ダウンズ</rt></ruby> <ruby>syndrome<rt>シンドローム</rt></ruby>　23組ある染色体のうち、21番染色体が１本多く、３個存在する染色体異常。特有の顔貌と精神発達遅滞を伴う。（129頁●染色体異常の種類と特徴参照）

- **DS　ドライシロップ**　<ruby>dry<rt>ドライ</rt></ruby> <ruby>syrups<rt>シラップス</rt></ruby>　白糖、分散剤などを加えて顆粒状にした薬剤。

- **DS　ダンピング症候群**　<ruby>dumping<rt>ダンピング</rt></ruby> <ruby>syndrome<rt>シンドローム</rt></ruby>　胃切除後、食物が急激に小腸に落ちることで、栄養分が急激に吸収されたり、逆に効果的に吸収できなかったりするために起こる症候群。

- **DSA　破壊性脊椎関節症**　<ruby>destructive<rt>ディストラクティヴ</rt></ruby> <ruby>spondyloarthropathy<rt>スポンディロアースロパシー</rt></ruby>　長期透析により椎間板などが変性し、脊髄、神経根に圧迫が生じる疾患。

●染色体異常の種類と特徴

	病名	染色体の異常	症状
常染色体異常	ダウン症候群(21トリソミー)	21番目が3本	特徴的顔貌、知的障害、筋緊張低下、奇形(約半数)、白血病の合併
	18トリソミー症候群	18番目が3本	手指の屈曲拘縮、特徴的顔貌、心臓、消化器に奇形、知的障害
	13トリソミー症候群	13番目が3本	唇裂、口蓋裂、多指症、心奇形、知的障害
	猫鳴き症候群	5番目の部分欠失	猫様の泣き声、特徴的顔貌(丸顔、幅広く、両眼乖離)、知的障害
性染色体異常	ターナー症候群	X染色体欠如(XO)	低身長、無月経、二次性徴の欠如、翼状頸、外反肘
	クラインフェルター症候群	XXY	無精子症、女性化乳房、長身、軽度知的障害

DSA　デジタルサブトラクション血管造影 digital subtraction angiography　X線画像をデジタル処理するデジタルジオグラフィーを用いた血管撮影。

DSD　排尿筋括約筋協調運動不全 detrusor sphincter dyssynergia　排尿筋と尿道括約筋の弛緩と収縮がうまく協調できず、排尿障害や尿失禁を起こす症状。多量の残尿、膀胱尿管逆流、尿路感染などが続発し、腎機能障害を起こしやすい。

DSD　災害ストレス障害 disaster stress disorder　被災後に生じる心的障害。➡ PTSD（心的外傷後ストレス障害）

DSM　精神疾患の診断・統計マニュアル Diagnostic and Statistical Manual of Mental Disorders　米国精神医学会による公式の精神疾患の診断・統計マニュアル。疾患の定義と診断と鑑別のガイドラインを示している。現在第5版であるDSM-5が出ている。

DSN　鼻中隔彎曲症 deviatio septi nasi　鼻中隔の極端な彎曲で鼻が詰まる疾患。

DSPS　睡眠相後退症候群 delayed sleep-phase syndrome　夜型の生活を続けることなどにより、望ましい時刻に眠りにつくことができず、望ましい

時刻に起床できなくなる状態。体内時計のリズムが乱れたことによる睡眠障害（概日リズム睡眠障害）で、体温やホルモンのリズムに遅れが生じている。登校や出社などの社会生活に障害をきたす。

DSS ドパミン・システム・スタビライザー dopamine system stabilizer
ドパミンの阻害作用（アンタゴニスト）と活性作用（アゴニスト）を合わせ持つ、統合失調症の治療薬（パーシャルアゴニスト）。＝ DPA（ドパミン部分アゴニスト）／（126頁●非定型抗精神病薬の種類と特徴参照）

DST デキサメタゾン抑制試験 dexamethasone suppression test　クッシング症候群の診断に用いる検査。副腎のコルチゾールの作用を強化したデキサメタゾンを投与し、副腎皮質刺激ホルモン分泌量を低下させて、副腎機能を検索する。

DST 薬剤感受性テスト drug susceptibility test　抗癌薬や抗生物質などで、患者の状況に合った薬物を選択するために、患者の癌細胞や細菌を薬物に接触させて、薬物の有効性を推察する検査法。

DT 振戦せん妄 delirium tremens　手足の震えと、一過性の錯乱や幻覚などが同時に現れる、重度のアルコール依存症に特徴的な症状。

DT ジフテリア・破傷風 diphtheria-tetanus vaccine　2種混合ワクチンともいう。3種混合ワクチン（DPT：ジフテリア・破傷風・百日咳）から百日咳ワクチンを抜いた混合予防接種。

DTAA 解離性胸部大動脈瘤 dissecting thoracic aortic aneurysm ➡ DAA（解離性大動脈瘤）

DTH 遅延型過敏反応 delayed type hypersensitivity　Ⅳ型アレルギーともいう。異物と認識された抗原への曝露から24〜72時間後に発生するアレルギー反応。抗原と特異的に反応するT細胞によって起こることが多い。

DTI 深部組織損傷 deep tissue injury　皮膚表面の欠損はないが、深部の皮下組織や筋組織が損傷されている創。低温熱傷、電撃熱傷、褥瘡などでみられる。

DTI 直接トロンビン阻害薬 direct thrombin inhibitor　トロンビン活性を直接阻害する抗凝固薬。（131頁●抗凝固薬の作用部位／●主な抗凝固薬参照）

DTIC ダカルバジン dacarbazine　抗悪性腫瘍薬。商品名：ダカルジン。

●抗凝固薬の作用部位

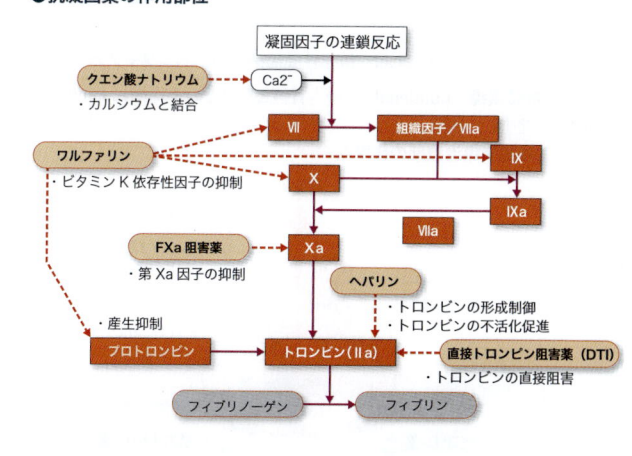

```
凝固因子の連鎖反応
```

- クエン酸ナトリウム → Ca²⁺
  ・カルシウムと結合

- ワルファリン
  ・ビタミンK依存性因子の抑制
  → VII → 組織因子/VIIa → IX
  → X → IXa
  ← VIIa

- FXa阻害薬 → Xa
  ・第Xa因子の抑制

- ヘパリン
  ・トロンビンの形成制御
  ・トロンビンの不活化促進

- ・産生抑制
- プロトロンビン → トロンビン（IIa） ← 直接トロンビン阻害薬（DTI）
  ・トロンビンの直接阻害

- フィブリノーゲン → フィブリン

●主な抗凝固薬

分類	一般名（代表的な商品名）	特徴
ビタミンK依存性凝固因子合成阻害薬	ワルファリンカリウム（ワーファリン）	・ビタミンKを抑制し、トロンビン産生を阻害する
ヘパリン	ヘパリンナトリウム（ヘパリン、ノボ・ヘパリン）、ダルテパリンナトリウム（フラグミン）	・アンチトロンビンIIIの抗トロンビン作用を強め、凝固を防ぐ
直接トロンビン阻害薬	ダビガトランエテキシラートメタンスルホン酸塩（プラザキサ）	・トロンビン活性を阻害し、凝固を防ぐ
FXa阻害薬	フォンダパリヌクス（アリクストラ）、エドキサバン（リクシアナ）、リバーロキサバン（イグザレルト）	・第Xa因子を抑制し、プロトロンビンからのトロンビン産生を阻害する
体外で用いる抗凝固薬	クエン酸ナトリウム、EDTA、フッ化ナトリウム	・カルシウムイオンと結合し、凝固を防ぐ

DTR 深部腱反射 ディープ テンドン リフレックス deep tendon reflex　関節や腱の内部刺激によって起こる脊髄反射。

DTX ドセタキセル ドセタキセル docetaxel　抗悪性腫瘍薬。商品名：タキソテール。

DU 十二指腸潰瘍 デュオディナル アルサー duodenal ulcer　胃液と粘液との不均衡により、十二指腸壁に発生した潰瘍。

●胃・十二指腸潰瘍治療薬の作用点

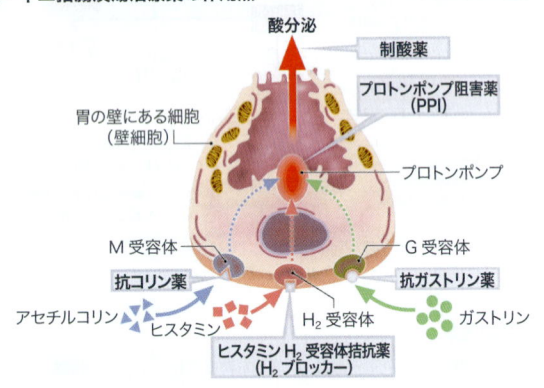

（図：胃の壁にある細胞（壁細胞）、プロトンポンプ、M受容体、G受容体、抗コリン薬、抗ガストリン薬、アセチルコリン、ヒスタミン、H₂受容体、ガストリン、ヒスタミンH₂受容体拮抗薬（H₂ブロッカー）、制酸薬、プロトンポンプ阻害薬（PPI）、酸分泌）

DUD 排尿筋尿道協調運動不全 デイトルーサー ユレスラル ディシナジア detrusor urethral dyssynergia ➡ DSD
（排尿筋括約筋協調運動不全）

DV ドメスティックバイオレンス ドメスティック ヴァイオレンス domestic violence　家庭内暴力ともいう。配偶者や親子間で行われる暴力行為。肉体的なものだけでなく、精神的、性的、社会的、経済的なものも含む。

DVI 心室抑制型房室順次ペーシング ダブルヴェントリクルインヒビット ペイシング double-ventricle-inhibit pacing　心室・心房両方（D）で刺激を発生させ、心室（V）で出現した自己興奮を感知し、ペーシングを抑制（I）する心臓ペーシングのモード。（436頁●ペーシングモード参照）

DVR 二弁置換術 ダブル ヴァルヴ リプレイスメント double valve replacement　人工弁置換術で、大動脈弁置換術＋僧帽弁置換術のように２つの弁を同時に置換する手術。

DVT 深部静脈血栓症 ディープ ヴェイン スロンボシス deep vein thrombosis　下肢の深部静脈に血栓ができ、血流障害をきたす疾患。肺塞栓、下肢静脈瘤の原因になることもある。

D/W　ブドウ糖液　dextrose in water　ブドウ糖を含む生理食塩液。

DW　乾燥体重　dry weight　ドライウェイトともいう。透析患者が適切な体内水分量の状態で、心不全などを示さない適切な体重量。

DWI　拡散強調画像　diffusion-weighted image　水分子の拡散を高信号域に描出するMRI画像。➡ PWI（灌流強調画像）

Dx　診断　diagnosis　デックスともいう。診察や検査などに基づき、適切な治療を行うための根拠を得ること。看護の場合、看護過程のアセスメントで看護問題を特定し、看護実践を導くための臨床判断。➡ DDx（鑑別診断）、ND（看護診断）

DXA　二重X線吸収法　dual-energy X-ray absorptiometry　2種類の微量なX線を照射し、骨量を測定し、骨粗鬆症を診断する検査。

DXR　ドキソルビシン　doxorubicin hydrochloride　アドリアマイシンともいう。抗悪性腫瘍薬。商品名：アドリアシン。

DXR/IFM　アドリアマイシン＋イホスファミド　adriamycin, ifosamide　骨軟部腫瘍の併用化学療法。

dz　ダース　dozen　数量単位の1つ。12個。

DZP　ジアゼパム　diazepam　抗てんかん薬、抗不安薬、抗痙攣薬、静脈麻酔薬。商品名：エリスパン、ジアパックス、セエルカム、セルシン、セレナミン、ダイアップ、ホリゾン。

E

E　エストロゲン　estrogen　卵胞ホルモン。女性の性活動、二次性徴を促進する働きをもつステロイドホルモン。エストロン（E_1）、エストラジオール（E_2）、エストリオール（E_3）、エステトロール（E_4）の種類がある。（17頁●主なホルモンとその機能参照）

E　肛門周囲皮膚　external skin　肛門縁より外側の皮膚。（367頁●大腸・肛門の区分参照）

EA　教育年齢　educational age　平均的な学習水準の度合いが、相応とされる年齢。

EA　労作性狭心症　effort angina　身体運動などによって発作が誘発され

EAA　必須アミノ酸　essential amino acid　タンパク質を形成する20のアミノ酸のうち、人体ではつくり出せず、外から摂取しなければならない9種類のアミノ酸。➡ NEAA（非必須アミノ酸）

●必須アミノ酸と非必須アミノ酸

必須アミノ酸	非必須アミノ酸
バリン ロイシン イソロイシン スレオニン リジン メチオニン（シスチン） フェニルアラニン（チロシン） トリプトファン ヒスチジン	グリシン アラニン セリン アスパラギン アスパラギン酸 グルタミン グルタミン酸 アルギニン シスチン システイン チロシン プロリン

EAA　外因性アレルギー性肺胞炎　extrinsic allergic alveolitis　過敏性肺臓炎ともいう。有機性粉塵の反復的吸入が原因で生じたアレルギー性の肺の炎症。

EAC　外耳道　external auditory canal　耳介から鼓膜までの管腔。

EAEC　腸管付着性大腸菌　enteroadherent *Escherichia coli*　ベロ毒素を産生し、腸管内壁の粘膜上皮細胞に強く付着し、腸絨毛を傷害し、下痢を引き起こす病原性大腸菌。➡ EHEC（腸管出血性大腸菌）

EAM　内視鏡的吸引粘膜切除法　endoscopic aspiration mucosectomy　内視鏡下で腫瘍にスネアをかけて高周波で切除、吸引する手術。

EB　Ⅰ度熱傷　epidermal burn　表皮のみが傷害された軽度の熱傷。
（115頁●熱傷深度参照）

EB　表皮水疱症　epidermolysis bullosa　皮膚の表皮・真皮上層や粘膜に水疱やびらんを生じる遺伝性疾患。水疱初発位置が接合部の場合を接合部型、表皮内の場合を単純型、真皮内の場合を栄養障害型に分類する。
➡ JEB（接合部型表皮水疱症）、ESB（単純型表皮水疱症）

EB　エタンブトール ethambutol　抗菌薬。商品名：エサンブトール、エブトール。

EBA　肝外胆道閉鎖症 extrahepatic biliary atresia　炎症性に肝外胆管組織の破壊が起こり、肝外胆管が閉塞している状態。→ BA（胆道閉鎖症）

EBD　内視鏡的胆道ドレナージ endoscopic biliary drainage　内視鏡下で胆管にドレナージチューブを挿入して、胆汁を排液する手術。（145頁●胆道ドレナージ参照）

EBM　エビデンス・ベイスド・メディスン evidence-based medicine　エビデンスに基づく医療。経験と勘に基づくのでなく、現在ある最良のエビデンスを患者の診療に用いて医療を進めること。

EBN　エビデンス・ベイスド・ナーシング evidence-based nursing　エビデンスに基づく看護。現在ある最良のエビデンスを患者の看護に用いて看護を進めること。

EBP　エビデンス・ベイスド・プラクティス evidence-based practice　エビデンスに基づく実践。EBMの原理に基づく臨床医療の実践。

EBS　胆管ステント留置術 endoscopic biliary stenting　狭窄または閉塞した胆道をステントにより広げて、胆汁の流出路を確保する治療法。

EBUS　超音波気管支鏡 endobrochial ultrasonography　気管支腔内に細径の超音波プローブを挿入し、気道壁や壁外組織の断層像を得る検査法。

EBUS-TBNA　超音波気管支鏡下穿刺吸引生検法 endobronchial ultrasound guided transbronchial needle aspiration　超音波気管支鏡ガイド下で、経気管支針により、肺門や縦隔などの生検を行う方法。

EBV　エプスタイン・バー・ウイルス Epstein-Barr virus　EBウイルスともいう。ヘルペスウイルス属ウイルス。ある種の癌や慢性疲労症候群の発病ウイルスとして注目されている。

EC　エピルビシン＋シクロホスファミド epirubicin, cyclophosphamide　乳癌の併用化学療法。

EC, ECa　食道癌 esophageal carcinoma　食道に発生した悪性腫瘍。

EC　呼息中枢 expiratory center　延髄に存在する、息を吐く動作を司る部位。→ IC（吸息中枢）、RC（呼吸中枢）

ECA　外頸動脈　external carotid artery　総頸動脈から分かれ顔面・硬膜などに行く動脈。（308頁●脳の動脈参照）

ECC　体外循環　extracorporeal circulation　直視下で心臓手術を行う際、血液の体循環を確保するため、血液を体外に導き、人工心肺装置により補助する方法。

ECCE　水晶体嚢外摘出術　extracapsular cataract extraction　強角膜を切開して、水晶体の中身を摘出する白内障の手術。➡ ICCE（水晶体嚢内摘出術）／（77頁●白内障手術の種類参照）

ECCO₂R　体外式二酸化炭素除去　extra corporeal carbon dioxide removal　エコールともいう。体外に導いた血液を膜型人工肺に通し、酸素を加えて二酸化炭素を除去する療法。重篤な呼吸不全や心臓手術などに適用する。

ECD　心内膜床欠損症　endocardial cushion defect　心房と心室の中隔のつなぎ目が欠損し、肺から返った血液の一部が再び肺に戻る心疾患。

ECD　角膜内皮変性症　endothelial corneal dystrophy　角膜の最も内側にある角膜内皮が、加齢や環境因子などの原因により変性し、視力が低下する疾患。

ECF　細胞外液　extracellular fluid　細胞外にある、体水分量の3分の1を占める体液。（228頁●電解質組成参照）

ECG　心電図　electrocardiogram　心臓の活動電位の時間的変化を波形に記録する検査法。（137頁●心電図の基本波形参照）

Echo　超音波診断　echography　エコーともいう。超音波を利用して、臓器を画像化する検査法。反射法とドプラー法がある。

EC-IC bypass　頭蓋外-頭蓋内バイパス　extracranial-intracranial bypass　狭窄や閉塞のある頭蓋内の脳動脈に頭皮などの頭蓋外の血管をつなげ、血流を補う脳梗塞の治療法。

ECJ　食道噴門接合部　esophagocardial junction　食道と胃（噴門）が接合する部位。噴門部の筋肉（下部食道括約筋）は、食物が運ばれてくると弛緩し、胃に送り込む。

ECLA　体外式肺補助　extracorporeal lung assist　肺のガス交換機能を膜型人工肺装置により体外循環で補助する方法。

ECLHA　体外式心肺補助　extracorporeal lung and heart assist　人工心

●心電図の基本波形

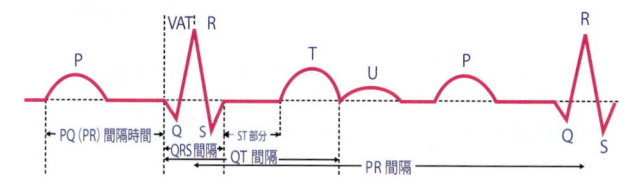

P波	PQ間隔 (PR間隔)	QT間隔 (心室興奮開始から終了まで)		T波	U波
		QRS間隔	ST部分		
心房興奮伝導時間	房室興奮伝導時間(心房興奮開始から心室興奮開始まで)	心室興奮伝導時間	全心室筋興奮状態(心室興奮極期)	心室再分極期(心室の興奮消失を示す波)	T波後の小さな緩やかな波。成因不明

VAT	QS波	RR間隔
心室興奮到達時間(Q波開始からR波頂点まで)	興奮が見送られ、R波がない場合。下向きの波形	R波から次のR波まで

肺と膜型人工肺を用い、体外循環によって呼吸と循環の機能を保持する方法。

ECM **体外心マッサージ** external cardiac massage 心停止した人に、一定の間隔で胸骨部を心臓に向かって手で圧迫し、心拍の再開を促す救命処置。

ECM **細胞外基質** extracellular matrix 体細胞の外側にあって、細胞間を満たす構造体の総称。生体組織の維持、細胞の増殖などに関与する。ヒトではコラーゲン、ヒアルロン酸、プロテオグリカンなどが主な成分。

ECMO **膜型人工肺** extracorporeal membrane oxygenation エクモともいう。血液を体外に循環させ、人工的に酸素と二酸化炭素のガス交換を行う装置。

E. coli **大腸菌** Escherichia coli イーコリともいう。大腸に生息するグラム陰性桿菌。(179頁●グラム染色と病原菌参照)

ECP　好酸球陽イオンタンパク　eosinophil cationic protein　好酸球が分泌する顆粒タンパクの1つ。ヘパリンと結合し、ヘパリンの抗凝固活性を中和する作用を持つ。好酸球顆粒タンパクには、他に主要塩基性タンパク質、好酸球ペルオキシダーゼ、好酸球由来ニューロトキシンがある。➡ EDN（好酸球由来ニューロトキシン）

ECRA　体外補助呼吸　extracorporeal respiratory assistant　＝ECLA（体外式肺補助）

ECS　エマージェンシーコーマスケール　Emergency Coma Scale　救急での使用を目的として、ジャパンコーマスケール（JCS）を改訂して作成された意識障害の深度分類。覚醒度によって3段階に分けるという構造はJCSと同じだが、それぞれの副分類が1桁と2桁では2段階、3桁では5段階へと改良されている。

ECT　電気痙攣療法　electric convulsive therapy　＝EST（電気痙攣療法）

ECTR　鏡視下手根管開放術　endoscopic carpal tunnel release　内視鏡下で手首の正中神経圧迫部位を切離する、手根管症候群の手術。➡ CTS（手根管症候群）

ECU　尺側手根伸筋　extensor carpi ulnaris muscle　エキュともいう。尺骨の後面にあり、上腕骨頭と尺骨頭から第5中手骨底背面に伸びる筋。手関節の背屈と尺屈を担う。

ECUM　体外式限外濾過法　extracorporeal ultrafiltration method　イーカムともいう。体外循環により過剰な体液を除去する、体液量の調節に特化した治療法。

ECV　外回転術　external cephalic version　逆子（骨盤位）の胎児を回転させる手技。術者が経腹的に胎児を手で支えて、前回り（場合によって後ろ回り）になるように回転させる。

ED　早発性徐脈　early deceleration　胎児における一過性徐脈の1つ。子宮収縮の開始と同時に心拍数が下降し、子宮収縮の終了と同時に回復する。通常、早発一過性徐脈の出現のみでは胎児機能不全は疑われない。

ED　有効量　effective dose　薬理作用が体内で生じるために必要となる投与量。

ED　成分栄養　elemental diet　消化態の栄養成分をバランスよく配合した

経腸栄養剤。窒素源は合成アミノ酸のみで、糖質は浸透圧による下痢予防のためデキストリンが使用されている。脂質、電解質、ビタミン、微量元素などすべての成分が化学的に明らかなもので、ほとんど消化を必要としない。 ➡ **DFD（半消化態栄養）**／（404頁●**栄養補給の方法参照**）

ED 勃起障害 erectile dysfunction 男性器の十分な勃起が得られないか、持続しないため、満足な性交渉を行うことができない障害。

ED 進展型 extensive disease 小細胞肺癌の1型で、すでに癌が肺から他臓器へと転移しているもの。癌が一側の肺および周囲のリンパ節にとどまっている場合を限局型という。 ➡ **LD（限局型）**

ED$_{50}$ 50%有効量 effective dose 50% 50%のヒトに薬効が現れる薬物の用量。

EDA 皮膚電位 electrodermal activity 感情、認知、注意などに関連した交感神経の活動（精神的発汗）によって起こる皮膚の電気活動。

EDAS 脳硬膜血管吻合術 encephalo-duro arterio synangiosis 血流の豊富な硬膜、側頭筋、浅側頭動脈などを脳に接着させ、新生血管の発達を促す、モヤモヤ病の間接的血行再建術。 ➡ **MMD（モヤモヤ病）**

EDC 内分泌撹乱物質 endocrine disrupting chemicals 環境ホルモンともいう。生物の内分泌機能を変化させ、有害な影響を与える外因性化学物質。

EDD 食道挿管検知器 esophageal detection device 気管挿管時、誤って食道への挿管が行われていないことを確認するための器具。

EDD 分娩予定日 expected date of delivery 分娩が統計的に予測される日付。妊娠前の最終月経開始日から280日目。

EDH 硬膜外血腫 epidural hematoma 硬膜と頭蓋骨の間に生じた血腫。

EDHF 内皮由来過分極因子 endothelium derived hyperpolarizing factor プロスタサイクリン（PGI$_2$）、一酸化窒素（NO）とともに、血管内皮で産生される血管弛緩因子の1つ。 ➡ **EDRF（内皮由来弛緩因子）**

EDN 好酸球由来ニューロトキシン eosinophil derived neurotoxin 好酸球から産生される陽イオン性糖タンパク質。強い細胞毒性を有し、蓄積すると炎症による組織障害を引き起こす。

EDP 拡張末期圧 end-diastolic pressure 拡張末期における心室の血

圧。➡ LVEDP（左室拡張末期圧）、RVEDP（右室拡張末期圧）

EDP　硬膜外圧　epidural pressure　硬膜に対して脊柱管が及ぼす圧力。身体を後ろに反らすと硬膜外圧は上がり、前屈みになると下がる。

EDRF　内皮由来弛緩因子　endothelium derived relaxing factor　血管内皮で産生される血管弛緩因子で、プロスタサイクリン（PGI2）、一酸化窒素（NO）、内皮由来過分極因子（EDHF）のこと。➡ PGI$_2$（プロスタグランジンI$_2$）、NO（一酸化窒素）

EDS　エーラース・ダンロス症候群　Ehlers-Danlos syndrome　皮膚と関節の過伸展、組織の脆弱性を特徴とする遺伝性結合組織代謝異常。

EDV　拡張末期容積　end-diastolic volume　心臓が拡張して最大となった時の容量。心エコー検査などに用いられ、収縮末期容積と併せて、心臓の収縮力を測る。➡ ESV（収縮末期容積）

EEG　脳波検査　electroencephalogram　頭部に針電極または皿電極を置き、脳内の電気的活動を測定する検査。てんかんなどの診断に用いる。

EELV　呼気終末肺容量　end-expiratory lung volume　安静時の呼気終末に肺に残存する空気量。機能的残気量。

EEM　多形滲出性紅斑　erythema exsudativum multiforme　繰り返しできる滲出性の紅斑。単純疱疹、溶血性レンサ球菌などの感染症や薬疹で起こる。

EEMG　誘発筋電図　evoked electromyogram　経皮的に神経を電気刺激し、表面電極から誘発電位を検出する検査。

EER　実験事象率　experimental event rate　実験群で事象が起こる率。

EF　駆出率　ejection fraction　心機能の指標の1つ。心拍ごとに心臓が放出する血液量（駆出量）を拡張期の左心室容量で割った値。

EF　好酸球性筋膜炎　eosinophilic fasciitis　激しい運動や外傷を契機として、筋膜の炎症から線維化をきたし、急速に皮膚の硬化と関節の運動制限を生じる原因不明の疾患。

EF　食道ファイバースコープ　esophagofiberscope　食道、または食道を介して胃を直接観察するために用いられる、光ファイバーを用いた器具。

EFA　必須脂肪酸　essential fatty acid　ヒトが生体内で合成できず、食物によって摂取する必要のある脂肪酸。リノール酸、リノレン酸、アラキドン

EFBW　推定胎児体重　estimated fetal body weight　超音波断層撮影で胎児の大横径、体幹前後径などを測定し、計算式から算出した胎児の体重。胎児発育の指標。

EFM　胎児モニタリング　electronic fetal monitoring　分娩前、分娩中の心拍数など胎児の状態を監視すること。

EFS　エコーフリースペース　echo free space　超音波検査で画像上、エコーが得られない部位。液状成分など音響的に均一な組織では、エコーの反射などは生じない。

EFS　無事故生存率　event free survival rate　治療後一定の期間が経過した時点における、再発、増悪、理由を問わない死亡がなく、生存している人の比率。

EFV　エファビレンツ　efavirenz　抗ウイルス薬。商品名：ストックリン。

EGC　早期胃癌　early gastric cancer　浸潤が粘膜内か、粘膜下層までに限局されている胃癌。（268頁●胃癌の深達度分類参照）

EGD　上部消化管内視鏡検査　esophagogastroduodenoscopy　食道、胃、十二指腸の内視鏡検査。

EGF　上皮細胞成長因子　epidermal growth factor　表皮や粘膜などの上皮細胞の増殖・分化を促すポリペプチド。（211頁●サイトカインファミリー参照）

EGFR　上皮成長因子受容体　epidermal growth factor receptor　表皮や粘膜などの上皮細胞の増殖・分化を促す上皮成長因子（EGF）を認識し、情報伝達を行う受容体。➡ HER2（ヒト上皮細胞成長因子受容体2型）

eGFR　推定糸球体濾過量　estimated glomerular filtration rate　血清クレアチニン値と年齢、性別から計算式で導かれる糸球体濾過量。慢性腎臓病の重症度分類に用いられる。

EGG　胃電図　electrogastrogram　胃の活動電位を測定する検査。

EGJ　食道胃接合部　esophagogastric junction　胃噴門部。扁平上皮から円柱上皮に移行する部分で、癌の好発部位。➡ SCJ（扁平円柱上皮接合部）

EH　本態性高血圧症　essential hypertension　原因のはっきりしない高血圧症。遺伝的要因に加えて、塩分過剰摂取や肥満、心理社会的ストレスなどが複合したものとされる。

EHBD　肝外胆管 extrahepatic bile duct　肝門部から出た肝液（胆汁）が通る管。胆嚢管を通じて胆嚢にもつながる。膵臓内で膵管と合流し、十二指腸乳頭部へ開口する。➡ IHBD（肝内胆管）

EHBF　推定肝血流量 estimated hepatic blood flow　インドシアニングリーン試験などの肝機能検査から推定される、肝臓を流れる血流量。

EHEC　腸管出血性大腸菌 enterohemorrhagic Escherichia coli　ベロ毒素を産生し、腹痛、下痢、血便などを主症状とする腸管感染症を起こす病原性大腸菌。➡ EAEC（腸管付着性大腸菌）

EHG　子宮筋電図検査 electrohysterography　子宮での筋の電位を記録し、神経機能や筋肉の運動障害を診断する検査。

EHL　電気水圧衝撃波砕石術 electrohydraulic lithotripsy　電気水圧砕石装置を用い、水中衝撃波を結石に当てて破砕する治療法。

EHO　肝外門脈閉塞症 extrahepatic portal occlusion　肝硬変や、血栓、感染、潰瘍、先天異常などで肝外門脈に閉塞が起こる疾患。門脈圧亢進症から食道静脈瘤などに至る。

EHT　エトトイン ethotoin　抗てんかん薬。商品名：アクセノン。

EI　伝染性紅斑 erythema infectiosum　パルボウイルスによる流行性発疹性疾患。

EIA　酵素免疫抗体法 enzyme immunoassay　酵素で標識した抗原や抗体を用いて、抗原や抗体の量を測定する方法。

EIA　運動誘発性喘息 exercise-induced asthma　運動が誘因となって起こる喘息発作。

EIA　外腸骨動脈 external iliac artery　総腸骨から起始し、大腿動脈、深腸骨回旋動脈、下腹壁動脈に分岐する動脈。（216頁●腹部の動脈参照）

EIP　吸気終末休止 end-inspiratory plateau　人工呼吸器の調整換気において、吸気終了時すぐに呼気相に移らず、肺中に一定時間ガスを貯留させることで不均等換気を是正する方法。

EIS　内視鏡的食道静脈瘤硬化療法 endoscopic injection sclerotherapy　内視鏡下で食道静脈瘤に局注針を刺入して硬化剤を注入し、静脈瘤を固める治療法。（157頁●内視鏡的硬化療法参照）

EIV　外腸骨静脈 external iliac vein　鼠径靱帯付近にて、大腿静脈から

起始し、総腸骨静脈に合流する静脈。外腸骨動脈に並走する。

EKC 流行性角結膜炎 epidemic keratoconjunctivitis 眼瞼の浮腫、流涙を特徴とする眼疾患。アデノウイルスによる接触感染で起こる。

EKG 心電図 Elektrokardiogramm 心臓の活動電位の時間的変化を波形に記録する検査法。＝ ECG（心電図）

ELBW 超低出生体重児 extremely low birth weight infant 1,000g 未満の出生時体重児。➡ LBW（低出生体重児）、VLBW（極低出生体重児）

●出生体重による新生児の分類

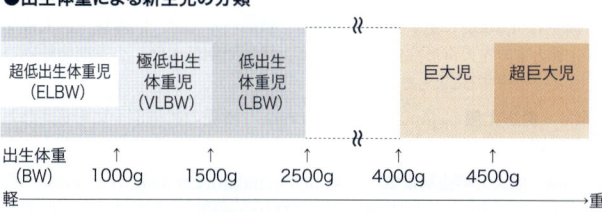

超低出生体重児 (ELBW)	極低出生体重児 (VLBW)	低出生体重児 (LBW)		巨大児	超巨大児

出生体重 (BW)　　1000g　1500g　2500g　　4000g　4500g
軽　　　　　　　　　　　　　　　　　　　　　　　　　　　　　　重

ELCA エキシマレーザー冠動脈形成術 excimer laser coronary angioplasty エキシマレーザーを心臓カテーテルの先端から冠動脈の狭窄・閉塞部分に当て、焼いて取り除き、血流を回復させる手術。

ELISA 酵素免疫吸着測定法 enzyme-linked immunosorbent assay イライザともいう。酵素と抗体を用いた物質の測定方法。

ELST 救急救命士 emergency life saving technician 救急救命士国家試験に合格し、救急救命処置を行う専門職。

EM 緊急呼び出し emergency call エマージェンシーコールを略して、エマジコールという。

Em 正視 emmetropia 屈折異常のない眼のこと。➡ My（近視）、Hy（遠視）、AS（乱視）、Pr（老視）

EM 子宮内膜 endometrium 子宮内の上皮組織。月経時に脱落する機能層（緻密層と海綿層）と、脱落しない固有層（基底層）に分けられる。

EM エリスロマイシン erythromycin 抗菌薬。商品名：エリスロシン。

EMB 心内膜心筋生検 endomyocardial biopsy 内視鏡下で心内膜・心筋より直接標本を採取して、病理組織学的診断を行う検査。

EMD　電気収縮解離 electromechanical dissociation（エレクトロメカニカル ディソシエイション）　＝ PEA（脈なし電気活性）

EMF　心内膜心筋線維症 endomyocardial fibrosis（エンドマイオカーディアル フィブロシス）　心拡大、心内膜の線維化などを呈する特発性心筋症。

EMG　筋電図 electromyography（エレクトロマイオグラフィー）　筋線維の活動電位を波形に記録する検査法。

EMG　臍ヘルニア・巨舌・巨人症症候群 exomphalos-macroglossia-gigantism (syndrome)（エクソムファロスマクログロッシア ジャイジャンティズム シンドローム）　ベックウィズ・ウィデマン症候群ともいう。出生時体重は4,000gに近い過成長があり、臍帯ヘルニア、巨舌症、巨人症を主徴とする先天奇形症候群。心奇形、新生児期低血糖、小児期悪性腫瘍などを合併することもある。

EMM　黄斑上膜 epimacular membrane（エピマキュラー メンブレイン）　網膜の黄斑部上に形成された線維膜。

EMMV　拡大分時強制換気 extended mandatory minute ventilation（イクステンディッド マンデイトリー ミニット ヴェンティレイション）　換気量が一定値を下回った時、設定された強制換気を開始する人工呼吸器の換気方式。

Empy　副鼻腔蓄膿症 empyema paranasalis（エンパイーマ パラナサリス）　エンパイともいう。副鼻腔に膿のたまる疾患。急性副鼻腔炎が慢性化した例が多い。

EMR　内視鏡的粘膜切除術 endoscopic mucosal resection（エンドスコーピック ミュコーサル リセクション）　内視鏡下で病変部の粘膜下層に生理食塩液を注入し、スネアをかけ病巣を切除する手術。早期胃癌や大腸癌に適用。

●内視鏡的粘膜切除術

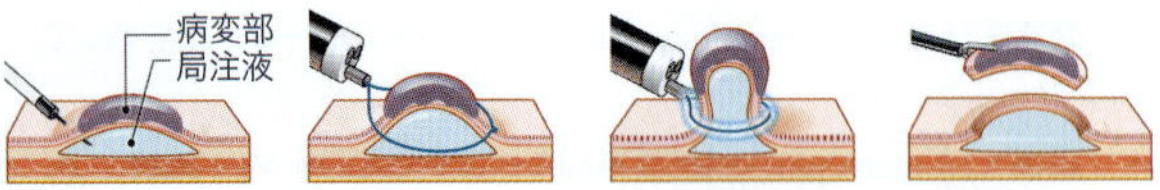

粘膜下層に生理食塩液を注入し、病変部を隆起させる　膨隆部にスネアをかける　スネアを絞扼し、通電して病変部を切離　病変を回収する

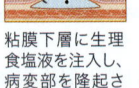

EMRC　透明キャップを用いた内視鏡的粘膜切除術 endoscopic mucosal resection using a cap-fitted panendoscope（エンドスコーピック ミュコーサル リセクション ユージング ア キャップフィティッド パンエンドスコープ）　先端に透明キャップを装着した内視鏡で、キャップ内に病変を吸引し、スネアをかけ病巣を切除する

手術。食道、胃、十二指腸などの上部消化管癌に適用。

EMS 救急医療サービス emergency medical service 救急医療を支える種々のサービスあるいは救急医療全体をいう。

EMT 救急隊 emergency medical team 救急患者への救急処置、病院への搬送を行う救急医療チーム。

EN 経腸栄養 enteral nutrition 鼻腔栄養チューブや胃腸管瘻から栄養剤を胃腸内に注入し、腸管から吸収する栄養法。(404頁●栄養補給の方法参照)

EN 結節性紅斑 erythema nodosum 細菌やウイルスなどの感染性、薬物性、あるいは悪性腫瘍などの疾患に併発して起こる皮下脂肪組織の炎症。しこりや圧痛のある不規則形の紅斑が多発する。膝から足首に生じることが多い。

ENBD 内視鏡的経鼻胆道ドレナージ endoscopic naso-biliary drainage 経鼻的に胆道まで内視鏡を挿入し、胆汁を排液する手術。

●胆道ドレナージ

経鼻胆道ドレナージ（ENBD）	・経鼻的に胆道まで内視鏡を挿入し、十二指腸・胃・食道を経由して鼻から胆汁を排液する
経皮経肝胆管ドレナージ（PTBD）	・経皮的に肝臓を穿刺して胆道にアプローチし、胆道内に留置したチューブにより胆汁を体外に排出する
経皮経肝胆囊ドレナージ（PTGBD）	・経皮的に肝臓を穿刺して胆囊にアプローチし、胆囊に留置したチューブにより胆汁を体外に排出する

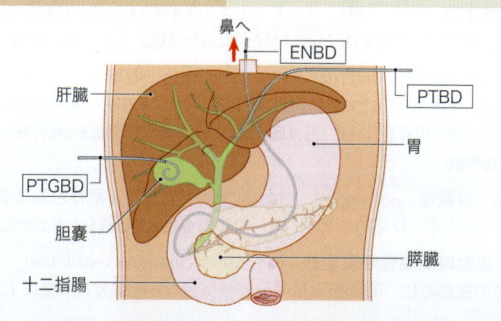

ENCD　内視鏡的経鼻外瘻ドレナージ　endoscopic naso-cystic drainage
➡ ENBD（内視鏡的経鼻胆道ドレナージ）

ENG　電気眼振図　electronystagmogram　装置を使って眼球運動を記録したもの。

ENGBD　内視鏡的経鼻胆囊ドレナージ　endoscopic naso-gallbladder drainage　➡ ENBD（内視鏡的経鼻胆道ドレナージ）

ENK　エンケファリン　enkephalin　内因性モルヒネ様物質の1つ。

ENPD　内視鏡的経鼻膵管ドレナージ　endoscopic naso-pancreatic drainage　内視鏡下で経鼻的に胆管・膵管にカテーテルを留置し、胆汁・膵液を排液する手術。

ENT　耳鼻咽喉科　ear, nose and throat　エントともいう。耳、鼻腔、口腔、咽頭、喉頭、甲状腺などの診療、研究を行う医学の一分野。

ENT　内分泌腫瘍　endocrine tumor　膵臓や副甲状腺などの内分泌器官にできる腫瘍。

EOA　食道閉鎖式エアウェイ　esophageal obturator airway　食道に挿入し、食道カフ、咽頭カフを膨らませ、その間から気道に空気を送り込む、気道確保に用いる救急器材。

EOG　眼電位図　electrooculogram　網膜色素上皮細胞・視神経などの神経伝達の検査。

EOG　エチレンオキサイドガス　ethylene oxide gas　酸化エチレンガス。ガス滅菌に用いる。

EOL　終末期　end of life　エンド・オブ・ライフともいう。疾病などからの回復が望めず、早々の死が避けがたくなった状態。また、その時期。

EOM　外眼筋運動　external ocular movement　眼球とその周りの外眼筋の運動。外眼筋は6つある。➡ SO（上斜筋）、IO（下斜筋）、SR（上直筋）、IR（下直筋）、MR（内直筋）、LR（外直筋）／（147頁●眼球の動きと眼外筋を支配する神経参照）

Eosino　好酸球　eosinophil　白血球のうち顆粒球で、酸性色素に染まるもの。アレルギー反応の制御を行う。（280頁●白血球の成分と働き参照）

EOV　運動時周期性呼吸変動　exercise oscillations ventilation　心不全患者の運動時に、酸素摂取量や分時換気量など呼気ガス指標に1分前後

●眼球の動きと眼外筋を支配する神経

```
上直筋（SR）（III）    下斜筋（IO）（III）    上直筋（SR）（III）

外直筋（LR）（IV）                内直筋        外直筋（LR）（IV）
                            (MR)（III）

下直筋（IR）（III）    上斜筋（SO）（IV）    下直筋（IR）（III）
```

で周期的な変動がみられる状態。心不全の予後不良因子の１つ。

EP 教育計画 education plan 看護計画の１つで、患者教育に関して立案したもの。

●看護計画「OTE プラン」

Observation plan	観察計画	情報を得るための計画
Therapeutic plan	ケア計画	医師の治療計画に沿った看護計画
Education plan	教育計画	患者・家族に病気・治療に関する説明を行うための計画

＊看護計画における記録形式。OP, TP, EP の順に計画を立てて、記録する。

EP 内斜位 esophoria 両眼で物を見るときは正常な眼位だが、片方の眼だけで物を見ると、見ていないほうの眼球が内側を向くこと。➡ XP（外斜位）

EP エトポシド＋シスプラチン etoposide, cisplatin 睾丸腫瘍・胚細胞腫の併用化学療法。

EP 誘発電位 evoked potential 感覚刺激に対応して生じる脳での電位変動。

EPA エイコサペンタエン酸 eicosapentaenoic acid 青味魚に含まれる、中性脂肪低下作用や抗血小板作用がある不飽和脂肪酸。

EPAP 呼気気道陽圧 expiratory positive airway pressure イーパップともいう。呼気時気道にかかる陽圧。またはこれを付加することで自発呼吸を補助する呼吸管理法。➡ PEEP（呼気終末陽圧換気）, IPAP（吸気気道内陽圧）

EPBD 内視鏡的乳頭バルーン拡張術 endoscopic papillary balloon dilation

内視鏡を用いて十二指腸乳頭部開口部をバルーンで拡張し、胆道閉鎖や胆石を治療する手術。

EPCG　内視鏡的膵胆管造影　endoscopic pancreatocholangiography　経口的に十二指腸へ内視鏡を挿入し、膵管や胆管に造影剤を注入して行うX線撮影。➡ **ERCP（内視鏡的逆行性膵胆管造影）**

EPG　電気的瞳孔運動記録法　electric pupillography　虹彩からの赤外線反射を光電的に検出し、瞳孔運動を計測する方法。

EPI　エコープラナー撮像法　echo planar imaging　MRIの撮像法の1つ。超高速撮像が可能で、f-MRI（ファンクショナルMRI）に用いられる。

Epi　てんかん　epilepsy　脳内の神経ネットワークに電気的異常が生じ、反復的に突然の意識消失、痙攣などをきたす疾患。

EPI　エピルビシン　epirubicin hydrochloride　抗悪性腫瘍薬。商品名：ファルモルビシン。

Epid　硬膜外麻酔　epidural anesthesia　脊椎の硬膜外腔に細いカテーテルを留置し、麻酔薬を注入する手法。持続投与ができるので、術後鎮痛にも使われる。

EPINet　曝露防止情報ネットワーク　Exposure Prevention Information Network　エピネットともいう。針刺し事故、切創などの血液・体液曝露を記録する世界的ネットワーク。

EPL　内視鏡的膵石破砕術　endoscopic pancreatolithotripsy　内視鏡下で膵石に衝撃波を当てて破砕する治療法。

EPMR　内視鏡的分割的粘膜切除術　endoscopic piecemeal mucosal resection　食道や胃などにおける粘膜下層癌で、病変が大きいものを分割切除する内視鏡手術。

EPO　エリスロポエチン　erythropoietin　エポともいう。赤血球産生を促進するサイトカイン。骨髄中赤芽球系前駆細胞に作用し、赤血球への分化・増殖を促進する。**（149頁●血液細胞の分化過程／211頁●サイトカインファミリー参照）**

EPOCH　エトポシド＋シクロホスファミド＋アドリアマイシン＋ビンクリスチン＋プレドニゾロン　etoposide, cyclophosphamide, adriamycin, vincristine, prednisolone　悪性リンパ腫の併用化学療法。

●血液細胞の分化過程

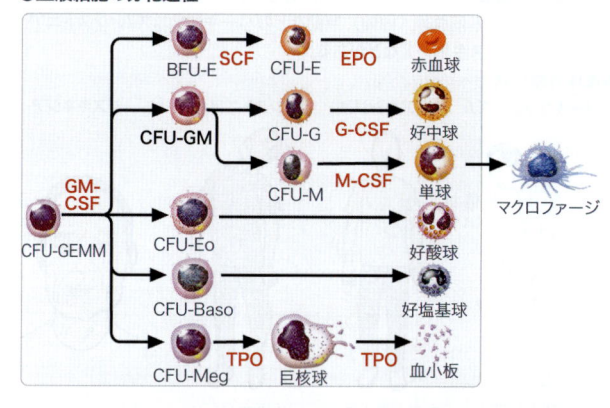

CFU-GEMM：骨髄系幹細胞、BFU-E：赤血球バースト形成単位、CFU-E：赤血球コロニー形成単位、CFU-GM：顆粒球マクロファージコロニー形成単位、CFU-G：顆粒球コロニー形成単位 CFU-M：マクロファージコロニー形成単位、CFU-EO：好酸球コロニー形成単位、CFU-Baso：好塩基球コロニー形成単位、CFU-Meg：巨核球コロニー形成単位、GM-CSF：顆粒球マクロファージコロニー刺激因子、SCF：幹細胞因子、EPO：エリスロポエチン、G-CSF：顆粒球コロニー刺激因子、M-CSF：マクロファージコロニー刺激因子、TPO：トロンボポエチン

＊CFU-Basoから好塩基球と別過程で分化したものに、肥満細胞がある。
＊赤字は、各過程で作用する主要な造血因子（インターロイキンなどは省略した）。

EPS **心臓電気生理検査** electrophysiologic study　電極カテーテルを心臓血管に挿入し刺激を与えて刺激伝導系の異常を調べる検査。

EPS **被嚢性腹膜硬化症** encapsulating peritoneal sclerosis　長期腹膜透析の影響で腹膜が硬化して腸管癒着が生じる病態。

EPS **心窩部痛症候群** epigastric pain syndrome　排便などでは改善しない心窩部の痛みや灼熱感を主訴とする症状群。消化管症状を訴えるが器質的な病変が同定できない機能性ディスペプシアの1つ。→ **FD（機能性ディスペプシア）**

EPS **前立腺圧出分泌液** expressed prostatic secretion　手指を直腸に挿入し、前立腺をマッサージした後、尿道を通じて排出される前立腺液。

EPS　錐体外路症状　extrapyramidal symptoms　錐体外路障害による症状の総称。振戦、筋強剛（固縮）、無動などのパーキンソニズム、ジストニア、アカシジア、ジスキネジアなどがある。

●錐体外路症状

パーキンソニズム
前かがみで歩きにくい
表情が乏しい
ふるえる
体の動きが硬く乏しい。

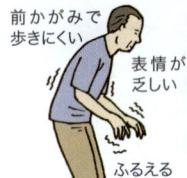

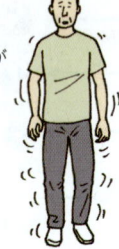

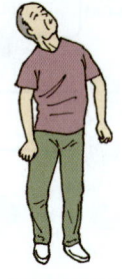

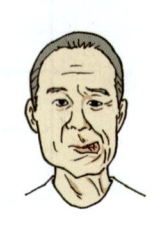

アカシジア
手足が落ち着かない、ソワソワする、びんぼうゆすり、歩き回る。

ジストニア
体や首がねじれる、ひきつれる、痛い、目が上がる。

ジスキネジア
体がくねくねする、口がもぐもぐする、舌が出る。

EPSP　興奮性シナプス後電位　excitatory postsynaptic potential　神経細胞における興奮の伝達において、ナトリウムイオンの流入による脱分極で生じる電位変化。この電位が閾値を越えると、シナプス後の要素に興奮が起こる。⇒ IPSP（抑制性シナプス後電位）

EPT　内視鏡的乳頭切開術　endoscopic papillotomy　⇒ EST（内視鏡的乳頭括約筋切開術）

ePTFE　延伸ポリテトラフルオロエチレン　expanded polytetrafluoroethylene　高分子材料のポリテトラフルオロエチレンを延伸加工したもの。生体適合性が高く、人工血管や人工弁、外科手術用縫合糸などとして用いられる。

EQ　教育指数　educational quotient　学力の発達程度を示す指数。学力検査で得られた学力年齢を暦年齢で割り100を掛けて算出。

Eq　当量　equivalent　化学当量。エクイバレント。⇒ mEq（ミリ当量）

ER　救急外来室　emergency room　救急搬送された患者の初期診断と治療を担う救急部門。

ER 心窩部 epigastric region（エピガストリック リージョン）　みぞおちのこと。

Er びらん erosion（イロージョン）　ただれ。皮膚・粘膜の表皮が欠損した状態。真皮・皮下組織にまで欠損が及ぶものは潰瘍。

ER 外旋 external rotation（イクスターナル ローテイション）　身体の前面が正中面から遠のく運動。肩関節の場合では、腕を直角に曲げて外側にねじる運動を外旋、内側にねじる運動を内旋という。

●外旋、内旋

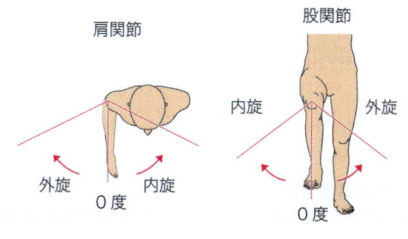

肩関節　　　　　　　　　股関節

外旋　内旋　　　　　　　内旋　外旋
0度　　　　　　　　　　0度

ERA 誘発反応聴力検査 electric response audiometry（エレクトリック レスポンス オーディオメトリー）　被験者の聴覚伝導路で発生する電気信号をとらえる聴力検査。代表的なものにABRがある。
→ ABR（聴性脳幹反応）

ERAS 術後回復力増強プログラム enhanced recovery after surgery（エンハンスト リカヴァリー アフター サージェリー）　イーラスともいう。術後回復力の改善のため、手術前から退院までの経過管理を集学的に実施するプログラム。①徹底した術後痛の抑制、②手術前後の胃腸の機能の維持と絶飲食期間の短縮、③早期離床をチームで行う方式。

ERBD 内視鏡的逆行性胆道ドレナージ endoscopic retrograde biliary drainage（エンドスコーピック レトログレイド ビリアリー ドレイニッジ）　逆行性胆管膵管造影（ERCP）ののち、胆管にドレナージチューブを挿入して、胆汁を排液する手術。

ERC 内視鏡的逆行性胆管造影 endoscopic retrograde cholangiography（エンドスコーピック レトログレイド コランジオグラフィー）
→ EPCG（内視鏡的膵胆管造影）

ERCC 内視鏡的逆行性胆嚢造影 endoscopic retrograde cholecystography（エンドスコーピック レトログレイド コレシストグラフィー）
→ EPCG（内視鏡的膵胆管造影）

ERCP 内視鏡的逆行性膵胆管造影 endoscopic retrograde cholangio（エンドスコーピック レトログレイド コランジオ

pancreatography（パンクリアトグラフィー）　内視鏡下で総胆管へカテーテルを挿入し、造影剤を注入して胆道や膵管を撮影するX線検査。

ERG　網膜電図　electroretinogram（エレクトロレティノグラム）　網膜に光刺激を与えたときの活動電位をグラフ化したもの。網膜の変性疾患の診断や、白内障・網膜移植の適否判断などに用いる。

ERGBD　内視鏡的逆行性胆嚢胆管ドレナージ　endoscopic retrograde gallbladder and biliary drainage（エンドスコーピック レトログレイド ゴールブラダー アンド ビリアリー ドレイニッジ）　➡ EBD（内視鏡的胆道ドレナージ）

ERM　網膜上膜　epiretinal membrane（エピレティナル メンブレイン）　➡ EMM（黄斑上膜）

EROM　早期破水　early rupture of membranes（アーリー ラプチャー オブ メンブレインズ）　陣痛が始まってから、子宮口が全開にならないうちに起こる破水。　➡ PROM（前期破水）

ERP　有効不応期　effective refractory period（エフェクティヴ リフラクトリー ペリエド）　期外収縮によって興奮が生じない最長の連結期。

ERP　内視鏡的逆行性膵管造影　endoscopic retrograde pancreatography（エンドスコーピック レトログレイド パンクリアトグラフィー）　十二指腸乳頭へカテーテルを挿入し、造影剤を注入して胆管を撮影するX線検査。

ERS　内視鏡的逆行性乳頭括約筋切開術　endoscopic retrograde sphincterotomy（エンドスコーピック レトログレイド スフィンクテロトミー）　➡ EPT（内視鏡的乳頭切開術）

ERV　予備呼気量　expiratory reserve volume（イクスパイラトリー リザーヴ ヴォリューム）　安静呼気した後、さらに呼気できる最大の呼気量。（416頁●肺気量分画参照）

ES　アイゼンメンジャー症候群　Eisenmenger syndrome（アイゼンメンジャー シンドローム）　心室中隔欠損、動脈管開存により肺高血圧症が亢進し、静脈血が動脈側に流入する先天性心疾患。（435頁●主な先天性心疾患参照）

ES　弾性ストッキング　elastic stocking（イラスティック ストッキング）　下肢を適度に圧迫して末梢の血流循環をよくすることで下肢静脈瘤を治療する、医療用ストッキング。

ES　突発性発疹（ほっしん）　exanthema subitum（エグザンシーマ サビタム）　乳幼児にみられるヒトヘルペスウイルス感染症。39℃前後の高熱が2〜4日続き、熱が下がると全身に赤い発疹（ほっしん）が出る。

ESA　赤血球造血刺激因子製剤　erythropoiesis stimulating agent（エリスロポイエシス スティミュレイティング エージェント）　骨髄での赤血球産生を促すエリスロポエチンを補充する薬物（遺伝子組換えヒトエリスロポエチン製剤）の総称。

ESB　単純型表皮水疱症（ひょうひすいほうしょう）　epidermolysis simplex bullosa（エピダーモライシス シンプレックス ブロサ）　表皮水疱症（ひょうひすいほう）のう

ち、水疱初発位置が表皮内であるもの。 ➡ EB（表皮水疱症）

ESBL　基質特異性拡張型βラクタマーゼ　extended-spectrum β-lactamases
主に肺炎桿菌や大腸菌などが、β-ラクタム系抗菌薬を基質として産生する酵素。ESBL産生菌は薬剤耐性をもち、体内で腸管内に保菌され、院内感染における集団発生の原因菌となる。

ES cell　胚性幹細胞　embryonic stem cell　ES細胞ともいう。初期の胚細胞を培養して得られる細胞で、血液、神経、肝臓、膵臓などさまざま細胞をつくり出すことができ、将来の医療に応用が期待されている細胞。

ESD　内視鏡的粘膜下層剥離術　endoscopic submucosal dissection　内視鏡下で病変部の周囲の粘膜を全周性に切開し、粘膜下層を直接剥離する手術。内視鏡的粘膜切除術（EMR）より病変を広く、一括で切除する胃癌や大腸癌などの手術。 ➡ EMR（内視鏡的粘膜切除術）

●内視鏡的粘膜下層剥離術

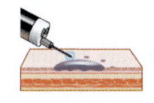

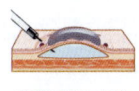

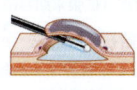

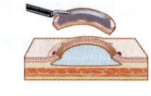

| 病変周囲をマーキング | 粘膜下層に局注し、病変部を隆起させる | 病変周囲粘膜をナイフで切開 | 粘膜下層を剥離し、病変を切除 |

ESHAP　エトポシド＋シスプラチン＋シタラビン＋メチルプレドニゾロン
etoposide, cisplatin, cytosine arabinoside, methylprednisolone　悪性リンパ腫の併用化学療法。

ESM　駆出性収縮期雑音　ejection systolic murmur　心室から大動脈や肺動脈に駆出される血流によって生じる雑音。大動脈弁や肺動脈弁の狭窄時に生じる。

ESM　エトスクシミド　ethosuximide　抗てんかん薬。商品名：ザロンチン、エピレオプチマル。

ESP　収縮末期圧　end-systolic pressure ➡ LVESP（左室収縮末期圧）

ESR　赤血球沈降速度　erythrocyte sedimentation rate　血沈ともいう。赤血球が試薬内を沈む速度を測る検査。基準値より速いときは、感染症、

膠原病、血液疾患、腫瘍など、遅いときは血漿や血球の異常などを疑う。

ESRD　末期腎臓病　end-stage renal disease　透析や腎移植が必要な、末期の腎疾患。

ESRF　末期腎不全　end-stage renal failure　慢性腎不全が進行して、腎機能が10％以下になった状態。

ESS　内視鏡下副鼻腔手術　endoscopic sinus surgery　慢性副鼻腔炎における、内視鏡下で副鼻腔の病変を切除する手術。

EST　電気痙攣療法　electric shock therapy　頭部に電極を装着し、通電することで、人工的に痙攣を生じさせる、うつ病、統合失調症などの治療法。

EST　内視鏡的乳頭括約筋切開術　endoscopic sphincterotomy　内視鏡を用いて十二指腸乳頭部を切開し、胆道閉鎖や胆石を治療する手術。

ESV　収縮末期容積　end-systolic volume　心臓が収縮して最小となったときの容量。心エコー検査などに用いられ、拡張末期とあわせて、心臓の収縮力を測る。→ EDV（拡張末期容積）

ESWL　体外衝撃波結石破砕療法　extracorporeal shock wave lithotripsy　衝撃波を結石に当てて破砕する治療法。

ET　駆出時間　ejection time　心臓の1回拍出量の指標。右心室から肺動脈へ血流が駆出される右室駆出時間（RVET）と左心室から大動脈へ駆出される左室駆出時間（LVET）がある。

ET, Et　内毒素　endotoxin　菌体内毒素、エンドトキシンともいう。細菌、とくにグラム陰性菌の細胞壁にある毒素。

ET　ストーマ療法士　enterostomal therapist　人工肛門のケアにあたる療法士。

ET　内斜視　esotropia　眼位が内方向にずれ、両目の視線が同じ目標に向かない状態。→ XT（外斜視）

ET　本態性血小板血症　essential thrombocythemia　血小板、成熟巨核球が増加する骨髄増殖性腫瘍。多くは無症状だが、脾腫、血管運動症状、血栓症状、出血症状がみられることもある。

ET　本態性振戦　essential tremor　中高年に多く発症する、主に上肢に細かく速い震えが生じる振戦。家族性のものもあるが原因不明。

ET　交換輸血　exchange transfusion　新生児に溶血性疾患がある、または疑われる場合に、新生児に適した血液を選択し、新しい血液を静脈から輸血するとともに、古い血液を瀉血する方法。

et al.　およびその他の者　et alii　「そして、他の者」を示すラテン語の縮約型。3名以上の共著者がいる文献を引用・参照する場合に用いる。

ETCO$_2$　呼気終末二酸化炭素濃度　end-tidal carbon dioxide　カプノメータで測定した呼気中のCO$_2$濃度。麻酔や人工呼吸管理の有用なモニター。

ETGBD　内視鏡的経乳頭胆嚢ドレナージ　endoscopic transpapillary gallbladder drainage　十二指腸乳頭部から胆嚢まで内視鏡を挿入し、胆汁を排液する手術。(145頁●胆道ドレナージ参照)

ETH　エチオナミド　ethionamide　抗菌薬。商品名：ツベルミン。

ET(O)P　エトポシド　etoposide　抗悪性腫瘍薬。商品名：ベプシド、ラステット。

ETS　胸腔鏡下交感神経遮断術　endoscopic thoracic sympathectomy　手掌多汗症に対する治療法で、胸腔内視鏡下にて、多量発汗の原因となる胸部交感神経を遮断する手術法。

ETS　受動喫煙　environmental tobacco smoke　自分の意思とは無関係に周囲の喫煙者のタバコの煙を吸引すること。

ETT　気管挿管チューブ　endotracheal tube　気道確保のために、口腔または鼻腔から喉頭を経由して気管に挿入するチューブ。

ETT　運動負荷試験　exercise tolerance test　運動負荷を与えて運動中とその前後の心電図、血圧などを測定する検査。虚血性心疾患などの診断に適用。マスター2階段法、トレッドミル法、自転車エルゴメーター法などがある。

ETV　内視鏡下第三脳室開窓術　endoscopic third ventriculostomy　水頭症に対する治療法で、内視鏡下にて第三脳室の底に穴を開けて、脳室内に貯留している脳髄液を脳室外に流す手術法。

EUP　子宮外妊娠　extrauterine pregnancy　エクトピーともいう。受精卵が子宮内腔以外の場所に着床した妊娠。

EUS　超音波内視鏡検査　endoscopic ultrasonography　内視鏡下に超音波検査を行い、病変を診断する検査法。

EUS-FNA　超音波内視鏡ガイド下穿刺吸引術　EUS-guided fine needle aspiration　超音波内視鏡で観察しながら、生検針で細胞や粘膜を採取し、生体検査で癌細胞の有無を調べる検査。腹部消化器癌などで適用。

EV　腸内ウイルス　Enterovirus　エンテロウイルスともいう。胃酸に触れても死滅せず、腸内に達し、腸管内の細胞で増殖するウイルスの総称。ポリオウイルス、コクサッキーウイルス、エコーウイルスなどがある。

EV　食道静脈瘤　esophageal varices　肝硬変などの肝疾患、門脈や肝静脈の狭窄などによって門脈圧が亢進した結果、食道の粘膜下層の静脈が拡張、瘤状に隆起した状態。(318頁●門脈圧亢進症参照)

EVAL　エチレンビニールアルコール　ethylene vinyl alcohol copolymer　吸入麻酔薬の1種。

EVD　陰圧式勃起補助具　external vacuum device　陰圧により陰茎海綿体に血液を貯留させ、疑似的に勃起状態をつくりだす器具。

EVD　脳室ドレナージ　external ventricular drainage　脳室内出血や水頭症などにより、脳室内に貯留した脳脊髄液や血液を排液する手術。(106頁●髄液の循環と脳室ドレーン参照)

EVE　内視鏡的静脈瘤電気凝固術　endoscopic variceal electro-coagulation　内視鏡を用いた高周波電流による静脈瘤切除術。(157頁●内視鏡的硬化療法参照)

EVL　内視鏡的静脈瘤結紮術　endoscopic variceal ligation　破裂する危険性の高い静脈瘤を内視鏡下に結紮し、壊死させることで除去する手術。(157頁●内視鏡的硬化療法参照)

EVM　エンビオマイシン　enviomycin　抗菌薬。商品名：ツベラクチン。

EVS　内視鏡的静脈瘤硬化療法　endoscopic variceal sclerotherapy　＝EIS（内視鏡的食道静脈瘤硬化法）(157頁●内視鏡的硬化療法参照)

Ex　運動　exercise　体力増進や健康保持・回復などの目的で体を動かすこと。

Ext　エキス剤　extract　成分抽出剤。

EXT　抜歯、摘出　extraction　抜歯や児の人工的な娩出を指す。

Ez　湿疹　eczema　皮膚上部層の炎症。紅斑、丘疹、小水疱、膿疱、びらん、痂皮、落屑などの総称。

●内視鏡的硬化療法

内視鏡的食道静脈瘤硬化療法（EIS）
内視鏡下で静脈瘤内に多量の硬化剤を注入して食道静脈瘤を固める

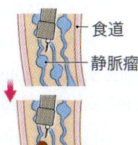

内視鏡的静脈瘤結紮術（EVL）
静脈瘤を内視鏡下にゴムバンド（Oリング）で結紮し、静脈瘤を壊死脱落させ、血栓性閉塞を起こさせる

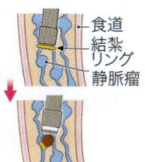

F

FA　脂肪酸　fatty acid　脂質の構成成分。炭素数で、SCFA（短鎖脂肪酸）、MCFA（中鎖脂肪酸）、LCFA（長鎖脂肪酸）に、不飽和度で、SFA（飽和脂肪酸）、UFA（不飽和脂肪酸）に分類される。

FA　大腿動脈　femoral artery　外腸骨動脈から膝窩動脈に接続する動脈管。体表に位置する太い動脈であることから、動脈触知部位や血管造影検査での穿刺部位として使用される。

FA　フルオレセイン血管造影　fluorescein angiography　➡ FAG（蛍光眼底造影）

Fab　抗原結合性フラグメント　antigen-binding fragment　免疫グロブリンのもつポリペプチドL鎖とH鎖が複合的に結合している部分。この先端が抗原と結合する部位になっており、抗原抗体反応が起こる。（9頁●抗体の構造参照）

FAB　仏・米・英白血病分類　French American British cooperation group classification　ファブともいう。白血病（血液腫瘍）の分類方法。

FABER　FABERテスト　flexion in abduction and external rotation　パトリックテストともいう。仙腸関節機能のテスト。異常があれば、股関節屈曲、外転、外旋、伸展を行うと、殿部、鼠径部、大腿部後面・外側に痛みが生じる。

FAC　5-フルオロウラシル＋アドリアマイシン＋シクロホスファミド　5-fluorouracil, adriamycin, cyclophosphamide　乳癌の併用化学療法。

F$_A$CO$_2$　肺胞気二酸化炭素濃度　fraction of alveolar carbon dioxide concentration　肺胞内でガス交換に関与する二酸化炭素の濃度。

FADH₂　還元型フラビンアデニンジヌクレオチド reduced flavine adenine dinucleotide　フラビンアデニンジヌクレオチド（FAD）の還元型で、体内の酸化還元酵素の補酵素として機能する。(400頁●TCA回路参照)

FAG　蛍光眼底造影 fluorescent fundus angiography　ファグともいう。フルオレセイン染料で網膜の血管を染色して行う血管撮影。

fALS　家族性筋萎縮性側索硬化症 familial amyotrophic lateral sclerosis　遺伝性のALS。➡ ALS（筋萎縮性側索硬化症）

F$_A$O$_2$　肺胞気酸素濃度 fraction of alveolar oxygen concentration　肺胞内でガス交換に関与する酸素の濃度。(443頁付録●呼吸機能検査に用いられる用語、記号、省略語参照)

FAP　家族性大腸腺腫症 familial adenomatous polyposis　大腸に100個以上ポリープを生じる遺伝性疾患。若年より大腸癌が発生しやすい。ポリープを生じない遺伝性の大腸癌に遺伝性非ポリポーシス大腸癌がある。➡ HNPCC（遺伝性非ポリポーシス大腸癌）

FAP　家族性アミロイド多発ニューロパチー familial amyloid polyneuropathy　ファプともいう。アミロイドが末梢神経や自律神経系に沈着して、臓器障害をきたす遺伝性疾患。

FAS　胎児音響刺激 fetal acoustic stimulation　振動音響刺激ともいう。母体の腹壁より振動音響刺激を与えて、睡眠状態の胎児を覚醒させる方法。胎児機能不全の鑑別に用いられる。(288頁●主な胎児評価の方法参照)

FAS　胎児性アルコール症候群 fetal alcohol syndrome　ファスともいう。妊婦の習慣的な飲酒により、アルコールが胎盤を通過して、胎児に発育遅滞や器官形成不全などを生じ、出生前後の成長遅滞、中枢神経系の障害、顔面の形成不全を生じる病態。

FASD　胎児性アルコール・スペクトラム障害 fetal alcohol spectrum disorders　FAS（胎児性アルコール症候群）を拡張した概念。胎児性アルコール症候群に特有の症状（出生前後の成長遅滞、中枢神経系の障害、顔面の形成不全）がない軽症患児も含まれる。

FAST　緊急超音波検査 focused assessment with sonographic for trauma　外傷患者の臓器損傷を調べるための緊急検査。心嚢、右胸腔、左胸腔、モリソン窩、脾臓周囲、ダグラス窩の6か所で超音波検査を行い、腹部液体貯留、心嚢液、胸水の有無を調べる。

FAST test　顔上肢言語テスト face, arm, speech, time　脳卒中発見のための簡易テスト。F（face）：顔面麻痺、A（arm）：上肢の筋力低下（麻痺）、S（speech）：言語障害、T（time）：発症時間を把握することで、早期の治療開始に用いる。

Fb　フィブリン fibrin　線維素。血液に含まれるタンパク質で、血液凝固の中心的な役割を果たす。フィブリノゲンにトロンビンが作用してフィブリンとなり、血漿中で他の血液凝固因子の作用によってフィブリン網が形成され、血液を凝固させる。

●**血液凝固の仕組み**

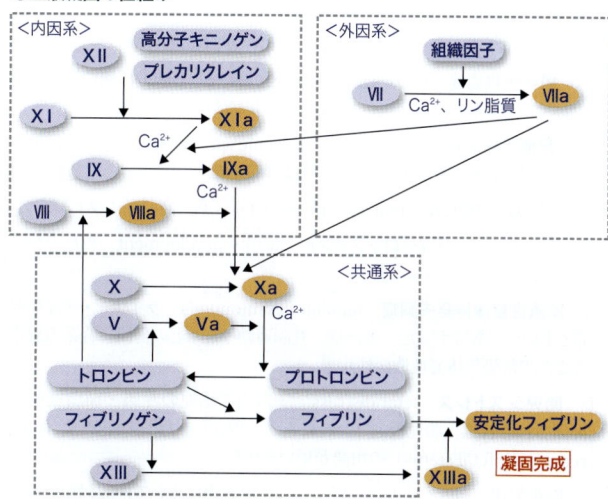

<内因系>
高分子キニノゲン
プレカリクレイン
XII → XI → XIa (Ca^{2+})
IX → IXa (Ca^{2+})
VIII → VIIIa

<外因系>
組織因子
VII → VIIa (Ca^{2+}、リン脂質)

<共通系>
X → Xa
V → Va (Ca^{2+})
トロンビン ← プロトロンビン
フィブリノゲン → フィブリン → 安定化フィブリン
XIII → XIIIa
凝固完成

FB　フィルムバッジ film badge　フィルム線量計。放射線被曝線量・線質を測定するX線フィルムの入ったバッジ。

FB　フットバス foot bath　足浴ともいう。足を湯に浸して洗うこと。

FB　異物 foreign body　体内に内部で生成されたり、あるいは外部から入った物質で、周囲の組織から逸脱し、違和感などを生じるもの。

F(b)g　フィブリノゲン fibrinogen　血漿にある血液凝固因子。線維素原。

(159頁●血液凝固の仕組み／42頁●血液凝固・線溶検査参照)

FBS　空腹時血糖　fasting blood sugar　糖尿病の指標。血糖値は食後に上がるので空腹時に測定。

FBS　ファイバー気管支鏡検査　fiber bronchoscopy　光ファイバーを使った内視鏡での気管支検査。

FBSS　腰椎術後慢性疼痛症候群　failed back surgery syndrome　神経障害性疼痛（体性感覚系に対する損傷や疾患の直接的結果として生じている疼痛）の1つ。椎間板ヘルニアなどの腰椎の手術後に起こる腰痛や下肢痛などの症候群。➡ **NP（神経障害性疼痛）**

FC　熱性痙攣　febrile convulsion　発熱に伴って起こる痙攣。

FCR　橈側手根屈筋　flexor carpi radialis muscle　前腕の浅層の筋群の1つ。手首を外転させる筋。➡ **FCU（尺側手根屈筋）**

FCU　尺側手根屈筋　flexor carpi ulnaris muscle　前腕の浅層の筋群の1つ。手首を内転させる筋。➡ **FCR（橈側手根屈筋）**

FCV　ファムシクロビル　famciclovir　抗ウイルス薬。商品名：ファムビル。

FD　ファカルティ・ディベロップメント　faculty development　教員の教育能力開発。

FD　家族性自律神経失調症　familial dysautonomia　ライリー・デイ症候群ともいう。感情不安定、多汗症、共調運動不能などの自律神経系の異常をきたす常染色体劣性遺伝性疾患。

FD　胎児ジストレス　fetal distress　子宮内で胎児の呼吸・循環機能が障害された状態。胎児仮死といわれたが、現在は、胎児機能不全（non-reassuring fetal status）の用語が用いられる。

FD　陰影欠損　filling defect　胃などのX線検査において、辺縁が欠けた像のこと。または隆起性病変などにより、バリウムなどの造影剤がはじかれた部分に生じる像のこと。

FD　全部床義歯　full denture　総義歯ともいう。すべての歯と置き換えるときに使用する人工歯と義歯床。通称、総入れ歯。

FD　機能性ディスペプシア　functional dyspepsia　機能性胃腸症ともいう。胃炎や潰瘍などの器質的疾患が見当たらないのに、胃痛、胸やけ、嘔気

FDL　伸縮性ダブルルーメンカテーテル　flexible double lumen catheter　弾力性のある二重内腔カテーテル。

FDP　フィブリン・フィブリノゲン分解物　fibrin and fibrinogen degradation product　プラスミンによってフィブリンが分解されてできた血液凝固成分。血栓形成の指標となる。（42頁●血液凝固・線溶検査参照）

FDS　十二指腸ファイバースコープ　fiberduodenoscope　経口的に用いられる上部消化管用の内視鏡。

FDV　初発尿意　first desire to void　膀胱に尿がたまって最初に感じる軽い尿意。

Fe　鉄　ferrum　人体には、約4～5gほど含まれその70%がヘモグロビンの形で存在。ほかにも筋肉内にミオグロビン、ミトコンドリア内膜にシトクロムなどとしてある。

FE　胎児エコー　fetal echo　超音波を用いて、胎児の推定体重や羊水量を計測したり、頭部・心臓・背骨などの形態などを調べる検査。

FEC　5-フルオロウラシル＋エピルビシン＋シクロホスファミド　5-fluorouracil, epirubicin, cyclophosphamide　乳癌の併用化学療法。

FECa　カルシウム部分排泄率　fractional excretion of calcium　腎臓の代謝機能指標の1つ。カルシウムクリアランスをクレアチニンクリアランスで割った値。高カルシウム血症の鑑別に用いる。

FECG　胎児心電図　fetal electrocardiogram　母体腹壁に電極を装着して胎児の心電図を記録する装置。先天性心疾患の診断や分娩時の胎児モニターに用いる。

FEK　カリウム部分排泄率　fractional excretion rate of kalium　腎臓の代謝機能指標の1つ。カリウムクリアランスをクレアチニンクリアランスで割った値。低カリウム血症が腎に由来するか否かの鑑別に用いる。➡ **FENa（ナトリウム部分排泄率）**

FENa　ナトリウム部分排泄率　fractional excretion rate of natrium　フィーナともいう。腎臓の代謝機能指標の1つ。ナトリウムクリアランスをクレアチニンクリアランスで割った値。脱水が腎に由来するか否かの鑑別に用いる。➡ **FEK（カリウム部分排泄率）**

162 ● FES

FES　機能的電気刺激 functional electrical stimulation（ファンクショナル エレクトリカル スティミュレイション）　末梢神経に電気刺激を与えることで傷害臓器の機能再建を図る治療法。→ TENS（経皮的電気神経刺激）、TES（治療的電気刺激）

FEV　努力呼気肺活量 forced expiratory volume（フォースト イクスパイラトリー ヴォリューム）　最大吸気位から努力性に呼出される呼気量。（416頁●肺気量分画参照）

FEV₁　1秒量 forced expiratory volume in one second（フォースト イクスパイラトリー ヴォリューム イン ワン セカンド）　フェブワンともいう。努力性肺活量のうち、最大吸気位から最初の1秒間で急速に呼出される量。

FEV₁/FVC　1秒率 forced expiratory volume in one second/forced vital capacity（フォースト イクスパイラトリー ヴォリューム イン ワン セカンド フォースド ヴァイタル キャパシティ）　最大吸気位から最大努力で呼出した、開始1秒間の気量（1秒量）の肺活量に対する百分率。1秒率の低下は、呼出力の低下を示唆し、COPD（慢性閉塞性肺疾患）や気管支喘息を疑わせる所見となる。

FEVR　家族性滲出性硝子体網膜症 familial exudative vitreoretinopathy（ファミリアル エグジュデイティヴ ヴィトリオレティノパシー）　網膜にできた異常血管から滲出が起こり、線維血管性瘢痕が生じる遺伝性の網膜疾患。

FFA　遊離脂肪酸 free fatty acid（フリー ファティ アシッド）　脂肪細胞に貯蔵された中性脂肪が分解されてできた物質。→ NEFA（非エステル型脂肪酸）

FFB　大腿大腿動脈バイパス femoro-femoral bypass（フェモロフェモラル バイパス）　閉塞性動脈硬化症による下肢血行不全に対して、患肢の反対側の大腿動脈を用いて閉塞的にバイパスをつくる手術。→ AFB（腋窩大腿動脈バイパス）、FPB（大腿膝窩動脈バイパス）

F-FLCZ　ホスフルコナゾール fosfluconazole（フォスフルコナゾール）　抗真菌薬。商品名：プロジフ。

FFP　新鮮凍結血漿 fresh frozen plasma（フレッシュ フローズン プラズマ）　新鮮血から血漿成分を分離し、凍結させた血液製剤。輸血には溶解してから用いる。（103頁●輸血用血液製剤の種類参照）

FGF　線維芽細胞成長因子 fibroblast growth factor（フィブロブラスト グロース ファクター）　創傷の修復や血管新生に重要な役割を果たす線維芽細胞の増殖・分化を促す活性物質。塩基性線維芽細胞成長因子（bFGF）、酸性線維芽細胞成長因子（aFGF）などがある。（211頁●サイトカインファミリー参照）

FGN　巣状糸球体腎炎 focal glomerulonephritis（フォーカル グロメリュロネフライティス）　深部糸球体が巣状に硬化する糸球体腎炎。

FGS　胃内視鏡検査 fibrogastroscopy（フィブロガストロスコピー）　内視鏡による胃内部の検査。

FGS　巣状糸球体硬化症 focal glomerular sclerosis（フォーカル グロメリュラー スクレロシス）　ネフローゼ症候群の1つで、一部の糸球体が硬化する腎障害。

FH　家族性高コレステロール血症 familial hypercholesterolemia（ファミリアル ハイパーコレステロレミア）　遺伝性の脂質異常症の1つ。LDLコレステロールと結合するLDL受容体が生まれつき少なく、血液中のLDLコレステロール値が高くなる。

FH　家族歴 family history（ファミリー ヒストリー）　患者を取り巻く家族についての健康情報。

FH　劇症肝炎 fulminant hepatitis（フルミナント ヘパタイティス）　肝炎ウイルス感染、薬物アレルギーなどにより、肝細胞が急速に大量に破壊され、機能低下する重度の肝炎。

FHB　胎児心拍 fetal heart beat（フィータル ハート ビート）　胎児の心臓の拍動。➡ FHM（胎児心拍動）、FHR（胎児心拍数）

F-Hb　遊離ヘモグロビン free hemoglobin（フリー ヘモグロビン）　酸素が結合していないヘモグロビン。還元ヘモグロビン。

FHH　家族性低カルシウム尿性高カルシウム血症 familial hypocalciuric hypercalcemia（ファミリアル ハイポカルシユリック ハイパーカルセミア）　副甲状腺や腎尿細管で発現するカルシウム受容体遺伝子が遺伝性に変異し、尿中カルシウム低値でありながら、血清カルシウム高値を示し、高カルシウム血症の症状を示す疾患。

FHM　胎児心拍動 fetal heart movement（フィータル ハート ムーヴメント）　胎児の心拍。超音波検査により、妊娠5～6週くらいから胎芽像とともに確認できる。

FHR　胎児心拍数 fetal heart rate（フィータル ハート レイト）　胎児の1分間の平均心拍数。

FHS　胎児心音 fetal heart sound（フィータル ハート サウンド）　胎児の心臓の拍動音。胎児心音の低下は胎児機能不全の重要な指標。

FIM　機能的自立度評価法 functional independence measure（ファンクショナル インディペンデンス メジャー）　フィムともいう。ADL（日常生活動作）の自立度を評価するツール。食事、排泄、移動などの運動項目（13項目）と、コミュニケーションなどの認知項目（5項目）から構成され、1～7点の点数で採点、合計する。

FiO₂　吸入気酸素濃度 fraction of inspired oxygen concentration（フラクション オブ インスパイアド オクシジェン コンセントレイション）　酸素療法で、実際に吸入された酸素の濃度。（443頁付録●呼吸機能検査に用いられる用語、記号、省略語参照）

FIPA　家族性単独下垂体腺腫症 familial isolated pituitary adenoma（ファミリアル アイソレイティッド ピテュイタリー アデノーマ）　下垂体に良性腫瘍が発生する、常染色体優性の遺伝性疾患。

FIS　小腸ファイバースコープ　fiberintestinoscope　小腸粘膜を観察する内視鏡。

FISH　蛍光原位置ハイブリッド形成法　fluorescent *in situ* hybridization　フィッシュともいう。蛍光顕微鏡により、DNAクローンのゲノム上におけるDNA配列を決定する方法。

Fish conc　フィッシュバーグ濃縮試験　Fishberg concentration test　フィッシュコンクともいう。尿の濃縮力を調べる検査。

FIV　努力吸気肺活量　forced inspiratory volume　最大呼気位から努力性に吸入される吸気量。

Fix　固定　fixation　整形外科の柱となる処置法。ギプスや装具を使う外固定、金属プレートを骨折部に当てネジで留める内固定、錘などの牽引力で局所の安静固定を図る牽引法などがある。

FK-506　タクロリムス水和物　tacrolimus hydrate　臓器移植時の拒絶反応抑制薬。免疫抑制薬。アトピー性皮膚炎薬。

FL　大腿骨長　femoral length　超音波断層撮影で測定した胎児の大腿骨の長さ。大横径(BPD)とともに胎児の発育状況をみる指標。➡ BPD（大横径）

FL　濾胞性リンパ腫　follicular lymphoma　非ホジキンリンパ腫のうち、リンパ節の濾胞構造が保たれている病型。➡ DL（びまん性リンパ腫）

FL　前頭葉　frontal lobe　大脳半球の前部の部位。随意運動にかかわる運動野、その準備にかかわる運動前野、言語をつかさどる言語中枢、思考・感情・記憶検索などをつかさどる前頭前野がある。

FLAIR　反転回復撮影法　fluid attenuated inversion recovery　フレアともいう。MRIの新しい撮影法で、水抑制T₂強調画像を得る方法。

FLCZ　フルコナゾール　fluconazole　抗真菌薬。商品名：ジフルカン。

FLD　線維化性肺疾患　fibrosing lung disease　肺胞壁が厚く硬くなった肺疾患の総称。➡ IIP（特発性間質性肺炎）

FLP　胎児鏡下レーザー凝固術　fetoscopic laserphotocoagulation of placental communicating vessels　双胎間輸血症候群の治療法で、胎児鏡下に、双胎間の血管のつながりをレーザーで遮断・吻合して、両児間の血流不均衡を是正する手術。➡ TTTS（双胎間輸血症候群）

FLU　フルダラビン　fludarabine　抗悪性腫瘍薬。商品名：フルダラ。

FM **胎動** fetal movement　妊娠19週頃から妊婦が感じる胎児の運動。

FMD **線維筋形成不全** fibromuscular dysplasia　腎・頸動脈に好発する、動脈中膜の拡張・狭窄が生じる弾性線維異常。

FMD **口蹄疫** foot-and-mouth disease　口蹄疫ウイルスによる家畜伝染病。主にひづめが偶数に割れている動物（偶蹄目）に感染し、皮膚のやわらかい部分に水疱、創傷をきたす。家畜伝染病予防法における殺処分の対象となる。

FMEA **故障モード影響解析法** failure mode effect analysis　製品や工程の設計に関する問題を、故障モード（故障した状態）に基づいて抽出し、設計段階で使用時に発生する問題を明らかにするリスクマネジメント手法。

FMOX **フロモキセフ** flomoxef　抗菌薬。商品名：フルマリン。

f-MRI **機能的磁気共鳴撮影** functional magnetic resonance imaging　ファンクショナルMRIともいう。脳内の血流量の増減をもとに、磁気共鳴装置により脳機能を画像化する検査。

FMS **線維筋痛症** fibromyalgia syndrome　全身に原因不明の激しい慢性疼痛をきたす疾患。さまざまな症状を続発し、とくに膠原病などの自己免疫疾患、うつ病などの精神疾患には注意を要する。

FN **顔面神経** facial nerve　第7脳神経ともいう。顔面に分布して主として表情筋の運動を支配する脳神経。広義にはこれに、顔面神経と内耳神経をつなぐ中間神経が含まれる。(96頁●脳神経参照)

FN **フィブロネクチン** fibronectin　結合組織や血液中に存在する糖タンパク。止血、細胞と結合組織との接着、宿主防衛に関与する。

FND **機能的頸部郭清術** functional neck dissection　頭頸部癌の頸部リンパ節転移に対して、周辺機能を保存して行う郭清手術。→ RND（根治的頸部郭清術）

FNF **大腿骨頸部骨折** femoral neck fracture　大腿骨の上端（股関節側）に生じる骨折。骨粗鬆症を伴う高齢者が転倒した場合によくみられる。ほとんどの場合で、人工骨頭置換術などの手術療法が行われる。

FNFC **栄養機能食品** food with nutrient function claims　必要な栄養成分をとれない場合に、その補給のために利用できる食品。栄養成分量が国が定めた規格基準に適合している場合、その栄養成分の機能の表示が

FNHTR **発熱性非溶血性輸血反応** febrile nonhemolytic transfusion reaction 輸血の副作用の１つで、溶血はみられずに発熱性の反応（１℃以上の体温上昇、悪寒）を示す。供血者の血液からの白血球組織適合抗原（HLA）に対する抗体、あるいは血小板濃厚液の貯蔵中に白血球から放出されたサイトカインが原因と考えられている。**(341頁●輸血反応参照)**

FNS **大腿神経伸展テスト** femoral nerve stretching test 腹臥位で股関節を伸ばし、膝を屈曲させるテスト。腰部椎間板ヘルニアでは、痛みやしびれが増強する。 ➡ **SLR（下肢伸展挙上テスト）**

F-N test **指鼻試験** finger to nose test 小脳失調による運動失調の診察方法で、患者の示指を自分の鼻と検者の指の間を行き来させる運動が、正確に行えるかをみるテスト。指のずれや振戦が生じると、小脳失調が疑われる。

FOG **すくみ足** freezing of gait パーキンソン病やパーキンソン症候群でみられる歩行障害の１つで、足が地面に貼り付いたようになり、足が出ない状態。

FOLFIRI **レボホリナート＋イリノテカン＋5-フルオロウラシル** levofolinate, irinotecan, 5-fluorouracil 大腸癌の併用化学療法。

FOLFOX **フォリン酸＋5-フルオロウラシル＋オキサリプラチン** folinic acid, 5-fluorouracil, oxaliplatin 大腸癌の併用化学療法。現在広く行われているのはFOLFOX6（mFOLFOX6）。 ➡ **mFOLFOX6**

FOM **ホスホマイシン** fosfomycin 抗菌薬。商品名：ホスミシン。

FOP **進行性骨化性線維異形成症** fibrodysplasis ossificans progressiva 全身の筋肉や筋膜、靱帯が骨に変わっていく難治性疾患。

FP **顔面神経麻痺** facial paralysis 脳血管障害、耳疾患などによって生じる顔面筋肉の麻痺症状。

FP **偽陽性** false positive 本来は陰性であるのに、誤って陽性と判定されること。

FP **新鮮液状血漿** fresh plasma 輸血に用いられる、新鮮血から分離した血漿成分製剤。

FPB **大腿膝窩動脈バイパス** femoro-popliteal bypass 閉塞性動脈硬化

症による下肢血行不全に対して、膝窩動脈から大腿動脈までバイパスをつくる手術。➡ **AFB**（腋窩大腿動脈バイパス）、**FFB**（大腿大腿動脈バイパス）

FPV ホスアンプレナビル fosamprenavir 抗ウイルス薬。商品名：レクシヴァ。

Fr フレンチ French フレンチ式カテーテルのサイズ。

●カテーテル・注射針の太さ

フレンチ（Fr）とミリ（mm）との対応表（カテーテル）

Fr	3.5	5	6	8	10	12	14	16	18	20	22	24	26	28	32	36
mm	1.2	1.7	2.0	2.7	3.3	4.0	4.7	5.3	6.0	6.7	7.3	8.0	8.7	9.3	10.7	12.0

ゲージ（G）とミリ（mm）との対応表（注射針・採血針など）

G	27	26	25	24	23	22	21	20	19	18
mm	0.40	0.45	0.50	0.55	0.65	0.70	0.80	0.90	1.10	1.20
色	medium gray	brown	orange	medium purple	deep blue	black	deep green	yellow	cream	pink

FRC 機能的残気量 functional residual capacity 正常の1回換気量の最終点における肺内および気道内の空気量。全肺気量（TLC）の40〜60％が正常。（416頁●肺気量分画参照）

frem 音声振盪 しんとう fremitus vocalis フレムともいう。被検者に低音で長く発声させ、その間背部に手のひらを当て、胸壁の振動を触知する診察法。肺炎などの浸潤性病変や無気肺では増強し、気胸や胸水、肺気腫などでは減弱する。左右差をみることが重要。

FRM フラジオマイシン fradiomycin 抗菌薬。商品名：ソフラチュール。

FRP 機能的不応期 functional refractory period ある組織に連続して刺激を与えた時、伝導する2つの興奮の最短間隔。

FRPM ファロペネム faropenem 抗菌薬。商品名：ファロム。

FRT 固視反射テスト fixation reflex test 網膜に映る像を、最も視力のよい中心窩でとらえようとする反射性の眼球運動を調べる検査。

Fru 果糖 fructose ブドウ糖（グルコース）と並ぶ単糖類の代表で、果

物に多く含まれる。肝臓に取り込まれると、ブドウ糖より早くエネルギー源となる。

FS フェイススケール face scale（フェイス スケイル） 主観的な痛みの強さを顔のつらさの表情で表したもの。

●ペインスケール

●VAS(10cm)

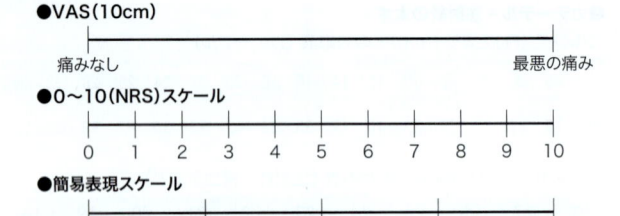

痛みなし ———————————————— 最悪の痛み

●0〜10(NRS)スケール

0 1 2 3 4 5 6 7 8 9 10

●簡易表現スケール

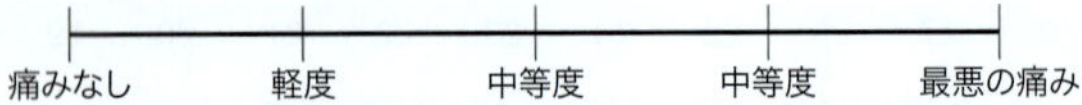

痛みなし　軽度　中等度　中等度　最悪の痛み

●Wong&Baker フェイススケール

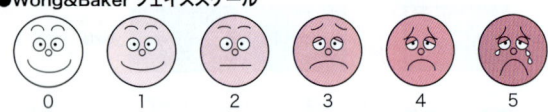

0　1　2　3　4　5

FS 顔面痙攣 facial spasm（フェイシャル スパズム） 顔面神経に血管が接触、圧迫することで起こる顔面半側の不随意な痙攣。

FSH 卵胞刺激ホルモン follicle-stimulating hormone（フォリクルスティミュレイティング ホーモン） 下垂体前葉から分泌され、卵巣に作用する性腺刺激ホルモン。(17頁●主なホルモンとその機能参照)

FSHD 顔面肩甲上腕型筋ジストロフィー facioscapulohumeral muscular dystrophy（フェイシオスカプロヒューメラル マスキュラー ディストロフィー） 常染色体優性遺伝による進行性筋ジストロフィー。顔面と肩周囲の筋が主に障害される。(324頁●進行性筋ジストロフィーの病型参照)

FSH-RF 卵胞刺激ホルモン放出因子 follicle-stimulating hormone-releasing factor（フォリクルスティミュレイティング ホーモン リリーシング ファクター） 視床下部で生成され、卵胞刺激ホルモンの放出を促進する因子。

FSH-RH 卵胞刺激ホルモン放出ホルモン follicle-stimulating hormone-releasing hormone（フォリクルスティミュレイティング ホーモン リリーシング ホルモン） 視床下部から分泌され、卵胞刺激ホルモンの分泌を促すホルモン。(17頁●主なホルモンとその機能参照)

FT **卵管鏡下卵管形成術** falloposcopic tuboplasty 卵管内に細いバルーンを入れ、挿入・拡張を繰り返して卵管通過障害を改善する治療法。

FT **食物テスト** food test 茶さじ1杯のプリンを摂食してもらい、口腔での食塊形成能、咽頭への送り込みを評価する嚥下検査。(440頁●嚥下のスクリーニングテスト参照)

FT **テガフール** tegafur 抗悪性腫瘍薬。商品名：フトラフール。

FT₃ **遊離トリヨードサイロニン** free triiodothyronine フリーT₃ともいう。タンパク質と結合していない遊離型の甲状腺ホルモン（T₃）。

FT₄ **遊離サイロキシン** free thyroxine フリーT₄ともいう。タンパク質と結合していない遊離型の甲状腺ホルモン（T₄）。

FTA **大腿脛骨角** femoro-tibial angle 膝外側角ともいう。大腿骨と脛骨がつくる膝の外側の角度。外側で170〜175度で生理的外反になっているが、この範囲を超え、外側に反ったものを外反膝（X脚）、内側に反ったものを内反膝（O脚）という。

FTA **トレポネーマ蛍光抗体法** fluorescent treponemal antibody test 抗原抗体反応を利用して、蛍光色素で染色した二次抗体により間接的に染色する梅毒トレポネーマの検出法。

FTA-ABS **梅毒トレポネーマ蛍光抗体吸収試験** fluorescent treponemal antibody absorption test 蛍光抗体間接法により梅毒血清反応をみる梅毒の診断法。

FTC **エムトリシタビン** emtricitabine 抗ウイルス薬。商品名：エムトリバ、ツルバダ。

FTD **前頭側頭型認知症** frontotemporal dementia 前頭葉や側頭葉に萎縮がみられる認知症。認知症の2割を占める。かつてピック病と呼ばれていたもの。

FTND **満期正常分娩** full term normal delivery 妊娠37週〜42週未満で、自然に陣痛が生じて正常な経過をたどる分娩。

FTNSD **満期正常自然分娩** full term normal spontaneous delivery ＝FTND（満期正常分娩）

FTNVD **満期正常経腟分娩** full term normal vaginal delivery ＝FTND（満期正常分娩）

FTRC　解凍赤血球濃厚液　frozen thawed red cells　採血後5日以内の赤血球濃厚液を凍結保存した後解凍し、凍害保護液を洗浄した血液製剤。有効期間は調整後12時間。(103頁●輸血用血液製剤の種類参照)

FTSG　全層植皮術　full thickness skin graft　真皮まで切り取った皮膚を欠損部分に移植する手術。➡ STSG (分層植皮術)

FTT　脂肪負荷テスト　fat tolerance test　被験者に経口、もしくは経静脈的に脂肪を摂取させ、血中のレムナント・リポタンパクの代謝を経時的に測定する検査。動脈硬化のリスクの指標となる。

F/U　経過観察　follow up　時間を追って、病状を観察すること。

FUO　不明熱　fever of unknown origin　原因不明のまま発熱が続く状態。

FVC　努力肺活量　forced vital capacity　全肺気量レベルまで吸気した後、排気できる最大の空気量。スパイロメータで測定する。(416頁●肺気量分画参照)

FV curve　フローボリューム曲線　flow-volume curve　流量 - 容量曲線。最大努力呼出を行ったときの息を吐くスピードと容量の変化を記録した曲線で、末梢気道の状態を評価する。

●フローボリューム曲線

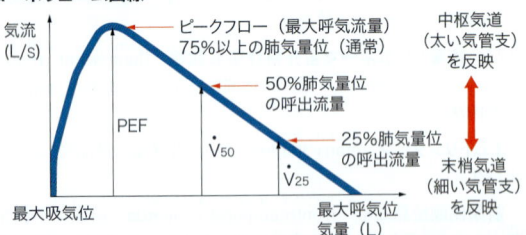

FWB　全荷重　full weight bearing　骨折や関節炎、下肢の手術後などの際、下肢に全体重をかけること。➡ PWB (部分荷重)、NWB (免荷)

frac. Fx　骨折　fracture　フラクションともいう。骨組織が外力により連続性を絶たれること。

G

G　ガストリン　gastrin　胃の出口に近い幽門洞や十二指腸の粘膜の中にあ

るG細胞で分泌され、胃酸の分泌を促す消化管ホルモン。

G　ゲージ　gauge（ゲイジ）　径の単位。注射針の太さの表示単位。（167頁●カテーテル・注射針の太さ参照）

G　ガウス　Gauss（ガウス）　磁束密度の電磁単位。

G-_　妊娠歴_回　Gravida_（グラヴィダ）　妊娠歴を記載する略語。妊娠1回ならG-1、2回ならG-2と書く。

G　グアニン　guanine（グアニン）　核酸の構成成分となる塩基の1つ。

GA　胃液分析　gastric analysis（ガストリック アナライシス）　胃内容物からpHと酸分泌量を測定する検査。

GA　全身麻酔　general anesthesia（ジェネラル アネスセジア）　全麻ともいう。全身の知覚を麻痺させる麻酔。種類には、吸入麻酔、静脈内麻酔、直腸麻酔法がある。

GA　妊娠週数　gestational age（ジェステイショナル エイジ）　最終月経の1日目を妊娠0日として満で数える週数。

G.A.　歯肉膿瘍　gingival abscess（ジンジヴァル アブセス）　歯肉が炎症によって腫れる、口腔内疾患。

GABA　γ-アミノ酪酸　gamma-aminobutyric acid（ガンマアミノブティリック アシッド）　ギャバともいう。アミノ酸系神経伝達物質。グルタミン酸と反対に神経を抑制させる働きをする。（64頁●神経伝達物質の種類と働き参照）

GAD　全般性不安障害　generalized anxiety disorder（ジェネラライズド アングザイアティ ディスオーダー）　不安障害の1つで、漠然とした理由のない不安が長期間持続することで、日常生活に支障をきたした状態。

GAD　グルタミン酸脱炭酸酵素　glutamic acid decarboxylase（グルタミック アシッド ディカーボクシレイス）　グルタミン酸からγ-アミノ酪酸を生成する触媒酵素。主に脳と膵臓のランゲルハンス島細胞に存在する。

Gal　ガラクトース　galactose（ガラクトース）　糖類や糖脂類の構成成分である単糖類。

GALT　腸管関連リンパ組織　gut-associated lymphoid tissue（ガットアソシエイティッド リンフォイド ティシュー）　ガルトともいう。腸管にある免疫組織の総称。➡BALT（気管支関連リンパ組織）、MALT（粘膜関連リンパ組織）

garg.　うがい剤　gargle（ガーグル）　うがいに用いる洗浄剤。

GAS　A群レンサ球菌　group A *Streptococcus*（グループ エース トレプトコッカス）　咽頭（いんとう）、消化管、表皮（ひょうひ）などに

生息する常在細菌の1種。GAS 感染症、産生する毒素による全身性疾患・免疫疾患の原因となるが、抗菌薬が奏功する。場合によっては劇症型レンサ球菌感染症を起こすこともある。

GB　胆嚢　gallbladder（ゴールブラダー）　肝臓の下にあり胆管で肝臓とつながる。肝液（胆汁）を貯蔵・濃縮し、必要に応じて十二指腸に分泌する。

GBD　胆嚢疾患　gallbladder disease（ゴールブラダー ディジーズ）　胆石、総胆管結石、胆管狭窄、急性胆管炎、硬化性胆管炎、胆嚢癌などがある。

GBM　多形性神経膠芽腫　glioblastoma multiforme（グリオブラストーマ マルティフォーム）　悪性度の強い原発性脳腫瘍。

GBM　糸球体基底膜　glomerular basement membrane（グロメリュラー ベイスメント メンブレイン）　毛細血管とメサンギウムを取り巻く、腎糸球体を構成する部位。尿素窒素、尿酸、クレアチニンなどの濾過にかかわる。

GBP　ガバペンチン　gabapentin（ガバペンティン）　抗てんかん薬。商品名：ガバペン。

GBS　胆石　gallbladder stone（ゴールブラダー ストーン）　胆嚢収縮機能の低下、胆汁に含まれるコレステロールの上昇などにより、胆汁が肝臓、胆嚢、胆管で固形化したもの。胆石が発生する部位により、胆嚢結石、総胆管結石、肝内胆石などに分類される。

GBS　B 群レンサ球菌　group B Streptococcus（グループ ビー ストレプトコッカス）　消化管、皮膚や指、腟などに生息する常在細菌の1種。病原性は低いが、出産時産道で胎児に感染すると敗血症、髄膜炎、肺炎などを起こす。

GBS　ギラン・バレー症候群　Guillain-Barre syndrome（ギランバレー シンドローム）　急性炎症性脱髄性多発根神経炎ともいう。主に細菌やウイルスによる感染症発症後などに生じる、筋肉を動かす神経に異常をきたす自己免疫疾患。四肢の脱力、しびれなどを呈し、呼吸不能に陥ることもある。

GC　ガスクロマトグラフィー　gas chromatography（ガス クロマトグラフィー）　気相による物質分析法。

GC　淋菌　Gonococcus（ゴノコックス）　ナイセリア属の細菌で、性感染症の1つ、淋病の原因菌。

GCA　巨細胞動脈炎　giant cell arteritis（ジャイアント セル アーテライティス）　頸動脈とその分枝の動脈、とくに側頭動脈に炎症をきたし、疼痛、肥厚、発赤などを生じる病態。動脈の生検による組織学的検査にて、巨細胞を含む肉芽腫が認められることから、巨細胞性動脈炎と呼ばれる。リウマチ性多発筋痛症の諸症状が併発しやすい。

GCLS　リンパ球浸潤胃癌 gastric carcinoma with lymphoid stroma　EBウイルスによる胃癌で、癌細胞の間にリンパ球が多量に浸潤しているもの。

GCP　医薬品の臨床試験の実施に関する基準　good clinical practice　医薬品の臨床試験に際して、患者の人権と安全を確保し、倫理的な配慮のもとで科学的に正しい研究が行われるよう、国が定めた基準。

GCS　グラスゴーコーマスケール　Glasgow coma scale　国際的に用いられている意識障害レベルの分類法。患者の示す動作や反応で分類する。

●グラスゴーコーマスケール

E	開眼機能 Eye opening	4	自発的に、または普通の呼びかけで開眼する
		3	強く呼びかけると開眼する
		2	痛み刺激で開眼する
		1	痛み刺激でも開眼しない
V	言語機能 Verbal response	5	見当識が保たれている
		4	会話は成立するが見当識が混乱
		3	発語はみられるが会話は成立しない
		2	意味のない音声
		1	発語みられず
M	運動機能 Motor response	6	命令に従って四肢を動かす
		5	痛み刺激に対し手で払いのける
		4	指への痛み刺激に対して四肢を引っ込める
		3	痛み刺激に対して緩徐な屈曲運動
		2	痛み刺激に対して緩徐な伸展運動
		1	運動みられず

G-CSF　顆粒球コロニー刺激因子　granulocyte colony-stimulating factor　白血球（好中球）を増やす活性物質。抗悪性腫瘍薬。商品名：グラン、ノイトロジン。➡ CSF（コロニー刺激因子）／（149頁●血液細胞の分化過程／211頁●サイトカインファミリー参照）

GCT　巨細胞腫　giant cell tumor　骨、関節などに生じ、破骨細胞様多核

GCT ブドウ糖チャレンジ試験 glucose challenge test 妊娠期間の糖代謝異常のスクリーニング方法。

GCT 顆粒細胞腫 granular cell tumor 舌や口腔、時に食道などに発生するシュワン細胞由来の良性粘膜下腫瘍。

GCU 継続保育治療室 growing care unit NICU の後方病床・回復室。

GCV ガンシクロビル ganciclovir 抗ウイルス薬。商品名：デノシン。

Gd ガドリニウム gadolinium MRI の造影剤として用いられる元素。腎障害をきたす恐れがあることから、重篤な腎障害のある患者には禁忌。

GDA 胃十二指腸動脈 gastroduodenal artery 総肝動脈の分枝。右胃大網動脈と上膵十二指腸動脈に分かれる。(216 頁●腹部の動脈参照)

GDC ググリエルミ離脱式コイル guglielmi detachable coil 脳動脈瘤コイル塞栓術に用いる、柔らかく細いプラチナ製コイル。

GDM 妊娠糖尿病 gestational diabetes mellitus 妊娠中に発症した糖尿病。

GDS 高齢者うつ病評価尺度 Geriatric Depression Scale 30 項目（簡易版では 15 項目）の質問に対する回答から判定する、高齢者を対象としたうつ症状のスクリーニング検査。

GE 胃腸炎 gastroenteritis 胃や腸に起きる炎症。

GE グリセリン浣腸 glycerin enema 排泄促進のため、微温の 50％グリセリン溶液を肛門から注入する方法。

GEA 胃大網動脈 gastro-epiploic artery 胃を包む大網に血液を送る血管。

GEM ゲムシタビン gemcitabine hydrochloride 抗悪性腫瘍薬。商品名：ジェムザール。

GEM/CDDP ゲムシタビン＋シスプラチン gemcitabine, cisplatin 胆道癌、膀胱癌の併用化学療法。

GERD 胃食道逆流症 gastroesophageal reflux disease ガードともいう。食道への胃酸の逆流によって起こる不快な自覚症状（胸やけ）、あるいは下部食道粘膜の酸消化性炎症のいずれか、あるいは両方があるものを総

称していう。→ NERD（非びらん性逆流症）

GF　胃瘻　ガストリックフィステュラ　gastric fistula　胃内腔が他の臓器と瘻孔で交通している状態。①経口摂取できない場合、栄養補給のため体表と胃をつなぐ瘻孔（外瘻）。②外傷や疾患のために胃が隣接する臓器とつながっている瘻孔（内瘻）。（404頁●栄養補給の方法参照）

GFLX　ガチフロキサシン　ガチフロキサシン　gatifloxacin　眼科用剤。商品名：ガチフロ。

GFR　糸球体濾過量　グロメリュラー フィルトレイション レイト　glomerular filtration rate　腎臓の血液濾過を担う糸球体が実際に濾過している量。イヌリンやクレアチニンを用いて測定する。
→ Ccr（クレアチニンクリアランス）、Cin（イヌリンクリアランス）

GFS　胃ファイバースコープ　ガストロファイヴァースコープ　gastrofiberscope　食道、胃、十二指腸に光ファイバーを直接入れてみる検査。ポリープなどの切除治療も同時に行うこともある。

GFX　ブドウ糖・フルクトース・キシリトール液　グルコース フルクトース ザイリトール　glucose, fructose, xylitol　高カロリー輸液に用いる、グルコース、フルクトース、キシリトールを配合した混合糖質液。

GGTT　糖質コルチコイドブドウ糖負荷試験　グルココーティコイド グルコース トレランス テスト　glucocorticoid glucose tolerance test　ブドウ糖負荷試験（GTT）施行時にコルチゾルなどの糖質コルチコイドの血中濃度も測定する検査。クッシング症候群などによる続発性糖尿病を判定する。

GH　成長ホルモン　グロース ホーモン　growth hormone　下垂体前葉から分泌され、成長を促進するホルモン。（17頁●主なホルモンとその機能参照）

GHD　成長ホルモン分泌不全症　グロース ホーモン ディフィシェンシー　growth hormone deficiency　下垂体性小人症ともいう。成長ホルモンの分泌低下による低身長。

GHIH　成長ホルモン抑制ホルモン　グロース ホーモン インヒビティング ホーモン　growth hormone inhibiting hormone　ソマトスタチンともいう。成長ホルモンの分泌を抑制するとともに、膵臓ランゲルハンス島のインスリンやグルカゴン、消化管のガストリン、セクレチンなどの消化管ホルモンの働きを抑制するホルモン。（17頁●主なホルモンとその機能参照）

GHRH　成長ホルモン放出ホルモン　グロース ホルモンリリーシング ホーモン　growth hormone-releasing hormone　視床下部から分泌され、成長と代謝を促進する成長ホルモンの分泌を促すホルモン。（17頁●主なホルモンとその機能参照）

176 ● GI

GI　胃腸　gastrointestinal　消化管の胃と腸。

GI　ブドウ糖・インスリン療法　glucose-insulin therapy　GI療法ともいう。細胞内にカリウムを取り込ませるため、グルコース液にインスリンを加えたものを静注する高カリウム血症の治療法。

GI　グリセミック指数　glycemic index　ブドウ糖を摂取した後の血糖上昇率を100として、ブドウ糖と同量摂取したときの食品ごとの血糖上昇率を、パーセントで表した数値。GI値が低いほど、食後の血糖値は上がりにくくなる。

GIA　胃腸吻合　gastrointestinal anastomosis　胃と小腸（主に空腸）を吻合して新しい通路をつくる手術。胃十二指腸吻合のビルロートⅠ法、胃空腸吻合のビルロートⅡ法などがある。**(61頁●ビルロート法とルーワイ法参照)**

GID　性同一性障害　gender identity disorder　生物学的性別と、自らが認知している性別が一致しない状態。

GIF　上部消化管ファイバースコープ　gastrointestinal fiberscope　食道、胃、十二指腸など上部消化管を視診するための内視鏡。

GIFT　配偶子卵管内移植　gamete intrafallopian tube transfer　ギフトともいう。配偶子とは受精前の卵子や精子のこと。卵子と精子を混ぜて、受精する前の状態で腹腔鏡下で卵管の先に戻す体外受精法。受精卵を移植する方法は接合子卵管内移植（ZIFT：ジフト）という。**➡ ZIFT（接合子卵管内移植）**

GIH　胃腸管出血　gastrointestinal hemorrhage　上部胃腸管病変による出血。

GIK　ブドウ糖・インスリン・カリウム療法　glucose-insulin-kalium therapy　グルコース＋インスリン＋カリウムの輸液による治療法。糖質輸液とともにカリウムの細胞内取り込みを促進させ、心機能を改善する目的で行われる。

GIO　一般目標　general instructional objective　教育カリキュラムにおいて、学習の結果として期待される成果を示したもの。

GIP　胃酸分泌抑制ポリペプチド　gastric inhibitory polypeptide　ジップともいう。十二指腸・空腸のK細胞によってつくられる消化管ホルモン。胃酸分泌を抑制し、インスリン分泌を促す。

glu ● 177

GIP 巨細胞性間質性肺炎 giant cell interstitial pneumonia 特発性間質性肺炎の 1 種。➡ **IIP（特発性間質性肺炎）**

GIP グルコース依存性インスリン分泌刺激ポリペプチド glucose-dependent insulinotropic polypeptide インスリン分泌促進、グルカゴン分泌抑制の作用のある消化管ホルモン、インクレチンの 1 つ。GIP のほかに GLP-1（グルカゴン様ペプチド -1）がある。

GIST 消化管間質腫瘍 gastrointestinal stromal tumor ジストともいう。粘膜下腫瘍の 1 種で、消化管壁にあるカハール介在細胞（消化管運動のリズムをつくり出したり、調節したりする細胞）が腫瘍化したもの。

GIT 消化管 gastrointestinal tract 食物の消化、排泄に関与する、食道、胃、十二指腸、小腸、結腸、直腸、肛門までの器官。上部消化管と下部消化管に分けられる。

GITT ブドウ糖インスリン負荷試験 glucose insulin tolerance test ブドウ糖負荷試験（GTT）施行時、血中インスリン濃度も測定する検査。糖尿病の原因がインスリンの分泌不足か機能不全かを判定する。

GL 緑内障 glaucoma 眼圧亢進などによる視神経の障害により、視力障害や視野欠損を起こす疾患。原発性には、原発性閉塞隅角緑内障、原発性開放隅角緑内障がある。➡ **PACG（原発性閉塞隅角緑内障）、POAG（原発性開放隅角緑内障）**

GlcN グルコサミン glucosamine 動物の皮膚・軟骨、甲殻類の殻などに含まれる、グルコースにアミノ基が付いたアミノ糖。

Glob グロブリン globulin 血清、乳汁、卵の白身などに含まれる単純タンパク質。血清中のグロブリンには免疫グロブリンとして抗体の構造をもつものがある。

GLP-1 グルカゴン様ペプチド -1 glucagon-like peptide 1 インスリン分泌促進、グルカゴン分泌抑制の作用のある消化管ホルモン、インクレチンの 1 つ。GLP-1 の他に GIP（グルコース依存性インスリン分泌刺激ポリペプチド）がある。

glu ブドウ糖 glucose グルともいう。血液中に血糖として含まれ、細胞に運ばれると、筋肉や臓器のエネルギーとなり、脳では唯一のエネルギー源となる。インスリンが不足するとブドウ糖利用が低下し、糖尿病が発症す

る。ブドウ糖が不足すると、脳機能の低下、筋肉痙攣などが起こる。

glu, Glu　グルタミン酸　glutamic acid　アミノ酸系神経伝達物質。ギャバと反対に神経を興奮させる働きをする。（64頁●神経伝達物質の種類と働き参照）

GM　ゲンタマイシン　gentamicin　抗菌薬。商品名：ゲンタシン。

GM-CSF　顆粒球マクロファージコロニー刺激因子　granulocyte macrophage colony-stimulating factor　➡ CSF（コロニー刺激因子）／（149頁●血液細胞の分化過程／211頁●サイトカインファミリー参照）

GN　糸球体腎炎　glomerulonephritis　腎臓の糸球体の炎症性疾患。高血圧、浮腫、タンパク尿、血尿などの症状が生じる。

Gn　ゴナドトロピン　gonadotropin　性腺刺激ホルモンともいう。性腺に作用し、性腺の活動を制御するホルモン。下垂体から分泌される黄体形成ホルモン、卵胞刺激ホルモン、および胎盤から分泌されるヒト絨毛性ゴナドトロピンがある。（17頁●主なホルモンとその機能参照）

GNB　グラム陰性桿菌　gram negative bacillus　グラム染色で紫色に染まらず、赤色（陰性）になる桿菌。腸内細菌（大腸菌、赤痢菌など）、緑膿菌、百日咳菌などがある。➡ GPB（グラム陽性桿菌）、GPC（グラム陽性球菌）、GNC（グラム陰性球菌）／（179頁●グラム染色と病原菌参照）

GNC　グラム陰性球菌　gram negative coccus　グラム染色で紫色に染まらず、赤色（陰性）になる球菌。淋菌、髄膜炎菌などがある。➡ GNB（グラム陰性桿菌）、GPB（グラム陽性桿菌）、GPC（グラム陽性球菌）／（179頁●グラム染色と病原菌参照）

GnRH　ゴナドトロピン放出ホルモン　gonadotropin-releasing hormone　性腺刺激ホルモン放出ホルモンともいう。視床下部から分泌され、性腺刺激ホルモンの分泌をコントロールしているホルモン。（17頁●主なホルモンとその機能参照）

GOE　笑気エンフルラン麻酔　gas oxygen enflurane　ゴエともいう。吸入麻酔薬のエトレンと笑気ガスを併用して用いる麻酔法。笑気ガスは麻酔作用は弱いが即効性で鎮痛作用がある。

GOF　笑気ハロセン麻酔　gas oxygen fluothane　吸入麻酔薬のハロセンと笑気ガスを併用して用いる麻酔法。ハロセンは強力な吸入麻酔薬であるた

●グラム染色と病原菌

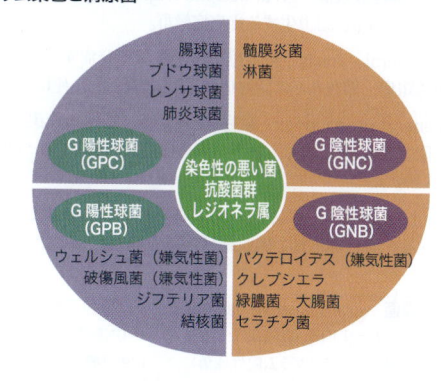

```
          腸球菌         髄膜炎菌
          ブドウ球菌      淋菌
          レンサ球菌
          肺炎球菌
       ( G 陽性球菌 )      ( G 陰性球菌 )
         (GPC)             (GNC)
                染色性の悪い菌
                抗酸菌群
                レジオネラ属
       ( G 陽性球菌 )      ( G 陰性球菌 )
         (GPB)             (GNB)
   ウェルシュ菌（嫌気性菌）  バクテロイデス（嫌気性菌）
   破傷風菌（嫌気性菌）      クレブシエラ
   ジフテリア菌              緑膿菌  大腸菌
   結核菌                    セラチア菌
```

め、麻酔作用は弱いが即効性で鎮痛作用がある笑気ガスを併用して用いる。

GOI 笑気イソフルラン麻酔 gas oxygen isoflurane 吸入麻酔薬のイソフルランと笑気ガスを併用して用いる麻酔法。イソフルランは笑気と併用で投与すると、単独で投与するより呼吸の抑制、全身性低血圧が軽くなる。

GOLD 慢性閉塞性肺疾患のためのグローバルイニシアティブ Global Initiative for Chronic Obstructive Lung Disease ゴールドともいう。慢性閉塞性肺疾患（COPD）への認識を高め、この疾患の罹患率および死亡率を低下させるための、米国立心肺血液研究所（NHLBI）と世界保健機関（WHO）からの提言。➡ COPD（慢性閉塞性肺疾患）

GOS 笑気セボフルラン麻酔 gas oxygen sevoflurane 吸入麻酔薬のセボフルランと笑気ガスを併用して用いる麻酔法。

GOS グラスゴーアウトカムスケール Glasgow outcome scale ゴスともいう。重症脳損傷からの回復度合いの分類法。①良好な回復、②中等度障害、③重度障害、④植物状態、⑤死亡、の5段階に分類される。

GOT グルタミン酸オキザロ酢酸トランスアミナーゼ glutamic oxaloacetic transaminase AST に呼称変更。肝機能検査の指標。➡ AST（アスパラギン酸アミノトランスフェラーゼ）

180 ● GOTS

GOTS　大後頭三叉神経症候群 great occipito-trigeminal syndrome　大後頭神経や三叉神経の刺激により生ずる疼痛症候群。

GP　進行麻痺 general paresis　梅毒感染後十数年で発症する髄膜脳炎。麻痺や痙攣が認知症、錯乱などの精神症状とともに進行し、死に至る。

GP　一般医 general practitioner　家庭医ともいう。特定の疾患、臓器、性別、年齢に限定されることなく、患者の求めに応じて総合的かつ初期的な診療を行う医師。

GP　淡蒼球 globus pallidus　大脳基底核にある神経核。被殻とともにレンズ核を構成する。淡蒼球内節と黒質網様部は大脳基底核の出力部に相当する。

GPB　グラム陽性桿菌 gram positive bacillus　グラム染色で紫色に染まる桿菌。破傷風菌、ジフテリア菌、結核菌などがある。→ GNB（グラム陰性桿菌）、GPC（グラム陽性球菌）、GNC（グラム陰性球菌）／（179頁●グラム染色と病原菌参照）

GPC　胃壁細胞 gastric parietal cell　胃腺にある塩酸を分泌する細胞。傍細胞とも呼ばれる。主細胞はペプシンの前駆体であるペプシノゲンを分泌する。

GPC　グラム陽性球菌 gram positive coccus　グラム染色で紫色に染まる球菌。黄色ブドウ球菌、レンサ球菌、肺炎球菌などがある。→ GNB（グラム陰性桿菌）、GPB（グラム陽性桿菌）、GNC（グラム陰性球菌）／（179頁●グラム染色と病原菌参照）

GPT　グルタミン酸ピルビン酸トランスアミナーゼ glutamic-pyruvic transaminase　肝機能検査の指標。アラニンアミノトランスフェラーゼ（ALT）に名称変更。→ ALT（アラニンアミノトランスフェラーゼ）

GR　胃切除術 gastrectomy　胃の部分または全部を切除する手術。

GRF　成長ホルモン放出因子 growth hormone releasing factor　視床下部で生成され、成長ホルモンの放出を促進する因子。

GRNX　ガレノキサシン garenoxacin　抗菌薬。商品名：ジェニナック。

GRR　総再生産率 gross reproduction rate　再生産年齢（15～49歳）にある女性の年齢別特殊出生率の合計値のうち、女児だけの平均出生数。

GS　胆石 gallstone　胆嚢収縮機能の低下、胆汁に含まれるコレステロー

GS 胎嚢 gestational sac 羊水、胎児を包含した子宮内の袋。

GSD 糖原病 glycogen storage disease ブドウ糖の代謝酵素が先天的に欠損しているために、肝臓、筋肉などの組織にグリコーゲンが異常に蓄積し、発育障害、肝腫大、空腹時低血糖、高コレステロール血症などをきたす疾患。

GSL 隅角癒着解離術 goniosynechialysis 房水排出口である隅角が癒着する原発閉塞隅角緑内障に対する、癒着部を剥がす手術。

GSS ゲルストマン・シュトロイスラー・シェンカー症候群 Gerstmann-Straussler-Scheinker syndrome 痙性対麻痺や認知症を症状とする、家族性プリオン病。

GT 胃瘻造設術 gastrostomy 経腸栄養を行うための胃瘻を造設する手術。➡ PEG（経皮内視鏡的胃瘻造設術）

GTCS 全身性強直性間代発作 generalized tonic clonic seizure てんかんの大発作。意識障害を伴い、全身の筋が硬直する硬直相に続いて手足がガクガク震える間代性痙攣が起こる発作。

GTD 妊娠性絨毛性疾患 gestational trophoblastic disease 胎盤を構成する絨毛組織の腫瘍。ほとんどが妊娠性に生じる。過度の子宮腫脹、嘔吐、腟出血、子癇前症などをきたす。

GTH 性腺刺激ホルモン gonadotropic hormone ゴナドトロピンともいう。性腺に作用し、性腺の活動を制御するホルモン。下垂体から分泌される黄体形成ホルモン、卵胞刺激ホルモン、および胎盤から分泌されるヒト絨毛性ゴナドトロピンがある。（17頁●主なホルモンとその機能参照）

GTP グアノシン三リン酸 guanosine triphosphate 核酸の構成成分であるヌクレオチドの1つ。リボ核酸（RNA）などの材料になるほか、細胞内での信号伝達にもかかわる。

GTT ブドウ糖負荷試験 glucose tolerance test 一定量（75g）のブドウ糖水溶液を与え、血糖値の推移をみることでインスリンの働きを調べる検査。

GU 胃潰瘍 gastric ulcer 胃の内側にできる潰瘍。酸・ペプシンの分泌

不均衡と、胃粘膜の防御作用によって起こる（132頁●胃・十二指腸潰瘍治療薬の作用点参照）

GVHD 移植片対宿主病 graft-versus-host disease　臓器移植に伴い現れる症状。例えば輸血では、輸血血液中に含まれる供給者のリンパ球が、患者のHLA抗原を認識し急速に増殖し、患者の体組織を攻撃・障害することにより起こる。➡ TA-GVHD（輸血関連移植片対宿主病）、PT-GVHD（輸血後移植片対宿主病）

Gy グレイ Gray　放射線の吸収線量の単位。放射線のエネルギーが物質にどれだけ吸収されたかを表す。（392頁●放射能と放射線の主要単位参照）

Gyn 産婦人科 gynecology　ギネともいう。ドイツ語のギネコロジーの略。産婦人科。

H

H₂RA H₂受容体拮抗薬 H₂ receptor antagonist　H₂ブロッカーともいう。胃十二指腸潰瘍の攻撃因子である胃酸分泌を促進する、ヒスタミンH₂受容体に競合的に拮抗する薬物。

HA 習慣流産 habitual abortion　3回以上自然流産を繰り返すもの。

HA 頭痛 headache　頭部に知覚される疼痛のうち、頭部表面の創傷などに起因しないもの。片頭痛や緊張型頭痛などの一次性頭痛と、頭部外傷、脳疾患などに続発する二次性頭痛に大別される。

HA 赤血球凝集反応 hemagglutination　赤血球表面抗原に対する抗体反応に伴い、赤血球凝集素によって、赤血球が凝集塊を形成する反応。ABO式血液型検査などで用いられる。

HA 赤血球凝集素 hemagglutinin　ヘマグルチニンともいう。細菌やウイルスなどの病原体の表面上に存在し、細胞への感染の媒介となる糖タンパク質の総称。

HA 溶血性貧血 hemolytic anemia　血色素異常などの先天性、またはアレルギーによる自己免疫反応などの後天性に、赤血球が破壊されて、血中のヘモグロビン濃度が極度に低下した状態。（208頁●貧血の分類参照）

HA 肝動脈 hepatic artery　肝臓には栄養血管（酸素を運ぶ）である固有肝動脈と機能血管（栄養素を運ぶ）である門脈が流入する。腹腔動

枝の総肝動脈、総肝動脈枝の固有肝動脈を総称して肝動脈という。
(216頁●腹部の動脈参照)

HA　A型肝炎　hepatitis A　A型肝炎ウイルス感染で発症する急性肝炎。汚染された飲食物から感染。➡ HAV（A型肝炎ウイルス）／(430頁●ウイルス肝炎の種類と特徴参照)

HA　ヒアルロン酸　hyaluronic acid　細胞外基質に多く存在するムコ多糖類の1つで、関節の機能維持、皮膚の保水力などにかかわる物質。関節炎や角結膜上皮障害の治療に用いられるほか、中皮腫の腫瘍マーカーや、肝線維化のマーカーにもなる。

HAART　高活性抗レトロウイルス療法　high active anti-retrovirus therapy　後天性免疫不全症候群（AIDS）の治療法。3種類以上の抗レトロウイルス薬を組み合わせ、ウイルス増殖過程を阻害する。

HACCP　危害分析・重要管理点　hazard analysis and critical control point　ハサップともいう。食品の安全性に影響する危害を検討し、それらを最も効率よく管理できる部分（必須管理点）を連続的に管理することで、安全性を確保する方法。

HADS　不安・抑うつ測定尺度　hospital anxiety and depression scale　主に身体的疾患をもつ患者の精神状態を測定するスケール。

H&E　ヘマトキシリンエオジン　hematoxylin eosin　病理組織診断で多く行われている染色法に用いられる色素。

HAI　肝動注薬物療法　hepatic arterial infusion　肝動脈にカテーテルを挿入し、局所の病巣に集中的に薬剤を投与する肝癌の薬物療法。点滴静注などの全身療法に比べ、より高い薬物効果と副作用の軽減が期待できる。

HAIR　赤血球凝集抑制反応　hemagglutination inhibition reaction　赤血球凝集素に抗体が付着すると、赤血球が凝集しなくなる性質を利用して、抗体の有無を調べる検査法。

HALS　用手補助下腹腔鏡下手術　hand-assisted laparoscopic surgery　腹腔鏡下手術で、術者が手を入れて体内から補助をする手術方法。

HAM　ヒトT細胞白血病ウイルス1型関連脊髄症　human T-cell leukemia virus type 1 associated myelopathy　ハムともいう。成人T細胞性白血病ウィルス（HTLV-I）が引き起こす慢性進行性脊髄障害。

HAMD　ハミルトンうつ病尺度　Hamilton depression scale　ハムドともいう。うつ病の重症度を評価するための尺度の1つ。17項目で構成された主要17項目版と、これに追加の4項目を加えた21項目版がある。

HAM syndrome　副甲状腺機能低下・アジソン・モニリア症候群　hypoparathyroidism, Addison Monilia syndrome　ハム症候群ともいう。自己免疫機序によって起こる副腎皮質機能低下症であるアジソン病に、特発性副甲状腺機能低下症と、モニリア症（カンジダ症）が合併したもの。

hANP　ヒト心房性ナトリウム利尿ペプチド　human atrioventricular natriuretic peptide　ハンプともいう。心房筋で分泌される心臓ホルモン。血管拡張作用、利尿作用をもつ。（35頁●心筋マーカー参照）

HAP　院内肺炎　hospital-acquired pneumonia　入院後48時間以降に発症した肺炎。病院外で日常生活をしていて発症した市中肺炎（CAP）と対比的に用いられる。➡ CAP（市中肺炎）、NHCAP（医療・介護関連肺炎）

HapMap　(国際)ハップマップ(計画)　haplotype map　ヒトの病気や薬に対する反応性に関して、多人種にわたる遺伝情報を収集・解明する国際プロジェクト。日本のほか、英国、カナダ、中国、ナイジェリア、米国の6か国がかかわる。

HAR　高位前方切除術　high anterior resection　直腸の腹膜反転部より上を切除し、肛門管と吻合する、大腸癌の手術。➡ LAR（低位前方切除術）

HAV　A型肝炎ウイルス　Hepatitis A virus　ハブともいう。A型肝炎の病原体。糞口感染し、貝類を介することが多い。➡ HA（A型肝炎）／（430頁●ウイルス肝炎の種類と特徴参照）

Hb　血色素　hemoglobin　酸素を運ぶ鉄タンパク複合体。ヘモグロビン1分子は酸素4分子と結合する。

HB　B型肝炎　hepatitis B　B型肝炎ウイルスによる肝炎。主に輸血や注射により感染する。➡ HBV（B型肝炎ウイルス）／（430頁●ウイルス肝炎の種類と特徴参照）

HbA　成人ヘモグロビン　adult hemoglobin　ヘモグロビンAともいう。正常成人型血色素。

HbA1c　ヘモグロビンエーワンシー　hemoglobin A1c　ヘモグロビンとブドウ糖が結びついたもの。糖尿病患者の直近1〜2週間の平均血糖値レベ

HbCO 一酸化炭素ヘモグロビン carboxyhemoglobin 一酸化炭素と結合したヘモグロビン。一酸化炭素はヘモグロビンへの親和性が酸素より約210倍高い。

HBE ヒス束心電図 His bundle electrocardiogram ヒス束の電位変化を記録した心電図。

HbF 胎児ヘモグロビン fetal hemoglobin 胎児ヘモグロビンの大部分を占める正常ヘモグロビン。

HBF 肝血流量 hepatic blood flow 肝動脈と門脈の2系統による肝臓の血流量。

HBIG B型肝炎免疫グロブリン hepatitis B immune globulin B型肝炎ウイルスの中和抗体であるHBs抗体を多量に含むガンマグロブリン製剤。B型肝炎ウイルスの母子感染、血液感染の予防に用いられる。

HBO 高圧酸素療法 hyperbaric oxygenation 高圧によって血漿中の溶解酸素を増加させる治療法。

HbO 酸化ヘモグロビン oxyhemoglobin オキシヘモグロビンともいう。酸素が結合しているヘモグロビン。ヘモグロビン1分子は酸素4分子と結合する。

HBV B型肝炎ウイルス *Hepatitis B virus* B型肝炎の病原体。血液を介して感染し、性行為感染や母子感染もある。➡ HB（B型肝炎）／（430頁●ウイルス肝炎の種類と特徴参照）

HC 頭囲 head circumference 頭部の周囲長。

HC C型肝炎 hepatitis C C型肝炎ウイルス感染で発症する肝炎。血液経由で感染。➡ HCV（C型肝炎ウイルス）／（430頁●ウイルス肝炎の種類と特徴参照）

HC ヒドロキシカルバミド hydroxycarbamide 抗悪性腫瘍薬。商品名：ハイドレア。＝ HC（ヒドロキシ尿素）

HC/AC比 頭囲腹囲比 head circumference-abdominal circumference ratio 超音波断層撮影で得られる、胎児の腹囲と頭囲の比率。胎児の栄養状態と発育状況の指標となる。

HCAP 医療ケア関連肺炎 healthcare-associated pneumonia 市中肺

HCC 肝細胞癌 hepatocellular carcinoma　肝細胞が癌化し発生する肝臓癌。多くが肝炎ウイルス感染による慢性肝炎や肝硬変に起因する。

HCD 重鎖病 heavy chain disease　H鎖病ともいう。単クローン性免疫グロブリンの重鎖（H鎖）が過剰に産生される形質細胞癌。➡ **LCD（L鎖病、軽鎖病）**／(9頁●抗体の構造参照)

hCG ヒト絨毛性ゴナドトロピン human chorionic gonadotropin　絨毛性性腺刺激ホルモンともいう。胎盤絨毛細胞から分泌される性腺刺激ホルモン。妊娠に伴い急速に分泌されることから、妊娠診断に用いられる。妊娠が進むにつれて増加し、妊娠10週前後をピークに減少する。➡ **hPL（ヒト胎盤性ラクトゲン）**

HCL 毛様細胞白血病 hairy cell leukemia　B細胞やT細胞に毛様突起がみられる慢性リンパ性白血病（CLL）の類縁疾患。(30頁●白血病と類縁疾患の分類参照)

HCM 肥大型心筋症 hypertrophic cardiomyopathy　心室中隔が厚くなり、心室が狭くなる心筋症。

HCO₃⁻ 炭酸水素イオン bicarbonate ion　重炭酸イオンともいう。血中に存在する緩衝塩基。水素イオンと結合して水と CO_2 を産生し、アルカローシスを生じる。(228頁●電解質組成／60頁●血液ガス分析の正常値参照)

hCS ヒト胎盤乳腺刺激ホルモン human chorionic somatomammotropin　ヒト絨毛性ソマトマモトロピンともいう。胎盤から分泌されるホルモン。胎児や胎盤の成長にかかわる。妊娠検査の指標。(17頁●主なホルモンとその機能参照)

Hct ヘマトクリット hematocrit　= Ht（ヘマトクリット）

HCTZ ヒドロクロロチアジド hydrochlorothiazide　利尿薬。商品名：ニュートライド、ベハイド。

HCU 高度治療部 high care unit　ICU（集中治療室）と一般病棟をつなぐ施設。

HCV　C型肝炎ウイルス　*Hepatitis C virus*〈ヘパタイティス シー ヴァイラス〉　C型肝炎の病原体。輸血や注射針などで血液を介して感染する。➡ HC（C型肝炎）／（430頁●ウイルス肝炎の種類と特徴参照）

HCVD　高血圧性心血管疾患　hypertensive cardiovascular disease〈ハイパーテンシヴ カーディオヴァスキュラー ディジーズ〉　高血圧が要因となり生じる心臓血管疾患。

HD　血液透析　hemodialysis〈ヘモダイアライシス〉　半透膜を用いて血液を濾過し、老廃物などを除去して体内に戻す血液浄化法。

●透析の種類

種類	特徴	
血液透析（HD）	血液と透析液の間で物質交換を行い、血液中の老廃物などの除去を行う	●持続的動静脈血液透析（CAVHD） ●持続緩徐式血液透析（CHD） ●持続的静脈血液透析（CVVHD）
血液濾過（HF）	血液濾過を行い、血液中の老廃物などの除去を行う。置換液を注入し、体液バランスを保つ	●持続的動静脈血液濾過（CAVH） ●持続的血液濾過（CHF） ●持続的静脈血液濾過（CVVH）
血液濾過透析（HDF）	血液透析と血液濾過を同時に行う	●無酢酸透析（AFB） ●持続的動静脈血液濾過透析（CAVHDF） ●持続的血液濾過透析（CHDF） ●持続的静脈血液濾過透析（CVVHDF）
腹膜透析（PD）	自分自身の腹膜を利用して物質交換を行い、血液中の老廃物などの除去を行う	●持続携行式腹膜透析（CAPD） ●慢性腹膜透析（CPD） ●夜間腹膜透析（NPD）

HD　ホジキン病　Hodgkin's disease〈ホジキンズ ディジーズ〉　➡ HL（ホジキンリンパ腫）

HD　ハウスダスト　house dust〈ハウス ダスト〉　室内塵。アレルギー疾患、呼吸器疾患の原因物質を含むものもある。

HDA　高濃度領域　high density area　高吸収域ともいう。X線の吸収が大きいところ。骨や脳出血、炎症などは、CTで白く写る。

HDAC　キロサイド大量療法　high dose Ara-C　Ara-C（キロサイド）を大量投与する、急性骨髄性白血病の地固め療法。➡LDAC（キロサイド少量療法）

HDAC　ヒストン脱アセチル化酵素　histone deacetylase　遺伝子の転写制御にかかわる酵素。ヒストン脱アセチル化酵素阻害薬は、この酵素を標的とした抗癌薬。➡HDIs（ヒストン脱アセチル化酵素阻害薬）

HDCY　エンドキサン大量療法　high dose cycrophosphamide　エンドキサン（シクロホスファミド）を大量投与する、悪性リンパ腫の治療法。

HDF　血液透析濾過　hemodiafiltration　小分子量物質の除去に優れる血液透析と、中・大分子量物質の除去にすぐれる血液濾過を同時併用した血液浄化法。（187頁●透析の種類参照）

HDIs　ヒストン脱アセチル化酵素阻害薬　histone deacetylase inhibitors　遺伝子の転写制御にかかわるヒストン脱アセチル化酵素を標的とした抗癌薬。

HDL　高密度リポタンパク　high density lipoprotein　善玉コレステロール。組織に過剰となった脂質を肝臓に転送する。➡LDL（低密度リポタンパク）／（189頁●リポタンパク質の種類と特徴参照）

HDL-C　HDLコレステロール　high density lipoprotein cholesterol　高密度リポタンパクコレステロールともいう。他のコレステロールを取り込み、動脈硬化の予防に役立つコレステロール。➡LDL-C（低密度リポタンパクコレステロール）／（189頁●リポタンパク質の種類と特徴参照）

HD-MTX　メトトレキサート大量療法　high dosed methotrexate　メトトレキサートを大量投与する、骨腫瘍の治療法。

HDS　長谷川式認知症スケール　Hasegawa dementia scale　見当識、記銘、計算能力、記憶・想起、常識からなる認知症の質問票。スクリーニングに用いられる。

HDS-R　改訂長谷川式簡易知能評価スケール　Revised-Hasegawa dementia scale　➡HDS（長谷川式認知症スケール）

HDV　D型肝炎ウイルス　*Hepatitis D virus*　D型肝炎の病原体。HBVキャリアへの重感染や急性B型肝炎との同時感染で発症する。（430頁●ウイル

●リポタンパク質の種類と特徴

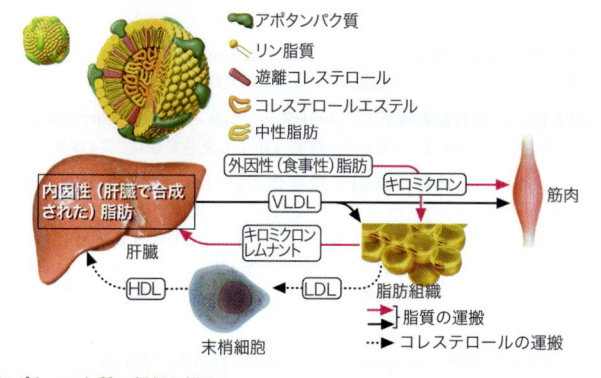

- アポタンパク質
- リン脂質
- 遊離コレステロール
- コレステロールエステル
- 中性脂肪

外因性(食事性)脂肪 → キロミクロン → 筋肉
内因性(肝臓で合成された)脂肪 — VLDL
肝臓 ← キロミクロンレムナント
HDL ← 末梢細胞
LDL → 脂肪組織

➡ 脂質の運搬
┄➤ コレステロールの運搬

リポタンパク質の種類と働き

	大きさ (nm)	主な機能
キロミクロン	100〜1000	外因性(食事性)脂質の運搬
VLDL(超低密度リポタンパク質)	30〜75	内因性(肝臓で合成された)脂質の運搬
LDL(低密度リポタンパク質)	20〜25	末梢組織へのコレステロールの運搬
HDL(高密度リポタンパク質)	5〜13	末梢組織から肝臓へのコレステロールの運搬

ス肝炎の種類と特徴参照)

HE 硬性白斑 hard exudate 糖尿病性網膜症などでみられる、網膜深層部の滲出物による白斑。➡ SE (軟性白斑)

He ヘリウム helium 空気より軽い不活化ガス。医療では、MRIや、物質の低温試験に用いられる。

HELLP syndrome ヘルプ症候群 HELLP syndrome 妊娠中期以降の妊婦に発症する溶血、肝酵素上昇、血小板減少を示す疾患。**H**:hemolysis(溶血)、**EL**:elevated liver enzymes(肝酵素上昇)、**LP**:low platelet count(血小板減少)。

Hemi. 片麻痺 hemiplegia
ヘミともいう。身体の左右いずれかの半分に麻痺のある状態。➡ para（対麻痺）

HEN 在宅経腸栄養法 home enteral nutrition
経口摂取ができない患者が在宅で行う、経腸栄養法。➡ EN（経腸栄養法）

HEPA filter 高性能微粒子エアフィルター high efficiency particulate air filter
ヘパフィルターともいう。微細な粒子も濾過するエアフィルター。

HER2 ヒト上皮細胞成長因子受容体2型 human epidermal growth factor receptor type 2
ハーツーともいう。上皮成長因子（EGF）などと結合して細胞の増殖・分化を促し、発癌遺伝子ともなるEGF受容体。乳癌の腫瘍マーカーであり、HER2抗体は治療薬として用いられる。➡ EGF（上皮細胞成長因子）／（211頁●サイトカインファミリー／22頁●主な腫瘍マーカー参照）

HES ヘスパンダー hespander
代用血漿・体外循環希釈液。

HES 好酸球増多症候群 hypereosinophilic syndrome
ヘスともいう。好酸球が原因不明に異常に増加し、臓器障害を起こす症候群。紅斑・丘疹や蕁麻疹などの皮膚症状や心筋の壊死を呈することが多い。

HEV E型肝炎ウイルス *Hepatitis E virus*
E型肝炎の病原体。糞口感染し、シカやイノシシなどの野生動物や豚のレバーなどを食べて感染する例がみられる。（430頁●ウイルス肝炎の種類と特徴参照）

HF ハーゲマン因子 Hageman factor
血液凝固の第XII因子。（159頁●血液凝固の仕組み参照）

HF 血液濾過 hemofiltration
血液を濾過性の高い膜で濾過し、不足した水分・電解質などを補う血液浄化法。血液透析では除去しにくい中〜大分子量物質を除去できる。

H-FABP ヒト心臓由来脂肪酸結合タンパク human heart fatty acid-binding protein
心筋の細胞質に存在するタンパク質で、遊離脂肪酸の細胞内運搬に関与する。心筋に傷害を生じると短時間のうちに循環血中に漏出するので、急性心筋梗塞早期の診断指標となる。（35頁●心筋マーカー参照）

HFD 不当重量児 heavy-for-dates infant
ヘビー・フォア・デイトともいう。妊娠期間に比して出生体重の重い新生児。（21頁●出生時体重基準曲線によ

HFJV 高頻度ジェット換気 high-frequency jet ventilation　ジェット流を断続的に気道に送り込んで換気する高頻度人工換気法。➡ HFV（高頻度換気）、HFOV（高頻度オシレーション換気）

HFK 中空糸型人工腎臓 hollow fiber kidney　合成高分子系の膜を使用した透析装置。

HFMD 手足口病 hand-foot-mouth disease　幼児・小児のウイルス感染症。手掌、足の裏、口の中などに水疱ができる。

HFOV 高頻度オシレーション換気 high-frequency oscillatory ventilation　高頻度にピストンポンプを振動させて換気する高頻度人工換気法。

HFpEF EFの保たれた心不全 heart failure with preserved EF　左室駆出率（EF）は保たれているにもかかわらず心不全症状を示す病態。心室の拡張不全に起因する。心不全の約40%といわれる。➡ HFrEF（EFの低下した心不全）

HFrEF EFの低下した心不全 heart failure with reduced EF　左室駆出率（EF）が低下して心不全症状を示す病態。心室の収縮不全に起因する。心不全の約60%といわれる。➡ HFpEF（EFの保たれた心不全）

HFS 手足症候群 hand-foot syndrome　ハンドフットシンドロームともいう。抗癌薬の副作用で現れる、皮膚感覚過敏、発赤、腫脹などの皮膚症状。

HFV 高頻度換気 high-frequency ventilation　1回換気量を少量にし、換気回数を著しく増加させた人工換気法。ジェット流を断続的に気道に送り込む高頻度ジェット換気とピストンの往復運動による高頻度オシレーション換気の2つに分類される。➡ HFJV（高頻度ジェット換気）、HFOV（高頻度オシレーション換気）

Hg 水銀 hydrargyrum　常温で液状である唯一の金属。圧力計、温度計に用いられる。

hG-CSF ヒト顆粒球コロニー刺激因子 human granulocyte colony stimulating factor　白血球（好中球）を増やす活性物質。➡ G-CSF（顆粒球コロニー刺激因子）、CSF（コロニー刺激因子）／（211頁●サイトカインファミリー参照）

HGF 肝細胞増殖因子 hepatocyte growth factor　肝細胞の増殖を促進

HGH　ヒト成長ホルモン　human growth hormone　下垂体前葉から分泌されるホルモン。タンパク質の合成、軟骨発育の促進、脂肪分解作用をもつ。（17頁●主なホルモンとその機能参照）

HH　食道裂孔ヘルニア　hiatal hernia　横隔膜の食道裂孔を通って腹腔内にあるべき胃の一部が胸腔側へ脱出している状態。

HH　同名半盲　homonymous hemianopia　両眼視野の右半分または左半分が欠損すること。脳腫瘍や出血などにより、視神経交叉より後方で一側が障害されると、両眼とも視野の反対側（例：右半分）が見えなくなる。

HHD　高血圧性心疾患　hypertensive heart disease　高血圧が原因の心疾患。心室肥大、動脈硬化、狭心症、心筋梗塞など。

HHM　悪性液性因子高カルシウム血症　humoral hypercalcemia of malignancy　悪性腫瘍が産生する液性因子の作用で生じる高カルシウム血症。

HHS　高浸透圧高血糖症候群　hyperosmolar hyperglycemic syndrome　従来、高浸透圧性非ケトン性昏睡と呼ばれていた病態。血中ケトン体の増加はなく、高血糖により体内の水分が奪われ、意識レベルが低下している状態。2型糖尿病の高齢者で生じやすい。

●糖尿病性昏睡の症状と所見

	糖尿病性ケトアシドーシス（DKA）	高浸透圧高血糖症候群（HHS）
前駆症状	口渇、多飲、多尿、悪心、腹痛、食欲不振	前駆症状に乏しい　失語、幻覚、振戦、麻痺
呼吸	クスマウル呼吸、アセトン臭	呼吸障害、アセトン臭
体温	低下	上昇
血糖値	中〜高度上昇：300〜1,000 mg/dL	中〜高度上昇：600〜1,500 mg/dL
血中ケトン体	著明に上昇：3〜5 mmol/L	軽度上昇
ケトン体	強陽性	陰性
pH	7.3以下	正常
CO_2	10 mEq/L以下	正常
HCO_3	15 mEq/L以下	16 mEq/L以上
浸透圧	軽度上昇	著明に上昇

HHS　視床下部・下垂体系 hypothalamic-hypophyseal system（ハイポサラミックハイポフィシアル システム）　下垂体系ホルモンの分泌を促進・抑制する、視床下部から下垂体にかけて存在する神経分泌系。（53頁●視床下部‐下垂体系の働き参照）

HHT　遺伝性出血性末梢血管拡張症 hereditary hemorrhagic telangiectasia（ヘレディタリー ヘモラジック テランジエクタジア）　オスラー病ともいう。全身の血管に異常が起こり、鼻出血、毛細血管の拡張、肺、脳・脊髄、消化管、肝臓などの血管奇形など、出血傾向をきたす常染色体優性の遺伝性疾患。

HI　頭部外傷 head injury（ヘッド インジャリー）　頭部に強い打撃が加わった外傷。

Hib　ヘモフィルスインフルエンザ菌 b 型 *Haemophilus influenzae b*（ヘモフィルス インフルエンザ ビー）　ヒブともいう。インフルエンザ菌の1つで、細菌性髄膜炎の起炎菌。この菌に対するヒブワクチンによって、細菌性髄膜炎は予防可能になっている。

HIH　高血圧性脳内出血 hypertensive intracerebral hemorrhage（ハイパーテンシヴ イントラセレブラル ヘモリッジ）　高血圧によりできた脳内の微小動脈瘤が破裂し、脳内出血をきたす疾患。（206頁●脳内出血の種類参照）

HIL　高信号域 high intensity lesion（ハイ インテンシティ リージョン）　MRIにおいて信号強度が強い部分。 ➡ LIL（低信号域）

His　ヒスチジン histidine（ヒスティジン）　必須アミノ酸の1種。（134頁●必須アミノ酸と非必須アミノ酸参照）

HIT　頭痛インパクトテスト Headache Impact Test（ヘッドエイク インパクト テスト）　頭痛患者の日常生活への影響を測定する質問法。痛みの頻度、日常生活への影響、社会生活への影響、精神的負担などの項目でチェックする。

HIT　赤血球凝集抑制試験 hemagglutination inhibition test（ヘマグルティネイション インヒビション テスト）　➡ HAIR（赤血球凝集抑制反応）

HIT　在宅静注療法 home infusion therapy（ホーム インフュージョン セラピー）　ヒットともいう。患者の居宅における自己管理によって、静脈内留置カテーテルを用いて栄養剤や薬剤を注入する治療法。

HIV　ヒト免疫不全ウイルス *Human immunodeficiency virus*（ヒューマン イミュノディフィシェンシー ヴァイラス）　ヒブともいう。後天性免疫不全症候群（AIDS）の原因となるウイルス。➡ AIDS（後天性免疫不全症候群）

H-J　ヒュー・ジョーンズ分類 Hugh-Jones classification（ヒュージョーンズ クラシフィケイション）　呼吸困難の分

HL　ホジキンリンパ腫 Hodgkin's lymphoma　欧米で多くみられる悪性リンパ腫の1つ。病理組織検査でリード・シュテルンベルグ細胞やホジキン細胞などの大型細胞が認められる。

HL　高脂症 hyperlipemia　脂質異常症ともいう。血中の脂質が標準と比べて過剰であるか、または不足している状態。高コレステロール血症、高LDLコレステロール血症、低HDLコレステロール血症、高トリグリセリド血症などに分類される。

HLA　ヒト白血球抗原 human leukocyte antigen　白血球表面上にあるタンパク質で、ヒトの主要組織適合遺伝子複合体（MHC）。血液型が赤血球の型であるのと同様に白血球抗原が分類されている。➡MHC（主要組織適合遺伝子複合体）

HLHS　左心低形成症候群 hypoplastic left heart syndrome　左心房、左心室、大動脈が小さい先天性心疾患。弁膜症を伴う場合が多い。

HLP　ハロペリドール haloperidol　抗精神病薬の1つ。精神安定作用と制吐作用があり、統合失調症以外にも、躁そう病治療などで用いられる。

HLP　高リポタンパク血症 hyperlipoproteinemia　血中リポタンパクが高濃度を示す病態。＝HL（高脂症）

HLS　高張乳酸加ナトリウム液 hypertonic lactated saline solution　濃厚なナトリウム輸液剤。濃厚液を血管内へ投与し、浸透圧作用を期待して循環血液量を増やすことを目的とする。

HLVS　左室低形成症候群 hypoplastic left ventricle syndrome　➡HLHS（左心形成不全症候群）

HM　手動弁 hand motion　眼前で手を動かし、その動きが識別できる程度の視力。➡CF（指数弁）、LS（光覚弁）／（84頁●視力の表現参照）

HM　心雑音 heart murmur　心室または血管に血液が流れる際、正常血流が障害されて生じる渦によって起こる雑音。弁膜の閉鎖不全・狭窄・先天性異常などによる。

HMD　肺胞硝子膜症 hyaline membrane disease　ヒアリン膜症ともいう。肺胞上を薄い硝子膜がおおうことで内呼吸が不能となり、呼吸困難、チアノーゼなどをきたす状態。新生児死亡の原因として多くみられる。

hMG　ヒト閉経期ゴナドトロピン　human menopausal gonadotropin　閉経期後の女性の尿から得られるホルモン。卵巣を刺激し、卵胞の成長を助ける働きがあり、不妊治療に用いられる。

HMG-CoA　ヒドロキシメチルグルタリル補酵素 A　hydroxy-methylglutaryl-CoA　コレステロール合成にかかわる補酵素。HMG-CoA 還元酵素の働きを阻害して血中コレステロール値を低下させる薬物を HMG-CoA 還元酵素阻害薬（スタチン）という。

HMSN　遺伝性運動感覚ニューロパチー　hereditary motor and sensory neuropathy　末梢神経（運動神経および感覚神経）が障害される進行性の遺伝性疾患。➡ HSAN（遺伝性自律感覚ニューロパチー）

HMV　在宅人工呼吸療法　home mechanical ventilation　神経筋疾患患者や慢性呼吸不全患者が自宅で行う、人工呼吸器を用いた治療。

HNCM　非閉塞性肥大型心筋症　hypertrophic nonobstructive cardiomyopathy　肥大型心筋症のうち、左室流出路閉塞のないもの。➡ HOCM（閉塞性肥大型心筋症）

HNPCC　遺伝性非ポリポーシス大腸癌　hereditary nonpolyposis colorectal cancer　大腸にポリープがなく発症する遺伝性の大腸癌。遺伝性の大腸癌には、多数のポリープを生じる家族性大腸腺腫症がある。➡ FAP（家族性大腸腺腫症）

HNPP　遺伝性圧迫性ニューロパチー　hereditary neuropathy with liability to pressure palsies　末梢神経の圧迫により運動・感覚麻痺が生じる遺伝性疾患。

HOA　肥大性骨関節症　hypertrophic osteoarthropathy　手指のばち状指形成、長管骨の骨膜炎、関節炎などを主症状とする疾患。

HOCM　閉塞性肥大型心筋症　hypertrophic obstructive cardiomyopathy　ホックムともいう。肥大型心筋症のうち、左室流出路閉塞をきたすもの。➡ HNCM（非閉塞性肥大型心筋症）

Holter ECG　ホルター心電図　Holter electrocardiogram　長時間の記録ができる携帯用の心電計。

HOMA-R　インスリン抵抗性指数　homeostasis model assessment ratio　インスリン抵抗性の大まかな程度を把握するための指標。HOMA-R＝空

腹時インスリン値×空腹時血糖値÷405。1.6 以下で正常、2.5 以上でインスリン抵抗性ありと判定される。

HONK 高浸透圧性非ケトン性高血糖昏睡 hyperosmolar nonketotic coma ホンクともいう。血中ケトン体の増加はなく、高血糖により体内の水分が奪われ、意識レベルが低下している状態。2 型糖尿病の高齢者で生じやすい。(192 頁●糖尿病性昏睡の症状と所見参照)

HOT 在宅酸素療法 home oxygen therapy ホットともいう。COPD などの慢性呼吸不全患者が居宅での自己管理によって、酸素療法を継続する治療法。

Hp ハプトグロビン haptoglobin ヘモグロビン結合タンパク。ヘモグロビン尿症・ヘモグロビン血症治療薬。

HP ヘルスプロモーション health promotion 住民参加により、健康的ライフスタイル、健康支援の公共政策・環境づくりなどを促進するという公衆衛生、地域看護における基本概念。

HP ヘリコバクターピロリ Helicobacter pylori 胃に生息するらせん状細菌。胃炎、消化性潰瘍、胃癌の原因となる。

HP 血液吸着 hemoperfusion 血液灌流ともいう。ポリミキシン B や活性炭などの吸着剤に血液を接触させて病因となっている物質を血中から吸着・除去させる血液浄化法。

HP 病院 hospital 疾病を有する人に対して医療を提供するとともに、そのために必要な収容設備（病床）をもつ施設。わが国では病床数 20 床以上が病院、19 床以下が診療所と区分されている。

Hp-F ヘパリン加新鮮血液 heparinized fresh whole blood 凝固を防ぐために、ヘパリンを添加した新鮮血液。

HPF 強拡大 high power field 顕微鏡検査における 400 倍拡大の視野の大きさ。

HPG, hPG ヒト下垂体性ゴナドトロピン human pituitary gonadotropin 下垂体性腺刺激ホルモンともいう。下垂体前葉から分泌される性腺刺激ホルモン。卵胞刺激ホルモンと黄体形成ホルモンの 2 つがある。➡ FSH（卵胞刺激ホルモン）、LH（黄体形成ホルモン）／（17 頁●主なホルモンとその機能参照）

HPI 現病歴 history of present illness 現在の主訴・疾患の状況と、治療状況を含むこれまでの経過について、情報をまとめること。

hPL ヒト胎盤性ラクトゲン human placental lactogen 胎盤で産生され、胎児発育に関与するホルモン。妊娠初期は切迫流産や胞状奇胎の指標となり、妊娠末期には胎児-胎盤機能の管理の指標になる。➡ hCG（ヒト絨毛性ゴナドトロピン）

HPLC 高速液体クロマトグラフィ high potential liquid chromatography 物質を成分ごとに分離・定量するクロマトグラフィの1種。移動相に高圧に加圧した液体を用い、分析種を固定相と移動相との相互作用の差を利用して高性能に分離して検出する方法。

HPN 在宅静脈栄養法 home parenteral nutrition 経口摂取ができない患者が在宅で行う、高カロリー輸液療法。在宅中心静脈栄養ともいわれる。

HPS 血球貪食症候群 hemophagocytic syndrome 血液中のマクロファージや好中球などの免疫細胞が、自らの赤血球、白血球、血小板などを貪食してしまう疾患。原因には遺伝性、ウイルス性、自己免疫性、悪性腫瘍などがある。

HPS 肥厚性幽門狭窄症 hypertrophic pyloric stenosis 幽門筋が肥厚して幽門が狭窄し、胃の内容物が十二指腸に流れず逆流する乳児の消化器疾患。

HPT ヘパプラスチンテスト hepaplastin test 肝障害による血液凝固因子の産生低下や、タンパク合成能の抑制を調べる血液凝固検査。**(42頁● 血液凝固・線溶検査参照)**

HPT 副甲状腺機能亢進症 hyperparathyroidism 高カルシウム血症、副甲状腺ホルモンの過剰分泌により、骨のカルシウムが減少し、骨粗鬆症、腎結石、消化性潰瘍、膵炎などが起こる疾患。

HPV ヒトパピローマウイルス *Human Papilloma virus* ヒト乳頭腫ウイルスともいう。皮膚、腟、口腔などに乳頭腫（いぼ）をつくるウイルス。性行為などで感染し、ウイルスの型によっては子宮頸癌を引き起こす。

HR 心拍数 heart rate 心臓が1分間に拍動する回数。

HRA 健康危険度評価 health risk appraisal 個人の健康情報や生活習慣に関する回答から、現在の健康度および生活を改善した場合の効果を

年齢に換算して算出する健康度評価法。

HRCT　高分解能コンピュータ断層撮影　high-resolution computed tomography　1 mm のスライス画像も撮影可能な高精度の CT。心臓や脳領域の微細な血管構造も描出できる。

HREH　高レニン本態性高血圧症　high-renin essential hypertension　血中のレニン・アンジオテンシン系の亢進による原因不明の高血圧症。（352 頁●腎臓による血圧調整参照）

HRmax　最大心拍数　maximum heart rate　運動負荷を与えて実測した、心臓の最大限可能な拍動数。

HRQOL　健康関連 QOL　health related QOL　QOL のうち、個人の健康に関連するもの。

HRS　肝腎症候群　hepato-renal syndrome　肝硬変や肝不全など重篤な肝疾患に伴って現れる急性腎不全。

HRT　ホルモン補充療法　hormone replacement therapy　更年期障害やホルモン依存性癌に対するホルモン薬を用いた治療法。

HS　心音　heart sound　心臓での弁の開閉、心筋の振動、血液の流動などで生じる音。（199 頁●心音の分類参照）

HS　遺伝性球状赤血球症　hereditary spherocytosis　赤血球膜の異常により赤血球が球状を呈し、脾臓で破壊され、貧血状態となる遺伝性の溶血性疾患。

HS　単純ヘルペス　herpes simplex　皮膚・粘膜に小水疱ができる単純ヘルペスウイルス（HSV）感染症。

HS　海馬硬化　hippocampal sclerosis　側頭葉てんかんの1種で、海馬の一部神経細胞が死滅し、別のグリア細胞に置き換わり、萎縮性病変を形成して、てんかん焦点になっている状態。➡ MTLE（内側側頭葉てんかん）

HSAN　遺伝性自律感覚ニューロパチー　hereditary sensory and autonomic neuropathy　末梢神経（感覚神経および自律神経）が障害される進行性の遺伝性疾患。➡ HMSN（遺伝性運動感覚ニューロパチー）

HSCR　ヒルシュスプルング病　Hirschsprung disease　先天的な直腸の神経節細胞の欠如により排便困難になる疾患。

HSCT　造血幹細胞移植　hematopoietic stem cell transplantation

●心音の分類

分類	心音		特徴、原因
正常音	I音 (S1：first sound)		僧房弁・三尖弁の閉鎖音
	II音 (S2：second sound)		大動脈弁・肺動脈弁の閉鎖音
異常心音	I音	亢進	収縮初期に出現。僧帽弁狭窄、発熱
		減弱	収縮初期に出現。僧帽弁逆流、僧帽弁・三尖弁閉鎖不全、心ブロック
	II音	亢進	収縮後期に出現。全身・肺高血圧
		減弱	収縮後期に出現。大動脈狭窄・肺動脈狭窄
	ギャロップ音	III音 (S3：third sound)	拡張早期に出現する心室性低調音。拡張期の急速充満期での心室拡張過剰による。心室不全、僧帽弁閉鎖不全
		IV音 (S4：fourth sound)	拡張後期（前収縮期）に出現する心房性低調音。心室への血液流入に対する抵抗増大による心房の強い収縮が原因。肺動脈・大動脈狭窄、冠動脈疾患、左室肥大など

顆粒球コロニー刺激因子（G-CSF）により増加させた末梢血中の造血幹細胞を移植する治療法。

HSG　子宮卵管造影法　hysterosalpingography　子宮・卵管腔に造影剤を注入するX線撮影法。

HSP　ヘノッホ・シェーンライン紫斑病　Henoch-Schönlein purpura　＝ SHP（シェーンライン・ヘノッホ紫斑病）

HSV　単純ヘルペスウイルス　herpes simplex virus　単純ヘルペスの原因

ウイルス。口腔ヘルペスなどを起こす1型と、性器ヘルペスなどを起こす2型がある。

HSVE 単純ヘルペスウイルス脳炎 herpes simplex virus encephalitis
三叉神経節などに潜伏していた単純ヘルペスウイルス1型感染による脳炎。

Ht ヘマトクリット hematocrit 血球容量ともいう。血液の血球成分中、赤血球が占める比率を%で表したもの。貧血、出血、骨髄の機能不全などで減少し、脱水、熱傷、下痢、赤血球増多症などで増加する。

HT ハバードタンク Hubbard's tank 湯の中で仰向けに寝たまま渦流浴、気泡浴ができる水治療装置。

HT 水治療法 hydrotherapy 温水、冷水、水蒸気などの温度刺激、水圧などの圧刺激など、水の有する性質を利用して、疾病や症状の治癒を図る方法。罨法、洗浄、リハビリテーションなどで用いられる。

HT 高血圧 hypertension 血圧が持続的に、正常範囲を超えて上昇している状態。虚血性心疾患、脳卒中、腎不全など、さまざまな疾患のリスク因子となる。

HTLV-1 成人T細胞白血病ウイルス human adult T cell leukemia virus-1
成人T細胞白血病の原因となるウイルス。幼少時に母乳を介して母親から垂直感染する。

HTO 高位脛骨骨切り術 high tibial osteotomy 脛骨を切って重心を外側に移し、膝関節への負担を軽減する変形性膝関節症の治療法。

HU ヒドロキシ尿素 hydroxyurea 抗悪性腫瘍薬。商品名：ハイドレア。
= HC (ヒドロキシカルバミド)

HUS 溶血性尿毒症症候群 hemolytic uremic syndrome 溶血性貧血、血小板減少、急性腎不全、下痢などを生じる症候群。O-157やO-111などの腸管出血性大腸菌のベロ毒素によるものが多い。

HUT ヘッドアップティルト試験 head up tilt test 失神が自律神経の調節異常によるものかどうかを調べる試験。患者に傾斜台に乗ってもらい、傾斜をつけることで自律神経の働きを検査する方法。

HV 外反母趾 hallux valgus 足の親指が中足指関節で外側に屈曲した変形。

HV 肝静脈 hepatic vein 門脈が分岐し、類洞で栄養素を肝細胞に供給した後、肝臓から出る静脈。左・中・右の3本が肝葉の間を走行し、下

HVA ホモバニリル酸 homovanillic acid　ドパミンの最終代謝物。神経芽細胞腫における腫瘍マーカー。(22頁●主な腫瘍マーカー参照)

HVI ヒス・心室時間 His ventricular interval　心内心電図で、ヒス束から心室までの刺激伝導時間。正常値は35〜45m秒。

HVS 過換気症候群 hyperventilation syndrome　過度の不安や緊張などにより、過呼吸の発作が起こる疾患。過呼吸により二酸化炭素の排出が増加して血液がアルカリ性に傾き、呼吸中枢が酸素不足と誤認した結果、さらなる呼吸をきたすようになる。

HX ヒスチオサイトーシスX histiocytosis X　肺好酸球性肉芽腫症、ハンド・シュラー・クリスチャン病、レターレ・ジーヴェ病の3疾患を合わせた総称。いずれもランゲルハンス細胞が病変の存在する組織で増えることが共通しているため、かつてはまとめて呼ばれていたが、現在ではこれらの3疾患はそれぞれ異なる疾患として診断されている。

Hx 病歴 history　病気の経過。主訴、現病歴、既往歴、家族歴、社会歴、生活像などを含む。

Hy 遠視 hyperopia　眼球内に入ってきた光の焦点が網膜の後方で合ってしまう屈折異常。➡ My (近視)

Hy ヒステリー Hysterie (独)　感情的葛藤が原因で種々の疾病様症状を呈する神経症。

HZ 帯状疱疹 herpes zoster　神経節などに沿って、帯状に集まって発生する小水疱。初感染後潜伏していた帯状疱疹ウイルス (HZV) が、後年再活性化して起こる。➡ HZV (帯状疱疹ウイルス)

Hz ヘルツ Hertz (独)　心臓。心疾患患者。心臓外科・内科。

HZV 帯状疱疹ウイルス herpes zoster virus　初感染時に水痘を発症させるヘルペスウイルス。➡ HZ (帯状疱疹)

I

I 回腸 ileum　小腸の一部で、大腸に続く部位。(367頁●大腸・肛門の区分参照)

I ヨード iodine ヨウ素。元素の1つ。消毒薬や、同位体は甲状腺シンチグラムに用いられる。

IA インドシアニングリーン蛍光眼底撮影 indocyanine green angiography インドシアニンを静脈内に注射してから眼底カメラで観察する、網膜黄斑部などの検査。

I/A 灌流／吸引 irrigation/aspiration 白内障手術における眼内の灌流・除去吸引。

IAA インスリン自己抗体 insulin autoantibody インスリンに対して自己産生される抗体。糖尿病治療のために投与されたインスリンに対して産生される場合と、自己免疫機序により産生される場合（インスリン自己免疫症候群）がある。

IAA 大動脈弓遮断 interruption of aortic arch 大動脈弓の一部が欠損している先天性心疾患。

IABP 大動脈内バルーンパンピング法 intraaortic balloon pumping 心臓が機能不全に陥ったときに、バルーンの力で心臓を補助する治療法。

IAC 内耳道 internal auditory canal 顔面神経、中間神経、内耳神経、迷路動静脈が通る、脳と内耳をつなぐ管。

I & D 切開排膿 incision and drainage 病巣部をメスで切開し、たまった膿を排出する処置。

IAD 便失禁関連皮膚障害 incontinence-associated dermatitis 下痢や便失禁で生じる肛門周囲の皮膚のびらん。

IADL 手段的日常生活動作 instrumental activities of daily living 家事（炊事、洗濯、掃除）や買い物など、ADLに関連する生活動作。 ➡ ADL（日常生活動作）

IAR 即時型喘息反応 immediate asthmatic reaction 即時型アレルギー反応のうち、喘息反応を示すもの。

IAR インターフェロン-β＋ニムスチン＋放射線照射 interferon beta, nimustine (ACNU), radiation 脳腫瘍の併用療法。

IAS 心房中隔 interatrial septum 右心房と左心房を隔てる壁。これが欠損している状態が心房中隔欠損症。

IASD 心房中隔欠損 interatrial septal defect 心房中隔の一部が欠損

し、左房と右房の間が交通している先天性心疾患。= ASD（心房中隔欠損）（435 頁●主な先天性心疾患参照）

IAV　間欠的補助換気　intermittent assisted ventilation　患者の自発呼吸に合わせて、間欠的に強制換気を行う人工呼吸器の換気方式。

IB　封入体　inclusion body　感染、先天異常、細胞毒性をもつ薬剤への曝露などで生じる、不活性な細胞内構造物。糖質、脂肪、タンパク質、分泌顆粒、色素、結晶質、異物、細菌、ウイルスなどで構成される。

IBBB　不完全脚ブロック　incomplete bundle branch block　心臓の刺激伝導路障害で、心室群波形は完全右脚ブロックに似ているが、QRS 幅が 0.12 秒以下のもの。

IBD　炎症性腸疾患　inflammatory bowel disease　潰瘍性大腸炎とクローン病の総称。➡ CD（クローン病）、UC（潰瘍性大腸炎）

I-Bil　間接ビリルビン　indirect bilirubin　アイビルともいう。崩壊した赤血球のヘモグロビンから生成されたビリルビンが肝臓で抱合される前のアルブミン結合型ビリルビン。➡ D-Bil（直接ビリルビン）／（399 頁●主な肝機能の指標／293 頁●黄疸のメカニズム参照）

IBL　免疫芽球性リンパ節症　immunoblastic lymphadenopathy　全身のリンパ節で、免疫芽球と形質細胞が腫瘍性に増殖する疾患。T 細胞系の異常による反応性から腫瘍性に増殖し、同時に B 細胞の反応性増殖を伴う。

IBS　免疫芽球性肉腫　immunoblastic sarcoma　非ホジキンリンパ腫の 1 つ。リンパ節の腫大、血液中の抗体（γグロブリン）増加などを特徴とする。

IBS　過敏性腸症候群　irritable bowel syndrome　腸に器質的な異常がないのに下痢・便秘などの機能的異常が起こる症候群。

IBW　標準体重　ideal body weight　健康的な体重の目安。BMI 22 を標準体重とする。（32 頁●主な栄養指標参照）

IC　免疫複合体　immune complex　Ⅲ型アレルギーにおいて、免疫反応によって、抗原と抗体が反応し、補体などが互いに結合したもの。免疫複合体が限局した組織を傷害する反応をアルサス反応といい、全身にわたるものを血清病という。

IC　封入体性結膜炎　inclusion conjunctivitis　結膜の上皮細胞に濾胞（封入体）を形成する結膜炎。クラミジアによる性行為感染、新生児の産道感

IC　インジゴカルミン　indigocarmine　腎機能検査診断薬。

IC　インフォームドコンセント　informed consent　説明と同意ともいう。十分な説明に基づく理解と同意。医療における患者の自己決定を実施し、その利益を保護するための過程とされ、義務づけられている。

IC　最大吸気量　inspiratory capacity　安静呼気した後、できるだけ吸気できる最大の吸気量。(416頁●肺気量分画参照)

IC　吸息中枢　inspiratory center　延髄に存在する、息を吸う動作を司る部位。➡ EC (呼息中枢)、RC (呼吸中枢)

i.c.　食間　inter cibos (ラ)　処方箋の略語。食事と食事の間に服用すること。

IC　間欠性跛行　intermittent claudication　疼痛やしびれ、筋力低下による歩行障害で、休むと元の歩行が可能となるために、間欠的に跛行 (片足を引きずる歩き方) が現れる状態。閉塞性動脈硬化症に随伴するもの、脊柱管の神経圧迫によるものがある。

IC　内包　internal capsule　レンズ核を内側から包み、尾状核と視床の間にある部位。上行性・下行性の投射路の通路であり、さらに出血を起こしやすい部位でもある。

ICA　内頸動脈　internal carotid artery　アイカともいう。椎骨動脈とともに、脳へ血液を送る大きな動脈。これが狭窄すると、脳梗塞などの原因となる。(308頁●脳の動脈参照)

ICA　膵島細胞抗体　islet cell antibody　アイカ、ランゲルハンス島抗体ともいう。膵島細胞に対する自己抗体。インスリン依存性糖尿病を示す指標の1つ。➡ ICSA (膵島細胞膜抗体)

ICC　肝内胆管癌　intrahepatic cholangiocarcinoma　胆管細胞癌 (CCC) ともいう。胆管上皮から発生する悪性腫瘍のうち肝内に発生するもの。

ICCE　水晶体囊内摘出術　intracapsular cataract extraction　水晶体外部の被膜水晶体後囊は温存して、水晶体の中身だけを摘出する白内障の手術。➡ ECCE (水晶体囊外摘出術) / (77頁●白内障手術の種類参照)

ICD　植込み型除細動器　implantable cardiac defibrillator　重篤な不整脈が起こると、自動的に働く、体内に植え込まれた除細動器。致死的不整

脈の中でも、薬物治療、カテーテル治療、外科治療で効果がない場合に用いられる。

ICD　国際疾病分類　International Classification of Diseases　疾病の統計を取る際に使われる世界共通のコード。WHOの疾病分類協力センターが発行し、現在、第10版（ICD-10）。

ICDSC　intensive care delirium screening checklist　ICUにおけるせん妄のアセスメントツール。

ICE　イホスファミド＋カルボプラチン＋エトポシド　ifosfamide, carboplatin, etoposide　悪性リンパ腫の併用化学療法。

ICF　国際生活機能分類　International Classification of Functioning, Disability and Health　WHOによる、生活機能と障害に関する国際的な分類法。

●国際生活機能分類

```
                    ┌──────────────┐
                    │  健康状態     │
                    │（変調または病気）│
                    └──────┬───────┘
          ┌────────────────┼────────────────┐
  ┌───────────────┐  ┌──────────┐  ┌──────────┐
  │心身機能／身体構造│◄─►│  活 動   │◄─►│  参 加   │
  └───────┬───────┘  └─────┬────┘  └─────┬────┘
          ▲                 ▲             ▲
          └─────────────────┼─────────────┘
                    ┌───────┴───────┐
              ┌──────────┐   ┌──────────┐
              │ 環境因子  │   │ 個人因子  │
              └──────────┘   └──────────┘
```

生活機能と障害 / 背景因子

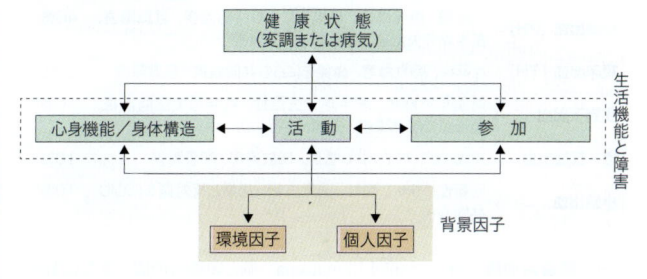

●人体における水分の分布

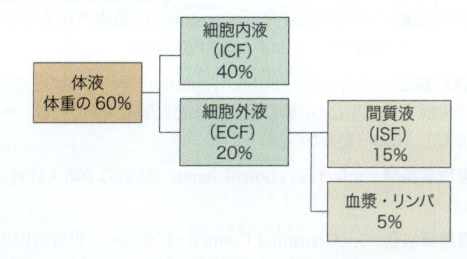

```
                ┌─────────────┐
                │  細胞内液    │
                │  (ICF)      │
                │   40%       │
┌──────────┐    └─────────────┘
│  体液     │─┬─
│体重の60%  │ │  ┌─────────────┐    ┌─────────────┐
└──────────┘ └─│  細胞外液    │─┬─│  間質液      │
                │  (ECF)      │  │ │  (ISF)      │
                │   20%       │  │ │   15%       │
                └─────────────┘  │ └─────────────┘
                                 │ ┌─────────────┐
                                 └─│ 血漿・リンパ │
                                   │    5%       │
                                   └─────────────┘
```

ICF　細胞内液　intracellular fluid　体重の約40％を占める体液。（228頁●電解質組成／205頁●人体における水分の分布参照）

ICG　インドシアニングリーン　indocyanine green　緑色で、肝機能・循環機能検査に用いる試薬。（399頁●主な肝機能の指標参照）

ICGR15　インドシアニングリーン15分停滞率　indocyanine green retention rate at 15 minutes　ICG（インドシアニングリーン）を静注し、15分後の停滞率を測定することで、肝細胞機能をみる検査。（399頁●主な肝機能の指標参照）

ICH　脳内出血　intracerebral hemorrhage　脳血管の破裂による脳実質内での出血。

●脳内出血の種類

出血部位	主な症状	頻度
被殻出血（PH）	片麻痺、感覚障害、病巣をにらむ共同偏視、意識障害、左半球で失語症、右半球で空間無視	40％
視床出血（TH）	片麻痺、感覚障害、鼻尖をにらむ共同偏視、意識障害	30％
皮質下出血	前頭葉で麻痺、左半球で失語症、右半球で空間無視、頭頂葉で感覚障害、失認、失行	10％
橋・延髄出血	縮瞳（ピンポイント）、昏睡、四肢麻痺、呼吸障害	10％
小脳出血	回転性めまい、嘔吐、運動失調、病巣と反対側をにらむ共同偏視	10％

ICH　頭蓋内血腫　intracranial hematoma　脳と頭蓋骨の間、または脳の内部に血液がたまった状態。頭部外傷や脳卒中などによって起こる。

ICH　頭蓋内圧亢進　intracranial hypertension　頭蓋内の圧力が高まり、脳内組織が圧迫された状態。＝ IICP（頭蓋内圧亢進）

ICM　特発性心筋症　idiopathic cardiomyopathy　原因不明の心筋疾患。心内腔が拡張する拡張型と、心筋が肥大する肥大型に大別される。➡ DCM（拡張型心筋症）、HCM（肥大型心筋症）

ICN　感染管理看護師　infection control nurse　感染の予防・管理を行う看護師。

ICN　国際看護師協会　International Council of Nurses　世界各国の看護師協会から構成される国際的な看護師団体。

ICNP 看護実践国際分類 International Classification of Nursing Practice
ICN（国際看護師協会）が行っている看護実践の言語化・標準化プロジェクト。

ICP 感染対策実践家 infection control practitioner 感染の予防・管理を行う専門家。

ICP 頭蓋内圧 intracranial pressure 頭蓋内にかかる圧力。➡ICH（頭蓋内圧亢進）

IC-PC 内頸動脈・後交通動脈分岐部 internal carotid-posterior communicating artery ウィリス動脈輪の中にあり、後交通動脈が内頸動脈から分岐する部分。狭窄しやすく、脳動脈瘤の好発部位。➡MCA（中大脳動脈）／（308頁●脳の動脈参照）

IC-PC aneurysm 内頸動脈・後交通動脈分岐部動脈瘤 internal carotid-posterior communicating artery aneurysm ➡IC-PC（内頸動脈・後交通動脈分岐部）

ICS 刺激伝導系 impulse conducting system 心臓の拍動を司る電気シグナルの伝達経路。洞結節から発し、心房、房室結節、ヒス束、（左右）脚、プルキンエ線維、心室の順で伝わる。

ICS 肋間腔 intercostal space 肋骨と肋骨の間の解剖学的空間。肋骨は12本あることから肋間腔は11あり、それぞれの名称は、上側の肋骨番号に準じる。

ICS 間隔手術 interval cytoreductive surgery ＝IDS（間隔手術）

ICSA 膵島細胞膜抗体 islet cell surface antibody 膵島細胞の膜成分に対する自己抗体。インスリン依存性糖尿病を示す指標の1つ。➡ICA（膵島細胞抗体）

ICSI 卵細胞質内精子注入法 intracytoplasmic sperm injection 卵子の中に1個の精子を注入する体外受精法。

ICT 間接クームス試験 indirect Coombs' test クームス試験のうち、患者血清中に遊離している自己抗体を検出する検査。➡DCT（直接クームス試験）

ICT 術前化学療法 induction chemotherapy 術前に抗癌薬を投与し、癌を縮小させてから摘出手術をする治療方法。

ICT 感染対策チーム infection control team 院内感染を未然に防ぐた

めの、医師、看護師、検査部技師、薬剤師などで構成される感染管理対策の専門家集団。

ICT 冠動脈内血栓溶解療法 intracoronary thrombolysis 血栓溶解薬を静脈から点滴で持続的投与し、血栓を溶解し冠動脈の閉塞を改善する治療法。

ICU 集中治療部 intensive care unit 生命の危機に瀕した重症患者の治療を行う部門。

ID 感染症 infectious disease 原虫、寄生虫、細菌、ウイルスなどの病原性微生物がヒトなどの高等生物に侵入、増殖して、それぞれの微生物に特異的な症状をきたした状態。

ID 皮内注射 intradermal injection 表皮と真皮の間に薬液を注入する方法。(217頁●注射の種類参照)

IDA 鉄欠乏性貧血 iron-deficiency anemia 血液中の鉄分が不足して起こる貧血。

●貧血の分類

小球性低色素性貧血	原因：	資材の不足 MCHC↓、MCV↓	例：	鉄欠乏性貧血
正球性正色素性貧血	原因：	失血、骨髄機能の抑制、赤血球の破壊亢進 MCHC→、MCV→	例：	溶血性貧血、再生不良性貧血、失血、腎不全
大球性正色素性貧血	原因：	資材の不足 MCHC→、MCV↑	例：	悪性貧血、胃全摘出後、葉酸欠乏性貧血

MCHC：平均赤血球ヘモグロビン濃度、MCV：平均赤血球容積 (254頁●赤血球指数参照)

IDDM インスリン依存性糖尿病 insulin dependent diabetes mellitus 1型糖尿病ともいう。インスリン治療を必要とする糖尿病。➡ NIDDM（インスリン非依存性糖尿病）／(123頁●糖尿病の病型参照)

IDK 膝関節内障 internal derangement of knee 外傷で生じた、膝関節およびその周辺組織の機能障害の総称。

IDL 中間密度リポタンパク intermediate-density lipoprotein 毛細血管内で超低密度リポタンパク（VLDL）よりつくられ、肝臓内で低密度リポタン

IDM 糖尿病母体児 infant of a diabetic mother 糖尿病の母親から生まれた新生児。多くの場合で巨大児となり、奇形を伴うほか、低血糖から呼吸不全を合併しやすい。(143頁●出生体重による新生児の分類参照)

IDR イダルビシン idarubicin hydrochloride 抗悪性腫瘍薬。商品名：イダルビシン塩酸塩、イダマイシン。

IDS 間隔手術 interval debulking surgery 初回化学療法中に病巣の完全摘出または可及的に最大限の腫瘍減量を行う卵巣癌の手術。

IDSEP 死腔負荷呼吸訓練 increased dead space and expiratory pressure アイデセップともいう。呼吸器系でガス交換に使われない部分（死腔）に負荷をかけて行う呼吸訓練、またはその器具。

IDUS 管腔内超音波検査 intraductal ultrasonography 上部消化管内視鏡を十二指腸まで進めた後、内視鏡先端から超音波プローブを、十二指腸乳頭部から胆管や膵管へと挿入し、肝胆膵領域の病変などを観察する検査法。

IDV インジナビル indinavir 抗ウイルス薬。商品名：クリキシバン。

IE 感染性心内膜炎 infective endocarditis 心臓の内側をおおう心内膜などに起こる感染症。

IEA 下腹壁動脈 inferior epigastric artery 外腸骨動脈の分枝で、前腹壁を上行する腹壁の動脈。(216頁●腹部の動脈参照)

IEM 先天代謝異常 inborn errors of metabolism 先天的に代謝が障害された病態。フェニルケトン尿症、ウィルソン病、無ガンマグロブリン血症などがある。

I/E ratio 吸気時間・呼気時間比 inspiratory time/expiratory time ratio アイイーラティオともいう。人工呼吸器での吸気時間と呼気時間の比率。通常は1：2に設定する。

IF 免疫蛍光染色 immunofluorescence staining 蛍光色素で標識抗体を染め、抗原と特異的に結合したかどうかを観察する方法。

IFEHD 内部濾過促進型血液透析 internal filtration-enhanced hemodialysis 拡散による小分子の尿毒素除去（血液透析）を行いながら、同時に血液濾過による中・高分子の尿毒素除去を行う方法。

IFM　イホスファミド　ifosfamide（イフォスファマイド）　抗悪性腫瘍薬。商品名：イホマイド。

IFM/ETP　イホスファミド＋エトポシド　ifosfamide, etoposide（イフォスファマイド エトポシド）　骨軟部腫瘍の併用化学療法。

IFN　インターフェロン　interferon（インターフェロン）　ウイルスを抑制する体内物質。サイトカインの１つ。さまざまな種類が発見されており、ギリシャ文字（α、β、γ）の後に番号がつけられている。(211頁●サイトカインファミリー参照)

IFNα-2b　インターフェロンα-2b　interferon α-2b（インターフェロン アルファ ツー ビー）　抗悪性腫瘍薬。商品名：イントロンA。

IFOBT　免疫学的便潜血検査　immuno fecal occult blood test（イミュノ フィーカル オカルト ブラッド テスト）　抗ヒトヘモグロビン抗体を用いて下部消化管からの出血を免疫学的に診断する方法。

Ig　免疫グロブリン　immunoglobulin（イミュノグロブリン）　免疫反応に関係する血中抗体タンパクの総称。IgG、IgA、IgM、IgD、IgE の５種類がある。(211頁●Igの機能／24頁●免疫の仕組み参照)

IgA　免疫グロブリンA　immunoglobulin A（イミュノグロブリン エー）　血中抗体タンパクの１つ。呼吸器、腸管などの粘膜や母乳などに多く含まれ、細菌やウイルスと結合してその侵入を防ぐ。(211頁●Igの機能参照)

IgA-NP　IgA腎症　IgA nephropathy（アイジー エー ネフロパシー）　免疫グロブリンA（IgA）が腎糸球体に沈着し、腎機能を低下させることで起こる慢性腎炎。

IgD　免疫グロブリンD　immunoglobulin D（イミュノグロブリン ディー）　血中抗体タンパクの１つ。未成熟のB細胞表面や血清中に極微量存在し、B細胞の活性化に関与する。(211頁●Igの機能参照)

IgE　免疫グロブリンE　immunoglobulin E（イミュノグロブリン イー）　血中抗体タンパクの１つ。アナフィラキシー反応に関与する。(211頁●Igの機能参照)

IGF　インスリン様成長因子　insulin like growth factor（インスリン ライク グロース ファクター）　各種細胞の増殖を促進する、インスリンと配列が高度に類似したタンパク性体内物質。(211頁●サイトカインファミリー参照)

IgG　免疫グロブリンG　immunoglobulin G（イミュノグロブリン ジー）　血中抗体タンパクの１つ。胎盤透過能をもち、乳汁中のIgAとともに母児免疫の重要な役割をもつ。(211頁●Igの機能参照)

IgM　免疫グロブリンM　immunoglobulin M（イミュノグロブリン エム）　血中抗体タンパクの１つ。

●サイトカインファミリー

分類	機能	主なサイトカイン
インターロイキン	免疫系の調節	インターロイキン (IL)
インターフェロン	ウイルス増殖阻止・細胞増殖抑制、免疫系の調節	インターフェロン (IFN)
造血因子	血球の分化・増殖促進	コロニー刺激因子 (CSF) 顆粒球コロニー刺激因子 (G-CSF) 顆粒球マクロファージコロニー刺激因子 (GM-CSF) エリスロポエチン (EPO) トロンボポエチン (TPO)
細胞増殖因子	細胞の増殖促進	上皮細胞成長因子 (EGF) 線維芽細胞成長因子 (FGF) 血小板由来成長因子 (PDGF) インスリン様成長因子 (IGF) 形質転換成長因子 (TGF) ヒト上皮細胞成長因子受容体2型 (HER2) 血管内皮増殖因子 (VEGF)
細胞傷害因子	細胞傷害の誘発 (TGFスーパーファミリー)	腫瘍壊死因子 (TNF-α) リンフォトキシン (TNF-β) 骨形成因子 (BMP)

●Ig の機能

IgG	増加	IgG 骨髄腫、膠原病、慢性肝炎、肝硬変	IgG 胎盤を通過。母親からの受動免疫
	減少	原発性免疫不全症、ネフローゼ	
IgA	増加	IgA 骨髄腫、膠原病、肝硬変	腸管、唾液に含まれる。粘膜感染における免疫反応に重要
IgM	増加	原発性マクログロブリン血症	抗原刺激により、最初に産生され、免疫の初期に重要
IgD	増加	IgD 骨髄腫	血清中に低濃度存在、B細胞の活性化に関与
IgE	増加	寄生虫疾患、アレルギー性疾患	アレルギー反応に関与

感染初期に産生され、やがて IgA や IgG と交代する。血液凝固反応でA抗原、B抗原の抗体となる。**(211頁● Ig の機能参照)**

IGRAs 結核菌特異的インターフェロン - γ 遊離試験 interferon-γ release assays　結核の感染を受けたヒトの血液、または精製末梢血単核球に、結核菌に特異的なタンパク抗原を作用させて、T 細胞から産生放出されるインターフェロン - γ を測定し結核感染を診断する方法。

IGT 耐糖能障害 impaired glucose tolerance　血糖値が正常範囲を越えているが、糖尿病診断基準を満たさない状態。境界型糖尿病、糖尿病予備軍。

IGTT 経静脈的ブドウ糖負荷試験 intravenous glucose tolerance test　ブドウ糖を静脈から投与するブドウ糖負荷試験。主に糖代謝などの耐糖能をみる経口法に比して、消化管因子に左右されない血糖反応やインスリン、グルカゴンなどの膵臓ホルモンの反応をみる。

IH 特発性高カルシウム尿症 idiopathic hypercalciuria　高カルシウム血症を伴わない高カルシウム尿症。高カルシウム尿症のほとんどを占め、腸管でのカルシウム吸収の亢進が原因とされる。

IH 鼠径ヘルニア inguinal hernia　腸の一部が腹部の筋膜を抜けて、鼠径部に脱出する疾患。通称、脱腸。

IH 抑制ホルモン inhibiting hormone　下垂体前葉ホルモンの分泌を抑制するホルモン。

IH 脳内血腫 intracerebral hematoma　脳の内部に血液がたまった状態。頭部外傷や脳卒中などによって起こる。

IHBD 肝内胆管 intrahepatic bile duct　肝細胞から分泌された胆汁（胆液）が流れる胆管のうち、肝臓内にあるもの。肝外胆管・胆嚢・十二指腸とともに胆道を形成する。　➡ **EHBD（肝外胆管）**

IHBT 不適合溶血性輸血 incompatible hemolytic blood transfusion　血液型不適合輸血による溶血反応。**(341頁●輸血反応参照)**

IHC 肝内胆汁うっ滞 intrahepatic cholestasis　肝より胆汁が排泄されず、肝内にうっ滞し、血中に胆汁成分が逆流増加した状態。

IHD 虚血性心疾患 ischemic heart disease　血栓や動脈硬化などで冠動脈の内径が狭くなり、心筋への血流が不十分になって起こる疾患。狭心症

や心筋梗塞など。

IHH　特発性低ゴナドトロピン性腺機能低下症　idiopathic hypogonadotropic hypogonadism　性腺刺激ホルモン放出ホルモン（GnRH）の分泌や作用の先天性障害により、精子の造精能力が低下する病態。男性不妊症の1つ。

IHMS　イソニアジドメタンスルホン酸ナトリウム　isoniazid sodium methanesulfonate　抗菌薬。商品名：ネオイスコチン。

IHP　特発性副甲状腺機能低下症　idiopathic hypoparathyroidism　副甲状腺ホルモン分泌低下のため、低カルシウム血症などをきたす原因不明の疾患。

IHPH　肝内門脈高血圧　intrahepatic portal hypertension　肝内門脈圧の異常亢進が原因で起こる高血圧症。原因には肝硬変、日本住血吸虫症、先天性肝線維症、門脈動脈瘤などがある。

IHSS　特発性肥大型大動脈弁下狭窄症　idiopathic hypertrophic subaortic stenosis　心室肥大により心拍出量が減少するとともに、血液流出路が狭まり、大動脈弁の機能が阻害される疾患。

II　黄疸指数　icterus index　胆汁の色を基準液と比べることによってビリルビンの濃度を概測した数値。＝ MG（モイレングラハト値）

IIA　内腸骨動脈　internal iliac artery　総腸骨動脈から起始し、骨上・下殿動脈、腸腰動脈、内陰部動脈などに分岐する動脈。骨盤部に血液を供給する血管の1つ。（216頁●腹部の動脈参照）

IICP　頭蓋内圧亢進　increased intracranial pressure　頭蓋内の圧力が高まり、脳内組織が圧迫された状態。＝ ICH（頭蓋内圧亢進）

IIEF5　国際勃起機能スコア　international index of erectile function　勃起障害のスクリーニングや治療の効果判定に使われる指標。→ ED（勃起障害）

IIP　特発性間質性肺炎　idiopathic interstitial pneumonia　原因不明の間質性肺炎の総称。臨床診断名は、IPF（特発性肺線維症）、NSIP（非特異性間質性肺炎）、AIP（急性間質性肺炎）、COP（特発性器質化肺炎）、DIP（剥離性間質性肺炎）、RB-ILD（呼吸細気管支炎関連間質性肺炎）、LIP（リンパ球性間質性肺炎）に分けられる。

IL　インターロイキン interleukin　サイトカインの1つ。免疫を担当する細胞群が産生するタンパク性因子群で、免疫、炎症、造血、内分泌などさまざまな生物活性がある。さまざまな種類が発見されており、IL- の後に番号が付けられ、IL-1 ～ IL-35 まで同定されている。**(215頁●炎症性メディエータの種類と特徴／ 211頁●サイトカインファミリー参照)**

ILBBB　不完全左脚ブロック incomplete left bundle branch block　左脚の伝導速度の遅延。QRS 幅の延長は 0.12 秒以下。➡ **LBBB（左脚ブロック）**

ILD　間質性肺疾患 interstitial lung disease　肺胞、細気管支の間質間隙に、白血球やマクロファージなどを豊富に含む液体が集積して炎症を起こすことで、息切れや咳嗽などを生じる疾患の総称。間質性肺炎、肺線維症、サルコイドーシス、過敏性肺臓炎、血管炎症候群などを含む。➡ **IP（間質性肺炎）、IIP（特発性間質性肺炎）**

Ile　イソロイシン isoleucine　必須アミノ酸の1種。**(134頁●必須アミノ酸と非必須アミノ酸参照)**

ILM　自立生活運動 independent living movement　障害者が自分の生活をどうしたいのか、どのような人生を望むのかを主張し、それを実現するために必要なサービスを国や自治体に求める運動。

ILV　独立肺換気 independent lung ventilation　片肺のみに著しい損傷があって左右肺のコンプライアンスが異なる場合に、患側肺と健側肺のそれぞれに対して換気を行う方法。二腔気管チューブを用いる。

IM　筋肉注射 intramuscular injection　筋肉内の筋層に薬液を注入する方法。**(217頁●注射の種類参照)**

IMA　下腸間膜動脈 inferior mesenteric artery　腹大動脈から結腸間膜へ入る動脈。**(216頁●腹部の動脈参照)**

IMA　内胸動脈 internal mammary artery　左右にある、鎖骨下動脈から分枝し、胸壁裏を下行する動脈。ITA（internal thoracic artery）ともいう。

IMC　内膜中膜複合体 intimal-media complex　血管の内膜と中膜を合わせた部分。動脈硬化の診断で頸動脈の内膜中膜複合体の厚さを測定する。

IMD　虚血性心筋障害 ischemic myocardial damage　冠動脈閉塞などで心筋へ血液が行きわたらずに起こる障害。

IMF　上顎間固定 intermaxillary fixation　顎・顔面骨折において整復手

●炎症性メディエータの種類と特徴

名　称	主な産生組織	主な特徴と効果
アラキドン酸代謝物（プロスタグランジン、ロイコトリエン）	細胞膜（とくにマスト細胞の細胞膜）のリン脂質	炎症後期（発症から6時間以上）で産生、血管拡張・透過性の亢進、気管支収縮、アナフィラキシー
インターロイキン1（IL-1）	マクロファージ、B細胞、樹状細胞	メディエータ・食細胞などの活動や産生の亢進、発熱の原因
インターロイキン8（IL-8）	Tリンパ球、モノサイト	好中球やT細胞の誘導
血小板活性化因子（PAF）	血小板	メディエータの放出、血管拡張・透過性の亢進
腫瘍壊死因子α（TNFα）	活性化マクロファージ、リンパ球	メディエータの放出・活性亢進、新生血管の形成、発熱・悪液質の原因
形質転換成長因子β（TGFβ）	活性化マクロファージ、Tリンパ球	好中球・単球の誘導、結合組織の成長促進
ヒスタミン、セロトニン	マスト細胞、好塩基球	炎症初期（発症から30分以内）で産生、細静脈拡張・透過性の亢進、気管支収縮、プロスタグランジン産生
ブラジキニン	血漿タンパク質のキニン系	長引く炎症（発症から1時間以上）で産生、血管拡張・透過性の亢進、痛みの発生、ロイコトリエンの産生
補体タンパク質	マクロファージ、肝臓内皮細胞	血管拡張・透過性の増進、好中球の誘導

術後に、正しい咬合位置で固定すること。

IMN　伝染性単核症 infectious mono-nucleosis　エプスタイン - バーウイルス感染後に発症する、リンパ節の腫脹などを生じる疾患。

●腹部の動脈

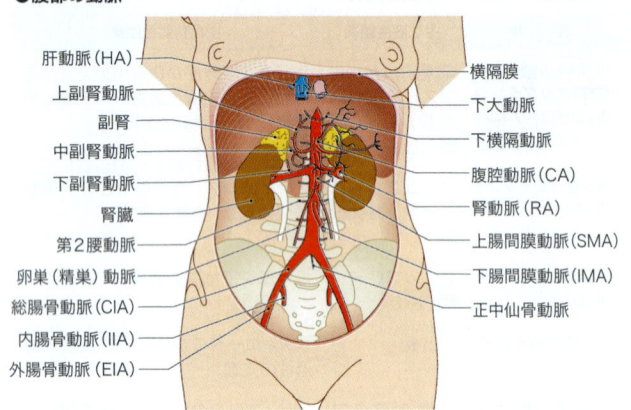

腹部の動脈図の各部名称:
- 肝動脈（HA）
- 上副腎動脈
- 副腎
- 中副腎動脈
- 下副腎動脈
- 腎臓
- 第2腰動脈
- 卵巣（精巣）動脈
- 総腸骨動脈（CIA）
- 内腸骨動脈（IIA）
- 外腸骨動脈（EIA）
- 横隔膜
- 下大動脈
- 下横隔動脈
- 腹腔動脈（CA）
- 腎動脈（RA）
- 上腸間膜動脈（SMA）
- 下腸間膜動脈（IMA）
- 正中仙骨動脈

IMR　乳児死亡率 infant mortality rate　年間の1000出産当たりの生後1年未満の死亡数。年間の乳児死亡率＝年間の乳児死亡数÷年間の出生数×1000。

IMRT　強度変調放射線治療 intensity-modulated radiation therapy　腫瘍の形状に合わせて計算された放射線量を照射することで、正常組織の被曝線量を低減する放射線治療法。

IMT　内膜中膜複合体厚 intima-media thickness → IMC（内膜中膜複合体）

IMV　下腸間膜静脈 inferior mesenteric vein　結腸から水分、電解質を集め、門脈に送る静脈。

IMV　間欠的強制換気 intermittent mandatory ventilation　強制換気と自発呼吸の両方が混在する換気方式。強制換気が、患者の吸気努力によって起動される方式。（337頁●主な換気モード参照）

INAD　乳児神経軸索ジストロフィー infantile neuroaxonal dystrophy　ジストニアなどの錐体外路症状と知的機能低下を主な症状とする、進行性の常染色体劣性遺伝性の神経変性疾患。鉄代謝異常により大脳基底核に鉄が沈着し、神経変性が生じる。

Inf　浸剤　infusion　インフともいう。生薬を水や湯に浸して、薬効成分を抽出した薬剤。

INH　イソニコチン酸ヒドラジド　isonicotinic acid hydrazide　イソニアチドともいう。抗結核薬。商品名：イスコチン、ヒドラ。

inj　注射　injection　注射針により体内に薬液を注入する方法。皮内注射（ID）、皮下注射（SC）、筋肉注射（IM）、静脈注射（IV）がある。

●注射の種類

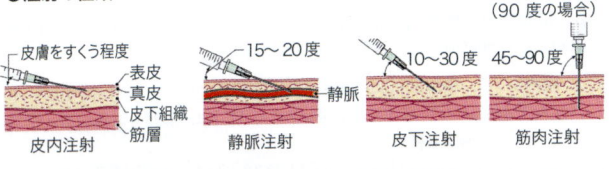

皮内注射　静脈注射（15～20度）　皮下注射（10～30度）　筋肉注射（45～90度／90度の場合）

Innom　無害性心雑音　innocent murmur　心疾患に起因しない、無害な心臓の雑音。主に小児から思春期の若年者の左胸上方で聴かれるが、多くは成長とともに消える。

IN.OUT　水分出納　intake and output　インアウトともいう。体外から体内へと摂取された水分と、体内から体外へと排出された水分のバランス。またそれを記録すること。水・電解質異常による病態を防ぐために重要。

INR　国際標準化比　international normalized ratio　どのトロンボプラスチン試薬を使っても結果が比較できるように、プロトロンビン比を国際感度指数 International sensitivity Index（ISI）で補正した標準化比。

INSS　神経芽細胞腫国際分類　International Neuroblastoma Staging System　神経芽細胞腫の病期分類に関する国際的な指標。その解剖学的存在に応じて、ステージ 1、2A、2B、3、4、4S に区分される。

INVAGI　腸重積症　invagination　腸管の口側が隣接する肛門側に入り込み、重積した状態。

IO　下斜筋　inferior oblique muscle　外眼筋の1つ。動眼神経の支配を受け、眼球を上外側に動かす。（147頁●眼球の動きと眼外筋を支配する神経参照）

IO　骨髄内輸液　intraosseous access　骨髄針を脛骨に穿刺して行う薬物

注入方法。迅速に静脈路確保ができない場合、時間を浪費しない方法として推奨されている。

IOC 間欠的口腔カテーテル栄養法　intermittent oral catheterization　嚥下障害のある患者に対して、栄養摂取時のみ、チューブを経口的に食道に留置する方法。

IOFB 眼内異物　intraocular foreign body　外傷などにより眼内へと入った物質。異物の迷入により、白内障や網膜剥離などの合併症を生じる。

IOH 特発性起立性低血圧症　idiopathic orthostatic hypotension　原因不明の起立性低血圧症。→ OH（起立性低血圧）

IOL 眼内レンズ　intraocular lens　人工水晶体ともいう。白内障手術に用いる人工水晶体。→ AC-IOL（前房レンズ）、PC-IOL（後房レンズ）／（77頁 ●白内障手術の種類参照）

ION 特発性大腿骨骨頭壊死症　idiopathic osteonecrosis of femoral head　大腿骨頭が阻血性壊死に陥って破壊され、股関節機能が失われる疾患（大腿骨頭壊死症）のうち、明らかな基礎疾患がないもの。

IOP 眼圧　intraocular pressure　眼内液（房水）の圧力。眼圧が上昇すると、視神経が圧迫され、視野の欠損や狭窄が起こる（緑内障）。

IOR 術中放射線療法　intraoperative radiotherapy　手術中に、癌または癌摘出部に大量の放射線を照射する治療法。

IORT 術中照射法　intraoperative radiation therapy　→ IOR（術中放射線療法）

IP 間質性肺炎　interstitial pneumonia　肺胞の壁（間質）に炎症が起こり、次第に肺胞が線維化する難治性呼吸器疾患。

IP 腹腔内注射　intraperitoneal injection　消化器、肝、脾臓、腎臓などに直接薬液を注入する方法。

IPAP 吸気気道陽圧　inspiratory positive airway pressure　吸気時に気道に供給される陽圧。これを付加することで自発呼吸を補助する。→ EPAP（呼気気道陽圧）

IPC 間欠的空気圧迫法　intermittent pneumatic compression　AVインパルスともいう。長期間の臥床や術後安静などで発生する深部静脈血栓症

を予防するために、足底、下腿、大腿などにスリーブを装着し、定期的に圧力をかけることによって、下肢における血液のうっ滞を防ぐ方法。

IPD　間欠的腹膜透析法 intermittent peritoneal dialysis　患者の状況に応じて、必要時のみに行われる腹膜透析。多くの場合、自動腹膜灌流装置により自動的に輸液を循環させて透析液を排出するが、急性期では手動で行われることもある。

IPF　特発性肺線維症 idiopathic pulmonary fibrosis　特発性間質性肺炎の1種で、肺の高度の線維化を主体とし、拘束性換気障害をきたす予後不良の疾患。➡ IIPS（特発性間質性肺炎）

IPG　植込み型刺激発生装置 implantable pulse generator　深脳部刺激法や脊髄電気刺激療法に用いる、パルス発生装置。➡ SCS（脊髄電気刺激療法）、DBS（深脳部刺激法）

IPH　特発性門脈圧亢進症 idiopathic portal hypertension　バンティ症候群ともいう。門脈圧亢進、脾腫などを生じる、原因不明の疾患。

IPH　特発性肺ヘモジデリン沈着症 idiopathic pulmonary hemosiderosis　明らかな理由がなく生じるびまん性の肺胞出血症候群。肺毛細血管からの出血が繰り返され、肺胞、肺間質にヘモジデリンが沈着する。小児に発症しやすく、自己免疫障害による肺胞毛細血管内皮の欠損が原因と考えられている。

IPHP　腹腔内温熱灌流 intraperitoneal hyperthermic perfusion　持続温熱腹腔灌流ともいう。腹腔内癌の開腹手術の際、抗癌薬を添加した温液を腹腔内に灌流させて、治療効果を高める方法。

IPI　国際予後指標 international prognostic index　非ホジキンリンパ腫の予後に関する国際的な指標。患者の年齢、病期、日常の活動性、リンパ以外の病変数、LDH（乳酸脱水素酵素）値から評価される。

IPJ　指節間関節 interphalangeal joint　末節骨と基節骨の間の関節。母指以外は、遠位指節間関節と近位指節間関節の2つを指す。（93頁●手の関節／273頁●足の関節参照）

IPM/CS　イミペネム/シラスタチン imipenem/cilastatin　抗菌薬。商品名：チエナム。

IPMN　膵管内乳頭粘液性腫瘍 intraductal papillary mucinous neoplasm

膵管内に乳頭状に増殖し、粘液を産生する膵腫瘍。

IPPB　間欠的陽圧呼吸　intermittent positive pressure breathing　＝ IPPV（間欠的陽圧換気）

IPPV　間欠的陽圧換気　intermittent positive pressure ventilation　人工呼吸器が、換気回数、1回換気量、吸気・呼気のタイミングなど呼吸のすべてを調整する換気方式。(337頁●主な換気モード参照)

iPS cells　人工多能性幹細胞　induced pluripotent stem cell　iPS細胞ともいう。複数の遺伝子を人工的に導入することで、多様な細胞に分化できる可能性をもった幹細胞。

IPSP　抑制性シナプス後電位　inhibitory postsynaptic potential　神経細胞における興奮の伝達において、カリウムイオンの流入による過分極で生じる電位変化。この電位が閾値を越えると、シナプス後の要素に抑制が起こる。➡ EPSP（興奮性シナプス後電位）

IPSS　国際前立腺症状スコア　international prostate symptom score　前立腺障害に伴う排尿障害の症状を査定するための指標。排尿障害に関する7項目の質問からなり、それぞれ0～5点の評価を行って、合計点数により軽症（0～7点）、中等症（8～19点）、重症（20～35点）に分類する。

i-PTH　インタクトPTH　intact-parathyroid hormone　血中にまだ分解されていない副甲状腺ホルモン（PTH）。原発性副甲状腺機能亢進症や副甲状腺機能低下症の判定指標となる。

IPV　不活化ポリオウイルスワクチン　inactivated poliovirus vaccine　ポリオウイルスを不活化して作られるポリオウイルスワクチン。生ポリオワクチンに代わり、不活化ポリオワクチンが定期接種されるようになっている。

IQ　知能指数　intelligence quotient　知能の発達程度を示す指数。精神年齢÷生活年齢×100で求める。

IR　不完全奏効　incomplete response　部分奏効ともいう。固形癌の腫瘍縮小効果を判定する用語。(332頁●固形癌の治療効果判定のための基準による表現法参照)

IR　下直筋　inferior rectus muscle　外眼筋の1つ。動眼神経の支配を受け、眼球を下内側に動かす。(147頁●眼球の動きと眼外筋を支配する神経参照)

IRA　下直腸動脈　インフェリア レクタル アーテリー　inferior rectal artery　内腸骨動脈の最終枝である内陰部動脈から起始し、外肛門括約筋から肛門管内に流入する動脈。下部直腸と肛門管に血液を供給する。**(216頁●腹部の動脈参照)**

IRBBB　不完全右脚ブロック　インコンプリート ライト バンドル ブランチ ブロック　incomplete right bundle branch block　右脚の伝導速度の遅延。QRS幅の延長は0.12秒以下。➡**RBBB（右脚ブロック）**

IRDNI　特発性新生児呼吸障害　イディオパシック レスピラトリー ディストレス オブ ザ ニューボーン インファント　idiopathic respiratory distress of the newborn infant　肺の未熟により起こる新生児の肺脱虚。

IRDS　特発性呼吸窮迫症候群　イディオパシック レスピラトリー ディストレス シンドローム　idiopathic respiratory distress syndrome　主に未熟児にみられる、肺サーファクタント不足による進行性呼吸不全。

IRDS　乳児呼吸窮迫症候群　インファント レスピラトリー ディストレス シンドローム　infant respiratory distress syndrome　肺の未熟性により、肺胞の安定性にかかわる内因性物質である肺サーファクタントが欠乏することで無気肺を生じ、多呼吸、チアノーゼなどをきたした状態。肺サーファクタントは在胎32週以後に分泌が促進されるため、早期産低出生体重児に発症しやすい。

IRI　免疫活性インスリン　イミュノリアクティヴ インスリン　immunoreactive insulin　血液中のインスリン量の指標。インスリン抗体に対する免疫活性を測定して求める。

IRIS　免疫再構築症候群　イミュン リコンスティテューション インフラマトリー シンドローム　immune reconstitution inflammatory syndrome　AIDSに対する抗HIV治療で免疫機能が回復してくる過程において、臨床症状が一過性に増悪する病態。すでに体内に存在している病原に対し、再構築された免疫機能が反応して、炎症反応が増悪すると考えられている。

IRMA　免疫放射定量測定法　イミュノレイディオメトリック アッセイ　immunoradiometric assay　抗原抗体反応によって測定対象に生じた抗原の量を、放射性同位元素を目印として測る方法。非競合的な反応に基づき、RIA法より特異性が高い。➡**RIA（放射免疫測定法）、RRA（放射受容体測定法）**

IRRT　間欠的腎機能代替療法　インターミッテント リナル リプレイスメント セラピー　intermittent renal replacement therapy　間欠的に自己腎の機能を補助する血液浄化法。➡**CRRT（持続的腎機能代替療法）**

IRSA　本態性不応性鉄芽球性貧血　イディオパシック リフラクトリー シデロブラスティック アネミア　idiopathic refractory sideroblastic anemia　特発性不応性鉄芽球性貧血ともいう。ヘム合成障害のために、赤芽球のミトコンドリアに鉄が蓄積して貧血を示す疾患。原因不明で鉄剤投与にも反応しない。

IRV　予備吸気量　inspiratory reserve volume　安静吸気した後、さらに吸気できる最大の吸気量。(416頁●肺気量分画参照)

IS　特発性側彎　idiopathic scoliosis　脊椎が側方に彎曲する側彎症のうち、原因が不明のもの。思春期の女子に発症しやすい。

IS　国際単位系　international system of units　SI単位ともいう。わが国の計量法に採用されている単位で、SI基本単位、固有名称が認められた組立単位、数値を示す10の整数乗の名称などを決めている。

ISDN　硝酸イソソルビド　isosorbide dinitrate　狭心症治療薬。商品名：L-オーネスゲン、アイトロール、アンタップ、イソニトール、フランドルなど。

ISF　間質液　interstitial fluid　組織間液ともいう。細胞外液の1つで、組織細胞のすきまを満たす液。リンパ液を介して血液に合流し、細胞間の物質交換を担う。(324頁●人体における水分の分布参照)

ISG　免疫血清グロブリン　immune serum globulin　＝ Ig（免疫グロブリン）

ISMN　一硝酸イソソルビド　isosorbide mononitrate　狭心症治療薬。商品名：アイトロール、アイロクール、イソニトール、ソプレロール、タイシロール。

ISO　国際標準化機構　International Organization for Standardization　アイソともいう。工業分野における国際的に標準とされる規格を策定しているスイスの非政府組織。または、この機構が発行した国際規格。

ISP　イセパマイシン　isepamicin　抗菌薬。商品名：イセパシン、エクサシン。

ISR　ステント内再狭窄　in stent restenosis　血管内に留置したステントが内膜の肥厚・過形成によって再狭窄すること。

ISS　外傷重症度スコア　injury severity score　外傷患者の救命の可能性を算出する評価法。入院時点での呼吸数、収縮期血圧、グラスゴーコーマスケールから求められる重症度の指標、簡易式外傷指数（AIS）、年齢を基に算出する。➡ AIS（簡易式外傷指数）

ISS　国際病期分類　International Staging System　国際骨髄腫ワーキンググループ International Myeloma Working Group（IMWG）による、多発性骨髄腫の病期分類。β_2ミクログロブリンやアルブミン量によりⅠ～Ⅲに分類される。

IST　注入硬化療法　インジェクション スクレロセラピー　injection sclerotherapy　静脈瘤に硬化剤を注入して硬化する治療法の総称。食道静脈瘤では破裂の防止、下肢静脈瘤ではむくみなどの症状改善のために行われる。→ EIS（内視鏡的食道静脈瘤硬化療法）

IT　皮内反応　イントラダーマルテスト　intradermal test　特定の薬物を皮内に少量注射して、薬物と生体との適合性を評価する検査法。抗生物質使用前に効果を予測するために行う予備的皮内反応テスト、アナフィラキシー後に原因物質確定のために行う確認皮内反応テストなどがある。

ITA　内胸動脈　インターナル ソラシック アーテリー　internal thoracic artery　左右にある、鎖骨下動脈から分枝し、胸壁裏を下行する動脈。IMA（internal mammary artery）ともいう。

ITB　髄腔内バクロフェン療法　イントラシーカル バクロフェン セラピー　intrathecal baclofen therapy　中枢性筋弛緩薬であるバクロフェンを、腹部皮下に埋入したポンプから、脊髄の周囲（髄腔）に持続的に投与する、重度の痙性麻痺の治療法。

ITCZ　イトラコナゾール　イトラコナゾール　itraconazole　抗真菌薬。商品名：イトリゾール。

ITF　間欠的経管栄養法　インターミッテント テューブ フィーディング　intermittent tube feeding　→ OE（間欠的経口食道経管栄養法）

ITP　特発性血小板減少性紫斑病　イディオパシック スロンボサイトピーニック パーピュラ　idiopathic thrombocytopenic purpura　血小板の破壊・減少が生じる原因不明の疾患。

ITT　インスリン負荷試験　インスリン トレランステスト　insulin tolerance test　インスリン投与後の血糖値を測り、インスリンの感受性をみる検査。

IU　国際単位　インターナショナル ユニット　international unit　ビタミンや酵素など微量のため直接重量が量れない物質の場合、生体に対する効力でその量を示す単位。

IUD　子宮内避妊器具　イントラユテリン コントラセプティヴ ディヴァイス　intrauterine contraceptive device　子宮内に挿入し、受精卵の着床を防ぐ器具。

IUFD　子宮内胎児死亡　イントラユテリン フィータル デス　intrauterine fetal death　子宮内で生存発育を確認された胎児が、何らかの原因で分娩前に死亡すること。

IUGR　子宮内発育遅滞　イントラユテリン グロース リターデイション　intrauterine growth retardation　胎児が妊娠週数に応じた発育をしていない状態。

IUP　子宮内圧　イントラユテリン プレッシャー　intrauterine pressure　胎児娩出時に生じる子宮内の圧力。子宮収縮の評価指標。子宮内圧が上昇するとともに子宮壁が短縮すると、子宮頸管が開大し、陣痛が発来する。

IUPC 子宮内圧カテーテル intrauterine pressure catheter 胎児娩出時、子宮内圧を経時的に測定するために、子宮内に挿入して用いられるカテーテル。娩出時以外にも、胎児状態を評価するために用いられることもある。

IUT 子宮内胎児輸血 intrauterine transfusion 超音波ガイド下に、胎児の血管内に母体側の抗体によって溶血されない Rh（−）の濃厚赤血球を注入する、Rh 式血液型不適合妊娠に対する治療法。

IV 静脈注射 intravenous injection 静脈内に薬液を注入する方法。
(217 頁●注射の種類参照)

IVAC 感染関連性人工呼吸器関連合併症 infection-related ventilator associated complication 人工呼吸器関連事象（VAE）の 1 つ。VAE のサーベイランスは、人工呼吸器関連状態（VAC）、感染関連性人工呼吸器関連合併症（IVAC）、人工呼吸器関連肺炎可能性例（possible VAP）、人工呼吸器関連肺炎推定例（probable VAP）の 3 層構造 4 定義で構成されている。

IVC 下大静脈 inferior vena cava 心臓より下の静脈血を右心房に集める大静脈。➡ SVC（上大静脈）／（46 頁●心臓の構造参照）

IVC 経静脈性胆管造影 intravenous cholangiography 静脈から造影剤を注入し、排泄に従って胆管の走行を撮影する X 線検査。

IVCG 下大静脈造影 inferior venacavography 大腿静脈から下大静脈にカテーテルを挿入し、造影剤を注入して撮影する X 線検査。

IVCT 経静脈的冠動脈血栓溶解療法 intravenous coronary thrombolysis 血栓溶解薬を静脈から持続的に投与して血栓を溶解し、冠動脈の閉塞を改善する治療法。

IVF 体外受精 *in vitro* fertilization 卵子を採取し、体外で培養液中で受精させて子宮に移植する不妊治療法。

IVF-ET 体外受精胚移植 *in vitro* fertilization and embryo transfer 体外受精卵を培養して卵割が確認された胚を、子宮に移植する不妊治療法。

IVH 経中心静脈高カロリー輸液 intravenous hyperalimentation 高カロリー輸液ともいう。右房近くの上大静脈にカテーテルを留置し、高カロリー輸液（高濃度の糖、アミノ酸、電解質、微量元素、ビタミンなど）を投与

IVH 脳室内出血 intraventricular hemorrhage クモ膜下出血、脳出血によって脳室内にも出血が及んだ状態。(206頁●脳内出血の種類参照)

IVIg 免疫グロブリン静注療法 intravenous immunoglobulin therapy 免疫グロブリン製剤を、大量に静脈注射する治療法。薬液は多種多様な免疫グロブリンを含有し、自己免疫異常による多様な疾患や感染症の治療に有効性が認められている。

IVP 静脈性腎盂造影 intravenous pyelography 静脈から造影剤を注入して行う腎盂のX線検査。

IVR 侵襲的放射線療法 interventional radiology インターベンショナルラジオロジーともいう。X線透視・超音波ガイド下で、カテーテルとガイドワイヤーを用いて治療する方法。

IVS 心室中隔 interventricular septum 右心室と左心室の隔壁。先天的に欠損しているのが心室中隔欠損症で、左室から右室への短絡が起こる。(46頁●心臓の構造参照)

IVT 点滴静注血栓溶解療法 intravenous thrombolysis 血栓溶解薬を静脈から点滴で持続的投与し、急性心筋梗塞、脳梗塞による閉塞を改善する治療法。

IVU 経静脈性(排泄性)尿路造影 intravenous urography 静脈から造影剤を注入し、排泄に従って尿路の走行を撮影するX線検査。

IVUS 血管内超音波法 intravascular ultrasonography 超音波探触子付きのカテーテルによる血管内病変の観察法。

J

J ジュール joule 仕事、エネルギーの単位。1N(ニュートン)の力で1m動かすときの仕事量。

JALSG 日本急性白血病スタディグループ Japanese Acute Leukemia Study Group 造血器腫瘍の治癒率と治療の質向上を目指して、1987年に発足した成人白血病研究グループ。約200の血液内科拠点病院で構成され、治療では共通のプロトコールを使用する。

JCAHO ヘルスケア組織認定合同委員会 Joint Commission on Accreditation

of Healthcare Organization　米国の病院、在宅医療組織、救急サービスなどの医療組織に対する第三者評価・認定機構。

JCS　ジャパンコーマスケール　Japan Coma Scale　日本昏睡スケール、3・3・9度ともいう。意識障害レベルの分類法。患者の状態を、3桁（開眼しない）、2桁（刺激を与えると開眼する）、1桁（開眼している）に分類し、さらにそれぞれを3段階に評価することから3-3-9度方式と呼ばれる。

●日本昏睡スケール

I	覚醒している（1桁の点数で表現）	0	意識清明である
		1（I-1）	見当識は保たれているが意識清明ではない
		2（I-2）	見当識障害がある
		3（I-3）	自分の名前、生年月日がいえない
II	刺激に応じて一時的に覚醒する（2桁の点数で表現）	10（II-1）	普通の呼びかけで開眼する
		20（II-2）	大声で呼びかけたり、強く揺すると開眼する
		30（II-3）	痛み刺激を加えつつ、呼びかけを続けるとかろうじて開眼する
III	刺激しても覚醒しない（3桁の点数で表現）	100（III-1）	痛みに対して払いのけるなどの動作をする
		200（III-2）	痛み刺激で手足を動かしたり、顔をしかめたりする
		300（III-3）	痛み刺激に対し全く反応しない

〔注〕　R (restlessness)：不穏状態、I (incontinence)：失禁、A (akinetic mutism, apallic state)：無動性無言・自発性喪失。記載例：100-I、20-RI

JDDST-R　日本版デンバー式発達スクリーニング検査　Revised Japanese Version of Denver Developmental Screening Test　米国のデンバー式発達スクリーニング検査を日本向けに標準化したもの。➡ DDST（デンバー式発達スクリーニング検査）

JE　日本脳炎　Japanese encephalitis　コガタアカイエカが媒介するウイルス性脳炎。

JEB　接合部型表皮水疱症　junctional epidermolysis bullosa　表皮水疱症のうち、水疱初発位置が接合部であるもの。➡ EB（表皮水疱症）

JGA　傍糸球体装置　juxtaglomerular apparatus　尿を濾過する腎糸球体のそばにある細胞群。血圧・尿量の調節を行う。

JIA　**若年性特発性関節炎**　juvenile idiopathic arthritis　小児期に発症する原因不明の慢性関節炎。小児期の慢性関節炎では最も頻度が高く、全身型・関節型・症候性慢性関節炎に分類される。

JM　**ジョサマイシン**　josamycin　抗菌薬。商品名：ジョサマイシン、ジョサマイ。

JNA　**日本看護協会**　Japanese Nursing Association　看護職（保健師・助産師・看護師・准看護師）の職能団体。下部組織として、47都道府県に各看護協会をもつ。

JOD　**若年型糖尿病**　juvenile onset diabetes mellitus　小児や若年期に発症する糖尿病。

JP　**若年性パーキンソニズム**　juvenile parkinsonism　40歳以前に発症した遺伝性、または特発性のパーキンソニズム。筋固縮、仮面様顔貌、無動（寡動）が主症状で、振戦がみられない特徴がある。

JPC　**房室接合部性期外収縮**　junctional premature contraction　房室接合部がペースメーカーとなり、基本調律の心周期よりも早く出現した心拍。

JPD　**空腸パウチ・ダブルトラクト再建術**　jejunal pouch double tract　空腸を袋状（空腸パウチ）にして、胃切除後の胃を再建する手術。

JRA　**若年性関節リウマチ**　juvenile rheumatoid arthritis　16歳以下で発症する関節リウマチ。

JV　**頸静脈**　jugular veins　頭部・頸部の血液を集めて心臓に送る頸部の太い静脈。左右の内頸静脈が主なもの。頸静脈の怒張は、静脈血を肺に送る役目を持つ右心系の機能不全（右心不全）を示唆する。➡ JVP（頸静脈圧）

JVP　**頸静脈圧**　jugular venous pressure　頸静脈の内圧。内頸静脈の拍動の目視から最高点を特定し、胸骨角との距離で推定する。上昇はうっ血性右心不全、収縮性心膜炎などを示唆する。➡ JV（頸静脈）

K

K　**カリウム**　kalium　アルカリ金属元素。体内では細胞内陽イオンとして存在し、細胞内の酵素活性の維持、細胞内のアミノ酸やブドウ糖の取り込み、

神経・筋の興奮・伝達・収縮を行う。

● 電解質組成

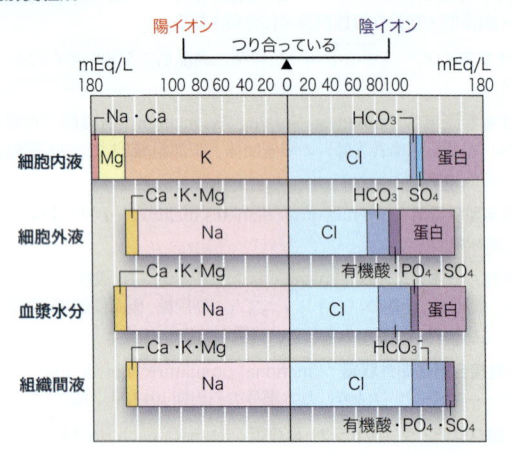

	陽イオン		陰イオン	
	mEq/L 180 100 80 60 40 20 0 20 40 60 80 100			mEq/L 180

細胞内液: Mg | Na・Ca | K | Cl | HCO₃⁻ | 蛋白

細胞外液: Ca・K・Mg | Na | Cl | HCO₃⁻・SO₄ | 蛋白

血漿水分: Ca・K・Mg | Na | Cl | 有機酸・PO₄・SO₄ | 蛋白

組織間液: Ca・K・Mg | Na | Cl | HCO₃⁻ / 有機酸・PO₄・SO₄

KAFO 膝・踵・足整形 knee-ankle-foot orthosis 大腿部から足底までを支持する装具。長下肢装具をさす。→ LLB（長下肢装具）

KBM ミュンスター式顆部下腿義足 Kondylen Bettung Munster Prothese 下腿義足の1つ。ミュンスター大学で開発。大腿骨顆部の側面をおおい、前方の膝蓋骨部をくりぬくことによって、膝を曲げてもソケットの上端が飛び出さず、衣類の上から目立たない。

KC ケラチノサイト keratinocyte 表皮細胞、角化細胞。

K cell キラー細胞 killer cell 標的となる細胞に直接攻撃を仕掛けるリンパ球。キラーT細胞、K細胞、NK細胞などがある。

KCS 乾性角結膜炎 keratoconjunctivitis sicca ドライアイに伴って、角膜と結膜に炎症が起こる疾患。

KCZ ケトコナゾール ketoconazole 抗真菌薬。商品名：ニゾラール。

KD 川崎病 Kawasaki disease 急性熱性皮膚粘膜リンパ節症候群ともいう。発熱、手足の変化、発疹、目の充血、リンパ節の腫れなどがみられる

K_ICG **血漿消失率** plasma clearance rate of ICG インドシアニングリーン（ICG）を静注後、経時的に採血して血漿中の消失量を計算する肝機能検査。→ ICG（インドシアニングリーン）

KK **子宮体癌** Korpuskrebs（独） 子宮内膜にできる悪性腫瘍。

KM **カナマイシン** kanamycin 抗菌薬。商品名：カナマイシン、硫酸カナマイシン。

km **ミカエリス・メンテン定数** Michaelis-Menten constant 酵素の反応速度に関するミカエリス・メンテン式における定数。どれだけ基質と結合しやすいかという基質親和性を意味する。定数が小さくなると基質と結合しやすくなる。

Kolpo **コルポイリンテル** Kolpeurynter（独） 腟拡大器具。

KP **角膜後面沈着物** keratic precipitates 虹彩炎・毛様体炎（ブドウ膜炎）の臨床症状の1つ。角膜内皮へ細胞が沈着し、虹彩結節ができる。

KPE **ケールマン水晶体乳化吸引術** Kelman phacoemulsification 超音波で白内障の水晶体を乳化して除去する手術。→ PEA（水晶体乳化吸引術）

KPS **表層点状角膜炎** keratitis punctata superficialis びまん性表層角膜炎ともいう。角膜表面が点状またはびまん性に混濁し、やがて細胞が壊死する疾患。

KS **カポジ肉腫** Kaposi's sarcoma ヘルペスウイルス感染によって皮膚にできる肉腫。AIDS患者や臓器移植後のような免疫力の低下した人に発症。

KSD **びまん性表層角膜炎** keratitis superficialis diffusa ＝ KPS（表層点状角膜炎）

KUB **腎・尿管・膀胱Ｘ線撮影** kidney, ureter and bladder 尿路全体を概観するための、腎から尿管、膀胱までの腹部単純Ｘ線撮影。主に結石の有無をみる。

KW **クーゲルベルク・ヴェランダー病** Kugelberg-Welander disease 若年性進行性脊髄性筋萎縮症ともいう。小児に起こる遺伝性・神経原性の筋萎縮症。

K wire **ケーワイヤー** Kirshner wire 牽引用キルシュナー鋼線の通称。

KW分類　キース・ワグナー分類　Keith-Wagener classification　本態性高血圧症の眼底所見による分類。Ⅰ～Ⅳ群に分類される。

kymo　キモグラフィー　kymography　動態撮影。横隔膜や心臓などの動きを画像化する撮影方法。

L

L　胃下部　lower third of the stomach　胃の下部1/3。

●胃の区分

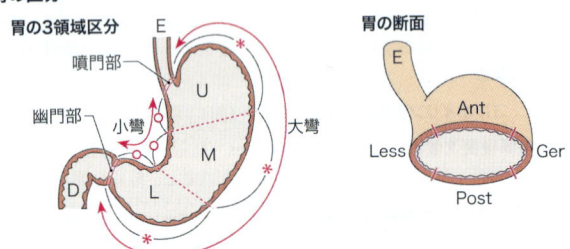

胃の3領域区分

胃の断面

U：胃上部、M：胃中部、L：胃下部、E：食道、D：十二指腸。小彎：小（Less）、大彎：大（Gre）、前壁：前（Ant）、後壁：後（Post）。全周は周（Circ）で表す。

L　腰神経　lumbar nerve　腰椎の間から出る神経群。5対あり、L1～L5（第1腰神経～第5腰神経）と略す。L1～L5は腰椎についても用いられる。(72頁●神経系の働き参照)

L　腰椎　lumbar spine　脊椎の一部で、胸椎と仙椎の間にあって5椎からなる部位。

LA　乳酸　lactic acid　運動によってグリコーゲンやブドウ糖などが使われるときに同時に生成されるもの。産生され、蓄積された乳酸は、乳酸回路により再び糖に合成される。

LA　ラテックスアレルギー　latex allergy　天然ラテックスゴム製品に対する過敏症。ラテックスに含まれるタンパク質は、バナナやアボガド、キウイフルーツ、メロン、栗などの果物に含まれる成分と交叉反応を起こすことがあり、ラテックスアレルギーのある人がそれらの食物を摂取すると、口腔アレ

ルギー症候群やアナフィラキシーを起こすことがある。

LA　左心房　left atrium（レフト アトリアム）　心臓を構成する4つの房室のうち、左上部にある心房。肺から戻ってきた動脈血を左心室に送る役目を担う。➡ RA（右心房）／（46頁●心臓の構造参照）

LA　局所麻酔　local anesthesia（ローカル アネスセジア）　身体の一部だけ知覚を麻痺させる麻酔。

LAA　左心耳　left atrial appendage（レフト アトリアル アペンディジ）　左心房内の耳殻状の部分。肺動脈の基部を両側から包む。➡ RAA（右心耳）

Lab　検査室　laboratory（ラボラトリー）　病院内で臨床検査を行う部門。

LABA　長時間作用性 $β_2$ 刺激薬　long-acting $β_2$-agonist（ロングアクティング ベータツーアゴニスト）　気管支平滑筋の $β_2$ 受容体を刺激することで収縮した気管支平滑筋の緊張を和らげる作用をもつ気管支拡張薬。従来の短時間作用性 $β_2$ 刺激薬の作用時間が6～8時間程度であったのに対し、LABA 吸入薬は12時間、貼付薬は24時間作用する。➡ SABA（短時間作用性 $β_2$ 刺激薬）／（58頁●主な気管支拡張薬の分類参照）

LAC　腹腔鏡補助下大腸切除術　laparoscopic-assisted colectomy（ラパロスコーピックアシスティッド コレクトミー）　腹腔鏡下の大腸切除術。

LAC　長上肢ギプス包帯　long arm cast（ロング アーム キャスト）　上腕部から手部までを固定するギプス包帯。

LAD　左前下行枝　left anterior descendence（レフト アンテリア ディセンデンス）　ラッドともいう。心臓に血液を供給する冠動脈は、左前下行枝、左回旋枝、右冠動脈に分かれる。そのうち最も太い動脈。➡ RCA（右冠動脈）／（74頁●冠動脈参照）

LAD　左房径　left atrial dimension（レフト アトリアル ディメンション）　X線や心エコーにより測定された左心房の直径。

LAD　左軸偏位　left axis deviation（レフト アクシス ディヴィエイション）　ラッドともいう。心臓の電気軸が左横から上を向いている心電図上の所見。左心室肥大や刺激伝導系の異常などでみられる。➡ RAD（右軸偏位）

LADG　腹腔鏡補助下幽門側胃切除術　laparoscopy-assisted distal gastrectomy（ラパロスコピーアシスティッド ディスタル ガストレクトミー）　腹腔鏡下の幽門側胃の部分切除術。

L＆G　ロードアンドゴー　load and go（ロードアンドゴー）　救急現場で生命にかかわる観察と必要な緊急処置のみを行い、5分以内で現場を出発することをめざすもの。

LAH　左脚前枝ブロック　left anterior hemiblock（レフト アンテリア ヘミブロック）　左脚前枝の伝導障害。

➡ **LBBB（左脚ブロック）**

LAH 左房肥大 left atrial hypertrophy 心臓超音波検査で認められる左房の拡張。左室への流入障害（例：高血圧性心疾患）、左室から左房への逆流（例：僧帽弁閉鎖不全）、心房細動が原因で起こる。

LAM リンパ脈管平滑筋腫症 lymphangioleiomyomatosis 肺やリンパ節などで、異常な平滑筋細胞が増殖し、肺にブレブや嚢胞を形成する疾患。

LAMA 長時間作用性抗コリン薬 long-acting muscarinic antagonist 1回の吸入で作用が24時間持続する抗コリン薬（気管支拡張薬）。(58頁●主な気管支拡張薬の分類参照)

L-AMB アムホテリシンBリポソーム製剤 liposomal amphotericin-B 抗真菌薬。商品名：アムビゾーム。

LAO 左前斜位 left anterior oblique 第2斜位ともいう。左手から見た斜めの状態。冠動脈造影では、左肩を前にした斜めの撮影。

LAP 腹腔鏡下手術 laparoscopy 腹腔内に内視鏡と電気メスを入れてモニターを見ながら行う手術。

lap 開腹術 laparotomy 腹壁を切開して腹腔内の治療を行う手術方法。

LAP 左房圧 left atrial pressure 左房が血液を駆出する圧力。動脈カテーテルによって測定できるが、スワン・ガンツカテーテルによってより容易に得られる肺動脈楔入圧（PCWP）で代用される。

LAP ロイシン・アミノペプチダーゼ leucine aminopeptidase ロイシンなどのタンパク質を分解する酵素の1種。この量を測定して肝、胆道の閉鎖状態を調べる。

LAR 遅発型喘息反応 late asthmatic reaction アレルゲン吸入直後の即時型喘息反応の数時間後に、再びアレルギー反応が現れること。好酸球が障害性タンパク物質を放出し、気管支粘膜の剥離・破壊を起こすことが原因。

LAR ラテックス凝集反応 latex agglutination reaction ラテックス粒子の表面に種々の抗原物質を付着させ、対応する抗体を検出する検査。

LAR 低位前方切除術 lower anterior resection 直腸の腹膜反転部より下を切除し、肛門管と吻合する、大腸癌の手術。➡ **HAR（高位前方切除術）**

LAS 腹腔鏡補助下外科手術 laparoscopy-assisted surgery 腹腔鏡下で

laser レーザー light amplification by the stimulated emission of radiation レーザー光線。

LASIK レーザー生体内角膜切開術 laser-assisted *in situ* keratomileusis レーシック手術ともいう。角膜表面とボーマン膜をフラップとして残し、レーザーを照射して、角膜の屈折率を変化させる近視の矯正手術。➡ RK（放射状角膜切開術）、PRK（角膜表層切開手術）

L-ASP L-アスパラギナーゼ L-asparaginase 抗悪性腫瘍薬。商品名：ロイナーゼ。

LAV リンパ節症関連ウイルス lymphadenopathy-associated virus リンパ節腫脹などをきたす感染症の原因となるウイルス群。EBウイルス、風疹ウイルスなど。

LAVH 腹腔鏡下腟式子宮全摘術 laparoscopic assisted vaginal hysterectomy 腹腔鏡下で上部靱帯を切断、下部靱帯切断と腟縫合を経腟的に行う子宮全摘術。

LBBB 左脚ブロック left bundle branch block 心臓の刺激伝導路のうち、ヒス束から分かれた左脚の伝導が障害されたもの。➡ CLBBB（完全左脚ブロック）、ILBBB（不完全左脚ブロック）、LAH（左脚前枝ブロック）、LPH（左脚後枝ブロック）

LBM 徐脂肪体重 lean body mass 脂肪以外の、筋肉・臓器・骨・血液などの総量。（32頁●主な栄養指標参照）

LBP 腰背部痛 low back pain 腰と背中に痛みを生じている状態。運動器の疾患、あるいは後腹膜臓器の疾患が原因で起こる。

LBW 低出生体重児 low birth weight infant 2,500g未満の出生時体重児。➡ ELBW（超低出生体重児）、VLBW（極低出生体重児）／（143頁●出生体重による新生児の分類参照）

LC 肝硬変 liver cirrhosis リバチロともいう。肝細胞が崩壊し肝小葉に置き換わった肝疾患の末期状態。

LC 肺癌 lung cancer 肺の悪性腫瘍。喫煙者の発症率が高く、咳、血痰、呼吸困難などを生じる。組織型から小細胞癌と非小細胞癌（扁平上皮癌、腺癌、大細胞癌）に分けられる。➡ AC（腺癌）、LCC（大細胞癌）、SCC（扁平上皮癌）、SCLC（肺小細胞癌）

LC　肺コンプライアンス　lung compliance　肺、肺胞の膨らみやすさの程度を示す指標。静肺コンプライアンスと動肺コンプライアンスがある。➡ Cdyn（動肺コンプライアンス）、Cst（静肺コンプライアンス）

LCA　左冠動脈　left coronary artery　心臓の左側を還流する冠状動脈。主幹部から左前下行枝と左回旋枝に分岐する。（74頁●冠動脈参照）

LCA　白血球共通抗原　leukocyte common antigen　CD45抗原ともいう。ヒト白血球（リンパ球、単球、好酸球を含む）の細胞表面に存在する抗原。白血球の機能的分類、免疫反応の解析、免疫機能異常の診断や治療などの指標となる。

LCAP　白血球除去療法　leukocytapheresis　炎症抑制などのため、異常をきたした活性化白血球を除去する血液浄化法。➡ LCP（リンパ球除去療法）

LCAT　レシチンコレステロールアシルトランスフェラーゼ　lecithin-cholesterol acyltransferase　エルキャットともいう。肝臓から分泌され、コレステロールをエステル化し、HDLの抗動脈硬化作用を促進する酵素。

LCC　大細胞癌　large cell carcinoma　大型の癌細胞による癌。➡ SCC（小細胞癌）

LCC　左冠尖　left coronary cusp　心臓の大動脈弁を構成する三弁の1つ。左冠動脈入口となる。大動脈弁は左冠尖、右冠尖、無冠尖からなる。➡ RCC（右冠尖）、NCC（無冠尖）

LCC　先天性股関節脱臼　luxatio coxae congenita　乳幼児に起こる股関節の脱臼。

LCCA　晩発性小脳皮質萎縮症　late cerebellar cortical atrophy　小脳皮質に主病変がある脊髄小脳変性症。（373頁●脊髄小脳変性症の分類と特徴参照）

LCD　軽鎖病　light chain disease　L鎖病ともいう。単クローン性免疫グロブリンの軽鎖（L鎖）が無秩序に産生される形質細胞癌。➡ HCD（H鎖病、重鎖病）／（9頁●抗体の構造参照）

LCFA　長鎖脂肪酸　long chain fatty acid　炭素数11以上の脂肪酸。高級脂肪酸。➡ SCFA（短鎖脂肪酸）、MCFA（中鎖脂肪酸）

LCH　ランゲルハンス細胞組織球増加症　Langerhans cell histiocytosis　ランゲルハンス細胞組織球の増加により、臓器への局所性またはびまん性

LCL　腹腔鏡下総胆管切石術　laparoscopic choledocholithotomy　腹腔鏡下の胆管結石除去術。

LCL　外側側副靱帯　lateral collateral ligament　肘・膝関節の側方外側にある靱帯。外側部を安定化する。（307頁●膝関節参照）

LCM　リンコマイシン　lincomycin　抗菌薬。商品名：リンコシン、ペランコシン。

LCP　リンパ球除去療法　lymphocytapheresis　遠心分離法により白血球中のリンパ球だけを除去する血液浄化法。➡ LCAP（白血球除去療法）

LCS　腰部脊柱管狭窄症　lumbar canal stenosis　加齢などにより腰椎が変性し、狭くなった脊柱管内の神経が圧迫される疾患。

LCX　左冠動脈回旋枝　left circumflex branch　前下行枝とともに左冠動脈から分かれ、心臓の後ろ側に回り込む動脈。（74頁●冠動脈参照）

LD　遅発一過性徐脈　late deceleration　胎児における一過性徐脈の1つ。子宮収縮の開始に遅れて徐脈が出現し、子宮収縮の終了に遅れて回復する。胎盤血行不全に伴う低酸素血症による胎児機能不全が疑われる。

LD　学習障害　learning disability　全般的な知的発達の遅れはないが、聞く、話す、書く、計算する、推論する能力のうち、特定のものの習得、使用に著しい困難を示す障害。中枢神経系の異常が推定されるが明らかではない。

LD　致死量　lethal dose　摂取や被曝をすると、生体と反応して死に至る用量。薬物などの化学物質の場合、その生体の体重1kgあたりのmg（mg/kg）で表すことが多い。

LD　限局型　limited disease　小細胞肺癌の1型で、癌が一側の肺および周囲のリンパ節にとどまっているもの。すでに癌が肺から他臓器へと転移している場合を進展型という。➡ ED（進展型）

LD$_{50}$　50％致死量　lethal dose 50％　半数致死量。ある物質をある状態の動物に与えた場合、半数が死に至る量。

LDA　低濃度領域　low density area　低吸収域ともいう。X線の吸収が少ないところ。肺や脳梗塞、脂肪肝などはCTで黒く写る。

LDAC　キロサイド少量療法　low dose Ara-C　Ara-C（キロサイド）を少量・長時間投与する、血液癌の治療法。 ➡ HDAC（キロサイド大量療法）

LDGL　リンパ球増多症　lymphoproliferative disorders of granular lymphocytes　末梢血中の絶対的リンパ球数が4,000/μLを超える病態の総称。白血病、ウイルス感染、結核、癌などによって生じる。

LDH　乳酸脱水素酵素　lactic acid dehydrogenase　ピルビン酸を乳酸に変換する酵素。心臓、肝臓、骨格筋、赤血球などに多く含まれており、これらの細胞が傷害されると血中の濃度が上昇する。（399頁●主な肝機能の指標参照）

LDH　腰椎椎間板ヘルニア　lumbar disc hernia　腰椎の椎間板が変性・突出し、神経根などを圧迫する疾患。

LDL　低密度リポタンパク　low density lipoprotein　悪玉コレステロール。肝臓から組織に脂質を運搬する。 ➡ HDL（高密度リポタンパク）／（189頁●リポタンパク質の種類と特徴参照）

LDLA　低密度リポタンパクアフェレーシス　low density lipoprotein apheresis　浄化装置を使って低密度リポタンパク（LDL）を吸着・除去する治療法。 ➡ LDL（低密度リポタンパク）

LDL-C　低密度リポタンパクコレステロール　low density lipoprotein cholesterol　血中にある大部分のコレステロール。大量にあると動脈硬化を促進する。（189頁●リポタンパク質の種類と特徴参照）

LDLT　生体肝移植術　living donor liver transplantation　生きているドナーより肝臓の一部を提供される肝移植。

L-DOPA, L-dopa　レボドパ　levodopa　エルドパともいう。神経伝達物質であるドパミンの前駆物質。パーキンソン病治療薬として用いられる。商品名：ドパストン、ドパゾール

LDR　陣痛・分娩・回復　labor, delivery, recover　陣痛分娩室ともいう。陣痛室、分娩室、回復室が一体となった病室。

LE　下肢　lower extremity　足の部分。 ➡ UE（上肢）

LE　紅斑性狼瘡　lupus erythematosus　全身性エリテマトーデス（SLE）患者の皮膚に出現する、オオカミの噛痕のような紅斑。 ➡ SLE（全身性エリテマトーデス）

LEARN　LEARNアプローチ
リスン イクスプレイン アクナリッジメント リコメンド ネゴシエイト
listen, explain, acknowledgement, recommend, negotiate　患者教育を進める際の患者との接し方。

●LEARNアプローチ

Listen	傾聴：まず患者の話を聴く
Explain	説明：患者にわかりやすく、医師としての意見を話す
Acknowledge	相違の明確化：意見の共通点と相違点を明らかにし、互いの意見を理解する
Recommend	推奨：患者に最適なプランを提案する
Negotiate	交渉：互いに妥協し、納得できる案を考える

＊LEARNアプローチは、患者教育モデルであり、頭文字に沿った手順で進めることで、医療者と患者が歩み寄り、互いに納得できる治療法を見いだせる。

LED　発光ダイオード
ライト エミッティング ダイオード
light emitting diode　電子のもつエネルギーを直接光エネルギーに変換する半導体素子。材料の違いにより、赤・オレンジ・緑・青などに発光する。

LES　夜食療法
レイト イヴニング スナック
late evening snack　栄養状態の悪い肝硬変患者に対して、朝の起床時に飢餓状態に陥らないよう夜食を摂る方法。

LES　下部食道括約筋
ローワー エソファジアル スフィンクター
lower esophageal sphincter　胃内容物が食道に逆流しないように防いでいる、食道最下部の輪状の筋肉。

Leu　ロイシン
リューシン
leucine　必須アミノ酸の1種。（134頁●必須アミノ酸と非必須アミノ酸参照）

LFA　低摩擦関節形成術
ロー フリクション アースロプラスティ
low friction arthroplasty　摩擦係数の低い人工物（超高分子量ポリエチレン）で作製した人工関節を用いた関節形成術。

LFA　リンパ球機能関連抗原
リンフォサイト ファンクション アソシエイティッド アンティジェン
lymphocyte function associated antigen　白血球に発現している抗原の1つで、白血球の細胞間結合にかかわる。細胞接着分子と相互作用して、炎症部位へのリンパ球の移動、抗原提示細胞への接着などにかかわる。

LFD　ライト・フォア・デイト
ライトフォアデイト インファント
light-for-date infant　不当軽量児ともいう。在胎期間から予測される体重より10パーセンタイル以下の、著しく出生体重の軽い新生児。（21頁●出生時体重基準曲線による新生児の分類参照）

LFLX　ロメフロキサシン
ロメフロキサシン
lomefloxacin　抗菌薬。商品名：ロメバクト、バレオン。

LFT　ラテックス吸着試験　latex fixation test　抗原をラテックス粒子に結合させ、凝集反応により対応する抗体を検出する検査。主にリウマチ因子の検出や妊娠の有無の判定に用いられる。

LGA　妊娠期間に比して大きい新生児　large-for-gestational age　＝ HFD（不当重量児）／（21頁●出生時体重基準曲線による新生児の分類参照）

LGB　外側膝状体　lateral geniculate body　視覚情報の中継点。視神経（視索）の情報を受け止め、後頭葉の第一視覚野へと送る。→ MGB（内側膝状体）

LGI　下部消化管　lower gastrointestinal tract　トライツ靱帯より下部の消化管。小腸、結腸、直腸、肛門を含む。→ UGI（上部消化管）

LGIB　下部消化管出血　lower gastrointestinal bleeding　トライツ靱帯より下部の消化管からの出血。下血を呈する。

LGL　ローン・ガノン・レヴィン症候群　Lown-Ganong-Levine syndrome　通常の刺激伝導系とは別の副伝導路ができることで起こる頻脈性不整脈。WPW症候群の1型。PQ時間は短縮されるが、QRS波は正常な波形を示す。

LGMD　肢帯型筋ジストロフィー　limb girdle muscular dystrophy　常染色体劣性遺伝による進行性筋ジストロフィー。四肢に限定された筋力低下や筋萎縮がみられ、近位筋が主に障害される。（234頁●進行性筋ジストロフィーの病型参照）

LGV　鼠径リンパ肉芽腫症　lymphogranuloma venereum　クラミジア・トラコマチスによって発生する性感染症。鼠径リンパ節の腫脹、外陰部のびらんなどを生じる。

LH　黄疸出血性レプトスピラ症　leptospirosis icterohemorrhagica　ワイル病ともいう。レプトスピラ属細菌に起因する人獣共通感染症（レプトスピラ症）のうち、黄疸や出血をきたす重症型。

LH　黄体形成ホルモン　luteinizing hormone　下垂体前葉から分泌される性腺刺激ホルモン。女性では、卵胞を刺激し排卵を誘発させて黄体を形成する。男性では、精巣を刺激し、アンドロゲンを分泌させる。（17頁●主なホルモンとその機能参照）

LHB　左心バイパス　left heart bypass　左心不全で用いられる体外補助循環。

LHC　左心カテーテル法　left heart catheterization　大腿動脈、あるいは上腕動脈・橈骨動脈から左心室まで心臓カテーテルを挿入する処置。心機能の測定、左心室造影、冠動脈造影に用いる。（75頁●心カテーテルによる心血管造影の種類参照）

LHF　左心不全　left (sided) heart failure　左心室の機能不全で肺循環が滞った状態。→ RHF（右心不全）

●左心不全と右心不全

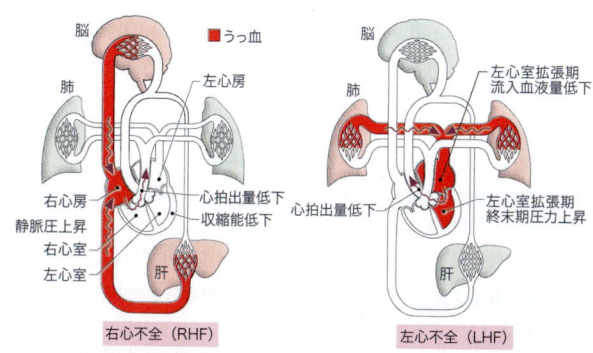

図中ラベル：
- うっ血
- 脳
- 肺
- 左心房
- 右心房
- 静脈圧上昇
- 右心室
- 左心室
- 心拍出量低下
- 収縮能低下
- 肝
- 右心不全（RHF）
- 左心室拡張期流入血液量低下
- 心拍出量低下
- 左心室拡張期終末期圧力上昇
- 左心不全（LHF）

LHL　肝左葉切除術　left hepatic lobectomy　肝・胆管細胞癌などで行う、肝左区域の部分切除術。

LH-RF　黄体形成ホルモン放出因子　luteinizing hormone releasing factor　視床下部で生成され、黄体形成ホルモンの放出を促進する因子。

LH-RH　黄体形成ホルモン放出ホルモン　luteinizing hormone-releasing hormone　ゴナドレリンともいう。視床下部から分泌され、黄体形成ホルモンの分泌を促進するホルモン。（17頁●主なホルモンとその機能参照）

Li　リチウム　lithium　抗精神病薬。商品名：リーマス、リチオマール。

LID　レーザー虹彩切開術　laser iridotomy　虹彩周辺部をレーザーで切開し、後房から前房への房水の通路を形成する、閉塞隅角緑内障の治療法。

LIL　低信号域　low intensity lesion　MRIにおいて信号強度が弱い部分。→ HIL（高信号域）

Lin リニメント剤 liniment 塗布剤、擦剤。皮膚にすり込んで用いる外用剤。

linac 直線加速器 linear accelerator ライナック、リニアックともいう。電子の流れを一直線上で加速し、それをタングステンなどのターゲットに当てて発生するX線を病巣に照射する放射線治療装置。

LIP 限局性腸穿孔 localized intestinal perforation 主に遠位回腸に限局して打ち抜き状に穿孔する低出生体重児の疾患。

LIP リンパ球性間質性肺炎 lymphocytic interstitial pneumonia 特発性間質性肺炎の1種。肺リンパ球の増殖による。➡ IIPS（特発性間質性肺炎）

Liq. 溶液、髄液 liquor リキュ、リコールともいう。溶液、髄液、液体のこと。脳脊髄液を指すことが多い。

LKP 表層角膜移植 lamellar keratoplasty 角膜上皮・実質部を切除して角膜移植を行う手術。➡ PKP（全層角膜移植）

LL リゾレシチン lysolecithin レシチンの加水分解生成物。溶血作用をはじめさまざまな生理活性をもつ。

LLB 長下肢装具 long leg brace 大腿部から足底までを支持する装具。

LLC 長下肢ギプス包帯 long leg cast 大腿部から足底までを固定するギプス包帯。

LLN 正常下限 lower limits of normal 正常範囲の下の限界値。

LLS 長下肢副子 long leg splint 大腿部から足部までを支持する副子。

LLSB 胸骨下部左縁 left limits of sternal border 心音の聴診部位。僧帽弁開放音をよく聴取する。（199頁●心音の分類参照）

l-LV レボホリナートカルシウム levofolinate calcium 抗癌薬フルオロウラシル（5-FU）の効果増強薬。商品名：アイソボリン。

LLWC 長下肢歩行用ギプス包帯 long leg walking cast 歩行時に負担がかからないように大腿部から足底までを固定するギプス装具。➡ SLWC（短下肢歩行用ギプス包帯）

LM 外側半月板 lateral meniscus 半月板の構成部分。半月板は外側半月板と内側半月板（MM）から構成される。➡ MM（内側半月板）／（307頁●膝関節参照）

lm ルーメン lumen 管腔。内腔。

LOD score ●241

LMA　ラリンジアルマスクエアウェイ　laryngeal mask airway　先端に皿形のカフが付いた気管挿管チューブ。カフを喉頭まで挿入し、カフを膨張させて固定する。

LMCT　腹腔鏡下マイクロ波凝固療法　laparoscopic microwave coagulation therapy　腹腔鏡下にマイクロ波を照射し、腫瘍を熱凝固する肝癌の治療法。➡ **PMCT（経皮的マイクロ波凝固療法）**

LMDF　顔面播種状粟粒性狼瘡　lupus miliaris disseminatus faciei　顔面に生じる、肉芽腫を伴う皮膚炎。

LMN　下位運動ニューロン　lower motor neuron　脊髄前角細胞から走行して、筋肉を支配するニューロンの経路。上位運動ニューロンからの運動情報を末梢神経に伝える。➡ **UMN（上位運動ニューロン）**

LMNL　下位運動ニューロン障害　lower motor neuron lesion　脊髄神経前角細胞の障害。弛緩性麻痺、深部腱反射減少・消失、表在反射消失、筋力低下、萎縮などが起こる。➡ **UMNL（上位運動ニューロン障害）**

LMOX　ラタモキセフ　latamoxef　抗菌薬。商品名：シオマリン。

LMP　最終月経期　last menstrual period　月経停止前の最終月経日。

LMT　左冠動脈主幹部　left main trunk　左冠動脈が、前下行枝と左回旋枝に分岐するまでの部分。**(74頁●冠動脈参照)**

LN　レーザーネフェロメトリー　laser nephelometry　懸濁液に光を当て、粒子濃度を測定する比濁法の1つで、レーザーを用いるもの。

LN　ループス腎炎　lupus nephritis　全身性エリマトーデスに合併して発症する糸球体腎炎。タンパク尿、血尿などの症状が起こる。

LN　リンパ節　lymph node　リンパ管の随所にあるソラマメ状の丸いふくらみ。新しいリンパ球や免疫抗体の産生、細菌や異物の処理を行っている。

LOC　意識レベル　level of consciousness　患者の意識障害の程度。表現方法には、3-3-9方式、グラスゴーコーマスケールなどがある。**(226頁●日本昏睡スケール／173頁●グラスゴーコーマスケール参照)**

LOC　意識消失　loss of consciousness　眠っている時のように周囲の状況に気づかない状態、または刺激に反応しない状態。

LOD score　ロッドスコア　logarithm of odds score　対数オッズスコアともいう。遺伝子マーカーと疾患感受性遺伝子との関係の程度を、偶然に起こ

LOH ヘンレ係蹄 loop of Henle 尿細管の一部位。原尿（糸球体濾液）の濃縮に重要な役割をはたす。

I-OHP オキサリプラチン oxaliplatin 抗悪性腫瘍薬。商品名：エルプラット。

LOM 運動制限 limitation of motion movement ロムともいう。骨・筋・関節系の疾患や、外傷、中枢神経系の疾患などにより、筋緊張や筋力低下、関節可動域の減少などが起こり、運動機能が制限されること。

LOS 低心拍出量症候群 low output syndrome ロスともいう。心臓のポンプ機能の障害による循環不全。血圧低下や乏尿などからアシドーシスに至る。

LOT 第1頭位 left occiput transverse position ロットともいう。胎児が第1胎向（児背あるいは児頭が母体の左側）にある頭位。➡ ROT（第2頭位）

LP 遅発電位 late potential レートポテンシャルともいう。重症不整脈が生じる素因を示す、心筋細胞由来の電位。

LP 扁平苔癬 lichen planus 四肢や陰部などでは扁平隆起性の紫紅色の発疹が、口腔粘膜では白色網状病変からびらん・潰瘍が生じる疾患。ウイルス感染症や各種アレルギーが誘因となるが、原因は不明。

LP リポタンパク lipoprotein 脂質とタンパク質の結合物の総称。小腸や肝臓で合成された脂質を運搬し、各組織に供給する。**(189頁●リポタンパク質の種類と特徴参照)**

LP 腰椎穿刺 lumbar puncture ルンバールともいう。髄液検査のために、腰椎のクモ膜と軟膜の間に注射針で穿刺すること。成人の脊髄の下端は第2腰椎であるため、腰椎穿刺は、脊髄を傷つけないようヤコビー線（第4・第5腰椎の棘突起間）を指標に行う。**(243頁●腰椎穿刺参照)**

LPA 左肺動脈 left pulmonary artery 右心室から出て肺動脈幹を経た肺動脈が左に分枝した動脈。

L-PAM メルファラン melphalan 抗悪性腫瘍薬。商品名：アルケラン。

LPAT ラテックス粒子凝集試験 latex particle agglutination test ➡ LAR **(ラテックス凝集反応)**

LPH 左脚後枝ブロック left posterior hemiblock 左脚後枝の伝導障害。
➡ LBBB **(左脚ブロック)**

●腰椎穿刺

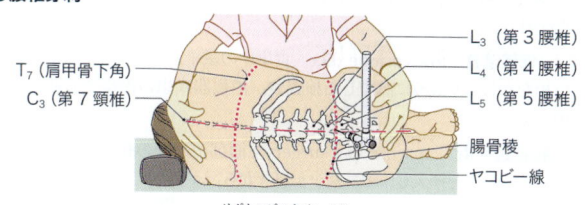

T₇（肩甲骨下角）
C₃（第7頸椎）
L₃（第3腰椎）
L₄（第4腰椎）
L₅（第5腰椎）
腸骨稜
ヤコビー線

LPH　脂肪親和性ホルモン　リポトロピック ホルモン　lipotropic hormone　ステロイドホルモン、甲状腺ホルモン、プロラクチンなど、脂肪に溶けやすく、体内の脂肪に蓄積されやすいホルモン。

LPL　リポタンパク分解酵素　リポプロテイン リパーゼ　lipoprotein lipase　血液中の中性脂肪を、遊離脂肪酸とグリセロールに分解する酵素。

LPRC　白血球除去赤血球　リューコサイト プア レッド セルズ　leukocyte poor red cells　白血球を除去した赤血球製剤。（103頁●輸血用血液製剤の種類参照）

LPS　凍結乾燥豚皮　ライオフィライズド ポーサイン スキン　lyophilized porcine skin　皮膚欠損部を保護する一時的な代用皮膚。

L-P shunt　腰椎腹腔シャント　ランボペリトニアル シャント　lumbo-peritoneal shunt　腰椎クモ膜下腔にカテーテルを挿入し、脳室内の異常な貯留髄液を腹腔内に排出させる水頭症の手術。（426頁●水頭症のシャント術参照）

LP-TAE　リピオドール動脈塞栓術　リピオドール トランスアーテリアル エンボライゼイション　lipiodol transarterial embolization　油性造影剤とともに抗癌薬を注入した後、塞栓物質を注入し、腫瘍への血流を止める肝細胞癌の手術。

LPZ　ランソプラゾール　ランソプラゾール　lansoprazole　プロトンポンプ阻害薬。商品名：タケプロン。

LQTS　QT延長症候群　ロング キューティー シンドローム　long QT syndrome　心筋細胞が収縮後、収縮前の状態に戻る時間が延長するため、心電図上Q波とT波の間隔が延長する症候群。心筋細胞イオンチャネルの障害が原因で、先天性のもの、抗不整脈薬・抗精神病薬などの薬剤によるもの、除脈に伴うものがある。

LR　外直筋　ラテラル レクタス マッスル　lateral rectus muscle　外眼筋の1つ。外転神経の支配を受け、眼球を外側に動かす。（147頁●眼球の動きと眼外筋を支配する神経参照）

LR 対光反射 light reflex 光を当てると瞳孔が収縮し、光を消すと散大する反射。

LRD 低残渣食 low residue diet 食事中の繊維成分を抑えて、消化管に負担をかけないように調整した検査食。消化器疾患の治療や診断の際に用いる。

LS 腹腔鏡手術 laparoscopic surgery 腹部に数個の孔を開け、腹腔鏡と細長い器具を挿入し、モニターを見ながら行う手術。

L/S レシチン/スフィンゴミエリン比 lecithin sphingomyelin ratio レシチンは肺サーファクタントの主成分で、スフィンゴミエリンは妊娠期間中ほぼ一定濃度であるので、この比率から肺の成熟度を判定する。L/S 比が 2.0 以上であれば胎児は成熟していると判断できる。

LS 光覚弁 light sense 明暗が判別できる程度の視力。➡ CF（指数弁）、HM（手動弁）／(84 頁●視力の表現参照)

LSA レンズ核線条体動脈 lenticulostriate artery 中大脳動脈から分かれる細い動脈（穿通枝）。穿通枝は、脳底部から脳実質に走行し、間脳や基底核などに分布・栄養する。被殻出血はこの動脈の破綻による。➡ PH（被殻出血）

LSA 硬化性萎縮性苔癬 lichen sclerosus et atrophicus 外性器や会陰部に境界明瞭な硬化局面を生じ、激しい痒みや灼熱感をきたす原因不明の疾患。体幹部にも生じることがある。

LSB 胸骨左縁 left sternal border 胸骨の左側。第 2 肋間が肺動脈弁領域、第 4 肋間が三尖弁領域の聴診部位。(199 頁●心音の分類参照)

LSC 腹腔鏡下胆嚢摘出術 laparoscopic cholecystectomy ラパコレ、ラパ胆ともいう。腹腔鏡を経皮的に挿入し、モニターで観察しながら、胆嚢を切除する手術法。

LSCS 腰部脊柱管狭窄症 lumbar spinal canal stenosis ＝ LCS（腰部脊柱管狭窄症）

LSG 悪性リンパ腫研究グループ分類 Lymphoma Study Group classification 日本における悪性リンパ腫分類法の 1 つ。形態学的、免疫学的情報による分類。

LSH 黄体刺激ホルモン lutein-stimulating hormone 乳汁分泌ホルモ

ン、プロラクチンともいう。下垂体前葉から分泌され、黄体に作用して乳汁分泌を促進するホルモン。(17頁●主なホルモンとその機能参照)

LSI　生活満足度指数　life satisfaction index　高齢者集団の生活満足度を測定するための、13項目からなる質問紙評価法。高齢者の健康関連QOLの指標として用いられる。

LSS　生命維持装置　life supporting system　生体の生命を維持する機能が失われた場合に、それを補完する、人工呼吸器、人工心肺装置、人工透析などの総称。

LT　ロイコトリエン　leukotriene　気管支平滑筋の収縮、細動脈の収縮、血管透過性の亢進作用があるプロスタグランジン。(215頁●炎症性メディエータの種類と特徴参照)

Lt　胸部下部食道　lower thoracic esophagus　気管分岐下縁から食道・胃接合部までを2等分した下半分の胸腔内食道の部位。➡ Ut（胸部上部食道）、Mt（胸部中部食道）／(402頁●食道の区分参照)

LTB　喉頭気管性気管支炎　laryngotracheal bronchitis　鼻・咽頭炎に合併し、咽頭・気管・気管支粘膜が腫脹、発熱、犬吠咳、呼吸困難を伴う、気管支炎。

LTG　ラモトリギン　lamotrigine　抗てんかん薬。商品名：ラミクタール。

LTOT　長期酸素療法　long-term oxygen therapy　COPDなどの慢性呼吸不全患者が居宅での自己管理によって、酸素療法を継続する治療法。欧米では在宅酸素療法の代わりにこの用語を用いるのが一般的。

LTP　レーザー線維柱帯形成術　laser trabeculoplasty　房水の排出口である隅角の線維柱帯をレーザーで切開し、房水の通路を形成する、開放隅角緑内障の治療法。

LTRA　ロイコトリエン受容体拮抗薬　leukotriene receptor antagonist　気道炎症の重要な化学伝達物質であるロイコトリエンの受容体（CysLT1受容体）の働きを抑える気管支喘息治療薬。抗炎症効果と気流制限改善効果をもつ。

LUS　超音波腹腔鏡　laparoscopic ultrasonography　先端部に超音波の探触子をとりつけた腹腔鏡。腹腔内で超音波画像を得ることができる。

LV　ホリナートカルシウム　calcium folinate（カルシアム フォリネイト）　抗悪性腫瘍薬。商品名：ロイコボリン。

LV　左心室　left ventricle（レフト ヴェントリクル）　心臓を構成する4つの房室のうち、左下部にある心室。左心房から流れてきた動脈血を、全身に送る役目を担う。→ RV（右心室）／（46頁●心臓の構造参照）

LV　左眼視力　left vision（レフト ヴィジョン しょほうせん）　処方箋の略語。左眼の視力。= VS（84頁●視力の表現参照）

LVA　リンパ管静脈吻合術　lymphatic venous anastomosis（リンファティック ヴェナス アナストモシス）　リンパ浮腫が生じた場合に、リンパ管を静脈に外科的につなぐことで、浮腫を改善させる方法。

LVAD　左室補助装置　left ventricular assist device（レフト ヴェントリキュラー アシスト ディヴァイス）　→ LVAS（左心補助人工心臓）

LVAS　左心補助人工心臓　left ventricular assist system（レフト ヴェントリキュラー アシスト システム）　自己の心臓を温存し、血液ポンプによって、心臓の左心室または左心房から血液を受け取り、大動脈へと送り出す装置。→ RVAS（右心補助人工心臓）

LVD　左室径　left ventricular dimension（レフト ヴェントリキュラー ディメンション）　X線や心エコーにより測定された左心室の直径。

LVEDD　左室拡張末期径　left ventricular end-diastolic diameter（レフト ヴェントリキュラー エンドダイアストリック ダイアメター）　拡張末期における左室の大きさ。Mモード心エコーで得られ、収縮機能の指標となる左室容積を求める際に必要となる。

LVEDP　左室拡張末期圧　left ventricular end-diastolic pressure（レフト ヴェントリキュラー エンドダイアストリック プレッシャー）　拡張末期における左室の血液駆出の圧力。拡張末期圧の高値は左心不全や収縮性心膜炎などを示唆する。

LVEDV　左室拡張末期容積　left ventricular end-diastolic volume（レフト ヴェントリキュラー エンドダイアストリック ヴォリューム）　拡張末期における左室の容積。左室拡張末期径（LVDd）から得られ、前負荷の指標となる。左室拡張末期容積（LVEDV）と左室収縮末期容積の差が左室1回拍出量（SV）となる。→ LVESV（左室収縮末期容積）

LVEF　左室駆出分画　left ventricular ejection fraction（レフト ヴェントリキュラー イジェクション フラクション）　左室1回拍出量（SV）の左室拡張末期容積（LVEDV）に対する割合。左室のポンプ機能が評価できる。SV = LVEDV − LVESV（左室収縮末期容積）。LVEF = (LVEDV − LVESV) ÷ LVEDV × 100（％）。→ LVESV（左室収縮末期容

積)、LVEDV（左室拡張末期容積）

LVESD　左室収縮末期径　left ventricular end-systolic diameter（レフト ヴェントリキュラー エンドシストリック ダイアメター）　収縮末期における左室の大きさ。Ｍモード心エコーで得られ、収縮機能の指標となる左室容積を求める際に必要となる。

LVESP　左室収縮末期圧　left ventricular end-systolic pressure（レフト ヴェントリキュラー エンドシストリック プレッシャー）　収縮末期における左室の血液駆出の圧力。収縮末期圧の高値は高血圧症や大動脈弁狭窄などを示唆する。

LVESV　左室収縮末期容積　left ventricular end-systolic volume（レフト ヴェントリキュラー エンドシストリック ヴォリューム）　収縮末期における左室の容積。左室収縮末期径（LVDs）から得られる。左室拡張末期容積（LVEDV）と左室収縮末期容積の差が左室１回拍出量（SV）となる。➡ LVEDV（左室拡張末期容積）

LVET　左室駆出時間　left ventricular ejection time（レフト ヴェントリキュラー イジェクション タイム）　＝ ET（駆出時間）

LVF　左室不全　left ventricular failure（レフト ヴェントリキュラー フェイリュア）　＝ LHF（左心不全）

LVFP　左室充満圧　left ventricular filling pressure（レフト ヴェントリキュラー フィリング プレッシャー）　＝ LVEDP（左室拡張末期圧）

LVFX　レボフロキサシン　levofloxacin（レボフロキサシン）　抗菌薬。商品名：クラビット。

LVG　左室造影　left ventriculography（レフト ヴェントリキュログラフィー）　大腿動脈、あるいは上腕動脈・橈骨動脈から左心室まで心臓カテーテルを挿入し、造影剤を注入して撮影するＸ線検査。（75頁●心カテーテルによる心血管造影の種類参照）

LVH　左室肥大　left ventricular hypertrophy（レフト ヴェントリキュラー ハイパートロフィー）　左心室の心筋が肥厚した状態。心筋梗塞や狭心症など、虚血性心疾患の原因となる。➡ RVH（右室肥大）

LVOT　左室流出路　left ventricular outflow tract（レフト ヴェントリキュラー アウトフロー トラクト）　エルボットともいう。左心室から動脈血が流出する経路。大動脈弁の弁輪。➡ RVOT（右室流出路）

LVP　左室圧　left ventricular pressure（レフト ヴェントリキュラー プレッシャー）　左室が大動脈に向けて血液を駆出する圧力。収縮期圧の高値は高血圧症や大動脈弁狭窄など、拡張末期圧の高値は左心不全や収縮性心膜炎などを示唆する。

LVRS　肺容量減少手術　lung volume reduction surgery（ラング ヴォリューム リダクション サージェリー）　慢性閉塞性肺疾患（COPD）の外科手術の１つ。気腫化して機能的に働いていない部分を切除して肺容量を減少させ、呼吸機能や換気効率を改善させる方法。
➡ COPD（慢性閉塞性肺疾患）

LVSW **左室1回仕事量** left ventricular stroke work　1回の収縮における左室の仕事量（ポンプ機能）。LVSW＝1回拍出量×（収縮期血圧－肺動脈楔入圧）×0.0136。

LVSWI **左室1回仕事量係数** left ventricular stroke work index　左心室が1回で拍出する血液の量（1回拍出量）を、患者の体表面積で割った値。患者の身体の大きさにかかわらず、心拍出量を比較するために用いる。

LW **リビングウィル** living will　生前の意思表示。生者の遺言。

lx **ルクス** lux　照度の計量単位。

LY **生存年** life years　生存した期間。どこに重み付けを行うかにより、障害調整生存年（DALY）、質調整生存年（QALY）などがある。➡ DALY（障害調整生存年）、QALY（質調整生存年）

LYM **リンパ節転移** lymph node metastasis　癌細胞がリンパ液を介して転移すること。リンパ節への転移の有無は癌の進行度をみる要素となる。

Lympho **リンパ球** lymphocyte　白血球の1つで、免疫機能に重要な働きをする球形細胞。大リンパ球と小リンパ球がある。（280頁●白血球の成分と働き参照）

Lys **リジン** lysine　必須アミノ酸の1種。（134頁●必須アミノ酸と非必須アミノ酸参照）

LZD **リネゾリド** linezolid　抗菌薬。商品名：ザイボックス。

LZM **リゾチーム** lysozyme　細菌の細胞膜成分を加水分解する酵素。動物組織や分泌液、卵白などに広く存在し、微生物の感染から守る役割を果たす。

M

M **悪性** malignant　良性の反対語。病気の性質が悪く、治療や処置が困難なこと。腫瘍においては、近隣組織への浸潤、遠位組織への転移を生じ、結果として生存を脅かすもの（悪性腫瘍）。

M **胃中部** middle third of the stomach　胃の中部1/3。（230頁●胃の区分参照）

M **麻疹** morbilli　麻疹ウイルスによる感染症。高熱とともに、白い小斑点

（コプリック斑）から鮮紅色の発疹を生じる。わが国では予防接種法による定期接種として、麻疹・風疹混合ワクチンの２回接種などが定められている。

M　粘膜層の癌　mucosa　癌の浸潤が粘膜にとどまるもの。**(268頁●胃癌の深達度分類参照)**

Mφ　マクロファージ　macrophage　大食細胞、貪食細胞。免疫を担う白血球の１つで、病原菌などの異物を取り込んで消化する食作用をもつ。**(24頁●免疫の仕組み参照)**

MA　巨赤芽球性貧血　megaloblastic anemia　特異な巨大赤芽球細胞が出現する貧血。ビタミン B_{12} 吸収障害、葉酸欠乏、先天性代謝異常などで発症。

MA　精神年齢　mental age　乳幼児・学童児の知的発達の度合いが、相応とされる年齢。

MA　僧帽弁閉鎖症　mitral atresia　左心室の僧帽弁の閉鎖による血流障害で、左心室・左心房ともに肥大する疾患。

MA　運動性失語　motor aphasia　ブローカ失語ともいう。言語の理解能力は維持されているものの、発語ができない状態。大脳の運動性言語中枢（ブローカ野）の障害による。**(39頁●失語症の分類参照)**

MAAS　羊水過度吸引症候群　massive amnion aspiration syndrome　マースともいう。胎児が胎便を含んだ羊水を吸引するために起こる病態。著明な呼吸不全、チアノーゼをきたす。

MAB　最大アンドロゲン遮断療法　maximum androgen blockade　抗アンドロゲン薬を用いて男性ホルモンの作用を最大限にブロックする前立腺癌の治療法。

MABP　平均動脈血圧　mean arterial blood pressure　= MBP（平均血圧）

MAC　最大酸濃度　maximal acid concentration　マックともいう。胃液の酸の最高濃度。胃の胃酸分泌能を測る指標。

MAC　最小麻酔濃度　minimum anesthetic concentration　マックともいう。吸入麻酔の強度を測る指標。侵害刺激に対し50％の人が反応しなくなる濃度で、肺胞内濃度を用いる。

MAC　僧帽弁輪石灰化　mitral annulus calcification　僧帽弁に血中のカ

ルシウムが沈着し、弁膜の開閉運動が障害された病態（弁膜症）。老化や長期の透析治療が原因。

MAD　最大許容線量 maximum allowable dose　放射線の被曝線量に関して、人体に有害な影響を及ぼさないと推定・許容される最大限の量。

MADS　運動器不安定症 musculoskeletal ambulation disability symptom complex　高齢者において、バランス能力や歩行能力などの身体機能の低下が生じ、閉じこもりなどをきたした結果、転倒リスクが高まった状態。

MAHC　悪性腫瘍随伴性高カルシウム血症 malignancy associated hypercalcemia　悪性腫瘍に伴う高カルシウム血症。腫瘍細胞によって体液性物質が過剰に産生・分泌され、骨や腎臓からカルシウムの再吸収が亢進されることにより発症する。

MAID　メスナ＋アドリアマイシン＋イホスファミド＋ダカルバジン Mesna, adriamycin, ifosfamide, dacarbazine　骨軟部腫瘍の併用化学療法。

MAL　中腋窩線 midaxillary line　前腋窩線と後腋窩線の中間を通る線。体表基準線の1つで、身体側胸面の解剖学的位置を表現するために用いられる。（255 頁●体表基準線参照）

MALT　粘膜関連リンパ組織 mucous membrane associated lymphoid tissue　マルトともいう。粘膜にある免疫組織の総称。➡ BALT（気管支関連リンパ組織）、GALT（腸間関連リンパ組織）

MAO　最大酸分泌量 maximum acid output　胃酸分泌刺激薬投与後の単位時間における胃酸の分泌量。酸分泌量＝分泌量×酸度（mEq/ 時）。➡ BAO（基礎酸分泌量）

MAO　モノアミン酸化酵素 monoamine oxidase　マオともいう。セロトニンやカテコラミンなど、モノアミン神経伝達物質を酸化させ、不活化する酵素。

MAOI　モノアミン酸化酵素阻害薬 monoamine oxidase inhibitor　マオアイともいう。モノアミン酸化酵素の働きを抑え、脳内の神経伝達に使えるモノアミン含量を増やす薬物。抗うつ薬として使用されていたが、有害作用のため現在は使用されていない。一部はパーキンソン病の治療薬として使用されている。

MAP　赤血球 M・A・P mannitol adenosine-phosphate　保存液としてマンニトールアデノシンリン酸を添加した輸血用赤血球濃厚液。（103 頁●輸血

用血液製剤の種類参照）

MAP 平均気道内圧　mean airway pressure　呼吸周期で変動する気道内部の圧力の平均値。平均気道内圧の高値は、血液の酸素化が良好であることを示す。

MAP 平均動脈圧　mean arterial pressure　＝ MBP（平均血圧）

MAP メタンフェタミン　methamphetamine　覚醒剤（交感神経興奮薬）の1種。アンフェタミンより作用が強い。

MAP 僧帽弁形成術　mitral annuloplasty　マップともいう。僧帽弁の開閉を支える腱索を再建する、僧帽弁閉鎖不全症の手術。

MAR 骨髄転移　bone marrow metastasis　転移により骨髄に形成された二次的腫瘍。

MARTA 多元受容体標的化抗精神病薬　multi-acting receptor targeted antipsychotics　マルタともいう。セロトニン、ドパミン、アドレナリン、ヒスタミン受容体に同程度の拮抗作用をもつ統合失調症治療薬。(126頁●非定型抗精神病薬の種類と特徴参照）

MAS マクロファージ活性化症候群　macrophage activation syndrome　全身型若年性特発性関節炎が進行した予後不良の病態。炎症性サイトカインの過剰状態により、播種性血管内凝固症候群（DIC）や多臓器不全（MOF）などをきたす。

MAS 吸収不良症候群　malabsorption syndrome　腸管内で食物の消化または栄養素の吸収が阻害される疾患。原発性のものと、肝・胆・膵の疾患や胃・腸管切除などに続発するものがある。

MAS 顕在性不安尺度　manifest anxiety scale　マスともいう。不安の度合いを測定する検査法。テイラー顕在性不安尺度、日本版MASがある。

MAS 胎便吸引症候群　meconium aspiration syndrome　マスともいう。胎便の排出により混濁した羊水を、出生後の新生児が肺に吸い込むことにより、呼吸障害をきたした状態。仮死などにより、胎児の肛門括約筋が緩んだことが原因。

MAS ミルクアルカリ症候群　milk-alkali syndrome　長期間の、大量の牛乳と制酸剤の服用で高カルシウム血症となる疾患。

MAST suit 抗ショックズボン　medical antishock trousers　マストスーツ

MA tube **ミラー・アボット管** Miller-Abbott tube 経鼻腸管内減圧チューブの1つ。バルーン膨張用の空気注入ルーメンと水銀または水を注入するルーメンがついたチューブ。

max **マキシマム** maximum 最大量。最大限。最大。

MB **ミルウォーキーブレース** Milwaukee brace 側彎症の矯正用コルセット。骨盤部に土台があり、顎の支えと後頭部の支えで矯正力を生む。

Mb **ミオグロビン** myoglobin 筋細胞内にある鉄を含んだ色素タンパク質。酸素の貯蔵体。心筋壊死に伴い早期に血中に逸脱し、増減が早いため急性期の心筋マーカーとして用いられる。（35頁●心筋マーカー参照）

MBC **最大呼吸量** maximum breathing capacity 1分間に動きうる空気の最大量。肺や胸壁の機能、患者の自発意志など全呼吸系の指標となる。

MBC **最小殺菌濃度** minimum bactericidal concentration ある抗菌薬が、標的とする微生物に対して殺菌力を発揮できる最小濃度。数値が低い場合、少量で微生物に対する殺菌力を発揮することを意味する。

MBP **主要塩基性タンパク** major basic protein 好酸球の特殊顆粒中に存在する強塩基性のポリペプチド。好酸球が寄生虫を殺す際に働く。

MBP **平均血圧** mean blood pressure 1心拍の動脈血圧の平均。拡張期血圧＋脈圧× 1/3。

MC **肥満細胞** mastocyte マスト細胞ともいう。ヘパリンやヒスタミンなどを含む顆粒が豊富にある大型遊走細胞。アレルギーの発現に重要な役割を果たす。

MC **口腔ケア** mouth care マウスケア、オーラルケア、口腔清拭ともいう。口腔内の衛生を保つためのケア。

MCA **中大脳動脈** middle cerebral artery 内頸動脈から分かれ、主に大脳半球外側面に栄養を送る動脈。第一分岐部は内頸動脈・後交通動脈分岐部とともに脳動脈瘤の好発部位。➡ IC-PC（内頸動脈・後交通動脈分岐部）、ACA（前大脳動脈）、PCA（後大脳動脈）／（308頁●脳の動脈参照）

MCB **マックバーニー圧痛点** McBurney point 回盲部の圧痛点。この部位を指で押したときに痛みを生じる場合、急性虫垂炎を示唆する。

●マックバーニー圧痛点とランツ圧痛点

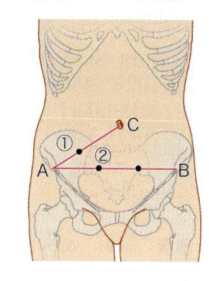

①マックバーニー点：臍（C）と右上前腸骨棘（A）を結ぶ線を三等分した右1/3の点。

②ランツ点：左右上前腸骨棘（AとB）を結ぶ線を三等分した右1/3の点。

MCCU　移動CCU　mobile coronary care unit　冠疾患を治療できる救急車。

MCD　微小変化群　minimal change disease　リポイドネフローゼともいう。ネフローゼ症候群の1つで、糸球体の組織的変化がわずかなもの。

MCE　心筋コントラストエコー法　myocardial contrast echocardiography　超音波造影剤を用いた心エコー。左室系の造影にすぐれる。

MCFA　中鎖脂肪酸　medium chain fatty acid　炭素数が8～10の脂肪酸。肝臓で素早く分解されるため、長鎖脂肪酸よりエネルギーになりやすい。
→ SCFA（短鎖脂肪酸）、LCFA（長鎖脂肪酸）

MCFG　ミカファンギン　micafungin　抗真菌薬。商品名：ファンガード。

M-C flap　筋皮弁　muscle cutaneous flap　MCフラップともいう。手術などで切除された欠損部を補うため、他の部位から移植される筋肉。

MCH　母子保健　maternal and child health　母性ならびに乳幼児の健康の保持・増進を目的として、保健指導、健康審査、医療などの措置を講じる取り組み。

MCH　平均赤血球ヘモグロビン量　mean corpuscular hemoglobin　赤血球1個中のヘモグロビン量の平均値。（254頁●赤血球指数参照）

MCH　筋収縮性頭痛　muscle contraction headache　緊張型頭痛。機能性頭痛の1つで最も多く、ストレスや不安などの多様な因子が誘因となり、首筋の張り、肩の凝り、後頭部の鈍痛などを生じる。

●赤血球指数

赤血球指数	式／正常値
平均赤血球容積（MCV）	Ht(%)÷RBC (μL)×10 83～100fL
平均赤血球ヘモグロビン量（MCH）	Hb(g/dL)÷RBC (μL)×10 27～32pg
平均赤血球ヘモグロビン濃度（MCHC）	Hb(g/dL)÷Ht (%)×100 32～36%

MCHC 平均赤血球ヘモグロビン濃度 ミーン コーパスキュラー ヘモグロビン mean corpuscular hemoglobin concentration コンセントレイション　赤血球1個中のヘモグロビンの濃度をパーセンテージで表した値。（254頁●赤血球指数／208頁●貧血の分類参照）

MCI 軽度認知機能障害 マイルド コグニティヴ インペアメント mild cognitive impairment　認知機能が正常域を超えているものの、認知症の診断には至らない機能障害。患者の約半数はアルツハイマー病に移行するといわれ、アルツハイマー病の早期診断に有用とされる。

MCL 内側側副靱帯（じんたい） ミディアル コラテラル リガメント medial collateral ligament　肘・膝関節の側方内側にある靱帯。内側部を安定化する。（307頁●膝関節参照）

MCL 鎖骨中線（じんたい） ミッドクラヴィキュラー ライン midclavicular line　鎖骨の中央部（乳頭）を通過し、正中線に平行に引かれた垂直線。体表基準線の1つで、身体前面の解剖学的位置を表現するために用いられる。（255頁●体表基準線参照）

MCLA 皮膚粘膜リンパ節関節炎 ミューコキュテイニアス リンフ ノード アースライティス mucocutaneous lymph node arthritis　川崎病（MCLS）に伴う関節炎。→ MCLS（急性熱性皮膚粘膜リンパ節症候群）

MCLS 急性熱性皮膚粘膜リンパ節症候群 ミューコキュテイニアス リンフ ノード シンドローム mucocutaneous lymph node syndrome　川崎病ともいう。発熱、手足の変化、発疹、目の充血、リンパ節の腫れなどがみられる原因不明の急性熱性疾患。

MCN 粘液性嚢胞腫瘍（のうほう） ミューシナス システィック ニオプラズム mucinous cystic neoplasm　比較的厚い被膜におおわれた粘液性の膵嚢胞。悪性化し、膵周囲に浸潤すると浸潤型膵管癌となる。→ SCN（漿液性嚢胞腫瘍）

MCNS 微小変化型ネフローゼ症候群 ミニマル チェンジ ネフロティック シンドローム minimal change nephrotic syndrome　糸球体は正常か、微小変化しかないネフローゼ症候群。→ MCD（微小変化群）

MCNU ラニムスチン ラニムスチン ranimustine　抗悪性腫瘍薬。商品名：サイメリン。

●体表基準線

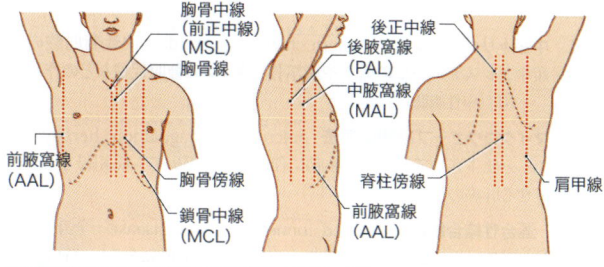

胸骨中線 (前正中線)	midsternal line (anterior median line):MSL	胸骨の中心を通る線
胸骨線	sternal line	胸骨縁に沿う線
胸骨傍線	parasternal line	胸骨線と鎖骨中線の中間を通る線
鎖骨中線	midclavicular line:MCL	鎖骨の中点を通る線
前腋窩線	anterior axillary line:AAL	前腋窩ヒダ(大胸筋)の位置にある線
中腋窩線	midaxillary line:MAL	前腋窩線と後腋窩線の中間を通る線
後腋窩線	posterior axillary line:PAL	後腋窩ヒダ(広背筋)の位置にある線
後正中線	posterior midline	椎骨の棘突起を通る線
脊柱傍線	paravertebral line	椎骨の横突起の位置にある線
肩甲線	scapular line	肩甲骨の下角を通る線

MCP 中手指節間関節 metacarpophalangeal joint 中手骨頭と基節骨底の間の関節。(93頁●手の関節参照)

MCS 大脳皮質運動野刺激法 motor cortex stimulation 脳卒中などによる視床・脳幹の損傷に伴う四肢・顔面の疼痛(視床痛)の治療法。大脳皮質運動野を電気刺激して異常活動を抑制し、疼痛を軽減する。

MCS 運動神経伝導検査 motor nerve conduction study ➡ MCV(運動神経伝導速度)

M-CSF マクロファージコロニー刺激因子 macrophage colony stimulating factor 骨髄前駆細胞に作用して、顆粒細胞とマクロファージの分化などの

機能をもつ、主にT細胞から分泌される物質。（149頁●血液細胞の分化過程参照）

MCT　中鎖トリグリセリド　medium chain triglyceride　中性脂肪酸の1種。血中コレステロールの低下や脂溶性ビタミンの吸収促進などの作用がある。➡ NF（中性脂肪）

MCT　マイクロウェーブ凝固壊死法　microwave coagulation therapy　マイクロ波を発生させて得られる振動に伴う高温を用いて、癌組織を凝固・死滅させる肝癌の治療法。

MCTD　混合性結合組織病　mixed connective tissue disease　全身性エリテマトーデス、強皮症、多発性筋炎・皮膚筋炎が同時にあるいは経過とともに生じる疾患。

MCV　平均赤血球容積　mean corpuscular volume　赤血球の大きさの平均値。➡ RCV（赤血球容積）／（254頁●赤血球指数／208頁●貧血の分類参照）

MCV　運動神経伝導速度　motor nerve conduction velocity　運動神経の神経幹の2か所を電気刺激し、筋肉の活動電位を介して伝導速度を算出し、末梢神経障害を調べる検査。➡ SCV（感覚神経伝導速度）

MCZ　ミコナゾール　miconazole　抗真菌薬。商品名：フロリード、フロリード-D、フロリード-F。

MD　大うつ病エピソード　major depressive episode　少なくとも2週間以上深刻な抑うつ気分が続くこと。

MD　躁うつ病　manic depressive psychosis　双極性障害ともいう。気分が沈むうつ状態と過剰に高揚する躁状態が交代で現れる気分障害。

MD　メニエール病　Meniere's disease　内耳の内リンパ水腫による、めまい、耳鳴り、難聴などを伴う疾患。

MD　精神発達遅滞　mental deficiency　＝ MR（精神発達遅滞）

MD　微量骨密度測定法　microdensitometry　＝ DXA（二重エネルギーX線吸収法）

MD　筋ジストロフィー　muscular dystrophy　筋線維の変性・壊死により筋力低下をきたす遺伝性筋疾患の総称。遺伝形式により分類される。➡ DMD（デュシェンヌ型筋ジストロフィー）、FSHD（顔面肩甲上腕型筋ジストロフィー）、LGMD（肢帯型筋ジストロフィー）／（324頁●進行性筋ジストロフィーの病型参照）

MDCT マルチスライス CT　multi-detector row computed tomography
複数のX線検出器を配列したCT装置。1回の走査で複数の断層画像を撮影でき、鮮明な立体画像が得られる。心・脳・肺疾患の検査に用いられる。

MDI 噴霧式定量吸入器　metered dose inhaler　ステロイドや気管支拡張薬などの薬剤を噴射する圧作動式の吸入器。➡ pMDI（加圧噴霧式定量吸入器）

MDR 最小1日必要量　minimum daily requirement　欠乏症を起こさないために必要な、栄養素の最小1日摂取量。

MDR 多剤耐性　multiple-drug-resistant　細菌が2つ以上の抗菌薬に対して耐性を示すこと。

MDRP 多剤耐性緑膿菌　multidrug-resistant *Pseudomonas aeruginosa*　2つ以上の抗菌薬に耐性を獲得した緑膿菌。

MDRPU 医療関連機器圧迫創　medical device related pressure ulcer　医療機器により発生する圧迫創。末梢静脈ライン、動脈ライン、中心静脈カテーテル、中心静脈ポートによるもの、酸素マスクによるもの、頸椎固定カラー、ギプス固定、牽引によるものなどがある。

MDRTB 多剤耐性結核菌　multidrug-resistant tuberculosis　イソニアジドとリファンピシンの2剤に耐性をもつ結核菌。長期にわたる薬の不適切な服用により、菌が完全に死なずに耐性を獲得したもの。

MDS ミニマムデータセット　minimum data set　最低限必要な患者基本情報のセット。介護保険におけるMDSは、精選された最少限のアセスメントを統一された手法で行い、それに基づいて適切なケアへ導く手法を指す。

MDS 骨髄異形成症候群　myelodysplastic syndrome　類白血病、前白血病ともいう。骨髄中の幹細胞が成熟できず、健常な赤血球、白血球、血小板が減少して感染症、貧血を生じる造血障害。

ME 医用工学　medical engineering　医学の諸問題を工学的なアプローチで解決する学問分野。➡ CE（臨床工学技士）

MED 最小有効量　minimal effective dose　薬物の作用が表れる最小の用量。

MEF 最大呼気流量　maximum expiratory flow　メフともいう。できる限り深く息を吸い込んだ後、できるだけ強く呼出した時の流量。＝ PEF（最

大呼気流量）／（416頁●肺気量分画参照）

MEFV 最大呼出フローボリューム曲線 maximal expiratory flow-volume curve　全肺気量位から最大努力呼出を行ったときの息を吐くスピードと容量の変化を記録した曲線。フローボリューム曲線には、残気量位からの努力吸気による最大吸気フローボリューム曲線（MIFV）があるが、MEFVをフローボリューム曲線とすることが多い。→ MIFV（最大吸気フローボリューム曲線）／（170頁●フローボリューム曲線参照）

MEG 脳磁図 magnetoencephalography　脳の電気的活動に伴って生じる微弱な磁場強度を、高感度磁気センサーを用いて計測した図。電流を計測する脳波に比べて、てんかん波などの異常波が発生している位置をより正確に推測できる。

MELAS ミトコンドリア脳筋症・乳酸アシドーシス・脳卒中様発作症候群 mitochondrial myopathy, encephalopathy, lactic acidosis, stroke-like episodes　メラスともいう。細胞内のミトコンドリアの機能低下により、好気性エネルギー代謝障害などをきたすミトコンドリア脳筋症の1つで、反復する脳卒中様発作（頭痛・嘔吐・痙攣・意識障害・片麻痺など）を特徴とする疾患。

MEN 多発性内分泌腺腫症 multiple endocrine neoplasia　メンともいう。副甲状腺をはじめ、下垂体や膵島細胞などの内分泌組織が多発的におかされる常染色体優性遺伝の悪性腫瘍。

MEP 最大呼気圧 maximum expiratory pressure　メップ、ピーイーマックスともいう。できる限り深く吸って速く吐いた時の呼吸筋の圧力。COPD、神経筋障害があると減少。

MEP 運動誘発電位 motor evoked potential　大脳の運動野への刺激で誘発された筋電位を測定することで、大脳から脊髄に至る運動路の異常を発見する検査。

MEPM メロペネム meropenem　抗菌薬。商品名：メロペン。

mEq ミリ当量 milliequivalent　溶液中の物質量の単位、1000分の1モル。

MERRF 赤色ぼろ線維を伴うミオクローヌスてんかん myoclonus epilepsy with ragged-red fibers　マーフ、福原病ともいう。ミトコンドリア脳筋症の1種。ミオクローヌス、全身性てんかん発作、小脳性失調を主症状とす

る母系遺伝疾患。

Met　メチオニン　methionine　必須アミノ酸の1種。（134頁●必須アミノ酸と非必須アミノ酸参照）

MetHb　メトヘモグロビン　methemoglobin　メト血色素。酸化状態の鉄を有するヘモグロビン。酸素とは結合せず、酸素運搬機能を有しない。

METs　代謝当量　metabolic equivalents　メッツともいう。運動や作業時におけるエネルギー消費を示す指標。座って安静にしている状態のエネルギー消費が1 METで、約3.5 mL/kg/minの酸素消費量となる。→ RMR（エネルギー代謝率）

MF　マイトジェン因子　mitogenic factor　リンパ球分裂促進因子。有糸分裂誘発因子。

MF　菌状息肉症　mycosis fungoides　原因は明らかではないが、皮膚T細胞が悪性化して紅斑を生じ、悪化すると内臓にまで浸潤する、皮膚悪性リンパ腫。

MF　骨髄線維症　myelofibrosis　腫瘍細胞によって骨髄が線維化する血液腫瘍。

MFD　最小致死量　minimum fatal dose　化学物質の毒性を表す基準の1つ。個体を死亡させるのに要する物質の最小量。

MFH　悪性線維性組織球腫　malignant fibrous histiocytoma　軟部の結合組織細胞に発生する肉腫（悪性腫瘍）。

MFICU　母体胎児集中治療室　maternal fetal intensive care unit　周産期集中治療室（PICU）ともいう。ハイリスクの出産となる妊婦・胎児に対して集中治療を行う部門。

MFLX　モキシフロキサシン　moxifloxacin　抗菌薬。商品名：アベロックス。

mFOLFOX6　レボホリナート＋オキサリプラチン＋5-フルオロウラシル　levofolinate, oxaliplatin, 5-fluorouracil　大腸癌の併用化学療法。

MFP　平均循環系充満圧　mean circulatory filling pressure　心収縮機能と静脈還流量のバランスを示す値。心機能が正常な場合は、中心静脈圧に反映される。

MFR　平均流量率　mean flow rate　単位時間当たりの流量の平均値。

Mg　マグネシウム　magnesium　生体を構成する金属元素。主に生体成分合成にかかわる酵素類の活性化に関与している。イオンポンプ作用では細胞内のカルシウムイオンを取り出す作用があり、カルシウムと拮抗的に働く。

MG　モイレングラハト値　Meulengracht unit（独）　黄疸指数ともいう。胆汁の色を基準液と比べることによってビリルビンの濃度を概測した数値。黄疸の指標となる。

MG　重症筋無力症　myasthenia gravis　アセチルコリン受容体に対する自己免疫疾患。複視・眼瞼下垂・嚥下困難・呼吸困難などが起こる。易疲労性により、午後から夕方にかけて悪化する。

MGB　内側膝状体　medial geniculate body　聴覚情報の中継点。聴神経の情報を受け止め、側頭葉の聴覚野へと送る。➡ **LGB（外側膝状体）**

MGIT　酸素感受性蛍光センサー法　mycobacteria growth indicator tube　抗酸菌を迅速に検出することができる液体培地を用いて検出する結核菌の培養検査。

MGN　膜性糸球体腎炎　membranous glomerulonephritis　膜性腎症ともいう。腎糸球体基底膜に免疫複合体が沈着する糸球体腎炎。

MGUS　意義不明の単クローングロブリン血症　monoclonal gammopathy of undetermined significance　良性単クローン性免疫グロブリン症（BMG）、前骨髄腫状態ともいう。免疫にかかわるMタンパク（モノクローナルな異常γグロブリン）が産生され、血中に確認される疾患。特に症状はないが、多発性骨髄腫やアミロイドーシスに移行する場合もある。

MH　黄斑円孔　macular hole　網膜黄斑部に孔が開き、視力低下を生じる眼疾患。

MH　悪性高熱　malignant hyperthermia　筋弛緩薬・サクシニルコリンなどを用いた全身麻酔により、カルシウム放出・代謝が亢進され、高熱、筋硬直、頻脈などが生じる病態。

MHA　微小血管症性溶血性貧血　microangiopathic hemolytic anemia　微小血管の障害により赤血球が破壊されて起こる貧血。

MHC　主要組織適合遺伝子複合体　major histocompatibility complex　免疫反応に関与する遺伝子領域。ヒトでは、ヒト白血球抗原（HLA）。➡ **HLA（ヒト白血球抗原）**

MI **更年期指数** menopausal index　更年期障害の有無、またその程度を評価するための定量的指標。クッパーマン指数や、日本人女性の実状に則した簡易更年期指数がある。→ SMI（簡易更年期指数）

MI **僧帽弁閉鎖不全症** mitral insufficiency　僧帽弁が収縮期に正しく閉じることができず、左心室から左心房へ血液の逆流が生じる疾患。

MI **動機づけ面接** motivational interviewing　クライエントの行動変容を目的とした面接技法。OARSという手法が提唱されている。O：open-ended questions（開かれた質問）、A：affirmations（是認）、R：reflections（聞き返し）、S：summaries（要約）。

MI **心筋梗塞** myocardial infarction　冠動脈の塞栓や痙攣により引き起こされる虚血発作により、局所的に心筋が壊死した状態。

MIC **最小発育阻止濃度** minimum inhibitory concentration　ミックともいう。薬剤が微生物の発育を阻止するために必要な最小濃度。この値が低いほど、抗菌力が高いことを示す。

MICS **低侵襲心臓手術** minimally invasive cardiac surgery　胸部の小さな切開から胸骨を一部分のみ切開する、あるいは側胸部の小さな切開から胸骨を切開せずに行う心疾患の手術法。美容上の利点や早期術後回復が見込める。

MID **多発梗塞性認知症** multi-infarct dementia　多発した小梗塞による脳血管性認知症。

MIF **最大吸気流量** maximum inspiratory flow　できる限り息を吐き出した後、できるだけ深く息を吸い込んだ時の流量。（416頁●肺気量分画参照）

MIF **遊走阻止因子** migration inhibition factor　ミフともいう。体内に入った異物を認識すると、体内を移動（遊走）するマクロファージをそこにとどまらせるサイトカイン。マクロファージは異物を貪食、分解する。→ MIT（マクロファージ遊走阻止試験）

MIFV **最大吸気フローボリューム曲線** maximal inspiratory flow-volume curve　残気量位から最大努力吸気を行ったときの息を吐くスピードと容量の変化を記録した曲線。→ MEFV（最大呼出フローボリューム曲線）／（170頁●フローボリューム曲線参照）

MINO **ミノサイクリン** minocycline　抗菌薬。商品名：ミノマイシン。

MIP　最大吸気圧　maximum inspiratory pressure（マキシマム インスパイアトリー プレッシャー）　人工呼吸中、気道内にかかる最も高い圧。

MIS　最小侵襲手術　minimal invasive surgery（ミニマル インヴェイシヴ サージェリー）　筋肉や腱などの組織をできるだけ傷つけずに、身体への負担を最小限になることを目指して行われる、股関節や膝関節などの手術法。

MIST　ミスト　mechanism, injury site, sign, treatment（メカニズム インジャリー サイト サイン トリートメント）　外傷現場で伝えるべき情報。→ SAMPLE（サンプル）

● MIST と SAMPLE

MIST

Mechanism	受傷機転
Injury site	損傷部位・程度
Sign	症状・症候
Treatment	行った処置

SAMPLE

Symptom	症状
Allergy	アレルギー
Medication	服薬中の薬物
Past history	既往歴
Last meal	最終飲食
Events	事故の記憶

mist　水剤　mistura（ラ）（ミストゥラ）　薬剤の懸濁液。

MIT　マクロファージ遊走阻止試験　macrophage migration inhibition test（マクロファジ マイグレイション インヒビション テスト）　ミットともいう。細胞性免疫ができると、抗原があればマクロファージの遊走が阻止されることを利用して、免疫の検出や抗原の検索などに用いる検査法。

MIT　ミトキサントロン　mitoxantrone hydrochloride（ミトキサントロン ハイドロクロライド）　抗悪性腫瘍薬。商品名：ノバントロン。

MIT　頻回注射療法　multiple insulin injection therapy（マルティプル インスリン インジェクション セラピー）　ミットともいう。糖尿病患者において、超速効型インスリンなどのインスリン製剤を1日に2～3回注射することで、厳密な血糖コントロールを図る方法。

mixt 合剤 mixture 配合薬剤。

MJD マチャドジョセフ病 Machado-Joseph's disease 常染色体優性遺伝の脊髄小脳変性疾患。（373頁●脊髄小脳変性症の分類と特徴参照）

MK 胃癌 Magenkrebs（独） 胃に発生する悪性腫瘍。

MK モノカイン monokine 単球やマクロファージが分泌する生理活性物質。免疫細胞の細胞間相互作用を担う。

ML 悪性リンパ腫 malignant lymphoma マリリン、マリグナントリンホーマともいう。リンパ系組織の悪性腫瘍。ホジキンリンパ腫と非ホジキンリンパ腫に分けられる。➡ HL（ホジキンリンパ腫）、NHL（非ホジキンリンパ腫）

ML ムコ脂質症 mucolipidosis ムコリピドーシスともいう。ライソソーム病の1つ。遺伝性の酵素欠損または欠陥により、糖脂質および糖タンパク（ムコ多糖）が代謝されなくなり、体内に貯留する疾患。ムコ多糖症様の症状を示し、骨変形、神経変性などをきたす。

MLC 混合リンパ球培養 mixed lymphocyte culture 異なる個体のリンパ球を混合培養し、抗原の違いに対するT細胞の反応をみる検査。臓器移植の組織適合性検査の1つ。

MLC ミオシン軽鎖 myosin light chain 筋収縮にかかわるタンパク質であるミオシンを構成するポリペプチドの1つ。心室筋におけるミオシン軽鎖の測定は、心筋梗塞の評価に用いられる。

MLCK ミオシン軽鎖キナーゼ myosin light chain kinase ミオシンをリン酸化する酵素。MLCKによりリン酸化されたミオシンはアクチンと相互作用し、平滑筋が収縮する。

MLD 医療徒手リンパドレナージ manual lymph drainage 手で行われるリンパ系のマッサージ。むくみのある患部に手を当て、皮膚や皮下組織に貯留した体液をリンパ管に移動させる。

MLD 異染性白質ジストロフィー metachromatic leukodystrophy 常染色体劣性遺伝による白質ジストロフィー。脳白質、腎にスルファチドが蓄積し、中枢神経、末梢神経の脱髄をきたす疾患。

MLF syndrome 内側縦束症候群 medial longitudinal fasciculus syndrome 水平眼球運動を支配する神経束の疾患で、眼球の内外転運動が障害される。

MLG 脊髄造影法 myelography ミエロ、ミエログラフィともいう。クモ膜

MLL　混合型白血病 mixed lineage leukemia　骨髄性とリンパ性の両方の形質のある白血病。(30 頁●白血病と類縁疾患の分類参照)

MM　悪性黒色腫 malignant melanoma　皮膚の母斑細胞、メラニン細胞に発生する悪性腫瘍。

MM　内側半月板 medial meniscus　半月板の構成部分。半月板は外側半月板（LM）と内側半月板から構成される。→ LM（外側半月板）／(307 頁●膝関節参照)

mM　ミリモル millimole　溶液中の物質量の単位、1000 分の 1 モル。

MM　多発性骨髄腫 multiple myeloma　腫瘍性の形質細胞が骨髄に増殖し、貧血、腰痛、脱力などを起こす疾患。

MM　骨髄腫 myeloma　ミエローマともいう。骨髄の形質細胞が腫瘍化し、全身の骨に発症し、強い痛みを生じるほか、高カルシウム血症、腎不全、貧血などをきたす疾患。

MMA　中硬膜動脈 middle meningeal artery　側頭部・硬膜を走行する動脈。(308 頁●脳の動脈参照)

MMC　マイトマイシン C mitomycin C　抗悪性腫瘍薬。商品名：マイトマイシン。

MMD　モヤモヤ病 moyamoya disease　ウィリス動脈輪閉塞症ともいう。内頸動脈終末部（脳底部）に狭窄または閉塞を起こす疾患。

MMF　ミコフェノール酸モフェチル mycophenolate mofetil　免疫抑制薬。商品名：セルセプト。

mmHg　水銀柱ミリメートル millimeter of mercury　圧力の単位。1 気圧で 760mm の水銀柱が支えられることを基準とする。

MMI　メルカプトメチルイミダゾール mercaptomethylimidazole　チアマゾールともいう。甲状腺疾患治療薬。商品名：メルカゾール。

MMM　骨髄化生を伴う骨髄硬化症 myelofibrosis with myeloid metaplasia　骨髄の線維化が起こる慢性骨髄増殖性疾患。

MMP　細胞外基質分解酵素群 matrix metalloproteinase　マトリックスメタロプロテアーゼともいう。活性部位として金属（亜鉛イオン）をもつ酵素

で、細胞を固定、接着する細胞外基質物質（コラーゲンやプロテオグリカン、ゼラチン、フィブロネクチン、ラミニン、エラスチンなど）を基質として分解する。MMP は癌の増殖、浸潤、転移のほか、リウマチ、歯周病、角膜炎などの原因物質として関与している。

MMPI　ミネソタ多面人格テスト　Minnesota multiphasic personality inventory　質問紙法による性格検査。

mMRC　修正 MRC 呼吸困難スケール　modified Medical Research Council dyspnea scale　日常生活の活動において経験する息切れの程度を評価する質問票。

MMSE　簡易精神状態検査　Mini-Mental State Examination　ミニメンタルステート検査ともいう。記憶・言語力に重点をおいた、精神状態の簡易診断テスト。見当識、記憶、計算などの 11 項目からなり、30 点満点で評価する。

MMT　徒手筋力テスト　manual muscle test　筋力がどの程度あるかを手で負荷を与えて調べる検査。（266 頁●**徒手筋力テスト**参照）

MMV　強制分時換気　mandatory minute volume ventilation　患者の分時換気量が変化すると、人工呼吸器が強制換気の回数を増減させ、設定した目標分時換気量を維持する換気方式。（337 頁●**主な換気モード**参照）

MN　膜性腎症　membranous nephropathy　膜性糸球体腎炎ともいう。ネフローゼ症候群の 1 つで、腎糸球体基底膜に免疫複合体が沈着する糸球体腎炎。

MND　運動ニューロン疾患　motor neuron disease　運動神経のみが選択的に障害されて筋力低下が生じる、進行性の神経変性疾患の総称。遺伝性と原因不明のものがある。➡ LMNL（下位運動ニューロン障害）、UMNL（上位運動ニューロン障害）

MNMS　代謝性筋腎症候群　myonephropathic metabolic syndrome　虚血再灌流症候群ともいう。急性動脈閉塞症などにおいて血行が一定時間阻害された結果、横紋筋融解壊死に起因する腎障害や全身代謝障害をきたす症候群。

MOB　腰椎多数回手術例　multiply operated back　ポリサージェリーともいう。手術をしても症状の改善がみられずに、何度も手術を受ける腰痛患者。

●徒手筋力テスト

➡ 徒手的に抵抗を加える方向

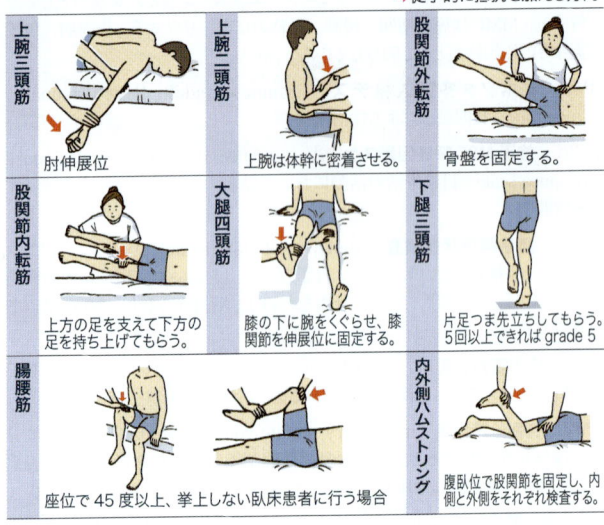

上腕三頭筋	上腕二頭筋	股関節外転筋
肘伸展位	上腕は体幹に密着させる。	骨盤を固定する。

股関節内転筋	大腿四頭筋	下腿三頭筋
上方の足を支えて下方の足を持ち上げてもらう。	膝の下に腕をくぐらせ、膝関節を伸展位に固定する。	片足つま先立ちしてもらう。5回以上できればgrade 5

腸腰筋		内外側ハムストリング
座位で45度以上、挙上しない臥床患者に行う場合		腹臥位で股関節を固定し、内側と外側をそれぞれ検査する。

●徒手筋力テストの評価方法

表 示 法		意 味
5	Normal (N)	強い抵抗を加えても正常範囲まで動く
4	Good (G)	いくらか抵抗を加えてもなお正常範囲まで動く
3	Fair (F)	抵抗を加えなければ、重力に打ちかって正常範囲まで動く
2	Poor (P)	重力による抵抗が加わらない肢位では、正常範囲までの運動ができる
1	Trace (T)	関節は動かないが、筋の収縮が認められる
0	Zero (活動なし)	筋の収縮も全く認められない（筋力1と筋力0との判断は困難で、正確には筋電図を用いる必要がある）

それぞれの段階の中間を表現するために、4＋や4－と細かく分類する方法もある。

MOD　成人型糖尿病　maturity onset type diabetes mellitus　インスリン非依存型の糖尿病。正式には2型糖尿病といわれる。

MODS　多臓器機能不全症候群　multiple organ dysfunction syndrome　モッズともいう。2つ以上の主要臓器（肺、腎、肝など）が同時もしくは連続して機能障害を起こす症候群。重症感染症や外傷、大手術、ショック、膵炎、大量出血、播種性血管内凝固症候群、心不全などによって引き起こされる。

MODY　小児成人型糖尿病　maturity onset diabetes mellitus of young people　若年（通常25歳未満）で発症する2型糖尿病。常染色体優性遺伝を示し、特定の遺伝子の機能異常によって膵臓のβ細胞の機能不全が起こり、インスリン分泌が障害される。

MOF　多臓器不全　multiple organ failure　モフともいう。肺、心、腎、肝などの7つの主要臓器のうち、2つ以上が同時あるいは短時間のうちに相次いで障害された機能不全状態。

mol　モル　mole　溶液中の物質量の単位、溶液中に溶けている物質量をモル数で表す。

Mono　単球　monocyte　白血球の1つで、大型の細胞。血管から出て組織内に入ると成熟して大食細胞（抗原提示細胞）になる。(280頁●白血球の成分と働き参照)

MOSF　多臓器機能不全　multiorgan system failure　＝MOF（多臓器不全）

MP　メルファラン＋プレドニゾロン　melphalan, prednisolone　多発性骨髄腫の併用化学療法。

MP　固有筋層までの癌　muscularis propria　癌の浸潤が粘膜下層を越えているが、固有筋層にとどまるもの。(268頁●胃癌の深達度分類参照)

MPA　主肺動脈　main pulmonary artery　肺動脈弁上部に位置する、右心室から出た主幹が左右に分かれた肺動脈。

MPA　メドロキシプロゲステロン　medroxyprogesterone acetate　抗悪性腫瘍薬。商品名：ヒスロン、プロベラ、ヒスロンH。

MPA　顕微鏡的多発血管炎　microscopic polyangiitis　腎臓、肺、皮膚などの細小動・静脈や毛細血管の血管壁に炎症を起こす、原因不明の疾患。腎糸球体や肺胞の毛細血管の炎症が特徴的。

●胃癌の深達度分類

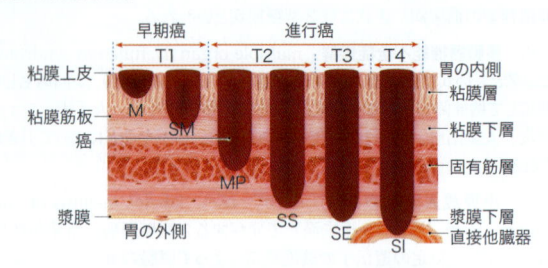

T1：粘膜(M)または粘膜下層(SM)まで、T2：固有筋層(MP)または漿膜下層(SS)まで、T3：漿膜に接する、または漿膜を破り遊離腹腔に露出(SE)、T4：直接他臓器まで(SI)。深さが不明なものはTXとする。

MPAP　平均肺動脈圧　mean pulmonary arterial pressure　肺動脈の平均圧力。肺高血圧の指標。➡ PH（肺高血圧症）／（378頁●スワンガンツカテーテル（SGC）測定による正常値参照）

MPC　最大許容濃度　maximum permissible concentration　揮発性化学物質を扱う職場において、健康への有害な影響を及ぼさないと推定・許容される最大限の空気中の物質濃度。

MPD　骨髄増殖性疾患群　myeloproliferative disorders　造血幹細胞の異常のため、一系統以上の骨髄系細胞が腫瘍性に増殖する疾患群。

MPGN　膜性増殖性糸球体腎炎　membranoproliferative glomerulonephritis　ネフローゼ症候群の1つで、メサンギウム細胞が増殖し、糸球体毛細管壁が肥厚して起こる糸球体腎炎。

MPI　モズリー性格検査　Maudsley personality inventory　外向性／内向性や、神経症的傾向を測るための質問紙による性格検査。

MPI　心筋血流イメージング　myocardial perfusion imaging　放射性同位元素を用いて心筋の血流を画像化する検査。

MPN　メサンギウム増殖性糸球体腎炎　mesangial proliferative glomerulonephritis　➡ PGN（増殖性糸球体腎炎）

MPO　ミエロペルオキシダーゼ　myeloperoxidase　骨髄で産生される

顆粒球系・単球系の細胞質に含まれる、殺菌作用をもつ酵素タンパク。

MPP　マイコプラズマ肺炎　mycoplasma pneumonia　原発性非定型性肺炎ともいう。肺炎マイコプラズマが気道粘膜の線毛上皮細胞を破壊して起こる肺炎。間質性肺炎や気管支炎などをきたす。

MPQ　マクギル痛み質問票　McGill pain questionnaire　痛みの活動度や性質を測定する質問票。

MPS　ムコ多糖症　mucopolysaccharidosis　先天的にムコ多糖を代謝できず、これが蓄積して種々の臓器が損傷する疾患。

MPS　筋筋膜性疼痛症候群　myofascial pain syndrome　筋肉の組織に生じたしこり状の病変がトリガーポイントとなって、その周囲や離れた部位に痛み・しびれ・脱力・関節障害・自律神経障害など多様な症状を引き起こす症候群。

mPSL　メチルプレドニゾロン　methylprednisolone　副腎皮質ホルモン剤。商品名：メドロール、ネオメドロールEE。

MR　麻疹・風疹　measles-rubella vaccine　MRワクチンともいう。麻疹と風疹の混合ワクチン。1歳時と小学校就学前の2回定期接種。

MR　内直筋　medial rectus muscle　外眼筋の1つ。動眼神経の支配を受け、眼球を内側に動かす。(147頁●眼球の動きと眼外筋を支配する神経参照)

MR　医学的リハビリテーション　medical rehabilitation　医療機関で行われる、疾病からの回復や再発予防、社会復帰などを目指して行われるリハビリテーション。

MR　医薬品情報担当者　medical representative　メディカルレプリゼンタティブともいう。医薬品の薬効や安全性に関する情報の提供と収集を担う製薬会社の専門職員。

MR　精神発達遅滞　mental retardation　先天性または早期後天的な脳障害により、知能の発達が遅滞し、社会への適応が困難な状態。➡ **MD（精神発達遅滞）**

MR　僧帽弁逆流症　mitral regurgitation　僧帽弁閉鎖不全症ともいう。僧帽弁が収縮期に正しく閉じることができず、左心室から左心房へ血液の逆流が生じる疾患。

MRA　磁気共鳴血管造影　magnetic resonance angiography　磁気共鳴

現象を利用して、血管を撮影する検査。

MRA　悪性関節リウマチ　malignant rheumatoid arthritis　重篤な多臓器障害を伴う関節リウマチ。→ RA（関節リウマチ）

MRC　磁気共鳴脳槽造影法　magnetic resonance cisternography　磁気共鳴現象を利用して、脳槽を撮影する検査。

MRC　英国医療会議会　Medical Research Council　→ mMRC（修正MRC呼吸困難スケール）

MRCNS　メチシリン耐性コアグラーゼ陰性ブドウ球菌　methicillin resistant coagulase negative *staphylococci*　メチシリンに対して耐性を獲得したコアグラーゼ陰性ブドウ球菌。院内感染の原因菌の1つ。

MRCP　磁気共鳴膵胆管造影　magnetic resonance cholangiopancreatography　磁気共鳴現象を利用して、胆管を撮影する検査。

MRD　微小残存病変　minimal residual disease　急性白血病、とくに急性リンパ性白血病（ALL）の治療開始後寛解状態となっても、体内にわずかに残存している白血病細胞のこと。MRDを検出することで、治療のリスク、白血病の型分類、治療に対する生体の反応を評価でき、より適切な治療方針を決定できる。

MRDM　栄養障害関連糖尿病　malnutrition-related diabetes mellitus　タンパク摂取不足など、栄養不良に起因する糖尿病。熱帯地方に多くみられる。

MRI　磁気共鳴撮影　magnetic resonance imaging　磁気共鳴現象を利用して、人体の横断像・縦断像を描く方法。

MRM　医療事故防止　medical risk management　医療において生じる過誤などにより、患者に不利益をもたらすことを、未然に防ぐこと。また、その対応策。

mRNA　伝令リボ核酸　messenger ribonucleic acid　メッセンジャーリボ核酸ともいう。細胞の核の中でつくられる核酸。mRNAが核外に出て、リボゾームと結合し、mRNAのうえで遺伝子情報に基づいてタンパク質が合成される。（276頁● DNAとRNAの働き参照）

MRS　磁気共鳴スペクトロスコピー　magnetic resonance spectroscopy　磁気共鳴現象を利用して、血中・組織中の化学物質の濃度や変化の状態

mRS 修正ランキンスケール modified Rankin scale　脳卒中の回復状況を評価するために用いられる日常生活の指標。0（症状なし）〜6（死亡）の7段階で評価される。

MRSA メチシリン耐性黄色ブドウ球菌 methicillin resistant *Staphylococcus aureus*　メチシリンに耐性をもつ黄色ブドウ球菌。免疫力の低下した患者や高齢者に重篤な感染症を引き起こし、院内感染の原因となっている。

MRSE メチシリン耐性表皮ブドウ球菌 methicillin resistant *Staphylococcus epidermidis*　メチシリンに耐性をもつ表皮ブドウ球菌。コアグラーゼ陰性で、MRSAより毒性が弱い。

MRV 毎分呼吸量 minute respiratory volume　1分当たりの空気の吸入量。

MS 胸骨正中切開 median sternotomy　胸の中央部を縦（正中）に切開し、その下にある胸骨を縦に切開して術野を確保する胸部手術法。

MS メニエール症候群 Meniéres syndrome　めまい、耳鳴、難聴などメニエール病様の症状を呈するが、原因が不明の症候群。

MS 僧帽弁狭窄症 mitral stenosis　僧帽弁が狭窄し、左心房から左心室への血流が障害される疾患。➡ MVR（僧帽弁置換術）、OMC（直視下僧帽弁交連切開術）、PTMC（経皮経静脈的僧帽弁交連切開術）

MS 朝のこわばり morning stiffness　朝など、安静後に動かすときにみられる、長時間、手がこわばって握れなくなる症状。膠原病、とくに関節リウマチでみられる。

MS 多発性硬化症 multiple sclerosis　中枢神経に脱髄病変が多発する疾患。多くの複雑な神経症状が、寛解と再燃を繰り返す。

MSA 多系統萎縮症 multiple system atrophy　錐体路、錐体外路、小脳、自律神経などの経路が障害される疾患の総称。オリーブ橋小脳萎縮症、線条体黒質変性症、シャイドレーガー症候群などがある。（373頁●脊髄小脳変性症の分類と特徴参照）

MSH メラニン細胞刺激ホルモン melanocyte stimulating hormone　黒色細胞のメラニン合成を促す下垂体中葉ホルモン。視床下部から分泌される同放出ホルモンと抑制ホルモンで調整される。

MSL　胸骨中線　midsternal line　前正中線ともいう。胸骨の中央部を通過する垂直線。体表基準線の1つで、身体前面の解剖学的位置を表現するために用いられる。(255頁●体表基準線参照)

MSN　看護学修士　master of science in nursing　看護系大学院で修士課程を修了した者。

MSOF　多系統臓器不全　multiple system organ failure　多系統の臓器が同時に障害され、呼吸不全、心不全、腎不全、肝不全などが複合した機能不全状態。

MSQ　精神状況質問紙　mental status questionnaire　見当識や記憶など10問で構成されている、認知機能障害の質問紙検査。

MSR　僧帽弁狭窄兼逆流症　mitral stenosis and regurgitation　➡ MR(僧帽弁逆流症)

MSSA　メチシリン感受性黄色ブドウ球菌　methicillin sensitive *Staphylococcus aureus*　メチシリンに感受性を示す黄色ブドウ球菌。

MST　生存期間中央値　median survival time　メディアン生存時間ともいう。特定の疾病に罹患したり治療が行われた患者集団で、50％の患者が亡くなるまでの期間。疾病罹患または治療後の、最も標準的な生存期間が得られる。

MSU　中間尿　midstream specimen of urine　排尿時に最初に出てくる尿(初尿)を除いて、排尿途中に採取した尿。

MSUD　楓糖尿症　maple syrup urine disease　メープルシロップ尿症ともいう。ロイシン、イソロイシン、バリンの3種の必須アミノ酸が代謝できない常染色体劣性遺伝疾患。尿がメープルシロップ(楓糖)臭を呈するためこの名がある。哺乳力低下、吐乳、痙攣、嘔吐、意識障害、呼吸障害などを呈する。

MSVR　最大酸分泌量　maximum secretion volume rate　最大胃液分泌量ともいう。ガストリン筋注後に分泌される胃酸の量をみる胃液検査。➡ BSVR(基礎胃液分泌量)

MSW　医療ソーシャルワーカー　medical social worker　患者の抱える社会的経済的問題を援助する専門職。

Mt　胸部中部食道　middle thoracic esophagus　気管分岐下縁から食道・

胃接合部までを2等分した上半分の食道の部位。→ Ut(胸部上部食道)、Lt(胸部下部食道) ／(402頁●食道の区分参照)

MT　ムントテラピー　Mundtherapie（独）　ムンテラともいう。本来は、患者との対話で、精神面からの治療を行うこと。医療関係者側からは、患者をうまく納得させるという意味にも使われている。

MTLE　内側側頭葉てんかん　mesial temporal lobe epilepsy　内側辺縁系である扁桃体海馬をてんかん焦点とする側頭葉てんかん。海馬硬化症から発症することが多く、海馬・扁桃核切除が行われる。→ HS（海馬硬化）

MTP　中足趾節関節　metatarsophalangeal joint　中足骨頭と基節骨底の間の関節。

●足の関節

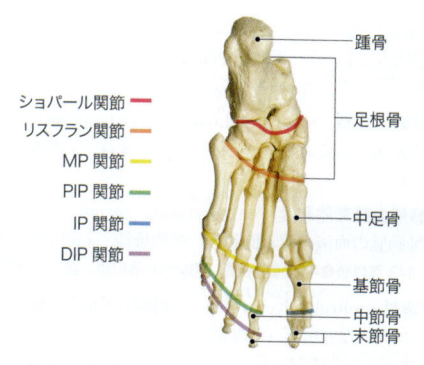

ショパール関節
リスフラン関節
MP関節
PIP関節
IP関節
DIP関節

踵骨
足根骨
中足骨
基節骨
中節骨
末節骨

MTX　メトトレキサート　methotrexate　抗悪性腫瘍薬。商品名：メソトレキセート。

MTX/5-FU　メトトレキサート＋5-フルオロウラシル＋ホリナートカルシウム　methotrexate, 5-fluorouracil, leucovorin　胃癌の併用化学療法。

muc　粘液癌　mucinous adenocarcinoma　多量の粘液質を産生し、腫瘍内部でゼリー状になる、乳癌の特殊型。

MUP　ムピロシン　mupirocin　鼻腔内MRSA除菌薬。商品名：バクトロ

MV **僧帽弁** mitral valve（マイトラル ヴァルヴ）　心臓の左心房と左心室を隔てる弁。左心房が収縮すると開いて左心室へ血液を送り、左心室が収縮すると閉じて左心房への逆流を防ぐ。

MVA **僧帽弁口面積** mitral valve area（マイトラル ヴァルヴ エリア）　僧帽弁の面積。正常域＝4〜6 cm^2。弁尖の癒着などにより $1.5cm^2$ 以下になり左房から左室への血液の流入が悪化すると（僧帽弁狭窄症）、左房圧上昇に伴う肺高血圧症や左心不全を起こす。

MVAC **メトトレキサート＋ビンブラスチン＋アドリアマイシン＋シスプラチン** methotrexate, vinblastine, adriamycin, cisplatin（メソトレキセイト ヴィンブラスチン アドリアマイシン シスプラティン）　膀胱癌の併用化学療法。

MVD **微小血管減圧術** microvascular decompression（マイクロヴァスキュラー ディコンプレッション）　三叉神経痛や顔面痙攣の原因となっている三叉神経や顔面神経への微小血管による圧迫を取り除く手術。

MVO₂ **心筋酸素消費量** myocardial oxygen consumption（マイオカーディアル オクシジェン コンサンプション）　心臓が拍動する際に心筋が用いる酸素の量。心筋の酸素需要は、心拍数×収縮期血圧で推定できる。

MvOS **混合静脈血酸素飽和度** mixed venous oxygen saturation（ミックスト ヴェナス オクシジェン サテュレイション）　右心室内および肺動脈の血液の酸素飽和度。呼吸機能、心機能、末梢循環をみる指標。（443頁付録●呼吸機能検査に用いられる用語、記号、省略語参照）

MVP **僧帽弁逸脱** mitral valve prolapse（マイトラル ヴァルヴ プロラプス）　僧帽弁の前尖と後尖のうちどちらか、あるいは両方が左房側へと逸脱する病態。

MVR **僧帽弁置換術** mitral valve replacement（マイトラル ヴァルヴ リプレイスメント）　僧帽弁狭窄症や閉鎖不全の治療法で、傷んだ僧帽弁を人工の弁に置き換える手術。

MVV **最大換気量** maximum voluntary ventilation（マクシマム ヴォランタリー ヴェンティレイション）　1分間に最大努力して換気できる空気の量。（416頁●肺気量分画参照）

MWST **改訂水飲みテスト** modified water swallow test（モディファイド ウォーター スワロー テスト）　飲水による嚥下検査。3mLの冷水を咽頭に飲み込むことができるか、むせや呼吸状況の変化がないかを観察する。開発時は30mLの飲水で行われたが、嚥下障害が重度の人では誤嚥リスクが高いため、3mLの冷水を用いる方法に改訂された。➡ WST（水飲みテスト）／（440頁●嚥下のスクリーニングテスト参照）

M-W syndrome マロリー・ワイス症候群 Mallory-Weiss syndrome 大量飲酒後、繰り返す嘔吐のため、食道と胃の接合部に亀裂が生じて出血し、吐血する疾患。

My 近視 myopia 眼球内に入ってきた光の焦点が網膜の前方で合ってしまう屈折異常。→ Hy（遠視）

MYD 筋緊張性ジストロフィー myotonic dystrophy ミッドともいう。常染色体優性遺伝による進行性筋萎縮症。骨格筋のほか全身の臓器に多彩な症候を呈する。

N

N 神経 nerve 脳・脊髄と末梢器官を結ぶ刺激伝達経路。（72頁●神経系の働き／96頁●脳神経参照）

N₂O 笑気 nitrous oxide 亜酸化窒素。全身麻酔に用いるガス麻酔薬。

NA ナリジクス酸 nalidixic acid 抗菌薬。商品名：ウイントマイロン。

Na ナトリウム natrium アルカリ金属元素の1つ。体内では、細胞外陽イオンとして存在し、浸透圧を調節し、体内の水分調整を行うとともに、神経・筋の興奮性を維持する。（228頁●電解質組成参照）

NA 壊死性血管炎 necrotizing angiitis 血管壁に壊死性炎症を生じる疾患。

NA ノルアドレナリン noradrenaline カテコラミンの1つで、脳内と交感神経の末端から分泌され、主に脳の働きに強い影響を与える神経伝達物質。血管収縮作用があることから、薬物としてショック時に使用される。

NA 核酸 nucleic acid 細胞の核に存在する、遺伝情報を担うデオキシリボ核酸(DNA)とリボ核酸(RNA)の総称。（276頁● DNAとRNAの働き参照）

NA ナースエイド nurse's aid 看護助手。看護師の指示、指導のもとに、直接患者の病状にかかわらない範囲で業務を行う職種。

NAD ニコチンアミドアデニンジヌクレオチド nicotinamide adenine dinucleotide 生物の多くの酸化還元反応にかかわり、特に好気呼吸で中心的な役割を担う補酵素。酸化型（NAD+）と還元型（NADH）の2つの状態をとり、後者は解糖系およびクエン酸回路において重要な役割を果たす。（400頁● TCA回路参照）

● DNA と RNA の働き

① DNA 内の特定の塩基配列をコピーし、m-RNA を作成（転写）。

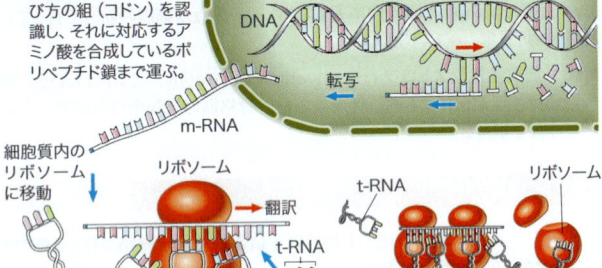

② t-RNA が m-RNA の4種類の塩基の3つの並び方の組（コドン）を認識し、それに対応するアミノ酸を合成しているポリペプチド鎖まで運ぶ。

細胞質内のリボソームに移動

③ t-RNA によって運ばれたアミノ酸でタンパク質を合成。

NAFLD　非アルコール性脂肪肝　nonalcoholic fatty liver disease　飲酒歴がないにもかかわらず、食べ過ぎや肥満によって肝臓に脂肪が蓄積した脂肪肝疾患。→ NASH（非アルコール性脂肪性肝炎）

NAG　N-アセチルグルコサミニダーゼ　N-acetyl-β-D-glucosamidase　前立腺と近位尿細管に局在する酵素で、腎尿細管や糸球体の障害で尿中に出現する。腎障害の早期発見や経過観察、腎移植後の経過観察や上部尿路感染の指標として用いられる。

NAI　食道癌患者に対する栄養評価指数　nutritional assessment index　ナイともいう。食道癌患者の栄養状態から、手術の危険度や術後の予後などを総合的に評価するための指数。

NANDA　北米看護診断協会　North American Nursing Diagnosis Association　ナンダともいう。看護診断の分類、定義、開発を始めた米国の学術団体。NANDAと略称されたが、現在は国際的な団体となり、組織名をNANDA-I（ナンダアイ）と改称している。

NANDA-I NANDA インターナショナル NANDA International(ナンダ インターナショナル) 看護診断の分類、定義、開発を進める国際的組織。

NAP 好中球アルカリホスファターゼ neutrophil alkaline phosphatase(ニュートロフィル アルカライン フォスファテイズ) ナップともいう。好中球系異常の指標の1つ。慢性骨髄性白血病で異常低値を、リンパ性白血病、再生不良性貧血などでは高値を示す。

nasal CPAP 鼻マスク式持続気道内陽圧呼吸 nasal continuous positive airway pressure(ネイザル コンティニュアス ポジティヴ エアウェイ プレッシャー) ネーザルシーパップともいう。鼻マスクによる陽圧呼吸補助装置。睡眠時無呼吸症候群の治療法。

NASH 非アルコール性脂肪性肝炎 nonalcoholic steatohepatitis(ノンアルコホリック ステアトヘパタイティス) 飲酒歴がないにもかかわらず、食べ過ぎや肥満によって肝臓に脂肪が蓄積した非アルコール性脂肪肝による肝炎。➡ **NAFLD（非アルコール性脂肪肝）**

NaSSA ノルアドレナリン作動性/特異的セロトニン作動性抗うつ薬 noradrenergic and specific serotonergic antidepressant(ノンアドレナジック アンド スペシフィック セロトナージック アンティディプレッサント) 抗うつ薬の1つ。シナプスにおけるセロトニン、ノルアドレナリンの放出量を増やして血中の遊離量を高く維持することにより、うつ症状の改善を図る薬物。

N & V, N/V 悪心・嘔吐 nausea and vomiting(ノージア アンド ヴォミティング) 吐き気と嘔吐。（427頁●嘔吐のメカニズム参照）

NB 神経芽細胞腫 neuroblastoma(ニューロブラストーマ) 遊走性交感神経芽細胞で発症する小児癌。

NBAS 新生児行動評価 neonatal behavioral assessment scale(ニオネイタル ビヘイヴィオラル アセスメント スケイル) 新生児の個性に着目し、能力と可能性を採点する行動評価法。

NBM ナラティブベースドメディン narrative based medicine(ナレイティヴ ベイスト メディシン) 患者との対話を、医療を行ううえで重要な要素と位置づけ、それを治療的アプローチにつなげる考え方と実践方法。

NBN 新生児室 newborn nursery(ニューボーン ナーサリー) 分娩(ぶんべん)直後から一時期、新生児を管理する部屋。

NC 特記すべきことなし non-contributory(ノンコントリビュートリー) 経過観察などの記録において、特に目立った変化がない時の定型句。

n.c. 矯正不能 noncorrigunt(ノンコリガント) 視力検査で、いかなるレンズでも矯正ができない場合の略称。

NCA 神経循環無力症［虚脱症］ neurocirculatory asthenia(ニューロサーキュラトリー アスシーニア) 器質的変

NCC　無冠尖　non-coronary cusp　心臓の大動脈弁を構成する三弁の1つ。大動脈弁は左冠尖、右冠尖、無冠尖からなる。➡ RCC（右冠尖）、LCC（左冠尖）

NCCHD　非チアノーゼ性先天性心疾患　non-cyanotic congenital heart disease　心房中隔欠損症、心室中隔欠損症、房室中隔欠損症、動脈管開存症などチアノーゼのない先天性心疾患の総称。（435頁●主な先天性心疾患参照）

NCI-CTC　NCI-CTC分類　National Cancer Institute-Common Toxicity Criteria　癌治療についてのNCI（米国がん研究所）の共通毒性基準。

NCL　神経セロイドリポフスチン症　neuronal ceroid lopofuscinosis　細胞内色素・セロイドリポフスチンが臓器に蓄積され、脳網膜が変性する疾患。痙攣、認知障害、視覚障害を生じる。

NCS　ニーチャム混乱・錯乱スケール　NEECHAM Confusion Scale　注意力、認知、見当識、概観、動作、話し方、生命機能、SpO$_2$、排尿機能などからせん妄の有無や程度を評価する、せん妄の評価ツール。

NCS　神経伝導検査　nerve conduction study　➡ NCV（神経伝導速度）

NCT　非接触型眼圧計　noncontact tonometer　空気眼圧計ともいう。被検者の角膜に接触せずに、空気の噴流圧によって眼圧を測定する装置。

NCU　神経病集中監視部　neurological care unit　脳神経外科系重症患者を対象とした集中治療室・病棟。

NCV　神経伝導速度　nerve conduction velocity　末梢神経障害が疑われるときに行われる検査。運動神経伝導速度（MCV）、感覚神経伝導速度（SCV）がある。➡ MCV（運動神経伝導速度）、SCV（感覚神経伝導速度）

ND　神経性難聴　nerve deafness　内耳より上にある聴神経の障害によって生じている難聴。感音難聴が含まれる。

ND　看護診断　nursing diagnosis　看護が介入しうる患者の問題を診断し、表現する標準用語。➡ NANDA-I（NANDAインターナショナル）

NDFX　ナジフロキサシン　nadifloxacin　皮膚科用剤。商品名：アクアチム。

NDI　腎性尿崩症　nephrogenic diabetes insipidus　腎臓の尿細管機能が

障害されて起こる尿崩症。先天性と続発性がある。

Nd-YAG laser　ネオジム・イットリウム・アルミニウム・ガーネットレーザー　neodymium yttrium, aluminum, garnet laser　エヌディーヤグ、エヌディーヤグレーザーともいう。眼科手術に用いられるレーザー。

NEAA　非必須アミノ酸　non-essential amino acid　タンパク質を形成する20のアミノ酸のうち、体内で合成可能な11種類のアミノ酸。➡EAA（必須アミノ酸）

NEC　壊死性腸炎　necrotizing enterocolitis　ネックともいう。早産による血流不足によって腸の内側が損傷される新生児疾患。

NED　疾患の所見なし　no evidence of disease　諸検査に異常所見がみられないこと。

NEEP　呼気終末陰圧呼吸　negative end-expiratory pressure　ニープともいう。呼気終末が陰圧に解放される人工呼吸器の換気方式。➡ZEEP（呼気終末平圧換気）

NEET　ニート　not in employment, education or training　就業、就学、職業訓練のいずれもしていない人。

NEFA　非エステル型脂肪酸　non-esterified fatty acid　ネーファともいう。体内に摂取した脂肪が加水分解されてできた物質。遊離脂肪酸。脂肪酸代謝に重要な意味をもつ。➡FFA（遊離脂肪酸）

NERD　非びらん性逆流症　non-erosive reflux disease　食道の炎症がなく、胸焼けや胃液逆流感などの胃食道逆流症と同様の症状を呈する疾患。➡GERD（胃食道逆流症）

NESS　非内分泌性低身長症　non-endocrine short stature　成長ホルモンの異常に起因しない低身長。特発性低身長、体内発育不全性低身長、家族性低身長がある。

NET　神経興奮性検査　nerve excitability test　ネットともいう。顔面神経に刺激を与えて、表情筋の収縮を起こす最小値を測定する検査法。顔面神経麻痺の診断などに用いられる。

Neutr　好中球　neutrophil　白血球のうち顆粒球で、中性色素に染まるもの。顆粒球の大部分を占め、異物に対する遊走能と、異物を取り込む貪食能をもつ。（280頁●白血球の成分と働き参照）

●白血球の成分と働き

顆粒球（顆粒がある）	好中球 Neutr	40〜70％（殺菌作用。細菌感染症などで増加）
	好酸球 Eosino	0〜6％（アレルギーに関与。アレルギー疾患、寄生虫感染などで増加）
	好塩基球 Baso	0〜3％（即時性アレルギー反応を誘発）
単球 Mono		0〜6％（殺菌作用。マクロファージの一種）
リンパ球 Lympho (B細胞、T細胞、NK細胞)		10〜50％（免疫制御。ウイルス感染症などで増加）

NF 神経線維腫症 neurofibromatosis（ニューロフィブロマトシス） 神経線維腫、色素斑などを生じる遺伝性疾患。

NF 中性脂肪 neutral fat（ニュートラル ファット） 脂肪酸がグリセリンと結合したもの。モノグリセリド、ジグリセリド、トリグリセリドがあるが、脂肪のほとんどはトリグリセリドであるため、中性脂肪はトリグリセリドと同義とすることが多い。

NFLD 神経線維層欠損 nerve fiber layer defect（ナーヴ ファイヴァー レイヤー ディフェクト） 緑内障において視神経軸索消失に続いて生じる、網膜神経線維層の欠損。

NFLX ノルフロキサシン norfloxacin（ノルフロキサシン） 抗菌薬。商品名：バクシダール。

NFV ネルフィナビル nelfinavir（ネルフィナビル） 抗ウイルス薬。商品名：ビラセプト。

ng ナノグラム nanogram（ナノグラム） 10億分の1グラム（10^{-9}g）。

NG 腎造影法 nephrography（ネフログラフィー） 経静脈的あるいは経膀胱的に造影剤を注入して行う腎盂、尿管、膀胱などのX線検査法。

NGB 神経因性膀胱 neurogenic bladder（ニューロジェニック ブラダー） 膀胱や尿道の働きをつかさどる神経の障害で起こる排尿障害。

NGF 神経成長因子 nerve growth factor（ナーヴ グロース ファクター） 神経細胞の成長と分化を促す成長因子。神経変性疾患の治療薬に用いられる。

NGO 非政府機関 non-governmental organization（ノンガヴァメンタル オーガナイゼイション） 民間人や民間団体がつくる非政府・非営利組織。

NGSP グリコヘモグロビン国際標準値 National Glycohemoglobin（ナショナル グライコヘモグロビン）

Standardization Program(スタンダーダイゼイション プログラム)　全米グリコヘモグロビン標準化プログラムともいう。糖尿病の診断に用いられるヘモグロビン A1c（HbA1c）の国際的な表記方法。日本では JDS 値という独自の表記が用いられていたが、2012 年から NGSP 値が採用されている。

NGT　経鼻胃チューブ　nasogastric tube（ネイゾガストリック チューブ）　NG チューブともいう。水分や栄養剤を注入するため、鼻から胃に挿入するチューブ。

NGU　非淋菌性尿道炎　nongonococcal urethritis（ノンゴノカッカル ユレスライティス）　淋菌以外で起こる尿道炎。クラミジアやトリコモナス、マイコプラズマなどの感染が原因。性行為感染症の１種。

NH₃　アンモニア　ammonia（アンモニア）　水素と窒素の化合物。重症肝疾患では、肝臓の解毒機能が低下するため血中アンモニアが増加する。

NHCAP　医療・介護関連肺炎　nursing and healthcare associated pneumonia（ナーシング アンド ヘルスケア アソシエイテッド ニューモニア）　市中肺炎、院内肺炎に続く肺炎の概念。長期療養型病床群もしくは介護施設に入所、90 日以内に病院を退院した介護を必要とする高齢者・身体障害者、通院で継続的に血管内治療（透析、抗菌薬、化学療法、免疫抑制薬など）を受けている、のいずれかに該当する人に生じた肺炎。➡ CAP（市中肺炎）、HAPP（院内肺炎）

NHL　非ホジキンリンパ腫　non-Hodgkin's lymphoma（ノンホジキンズ リンフォーマ）　ホジキンリンパ腫以外の悪性リンパ腫。B 細胞型と T 細胞型があり、進行度の違いから低悪性度、中悪性度、高悪性度に分類される。➡ ML（悪性リンパ腫）

NIC　看護介入分類　Nursing Interventions Classification（ナーシング インターヴェンションズ クラシフィケイション）　ニックともいう。看護介入の分類、用語の標準化をめざす系統的分類体系。ミネソタ大学を中心に開発が進められている。

NICU　新生児集中治療部　neonatal intensive care unit（ニオネイタル インテンシヴ ケア ユニット）　未熟児や疾患を抱えたハイリスク新生児を集中して治療・管理する部門。

NIDDM　インスリン非依存性糖尿病　non-insulin-dependent diabetes mellitus（ノンインスリンディペンデント ダイアビーティズ メリタス）　２型糖尿病ともいう。インスリン欠乏が軽度で、必ずしもインスリン治療を必要とせず、食事療法や薬物療法を行う糖尿病。➡ IDDM（インスリン依存性糖尿病）／（123 頁●糖尿病の病型参照）

NIH　米国国立衛生研究所　National Institute of Health（ナショナル インスティテュート オブ ヘルス）　米国の医学研究に関する政府の拠点機関。癌や心血管系など各専門分野を扱う研究所とセンター、全 27 施設で構成される。

NIHSS　脳卒中重症度評価スケール National Institute of Health Stroke Scale
脳卒中急性期における重症度評価スケール。意識、視野、眼球運動、顔面麻痺、四肢筋力、運動失調、感覚、言語など15種類の評価項目からなる。

NK-1　ニューロキニン-1 neurokinin-1　痛みの伝達、催吐、炎症反応の促進などさまざまな生理作用をもつ神経ペプチドの1種。

NK cell　ナチュラルキラー細胞 natural killer cell　癌細胞やウイルス感染細胞を殺傷する能力をもつ、リンパ球中の細胞。

NLA　ニューロレプト麻酔 neurolept-analgesia; neurolept-anesthesia　強力な神経遮断薬と鎮痛薬とを併用して意識を残して鎮痛作用だけをもたらす麻酔法。

NLF　鼻唇溝 nasolabial fold　法令線ともいう。鼻翼から口角までのしわ。

NLP　光覚なし no light perception　暗室で被検者の瞳孔に光を当てた時、その明滅が判別できない視力。失明の状態。（84頁●視力の表現参照）

nm　ナノメートル nanometer　10億分の1メートル（10^{-9}m）。

nM　ナノモル nanomolar　溶液中の物質量の単位、10億分の1モル。

NM　ナイトロジェンマスタード nitrogen mustard　アルキル化薬の抗悪性腫瘍薬。びらん性毒ガスのマスタードガスからつくられる。

NM　核医学 nuclear medicine　体内に放射性同位元素などの放射性物質を入れ、その分布や挙動を追跡して疾病の診断、治療を行う医学の1分野。

NMDA　N-メチル-D-アスパラギン酸 N-methyl-D-aspartate acid　神経細胞内の生化学的反応を起こすNMDA受容体（グルタミン酸受容体）を活性化する物質の1つ。NMDA受容体が活性化すると、細胞内にカルシウムイオンが流入する。

NMJ　神経筋接合部 neuromuscular junction　神経線維の終末と運動神経終板をつなぐ連結部。

NMP-22　核マトリックスタンパク質22 nuclear matrix protein 22　膀胱癌の腫瘍マーカー。（22頁●主な腫瘍マーカー参照）

NMR　新生児死亡率 neonatal mortality rate　生後4週未満の児の死亡率。

NMR 核磁気共鳴 nuclear magnetic resonance　磁気共鳴現象を利用して、人体の横断像・縦断像を描く方法。

NMS 神経調節性失神 neurally mediated syncope　神経の反射で引き起こされる一過性の意識消失。長時間の立位、排尿、排便などで出現する。

NMS 悪性症候群 neuroleptic malignant syndrome　抗精神病薬の副作用で起こる症候群。高熱、筋強剛、発汗・頻脈・血圧変動などの多彩な自律神経症状や意識障害を呈する。

NMSCT 骨髄非破壊的同種造血幹細胞移植 nonmyeloablative stem cell transplantation　ミニ移植ともいう。従来の造血幹細胞移植が、骨髄破壊的前処置の後に行われたのに対し、強力な前処置を用いずに、免疫抑制を中心とした前処置の後に同種幹細胞移植を行う方法。

NMU 神経筋単位 neuromuscular unit　1つの運動ニューロンとそれによって支配される一群の筋線維から成る機能単位。

NN 神経鞘腫 neurinoma　神経の中にできる腫瘍。

NNT 治療必要人数 number needed to treat　ある疾患による1人の不良な転帰を防ぐために必要とされる治療患者数。統計学用語。

NO 鼻閉 nasal obstruction　鼻づまり。

NO 一酸化窒素 nitric oxide　窒素と酸素の化合物。大気中にはほとんど存在しないが、生体内では血管拡張作用があり、神経伝達物質としても働く。

NOC 看護成果分類 Nursing Outcomes Classification　ノックともいう。看護介入の結果としての患者目標の分類。ケア計画の評価に使用される。

NOS 一酸化窒素合成酵素 nitric oxide synthase　ノスともいう。体内においてアルギニンから一酸化窒素を産生するために働く酵素。NOSには内皮型（eNOS）、誘導型（iNOS）、神経型（nNOS）の3種類のアイソフォームがある。

NP 神経障害性疼痛 neuropathic pain　体性感覚系に対する損傷や疾患の直接的結果として生じている疼痛。疼痛は、侵害受容器が活性化することによって引き起こされる侵害受容性疼痛、中枢神経系の可塑的変化や心理学的機序による歪みで生じている心因性疼痛、そして神経障害性疼痛に分類される。

n.p. 異常なし no particular　正常であること。

- **NP　ナースプラクティショナー** nurse practitioner　米国における高度実践看護師の1つ。米国看護師協会の定めた教育機関（大学院）で専門の教育とトレーニングを受け、資格を得て、検査などの診断、薬物治療を行うこともできる看護師。
- **NP　看護計画** nursing care plan　個々の患者の現在の問題、将来的に予測される問題などについて看護師がこれから看護活動を展開・実践していくために立案する計画。（147頁●看護計画「OTEプラン」参照）
- **NPC　上咽頭癌** nasopharyngeal cancer　鼻咽喉癌ともいう。鼻咽腔（上咽頭部）に生じる癌。
- **NPD　自己愛性パーソナリティ障害** narcissistic personality disorder　自分は他者よりも優れていて特別な存在であり、それが他者にも認められるべきだと思い込むパーソナリティ障害の一類型。
- **NPD　夜間腹膜透析** night peritoneal dialysis　➡ **APD（自動腹膜透析）** ／（187頁●透析の種類参照）
- **NPE　神経心理学的評価** neuropsychological evaluation　脳機能と心理学的機能を結びつけた神経心理学の評価法。
- **NPH　NPHインスリン** neutral protamine Hagedorn　作用持続時間が中間型のインスリン製剤。
- **NPH　正常圧水頭症** normal pressure hydrocephalus　脳室が拡大しているが、頭蓋内圧は正常範囲内にとどまる水頭症。
- **NPH　椎間板ヘルニア** nucleus pulposus herniation　椎間板の椎間腔からの突出により主に腰椎の脊柱管内の脊髄神経根を圧迫する疾患。
- **NPL　新生物** neoplasma　腫瘍のこと。
- **NPO　絶飲食** Non Per Os; nothing per os　治療や検査のために食事摂取を禁止すること。
- **NPO　非営利特定活動法人** non-profit organization　特定非営利活動促進法に基づき、「特定の公益的・非営利活動を行うこと」を目的として設立される法人。「非営利」とは、団体の構成員に収益を分配せず、主たる事業活動に充てることを意味する。
- **NPPV　非侵襲的陽圧換気** non-invasive positive pressure ventilation　気管切開や挿管を行わず、鼻マスク、あるいは顔面全体をおおうマスクで

行う陽圧換気。気管切開をして行う陽圧換気を気管切開下陽圧換気(TPPV)という。 ➡ TPPV（気管切開下陽圧換気）

NPT　夜間勃起　nocturnal penile tumescence　性的刺激などとは無関係に、睡眠から目覚めたときに陰茎が勃起している生理的現象。レム睡眠時に特定の神経が刺激されて起こるといわれる。

NPUAP　米国褥瘡諮問委員会　National Pressure Ulcer Advisory Panel　褥瘡の予防と管理に関する勧告・教育・研究を行う米国の非営利組織。NPUAPが提唱する褥瘡のステージ分類は、国際的に広く使用されている。

NPWT　陰圧閉鎖療法　negative pressure wound therapy　褥瘡の創面に持続的に陰圧をかけ、肉芽組織の増加、創の収縮、感染のコントロールなどを行う治療法。専用の機械を用いた治療を VAC セラピーという。

NREM　ノンレム睡眠　nonrapid eye movement sleep　徐波睡眠ともいう。眼球運動が止まった睡眠。脳の睡眠と考えられている。健康な成人の場合、一晩にノンレム睡眠とレム睡眠を90〜100分のサイクルで交互に繰り返している。 ➡ REM（レム睡眠）／（286頁●レム睡眠とノンレム睡眠参照）

NRFS　胎児機能不全　non-reassuring fetal status　妊娠または分娩中に、子宮内の胎児に呼吸や循環の異常が生じていると予測される状態。臨床検査において、正常ではない所見が見出され、胎児の健康に問題がある、またはその可能性が判断される。以前は胎児仮死、胎児ジストレスと呼ばれていた。

NRI　栄養学的手術危険指数　nutritional risk index　胃癌患者の手術危険度を示す栄養学的指数。

NRS　数字評定尺度　numeric rating scale　痛みの程度を数字で表すスケール。（168頁●ペインスケール参照）

NRT　ニコチン置換療法　nicotine replacement therapy　ガムやパッチでニコチンを摂取し、ニコチン摂取量を漸減しながら離脱症状の発現を抑えつつ最終的にタバコから離脱させる治療。

NS　ネフローゼ症候群　nephrotic syndrome　糸球体の主に基底膜での濾過障害により高度のタンパク尿と低タンパク血症、浮腫を生じる疾患群。

NS　生理食塩水　normal saline　サリーン、生食ともいう。体液とほぼ等張の塩化ナトリウムの水溶液。

●レム睡眠とノンレム睡眠

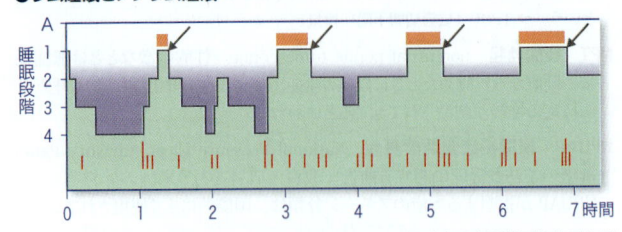

睡眠経過図。睡眠段階 A：覚醒、1〜4：ノンレム睡眠、橙帯：レム睡眠、矢印は睡眠周期の終了を示す。下段の縦棒は寝返りなどの粗体動（長）と局所的な体動（短）を示す

	ノンレム睡眠 (NREM)	レム睡眠 (REM)
活 動	脳の眠り。活動なし	体の眠り。大きな筋の弛緩、指先や顔の筋肉がかすかに動く
呼 吸	規則的で緩やか	不規則
体 温	下がる	上がる
眼	動きなし	急速に眼球が動く
脳 波	デルタ波（大きく遅い）	ベータ波（小さく速い）。夢を見る

Ns　看護師　nurse（ナース）　他の医療従事者と協力して、人々の健康の増進と回復、苦痛の緩和、疾病の予防などに携わる専門職。わが国では、厚生労働大臣の免許を受けて、傷病者や褥婦に対する療養上の世話または診療の補助を行う者、と定められている。

NSAIDs　非ステロイド性抗炎症薬　non-steroidal anti-inflammatory drugs（ノンステロイダル アンティインフラマトリー ドラッグス）　エヌセーズともいう。化学構造的にステロイド骨格をもたない抗炎症薬の総称。プロスタグランジンの合成酵素であるCOXの働きを阻害し、発痛物質を抑制して抗炎症作用や鎮痛作用、解熱作用、抗血栓作用をもたらす。
→ COX（シクロオキシゲナーゼ）

NSE　神経特異エノラーゼ　neuron-specific enolase（ニューロンスペシフィック エノレイス）　解糖にかかわる酵素、エノラーゼのうち、神経細胞に存在するものの総称。神経内分泌腫瘍や小細胞肺癌の腫瘍マーカーとして用いられる。（22頁●主な腫瘍マーカー参照）

NSFTD　正常満期産　normal spontaneous full term delivery　妊娠37〜41週の、自然分娩による出産。

NSIP　非特異型間質性肺炎　nonspecific interstitial pneumonia　特発性間質性肺炎の1種。➡ IIPS（特発性間質性肺炎）

NSR　正常洞調律　normal sinus rhythm　洞結節で発生した電気的興奮が、心房・房室結節・心室へ正しく伝わっている状態。

NST　ノンストレステスト　non-stress test　陣痛のストレスがない状態で行う胎児心拍数モニタリング。➡ CST（収縮ストレステスト）／（288頁●主な胎児評価の方法参照）

NST　栄養サポートチーム　nutritional support team　医師、看護師、管理栄養士、薬剤師、摂食嚥下機能をみる言語聴覚士などの専門家が、それぞれの立場で協力し合って患者の栄養管理・支援を進める集団。

NSTEMI　非ST上昇型心筋梗塞　non-ST elevation myocardial infarction　心臓の壁の表面だけに壊死のある心筋梗塞。重症なST上昇型心筋梗塞の前兆。➡ STEMI（ST上昇型心筋梗塞）

NSVT　非持続性心室頻拍　nonsustained ventricular tachycardia　心室頻拍のうち、頻拍持続時間が30秒以内のもの。➡ SVT（持続性心室頻拍）

NTG　ニトログリセリン　nitroglycerin　冠血管拡張作用により狭心症発作を改善する治療薬。舌下錠、パッチ製剤、スプレー製剤がある。

NTG　正常眼圧緑内障　normal tension glaucoma　眼圧は正常だが、視野異常や視神経乳頭陥凹など進行性の機能障害が起こる緑内障。

NTN　腎毒性腎炎　nephrotoxic nephritis　抗癌薬などの、中毒性腎障害を生じる薬物の副作用による腎炎。

NUD　非潰瘍性消化不良　non-ulcer dyspepsia　癌や潰瘍などの器質的疾患が見当たらないのに、胸やけ、嘔気などの不快感が持続する症候群。機能性機能性ディスペプシアの1つ。➡ FD（機能性ディスペプシア）

Nv　裸眼視力　naked vision　メガネやコンタクトレンズのような視力矯正器具を使わない視力。

NVAF　非弁膜症性心房細動　non-valvular atrial fibrillation　心房細動の原因が、リウマチ性僧帽弁疾患、人工弁・僧帽弁修復術の既往などの弁の異常でないもの。

●主な胎児評価の方法

胎動カウント	・一定時間内の胎動回数を観察・計測する ・一定回数の胎動を自覚するまでに要した時間を計測する場合もある ・母親が自宅で実施できる
ノンストレステスト（NST）	・子宮収縮のない状態で胎児モニターを用い、胎動に伴う胎児の心拍数の変化を観察する ・胎児心拍数基線の状態や胎動、一過性頻脈、一過性徐脈の有無を観察し、胎児の健康状態を診断する
振動音響刺激（FAS）・胎児音響刺激（VAS）	・NST実施時に、母体腹壁を通して音や振動を与え、胎児の反応を評価する
オキシトシン・チャレンジ・テスト（OCT）	・子宮収縮に対する胎児の心臓の反応を評価する ・人工的に子宮収縮を起こさせ、モニターにより胎児心拍数の変動を観察する
収縮ストレステスト（CST）	・胎児に低酸素刺激を与えて子宮収縮を起こし、遅発一過性徐脈の有無を見る ・陰性：遅発一過性徐脈が見られない。胎児機能不全は否定される ・陽性：遅発一過性徐脈が見られる。胎児機能不全
バイオフィジカルプロファイルスコア（BPS）	・超音波断層法（羊水量・筋緊張・胎動・胎児呼吸様運動）とNSTの結果を点数化し、胎児の健康状態を評価する

NVD　乳頭上血管新生 neovascularization on the disc　糖尿病網膜症の眼底新生血管の1つ。視神経乳頭のうえに、新生血管が生じる病態。眼底新生血管は、他に網膜内細小血管異常、網膜新生血管がある。

NVG　新生血管緑内障 neovascular glaucoma　虹彩や隅角で新生血管が形成されて生じる難治性緑内障。

NVP　ネビラピン nevirapine　抗ウイルス薬。商品名：ビラミューン。

NWB　免荷 non-weight bearing　骨折や関節炎、下肢の手術後などの際、下肢に体重が加わらないようにすること。➡ FWB（全荷重）、PWB（部分荷重）

Nx　眼球振盪 nystagmus　眼振、ニスタグムスともいう。眼球の不随意で周期的な運動。水平、垂直、回転性があり、中枢神経障害によるものと視

力や内耳障害によるものがある。

NYHA　ニューヨーク心臓協会心疾患機能分類 New York Heart Association Classification of Cardiac Patients　ニーハともいう。ニューヨーク心臓協会（NYHA）が定めた心不全の重症度の分類。

● NYHA の心機能分類

Ⅰ度	心疾患があるが、身体活動には特に制約がなく、日常生活（歩行、階段を昇る）において呼吸困難、疲労、動悸、狭心痛などの愁訴が生じないもの
Ⅱ度	心疾患があり、身体活動が軽度に制約されるもの。安静時には障害がないが、日常労作（早歩き、2ブロック以上歩く、階段を2階分昇る、感情的ストレス）によって、呼吸困難、疲労、動悸、狭心痛の愁訴が発現するもの
Ⅲ度	心疾患があり、身体活動が著しく制約されるもの。安静時には愁訴はないが、比較的軽い日常労作（1〜2ブロック歩く、階段を1階分昇る）でも、呼吸困難、疲労、動悸、狭心痛の愁訴が発現するもの
Ⅳ度	心疾患があり、いかなる程度の身体労作の際にも呼吸困難、疲労、動悸、狭心痛の愁訴が発現するもの。また、心不全症状、または、狭心症症候群が安静時においてもみられ、労作によりそれらが増強するもの

NYS　ナイスタチン nystatin　抗真菌薬。商品名：ナイスタチン。

NZP　ニトラゼパム nitrazepam　睡眠薬、麻酔前投薬、抗てんかん薬。商品名：ネルボン、ベンザリン、チスボン、ネルロレン、ノイクロニック、ヒルスカミン。

O

O　客観的情報 objective data　第三者が得られる情報。（385頁● SOAP 形式参照）

OA　起立性タンパク尿 orthostatic albuminuria　立位をとる、腰を曲げるなどの体位が原因で、尿中にタンパク質が排泄されること。生理的タンパク尿の1つで、立位により腎が圧迫されることが原因。

OA　変形性関節症 osteoarthritis　骨関節症ともいう。関節軟骨の退行性変化と、それに対する反応性の骨増殖による、関節の変性疾患。

OAB　過活動膀胱 overactive bladder　尿意切迫感を主症状とし、頻尿や夜間頻尿を伴い、時には尿失禁を引き起こす疾患。

OAG　眼動脈造影 ocular angiography　眼動脈に造影剤を注入して撮影

OALL 前縦靱帯骨化症 ossification of anterior longitudinal ligament 脊椎椎体の前面を縦走する前縦靱帯が骨化する疾患。 ➡ OPLL（後縦靱帯骨化症）

OA-PICA anastomosis 後頭動脈-後下小脳動脈吻合術 occipital artery-posterior inferior cerebellar artery anastomosis 後頭動脈と後下小脳動脈をつなぐ、脳血管障害のバイパス手術。

Ob 斜位 oblique 眼位がずれて目標物が二重に見える状態。

OB 潜血 occult blood; occult bleeding 尿または便の中に存在する肉眼では見えない劣化・分解された血液。

OB・GYN オービーギネ obstetrics and gynecology 産科・婦人科。

OBS 器質性脳症候群 organic brain syndrome 脳の器質疾患により、脳機能の全般的障害が起こり、見当識・記憶・知能・判断の障害、感情の平板化をきたす症候群。

OC 視神経交叉 optic chiasma 視神経が頭蓋底に入って左右に交差する部位。右目の神経線維は左大脳へ、左目の神経線維は右大脳へ向かう。

OC 経口避妊薬 oral contraceptive ピルともいう。排卵を抑制する女性ホルモン薬。卵胞ホルモンと黄体ホルモンが含まれ、避妊、月経困難症や子宮内膜症などの治療に用いられる。

OCD 強迫性障害 obsessive-compulsive disorder 強迫観念と強迫行為を主症状とする精神障害。

OCD 離断性骨軟骨炎 osteochondritis dissecans 骨軟骨結合力の低下により、関節軟骨が下層の軟骨下骨から薄い骨片を伴って剥がれる病態。成長期の男子のスポーツ選手に多くみられる。

OCPD 強迫性パーソナリティ障害 obsessive-compulsive personality disorder 秩序、ルール、完全主義にとらわれすぎ、柔軟性や効率性がないことが特徴のパーソナリティ障害。

OCR 頭位変換眼球反射 oculocephalic reflex 人形の目現象ともいう。頭を回転させると、回転させた反対の方向に眼球が動く反射。

OCT 光干渉断層計 optical coherence tomography 近赤外光を使って眼球組織の断層像をみる装置。

OCT　オキシトシン・チャレンジ・テスト oxytocin challenge test　オキシトシン負荷試験、胎児予備能試験ともいう。オキシトシンによって子宮収縮を発来させ、胎児心拍の変化をみる検査。(288頁●主な胎児評価の方法参照)

OCV　硝子体混濁 opacitas corporis vitrei　網膜剥離・ブドウ膜炎・硝子体出血・後部硝子体剥離などで起こる、眼球の硝子体が濁る病態。

O.D.　右眼に oculus dexter(ラ)　処方箋の略語。点眼薬の指示。RE(right eye)とも書く。

OD　起立性調節障害 orthostatic dysregulation　突然の立ちくらみやめまい、腹痛や動悸などが起こる自律神経失調症。

ODA　政府開発援助 official development assistance　先進国の政府・政府機関が、開発途上国の経済・社会の発展や福祉向上のために行う、開発途上国や国際機関に対する資金援助や技術提供。

ODC　酸素解離曲線 oxygen dissociation curve　酸素分圧と酸素飽和度の関係から、酸素効率を示したグラフ。

●酸素解離曲線

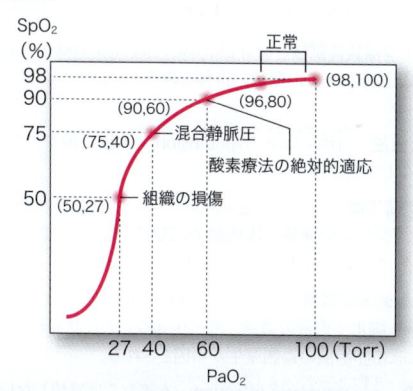

SpO₂(%) / PaO₂(Torr)
- (98, 100) 正常
- (96, 80) 酸素療法の絶対的適応
- (90, 60) 混合静脈圧
- (75, 40)
- (50, 27) 組織の損傷

ODI　オズウェストリー障害指標 Oswestry Disability Index　腰痛患者の生活障害の程度を測定する質問票。

ODT　閉鎖密封法 occlusive dressing technique　密封療法ともいう。

皮膚損傷に対して塗布した薬物の効果を高めるために、薬剤塗布部位を被覆材でおおい、密閉状態をつくる治療法。

OE　間欠的経口食道経管栄養法　intermittent oro-esophageal tube feeding（インターミッテント オロエソファリンジアル チューブ フィーディング）
間欠的経管栄養法ともいう。必要時のみ口腔からチューブを挿入して食道に留置し、栄養分や水分を流し込む経腸栄養法。注入時間が短縮できる、生理的な食塊の流れに近い、間接的な嚥下訓練が可能などの利点がある。

OFLX　オフロキサシン　ofloxacin（オフロキサシン）　抗菌薬。商品名：タリビッド。

OG　容量オスモル濃度ギャップ　osmolality gap（オスモラリティ ギャップ）　オスモラリティーギャップともいう。血清浸透圧の実測値と予測値の差異。多臓器障害の重症度の評価に用いる。

OGA　客観的包括的アセスメント　objective global assessment（オブジェクティヴ グローバル アセスメント）　身体計測値、栄養状態、生化学検査値（尿、血液、免疫能）によって栄養状態を評価する栄養アセスメントの方法。→ SGA（主観的包括的アセスメント）／（32頁●主な栄養指標参照）

OGI　骨形成不全症　osteogenesis imperfecta（オステオジェネシス インパーフェクタ）　骨折しやすい、骨が変形しやすいなどが特徴の先天性骨脆弱性疾患。

OGTT　経口ブドウ糖負荷試験　oral glucose tolerance test（オーラル グルコース トレランス テスト）　一定量（75g）のブドウ糖水溶液を与え、血糖値の推移をみることでインスリンの働きを調べる検査。

OH　起立性低血圧　orthostatic hypotension（オーソスタティック ハイポテンション）　体位変換や、急に立ち上がったときに生じる血圧低下。

OHA　経口血糖降下薬　oral hypoglycemic agent（オーラル ハイポグリセミック エージェント）　血糖値を正常化させる薬物。インスリン分泌促進薬、速効型インスリン分泌促進薬、ブドウ糖吸収阻害薬、インスリン抵抗性改善薬がある。

OHSS　卵巣過剰刺激症候群　ovarian hyperstimulation syndrome（オヴァリアン ハイパースティミュレイション シンドローム）　卵巣の腫脹や腹水・胸水、血液の濃縮、呼吸困難などの症状が現れる症候群。排卵誘発薬による卵胞液の過剰産生が原因とされる。

OI　日和見感染　opportunistic infection（オポチュニスティック インフェクション）　本来ならば感染しないような弱い微生物によって生じる感染。免疫力の低下した患者に起こる。

oint.　軟膏　ointment（オイントメント）　ワセリン、ラノリン、ポリエチレングリコールなどの基剤に医薬品を混和した外用剤。

OJ 閉塞性黄疸 obstructive jaundice 胆管閉塞など、胆汁の排泄障害で生じる黄疸。

●黄疸のメカニズム

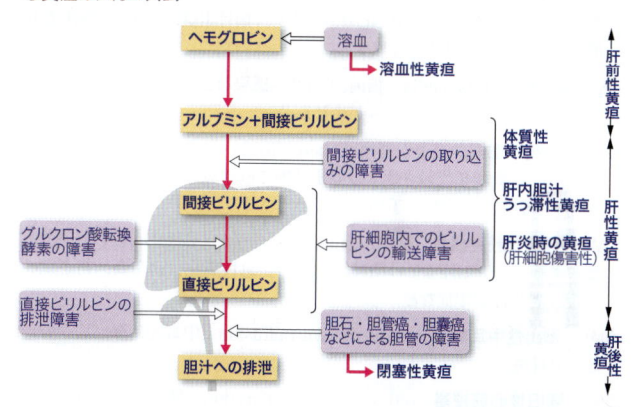

```
ヘモグロビン ← 溶血
                    → 溶血性黄疸          ┐
                                          │ 肝前性黄疸
アルブミン+間接ビリルビン                   ┘
       ← 間接ビリルビンの取り込みの障害     ┐ 体質性黄疸
                                          │
間接ビリルビン                             │ 肝内胆汁
  ← グルクロン酸転換酵素の障害             │ うっ滞性黄疸 肝性黄疸
  ← 肝細胞内でのビリルビンの輸送障害        │ 肝炎時の黄疸
                                          │ (肝細胞傷害性)
直接ビリルビン                             ┘
  ← 直接ビリルビンの排泄障害              ┐
  ← 胆石・胆管癌・胆嚢癌などによる胆管の障害│ 肝後性黄疸
胆汁への排泄 → 閉塞性黄疸                  ┘
```

OJT オンザジョブトレーニング on the job training 業務に関する知識や技能・態度の修得を目的に、職場内で通常の業務を遂行しながら行う教育。

OK 食道癌 Ösophaguskrebs（独） 食道に発生した悪性腫瘍。

OKK 上顎癌 Öberkieferkrebs（独） 上顎洞にできる悪性腫瘍の総称。

OKN 視運動性眼振 optokinetic nystagmus 眼前を連続的に移動する物体を注視させようとするときに起こる眼振。異常が現れた場合は、小脳か脳幹の障害を疑う。

OL 後頭葉 occipital lobe 頭頂葉の後部にある、大脳の部位。頭頂葉と後頭葉の境界には頭頂後頭溝がある。主に視覚や色彩知覚に関する機能を制御する。

O.L. 左眼に oculo laevo（ラ） 処方箋の略語。点眼薬の指示。LE（left eye）とも書く。

OLG 乏突起膠腫 oligodendroglioma グリオーマ（神経膠腫）と呼ばれる脳腫瘍の1種。乏突起細胞から発生し、浸潤性に大脳をおかす。

OM　鈍角枝　obtuse marginal branch　冠動脈左回旋枝の分枝。（74頁●冠動脈参照）

OM　骨軟化症　osteomalacia　カルシウムやリンの不足、またはビタミンDの不足などにより、骨の石灰化障害が生じ、類骨組織が骨中に増殖した状態。骨痛や筋力低下などを呈する。

OM　中耳炎　otitis media　細菌、ウイルス感染などによる、中耳腔の骨膜・粘膜の炎症。耳の痛み、膿みが生じる。

OMC　直視下僧帽弁交連切開術　open mitral commissurotomy　人工心肺装置に心機能を代替させ、心停止状態で直接見ながら僧帽弁狭窄部を切開する僧帽弁狭窄症の手術。

OMD　器質性精神疾患　organic mental disorder　脳そのものの器質的病変による意識や知能などの精神活動障害。急性脳症、せん妄、初老期認知症、老年性認知症など。

OME　滲出性中耳炎　otitis media with effusion　中耳腔に滲出液が貯留した中耳炎。

OMI　陳旧性心筋梗塞　old myocardial infarction　発症後1か月以上経過した心筋梗塞。➡ AMI（急性心筋梗塞）、RMI（亜急性心筋梗塞）

OM line　眼窩外耳孔線　orbitomeatal line　眼窩中心と外耳孔中心を結ぶ線。頭部の画像検査で用いられる基準線の1つ。

OMPC　慢性化膿性中耳炎　otitis media, purulenta, chronica　急性中耳炎が悪化した慢性中耳炎の1つ。

ON　骨壊死　osteonecrosis　オンともいう。骨組織あるいは骨細胞が死んでいる状態。

ONBD　術中経鼻胆汁ドレナージ　operative nasal bile drainage　手術中、鼻から胆管まで通したカテーテルで胆汁を排液する手術。

OP　観察計画　observation plan　看護計画の1つで、患者観察に関して立案したもの。（147頁●看護計画「OTEプラン」参照）

OP, Op.　手術　operation　オペレーション、オペともいう。切開、剥離、切除など、身体に侵襲的な方法を用いた治療法。

OP　骨粗鬆症　osteoporosis　オステオポローシスともいう。骨のカルシウムが減少し、骨の内部が空洞化する疾患。骨がもろくなり、骨折などを起

OPCA　オリーブ橋小脳萎縮症　olivo-ponto-cerebellar atrophy　小脳性運動失調が主体の多系統萎縮症。(373頁●脊髄小脳変性症の分類と特徴参照)

OPCAB　心拍動下冠動脈バイパス術　off pump coronary artery bypass　オフポンプ冠動脈バイパス術ともいう。人工心肺を使わないで、心拍動下に施行する冠動脈バイパス術。➡ CABG（冠動脈大動脈バイパス移植術）

Oph　検眼鏡　ophthalmoscope　眼底検査を行う器具。

OPLL　後縦靱帯骨化症　ossification of posterior longitudinal ligament　脊椎椎体の後面を縦走する後縦靱帯が骨化する疾患。➡ OALL（前縦靱帯骨化症）

OPZ　オメプラゾール　omeprazole　プロトンポンプ阻害薬。商品名：オメプラール、オメプラゾン。

OR　オッズ比　odds ratio　疾患群の危険因子に関するオッズと、疾患のない群（対照群）のそれを比較した数値。

OR　手術室　operating room　手術を行うための部屋。

ORIF　観血的整復と内固定　open reduction and internal fixation　転位した骨折を手術によって整復し、ずれないように金属の固定具で接合する処置。

ORT　視能訓練士　orthoptist　医師の指示のもと視覚障害者に、矯正訓練と必要な検査を行う専門職。

Ortho　オルト　Orthopadie（独）　整形外科。

OS　僧帽弁開放音　opening snap　オス、オープニングスナップともいう。拡張期過剰心音の1つで、心尖部を聴診したとき第2音に続いて起こる高調音。僧帽弁狭窄症を示す。(199頁●心音の分類参照)

OS　オーソ睡眠　orthosleep　徐波睡眠ともいう。徐波パターンが中心の睡眠。深い睡眠でノンレム睡眠。➡ NREM（ノンレム睡眠）、REM（レム睡眠）／(286頁●レム睡眠とノンレム睡眠参照)

OS　全生存期間　overall survival　登録日を起算日として、死亡のイベントが起こるまでの期間。

OSA　閉塞性睡眠時無呼吸　obstructive sleep apnea　＝ OSAS（閉塞型睡

OSAS **閉塞型睡眠時無呼吸症候群** obstructive sleep apnea syndrome
咽頭やその周辺が閉塞して起こる睡眠時無呼吸症候群。➡ SAS（睡眠時無呼吸症候群）

OSCE **客観的臨床能力試験** objective structured clinical examination
オスキーともいう。課題が用意された小部屋を順次回り、臨床実技を行って臨床能力を試験する方法。

OSM **オンコスタチンM** oncostatin M　肝臓細胞の成熟を促進するサイトカイン。

Osm **オスモル** osmol　溶液に溶けているイオンまたは粒子の数。溶質の浸透圧当量を表す。

OSTEO **骨髄炎** osteomyelitis　骨組織に細菌などの病原体による感染が生じ、骨髄に炎症をきたした状態。骨の外傷によって細菌が侵入する場合、血流を介して侵入する場合などがある。

OT **作業療法士** occupational therapist　作業療法を担当する医療専門職。➡ OT（作業療法）

OT **作業療法** occupational therapy　リハビリテーション療法の1つで、障害者の諸機能を回復・維持・開発させるため、作業を通じて治療・支援等を行う。作業療法士（国家資格）がこれを担う。

OT **オキシトシン** oxytocin　下垂体後葉から分泌されるホルモン。子宮収縮、乳汁分泌を促す。(17頁●主なホルモンとその機能参照)

OTC **一般用医薬品** over-the-counter drugs　一般の人が、自分の責任・判断で薬局で購入、使用する医薬品。

OTC **オキシテトラサイクリン** oxytetracycline　抗菌薬。商品名：テラマイシン。

OTCD **オルニチントランスカルバミラーゼ欠損症** ornithine trans-carbamylase deficiency　アンモニア代謝（尿素回路）にかかわる酵素、オルニチントランスカルバミラーゼが先天的に欠損することにより、血中アンモニア濃度が異常に上昇する疾患。高アンモニア血症に伴う脳障害などをきたす。

OVN **眼自律神経症** ocular vegetative neurosis　眼を支配する自律神経

（視神経、動眼神経）の障害による疾患。眼のかすみ、眼精疲労、ドライアイなどが起こる。

O/W 水中油滴型 oil in water 乳化剤により、水の中に油脂が微粒子状に分散している状態。➡ W/O（油中水滴型）

Ox オキシダント oxidant 強酸化性物質の総称。酸化薬。

OYL 黄色靭帯骨化症 ossification of yellow ligament 脊柱管後方で椎弓をつなぐ黄色靭帯が骨化する疾患。

oz オンス ounce ヤード・ポンド法の重量の単位。

P

P リン phosphate 筋肉、脳、神経などあらゆる組織に存在するミネラル。骨や歯を作る主要材料。（228頁●電解質組成参照）

P 計画 plan アセスメントに基づいた計画。SOAPのP。➡ NP（看護計画）／（385頁● SOAP形式参照）

P 肛門管 proctos 肛門縁から直腸に向かって数cmにわたる管状部。解剖学的には肛門縁から歯状線まで、外科的には肛門縁から恥骨直腸筋付着部上縁までを指す。（367頁●大腸・肛門の区分参照）

P プロゲステロン progesterone 胎盤から分泌されるホルモン。胎児や胎盤の成長、妊娠継続などにかかわる。

P 脈拍 pulse パルス、プルスともいう。心室の収縮により大動脈に血液が流れ込む末梢血管の拍動。

P-_ 出産歴＿回 Para _ 経産婦についての略語。経産1回ならP-Ⅰ、2回ならP-Ⅱと書く。

P2 プレグナンジオール pregnanediol プロゲステロンの代謝産物。肝臓で代謝され、尿中に排泄される。プロゲステロンは卵巣、胎盤、副腎皮質、睾丸などで産生されるので、尿中プレグナンジオールを測定することで、これら器官の機能状態を調べることができる。（17頁●主なホルモンとその機能参照）

PA パニック発作 panic attack 動悸、息苦しさ、めまい等の身体症状と、「自分がコントロールできない」「死ぬんじゃないか」という恐怖感を伴う

不安発作。

PA　悪性貧血　pernicious anemia（パーニシャス アネミア）　胃粘膜の萎縮により胃壁細胞からの内因子分泌が欠如するためにビタミンB_{12}吸収が促されず、欠乏する巨赤芽球性貧血。(208頁●貧血の分類参照)

PA　毛様細胞性星細胞腫　pilocytic astrocytoma（ピロサイティック アストロサイトーマ）　脳や脊髄の星細胞に生じる腫瘍。良性で、小児の脳腫瘍では最も頻度が高い。

PA　下垂体腺腫　pituitary adenoma（ピテュイタリー アデノーマ）　下垂体の一部の細胞が腫瘍化した良性腫瘍。ホルモンを過剰に分泌するホルモン産生腺腫（例：先端巨大症、クッシング病）と、ホルモンを分泌しない非機能性腺腫に大別される。

PA　血漿吸着　plasma apheresis（プラズマ アフェレシス）　血漿灌流ともいう。血液から血漿を分離し、血漿そのものを吸着剤に灌流させて病因となる物質を除去する血液浄化法。

PA　後前方向　posterior-anterior（ポステリアアンテリア）　身体の後面から前面に向かう方向。特にX線撮影で用いられ、胸部、頭部、下顎骨などの撮影方向となる。

PA　原発性アルドステロン症　primary aldosteronism（プライマリー アルドステロニズム）　副腎皮質からアルドステロンが過剰分泌されることによって生じる疾患。主徴候は高血圧による頭痛、低カリウム血症による筋力低下、四肢麻痺、多飲や多尿。

PA　肺動脈　pulmonary artery（パルモナリー アーテリー）　右心室からの血液を左右の肺に送る動脈。動脈だが流れているのは静脈血。➡ MPA（主肺動脈）、RPA（右肺動脈）、LPA（左肺動脈）／(46頁●心臓の構造参照)

PA　肺動脈弁閉鎖症　pulmonary atresia（パルモナリー アトレジア）　先天的に肺動脈が完全に閉じている疾患。

PAB　肺動脈絞扼術　pulmonary artery banding（パルモナリー アーテリー バンディング）　バップともいう。乳児期肺高血圧症に対して肺動脈を絞扼し、肺血流量を制限する手術。

PAC　パクリタキセル　paclitaxel（パクリタキセル）　抗悪性腫瘍薬。商品名：タキソール。

PAC　心房期外収縮　premature atrial contraction（プリマチュア アトリアル コントラクション）　心房内から発生する期外収縮。基本の洞調律より早い異所性P波の出現が特徴。基礎疾患がなく、散発性で無症状の場合は治療不要。(299頁●重要な不整脈参照)

PAC　肺動脈カテーテル　pulmonary artery catheter（パルモナリー アーテリー カシター）　スワンガンツカテーテルともいう。心臓の状態を調べるために、肺動脈に留置するカテーテル。右心・左心それぞれの圧力、心拍出量、駆出力、容積などのほか、肺動脈圧、

●重要な不整脈

心室細動（VF）

無秩序で不規則な基線の揺れ

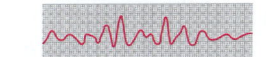

➡除細動

心室頻拍（VT）＊血圧が保たれている場合

P波が先行しない幅の広い大きなQRS波が3連発以上続く

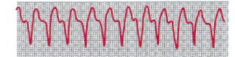

➡医師への連絡。血圧変化要チェック

無脈性心室頻拍（Pulseless VT）

幅の広い大きなQRS波が3連発以上続き、頸動脈触知ができない状態

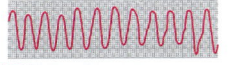

➡除細動

WPW症候群

PQ間隔の短縮と、デルタΔを伴った幅広いQRS波を認める

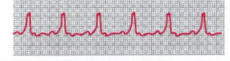

➡頻脈発作をきたしたら医師へ連絡

心静止（Asystole）

心室の電気的興奮が見られず、心拍出量はまったくない状態

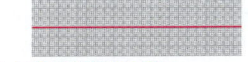

➡ ALS（二次救命処置）へ

心房細動（Af）

P波がなく、基線が小刻みに揺れるQRS波が不規則に出現

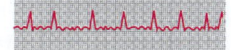

➡慢性で変化がなければ経過観察。医師へ連絡

無脈性電気活動（PEA）

心室の興奮を示すQRS波は認めるが、心拍出量がない状態

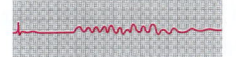

➡ ALS（二次救命処置）へ

心房粗動（AF）

非常に早い連続したP波により鋸歯状（F波）を示す基線。RR間隔はPP間隔の倍数になる

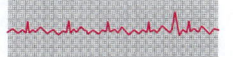

➡慢性で変化がなければ経過観察。医師へ連絡

Ⅲ度房室ブロック

P波とQRS波は規則的に出現しているが、それぞれが独立して発生している

➡医師への連絡、ペースメーカー適応

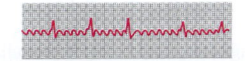

発作性上室頻拍（PSVT）

正常なQRS波形の頻脈

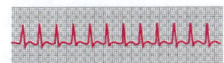

➡血圧を中心にバイタルサインチェック。医師へ連絡

洞不全症候群（SSS）

突然間隔の伸びるP波（それぞれの波形は正常）

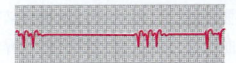

➡医師への連絡、ペースメーカー適応

心室期外収縮（PVC）

P波が先行しない幅の広い大きなQRS波と、QRS波と逆向きのT波

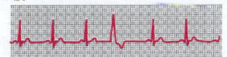

➡医師へ連絡（頻発、連発する場合）

肺動脈楔入圧などを測定できる。詳細なモニタリングが必要な心筋梗塞患者などに用いられる。

PACE　コミュニケーション能力測定法　promoting aphasics' communication effectiveness　脳血管障害後の失語症などにおける言語訓練法の1つ。絵カードの内容を、描画やジェスチャーなどの代償手段を用いて伝えることで、実用的なコミュニケーション能力を身につける方法。

PACG　原発性閉塞隅角緑内障　primary angle-closure glaucoma　パックジーともいう。隅角が閉塞し、房水の流出障害により眼圧が上昇して起こる緑内障。

P$_A$CO$_2$　肺胞気二酸化炭素分圧　partial pressure of alveolar carbon dioxide　肺胞内の二酸化炭素量を分圧で示したもの。（443頁付録●呼吸機能検査に用いられる用語、記号、省略語参照）

PaCO$_2$　動脈血二酸化炭素分圧　partial pressure of arterial carbon dioxide　動脈血中の二酸化炭素量を分圧で示したもの。PaO$_2$とともに、肺の換気機能の指標となる。（443頁付録●呼吸機能検査に用いられる用語、記号、省略語参照）

PAD　経皮的膿瘍ドレナージ　percutaneous abscess drainage　経皮的にドレナージチューブを膿瘍に挿入し、排膿・洗浄を行う手術。

PAD　末梢動脈疾患　peripheral arterial disease　手足の動脈（末梢動脈）に動脈硬化が生じ、動脈血管の狭窄、攣縮により血流障害をきたし、しびれ、痛み、潰瘍などをきたす病態。閉塞性動脈硬化症（ASO）あるいは慢性末梢動脈閉塞症（CAO）に変わる疾患概念。

PAD　市民による除細動　public access defibrillation　AEDを用いた、一般市民による心肺蘇生。➡ **AED（自動体外式除細動器）**

PAD guideline　PADガイドライン　pain, agitation, and delirium giudeline　米国集中治療医学会が発表した、成人ICU患者の疼痛、不穏、せん妄の管理に関する臨床ガイドライン。

PADP　肺動脈拡張期圧　pulmonary arterial diastolic pressure　パッドピーともいう。心臓の拡張期における肺動脈圧。心臓カテーテル（スワンガンツカテーテル）を用いて測定し、肺血流量増加、肺血管抵抗上昇などで高値となる。

PAF 発作性心房細動 paroxysmal atrial fibrillation（パロキシズマル アトリアル フィブリレイション） 時々起こり、数時間〜数日以内（7日以内）に止まる心房細動。

PAF 血小板活性化因子 platelet-activating factor（プレイトリット アクティヴェイティング ファクター） メディエータの放出、血管拡張・透過性の亢進に関与する炎症性メディエータ。血小板を凝集させ、血管を拡張させる作用をもつ。（215頁●炎症性メディエータの種類と特徴参照）

PAF 血小板凝集因子 platelet-aggregating factor（プレイトリット アグリゲイティング ファクター） 血小板の凝集に関わる因子。第1〜9因子が知られ、特に第3、第4因子が重要とされる。

PAF 進行性自律神経障害 progressive autonomic failure（プログレッシヴ オートノミック フェイリュア） 徐々に進行する自律神経の障害。

PAG 骨盤内血管造影 pelvic angiography（ペルヴィック アンジオグラフィー） パグともいう。子宮、卵巣、直腸などの骨盤内臓器に造影剤を注入して撮影するX線検査。

PAG 肺血管造影 pulmonary angiography（パルモナリー アンジオグラフィー） パグともいう。造影剤を注入して肺血管をX線撮影する検査。気管支動脈造影、肺動脈造影、上大動脈造影がある。（75頁●心カテーテルによる心血管造影の種類参照）

PAH パラアミノ馬尿酸 para-aminohippuric acid（パラアミノヒピュリック アシッド） 腎血漿流量を測定する際に用いられる物質。➡ RPF（腎血漿流量）

PAH 肺動脈高血圧症 pulmonary arterial hypertension（パルモナリー アーテリアル ハイパーテンション） ＝ PH（肺高血圧症）

PAI 下肺動脈 inferior pulmonary artery（インフェリア パルモナリー アーテリー） 肺動脈のうち、下方に向かう部分。

PAI-1 プラスミノゲン活性化阻害因子1 plasminogen activator inhibitor-1（プラスミノゲン アクティヴェイター インヒビターワン） 線溶系に働き、血栓溶解阻害作用をもつ因子。

PAL 後腋窩線 posterior axillary line（ポステリア アクシラリー ライン） 腋窩後縁に沿う垂直線。腋窩から腰までの垂直線（中腋窩線）の後方約2.5cmのところ。体表基準線の1つで、身体側胸面の解剖学的位置を表現するために用いられる。（255頁●体表基準線参照）

PALS 小児2次救命処置 pediatric advanced life support（ピーディアトリック アドヴァンスト ライフ サポート） 乳児・小児に特化した二次救命処置プロトコール。狭義には、米国心臓学会と米国小児学会によって策定されたものを指す。

PAM 過ヨウ素酸メセナミン銀染色 periodic acid methenamine stain（ペリオディック アシッド メセナミン ステイン）

パム染色ともいう。過ヨウ素酸メセナミン銀を用いて膠原線維、弾性線維、細網線維を染色する検査。腎糸球体の基底膜の変化を観察することが目的。

PAM **プラリドキシム** pralidoxime iodide 解毒薬。商品名：パム静注。

PAN **周期交代性眼振** periodic alternating nystagmus 眼振方向が周期的に変化する不随意運動。乳児期にみられる場合があるほか、小脳機能障害によっても生じる。

PAO **最大酸分泌量** peak acid output パオともいう。ガストリン筋注後に分泌される胃酸の量をみる胃液検査。

PaO₂ **肺胞気酸素分圧** partial pressure of alveolar oxygen 肺胞内の酸素量を分圧で示したもの。

PaO₂ **動脈血酸素分圧** partial pressure of arterial oxygen 動脈血中の酸素量を分圧で示したもの。肺の血液酸化能力を示す。PaO₂ と PaCO₂ が両方低下すれば拘束性換気障害、前者が低下、後者が上昇なら閉塞性換気障害を疑う。（291 頁●酸素解離曲線／443 頁付録●呼吸機能検査に用いられる用語、記号、省略語参照）

PAOD **末梢動脈閉塞症** peripheral arterial occlusive disease ＝ PAD（末梢動脈疾患）

Pap **パパニコロー分類** Papanicolaou class パップ分類ともいう。子宮頸癌細胞診検査の分類方法。Ⅰ良性〜Ⅴ悪性の 5 段階で分類。

pap **乳頭腺癌** papillary adenocarcinoma 乳頭状増殖をする高分化型の腺癌。➡ AC（腺癌）

Pap **乳頭腫** papilloma パップともいう。重層扁平上皮が乳頭状に増殖する腫瘍。

PAP **原発性異型肺炎** primary atypical pneumonia パップ、マイコプラズマ肺炎ともいう。肺炎マイコプラズマが気道粘膜の線毛上皮細胞を破壊して起こる肺炎。間質性肺炎や気管支炎などをきたす。

PAP **前立腺酸ホスファターゼ** prostatic acid phosphatase パップともいう。酸ホスファターゼのうち、前立腺で産生されるもの。前立腺癌のマーカー。（22 頁●主な腫瘍マーカー参照）

PAP **肺動脈圧** pulmonary arterial pressure パップともいう。動脈の

圧力。(378頁●スワンガンツカテーテル（SGC）測定による正常値参照)

PAPM/BP　パニペネム/ベタミプロン　panipenem/betamipron　抗菌薬。商品名：カルベニン。

PAP smear　パパニコロースメア　Papanicolaou smear　パップスメアともいう。子宮頸癌診断のための子宮頸部の細胞診。子宮頸部から組織を採取し、ガラス上に塗布し、鏡検する。

Pap test　パパニコロー試験　Papanicolaou test　パパニコロー染色による細胞診。

PAPVC　部分肺静脈還流異常　partial anomalous pulmonary venous connection　肺静脈血の一部が大静脈や右心房など左心房以外に流れ込む先天性心疾患。➡ TAPVC（全肺静脈還流異常）

PAPVR　部分肺静脈還流異常　partial anomalous pulmonary venous return ＝ PAPVC（部分肺静脈還流異常）

PAR　人口寄与危険度割合　population attributable risk percent　人口寄与危険度（寄与危険度とその人口集団での危険因子の保有率の積）を、人口集団の全発生率で除した値。

PAR　肺細動脈抵抗　pulmonary arteriolar resistance　肺動脈から肺静脈に至る間に生じる血圧の損失。

para　対麻痺　paraplegia　パラプレジアを略して、パラという。両下肢の麻痺。➡ hemi（片麻痺）

PAS　パラアミノサリチル酸　para-aminosalycilate　抗結核薬。商品名：ニッパスカルシウム。

PAS　過ヨウ素酸シッフ染色　periodic acid Schiff stain　パス染色ともいう。過ヨウ素酸シッフ染色。血液塗抹標本で多糖類や糖タンパクを紅色に染める検査。白血病やリンパ系悪性腫瘍の検査に用いる。

PAS　周辺虹彩前癒着　peripheral anterior synechia　緑内障で、虹彩周辺部が隅角と癒着したもの。

PAS　上肺動脈　superior pulmonary artery　肺動脈のうち、上方に向かう部分。

PASG　ショックパンツ　pneumatic antishock garment　抗ショックズボン。空気圧で血管を圧迫し下半身への血流を制限することによって血液を環流

Past 泥膏 pasta　パスタ剤ともいう。油脂性軟膏基剤の皮膚外用剤で、軟膏より粉末剤を多く含む硬い製剤。

PAT 発作性心房頻拍 paroxysmal atrial tachycardia　パットともいう。突然起こる心房起源の頻拍。(299頁●重要な不整脈参照)

PAT 血小板凝集試験 platelet aggregation test　血小板を活性化する物質を加えたうえで、血小板が凝集する過程を評価する検査。血小板無力症、無フィブリノゲン血症などの先天性疾患の診断に必須。

Path 病理検査 pathological examination　採取した組織や細胞を、肉眼や顕微鏡下で観察する、疾病診断のための検査。

PAV プロカルバジン＋ニムスチン＋ビンクリスチン procarbazine, nimustine, vincristine　神経膠腫の併用化学療法。

PAV 肺動脈弁 pulmonary artery valve　パブともいう。右心室の肺動脈への出口にあり、逆流を防止する弁。

Paw 気道内圧 airway pressure　気道内にかかる圧。

PAWP 肺動脈楔入圧 pulmonary arterial wedge pressure　心臓カテーテル（スワンガンツカテーテル）を用いて、右心室からの圧を遮断して測定された、肺動脈毛細血管の静水圧。肺動脈楔入圧＝肺毛細血管圧＝肺静脈圧＝左房圧。(378頁●スワンガンツカテーテル(SGC)測定による正常値参照)

PB パラフィン浴 paraffin baths　関節の可動域訓練などを行うために、液状の熱したパラフィンに手や足などを出し入れし、パラフィンを手袋状に固め、その後、バスタオルなどにくるんで保温する方法。

PB 末梢血 peripheral blood　末血ともいう。末梢静脈からの採血で得られる血液。

PB フェノバルビタール phenobarbital　抗てんかん薬。商品名：フェノバール、ルピアール、ワコビタール。

PBC 原発性胆汁性肝硬変 primary biliary cirrhosis　慢性炎症により肝内の細い胆管が破壊されて慢性肝内胆汁うっ滞が起こり、やがて肝硬変に至る疾患。症候性と無症候性がある。➡ s**PBC**（症候性原発性胆汁性肝硬変）、a**PBC**（無症候性原発性胆汁性肝硬変）

PBF 肺血流量 pulmonary blood flow　右心室から肺へ流れる肺動脈の

PBI　熱傷予後指数　prognostic burn index　熱傷面積と深度から算出した熱傷指数に、年齢を加えた予後指数。致死・救命率の指標。

PBLS　小児1次救命処置　pediatric basic life support　乳児・小児に特化した一次救命処置プロトコール。狭義には、米国心臓学会によって策定されたものを指す。

PBSCT　末梢血幹細胞移植　peripheral blood stem cell transplantation　顆粒球コロニー刺激因子（G-CSF）により増加させた末梢血中の造血幹細胞を移植する治療法。

PBSH　末梢血幹細胞採取　peripheral blood stem cell harvest　白血病での移植治療のために、末梢血から造血幹細胞を採取すること。→ **ABSCT（自家末梢血幹細胞移植）、PBSCT（末梢血幹細胞移植）、HSCT（造血幹細胞移植）**

PC　収縮性心膜炎　pericarditis constrictiva　心膜が炎症を起こして肥厚して瘢痕化し、心臓の拡張が障害される疾患。

PC　褐色細胞腫　pheochromocytoma　副腎髄質やクロム親和細胞から生じる腫瘍。

PC　光凝固　photo-coagulation　網膜症によって網膜に開いた孔の部分にレーザー光線を照射し、網膜に外側の脈絡膜を焼きつけて固めて、孔を塞ぐ治療法。

PC　濃厚血小板　platelet concentrate　血液成分採血で採取した血小板を、血漿に浮遊した血液製剤。（103頁●輸血用血液製剤の種類参照）

p.c.　食後　post cibum; post cibos（ラ）　処方箋の略語。食後に服用すること。

PC　後房　posterior chamber　眼球の角膜と水晶体で囲まれた部分のうち、虹彩の後面の部分。

PC　プライマリケア　primary care　一次医療・一般医療。

PC　前立腺癌　prostatic cancer　前立腺に発生した悪性腫瘍。

PC　肺毛細管　pulmonary capillary　肺胞の外側をおおうように網状に張り巡らされた肺動脈由来の毛細血管。

PCA　患者制御鎮痛法　patient control analgesia　患者が痛みを感じたと

PCA　後大脳動脈　posterior cerebral artery　脳底動脈から2本に分岐し、主に中脳、間脳に栄養を送る動脈。➡ ACA（前大脳動脈）、MCA（中大脳動脈）／（308頁●脳の動脈参照）

PCC　後帯状皮質　posterior cingulate cortex　大脳の内側面で、脳梁の辺縁を前後方向に走る帯状皮質（帯状回）の最後部。➡ ACC（前帯状皮質）、CC（帯状皮質）

PCD　傍腫瘍性小脳変性症　paraneoplastic cerebellar degeneration　悪性腫瘍患者において、自己免疫学的機序によって亜急性の小脳失調を生じる病態。小脳の障害により、歩行障害や言語障害が出現する。婦人科癌、乳癌で生じることが多い。

PCF　咽頭結膜熱　pharyngoconjunctival fever　プール熱ともいう。発熱、結膜炎などを主症状とするアデノウイルス感染症。プールで感染することが多い。

PCG　ベンジルペニシリン　benzylpenicillin　ペニシリンGともいう。天然のペニシリン系抗生物質の1つ。

PCG　心音図　phonocardiography　胸の上にマイクロフォンを当て、心臓の拍動時の弁の音、血液の流れる音を採取・記録したもの。

PCH　発作性寒冷ヘモグロビン尿症　paroxysmal cold hemoglobinuria　自己免疫性溶血性貧血の1病型。寒さが原因で溶血発作をきたす疾患。➡ AIHA（自己免疫性溶血性貧血）

Pchor　後脈絡叢動脈　posterior choroidal artery　後大脳動脈に由来し、第三脳室（および側脳室の一部）の脈絡叢に血液を供給する動脈。（308頁●脳の動脈参照）

PCI　経皮的冠動脈インターベンション　percutaneous coronary intervention　経皮的に冠動脈にカテーテルを挿入して行う冠動脈手術の総称。➡ PTCA（経皮的経管冠動脈形成術）、PTCR（経皮的経管冠動脈再疎通術）

PCI　予防的全脳照射　prophylactic cranial irradiation　小細胞肺癌の初期治療が奏効した場合に行われる予防的な放射線治療法。脳への転移を防ぐことが目的。

PC-IOL　後房レンズ　posterior chamber intraocular lens　白内障などの治療に使われる眼内レンズのうち、瞳孔の後ろに入れるもの。→ AC-IOL（前房レンズ）／(77頁●白内障手術の種類参照)

PCL　後十字靱帯　posterior cruciate ligament　膝関節の後ろにあって、これを補強をする靱帯。前にある前十字靱帯とともに前後方向の安定性を支える。→ ACL（前十字靱帯）

●膝関節

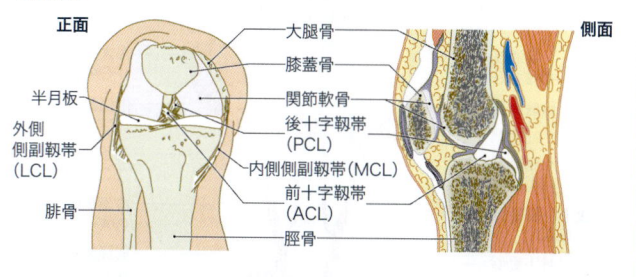

正面／側面
大腿骨
膝蓋骨
半月板
関節軟骨
外側側副靱帯（LCL）
後十字靱帯（PCL）
内側側副靱帯（MCL）
前十字靱帯（ACL）
腓骨
脛骨

PCM　タンパクエネルギー低栄養　protein calorie malnutrition　= PEM（タンパク質エネルギー栄養障害）

PCNSL　中枢神経系原発リンパ腫　primary central nervous system lymphoma　脳室周囲や小脳などに悪性リンパ球腫瘍細胞の増殖する疾患。非ホジキンリンパ腫が多い。

PCO　後嚢混濁　posterior capsule opacification　後発白内障ともいう。白内障手術後などに生じる、水晶体をおおう後嚢部分の混濁。

PCO$_2$　二酸化炭素分圧　partial pressure of carbon dioxide　→ PaCO$_2$（動脈血二酸化炭素分圧）／(443頁付録●呼吸機能検査に用いられる用語、記号、省略語参照)

Pcom　後交通動脈　posterior communicating artery　ピーコムともいう。内頸動脈から分岐して後大脳動脈へと合流し、大脳動脈輪（ウィリス動脈輪）を形成する動脈。→ Acom（前交通動脈）／(308頁●脳の動脈参照)

PCOS　多嚢胞性卵巣症候群　polycystic ovary syndrome　黄体形成ホルモンの過剰分泌により、無排卵、男性化などが起こる疾患。卵巣に小嚢胞が多発する。

●脳の動脈

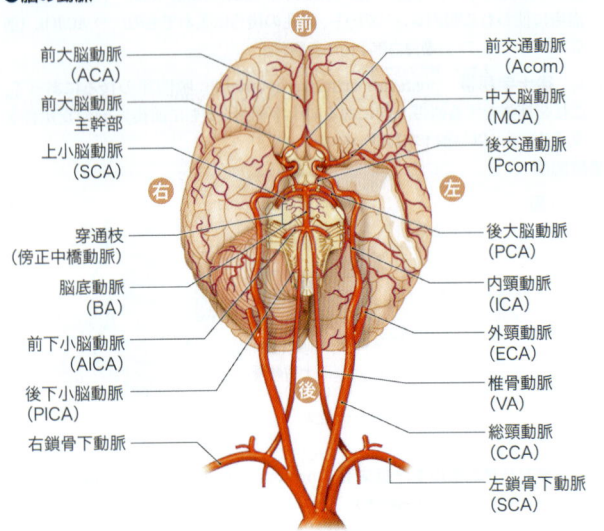

図中ラベル:
- 前
- 前大脳動脈（ACA）
- 前大脳動脈主幹部
- 上小脳動脈（SCA）
- 右
- 穿通枝（傍正中橋動脈）
- 脳底動脈（BA）
- 前下小脳動脈（AICA）
- 後下小脳動脈（PICA）
- 右鎖骨下動脈
- 前交通動脈（Acom）
- 中大脳動脈（MCA）
- 後交通動脈（Pcom）
- 左
- 後大脳動脈（PCA）
- 内頸動脈（ICA）
- 外頸動脈（ECA）
- 椎骨動脈（VA）
- 総頸動脈（CCA）
- 後
- 左鎖骨下動脈（SCA）

PCP　ニューモシスティス肺炎 pneumocystis pneumonia　ニューモシスチス-イロヴェチによる間質性形質細胞性肺炎。AIDS など免疫低下の患者に発病しやすい。

PCP　肺毛細血管圧 pulmonary capillary pressure　心臓カテーテル（スワンガンツカテーテル）を用いて、右心室からの圧を遮断して測定された、肺動脈毛細血管の静水圧。肺毛細血管圧＝肺動脈楔入圧＝肺静脈圧＝左房圧。

PCPS　経皮的心肺補助装置 percutaneous cardiopulmonary support　大腿動静脈から送脱血を行う機械的循環補助法。開心術後急性心不全、急性心筋梗塞後心原性ショックなどで適応。

PCR　ポリメラーゼ連鎖反応 polymerase chain reaction　特定の DNA あるいは RNA 領域を増幅して行う DNA 検査。生物学分野での有用遺伝子の単離、癌などの疾患の臨床検査、微生物・ウイルス検査、法医学領域、

農林水産分野などでのDNA鑑定など、さまざまな分野で活用されている。

PCS 門脈下大静脈吻合術 portcaval shunt 門脈亢進症などに対し、門脈圧の減圧目的で行う手術。

PCS 胆嚢摘出後症候群 postcholecystectomy syndrome 胆嚢摘出術後の胆石の残存、再形成により、腹痛、黄疸、発熱や腹部膨満感、便通異常などが起こる病態。

PCS 初回手術 primary cytoreductive surgery ＝ PDS（初回手術）

PCT 緩和ケアチーム palliative care team 緩和ケアを専門的に行う、医師や看護師などで構成される集団。患者の痛みや不快な症状を和らげ、患者と家族の心理的援助を行う。

PCU 緩和ケア病棟 palliative care unit 癌患者の症状緩和や精神的ケアなど、緩和医療を専門的に提供する病棟。一定条件を満たすことで緩和ケア病棟入院料の算定が認められる。

PCV 圧調節換気 pressure control ventilation 吸気圧・時間を設定し、気道内圧が吸気圧を上回らないように送気する人工呼吸器の換気方式。
（337頁●主な換気モード参照）

PCWP 肺毛細血管楔入圧 pulmonary capillary wedge pressure ＝ PAWP（肺動脈楔入圧）

PCZ プロカルバジン塩酸塩 procarbazine hydrochloride 抗悪性腫瘍薬。商品名：塩酸プロカルバジン。

PD 膵頭十二指腸切除術 pancreatic duodenectomy 膵頭部、胆管、十二指腸などの悪性腫瘍に行われる、膵頭と十二指腸を切除する手術。

PD パニック障害 panic disorder パニックディスオーダーともいう。予期しないパニック発作を繰り返し、予期不安から外出なども制限される不安障害。かつて不安神経症と言われていたもの。心臓神経症や過呼吸症候群などと呼ばれているものも含まれる。

PD パーキンソン病 Parkinson's disease 脳のドパミン欠乏により、錐体外路症状を呈する神経変性疾患。振戦・筋固縮・無動を3主徴とする。重症度を5段階に分けたホーエン-ヤールの分類が広く用いられている。

PD 腹膜透析 peritoneal dialysis 腹膜を介して老廃物を除去する透析方

法。血液透析より簡便で生理的だが、所要時間が長く、感染に注意を要する。（187頁●透析の種類参照）

PD パーソナリティ障害 personality disorder　社会生活に障害をきたすような行動パターンを持つ人格形質。

PD ピック病 Pick disease　認知症の1類型で、前頭葉の変性疾患。人格変化、情緒障害などが初発症状で現れる。前頭葉や側頭葉を侵す変性疾患（認知症）をまとめて前頭側頭葉変性症（frontotemporal lobar degeneration：FTLD）という。

PD 後下行枝 posterior descending branch　冠動脈左回旋枝の分枝。（74頁●冠動脈参照）

PD 体位ドレナージ postural drainage　体位を変えることで排痰を促す方法。

PD 進行 progressive disease　固形癌の腫瘍縮小効果を判定する用語。（332頁●固形癌の治療効果判定のための基準による表現法参照）

PDA 動脈管開存症 patent ductus arteriosus　ボタロー管開存症ともいう。胎児の大動脈と肺動脈をつなぐ動脈管が、出生後も閉じない先天性心疾患。（435頁●主な先天性心疾患参照）

PDD 広汎性発達障害 pervasive developmental disorder　社会性の障害を示す発達障害の総称。自閉症、レット障害、小児期崩壊性障害、アスペルガー障害などがある。 ➡ ASD（自閉症スペクトラム障害）

PDE ホスホジエステラーゼ phosphodiesterase　リン酸エステルを加水分解する反応を触媒する酵素。ホスホジエステラーゼ阻害薬は細胞内でサイクリックAMP（c-AMP）・サイクリックGMP（c-GMP）の分解を抑制する作用があり、心血管疾患などの治療薬として用いられる。

PDGF 血小板由来成長因子 platelet-derived growth factor　血小板に存在する細胞増殖を担うポリペプチド。（211頁●サイトカインファミリー参照）

PDN 有痛性糖尿病性ニューロパチー painful diabetic neuropathy　糖尿病による末梢神経の障害のうち、日常生活に支障をきたすほどの疼痛を生じるもの。

PDPH 硬膜穿刺後頭痛 postdural puncture headache　髄膜穿刺に伴う低髄液圧によって起こる頭痛。穿刺後数日内に生じる頭痛で、起立状態で

痛みが発生するが、臥位をとると改善する。

PDR　増殖糖尿病網膜症　proliferative diabetic retinopathy　糖尿病網膜症の最終段階。➡ DR（糖尿病網膜症）

PDS　胎盤機能不全症候群　placental dysfunction syndrome　胎盤機能低下により胎児が低酸素、栄養不足状態となり、さまざまな症状をきたす症候群。

PDS　食後愁訴症候群　postprandial distress syndrome　食後のもたれ感や摂取開始後すぐに満腹感を覚える早期飽満感を主訴とする症状群。消化管症状を訴えるが器質的な病変が同定できない機能性ディスペプシアの1つ。➡ FD（機能性ディスペプシア）

PDS　初回手術　primary debulking surgery　初回手術として病巣の完全摘出または可及的に最大限の腫瘍減量を行う卵巣癌の手術。

PDT　経皮的気管切開　percutaneous dilational tracheostomy　皮膚および気管支壁を穿刺・切開して、気管にアクセスする方法。気管挿管チューブで換気が奏効しない場合に行われることが多い。

PDT　光線力学的療法　photodynamic therapy　光感受性物質を注入し、感受性を高めた箇所にレーザー照射して、加齢黄斑変性症の新生血管や癌細胞を壊死させる治療。

PE　心嚢液　pericardial effusion　心膜液ともいう。心臓と心臓を包む心外膜との間に存在する淡黄色透明な液体。

PE　フィジカルイグザミネーション　physical examination　身体検査ともいう。全身を系統的に調べる検査。

PE　血漿交換　plasma exchange　プラズマフェレーシスともいう。血漿中の病因関連物質などを取り除くため、血液から血漿を分離して、代わりに新鮮凍結血漿やアルブミン製剤を補う治療法。

PE　肺水腫　pulmonary edema　静水圧の上昇、膠質浸透圧の減少、毛細管透過性の亢進など、肺毛細管に関与する生理的因子が変化した結果、肺胞腔に大量の水分が貯留した状態。呼吸困難、喘鳴などをきたす。

PE　肺塞栓　pulmonary embolism　➡ PTE（肺血栓塞栓症）

PE　肺気腫　pulmonary emphysema　呼吸細気管支と肺胞が拡張し、破壊される慢性の閉塞性肺疾患。➡ COPD（慢性閉塞性肺疾患）

PEA　水晶体乳化吸引術　phacoemulsification and aspiration　超音波で白内障の水晶体を乳化して除去する手術。(77頁●白内障手術の種類参照)

PEA　脈なし電気活性　pulseless electrical activity　無脈性電気活動ともいう。心電図モニター上、波形はみられるが脈が触れないもの。VF、VT、アシストール以外の心停止。

peak VO₂　最高酸素摂取量　peak oxygen uptake　最大運動時の酸素摂取量。呼気ガス分析による最大酸素摂取量（VO₂ max）まで運動負荷をかけることはできないため、最大運動時のVO₂をpeak VO₂と区別する。
➡ **VO₂ max（最大酸素摂取量）**

PECO　ペコ　patient, exposure, comparison, outcome　EBMにおいて、どんな患者に対して（P）、何をしたときに（E）、何をしたときに比べて（C）、どんな結果が期待できるか（O）を考察することで、患者の問題点を明らかにする方法。

PECT　ポジトロンエミッションコンピュータ断層撮影　positron emission computerized tomography　➡ **PET（ポジトロンエミッション断層撮影）**

PEEP　呼気終末陽圧換気　positive end expiratory pressure ventilation　ピープともいう。呼気終末に陽圧をかけること。(337頁●主な換気モード参照)

PEF　最大呼気流量　peak expiratory flow　最大吸気位から最大呼気位に努力呼出したときの流量。フローボリューム曲線の吐き始めの流量の最も大きいところ。簡易式ピークフローメーターによって簡便に測定できるため、慢性呼吸器疾患患者のセルフケアに用いられる。

PEFR　最大呼気速度　peak expiratory flow rate　＝ **PEF（最大呼気流量）**

PEG　経皮内視鏡的胃瘻造設術　percutaneous endoscopic gastrostomy　ペグともいう。内視鏡を用いて、胃の内腔と腹壁の皮膚の間に瘻孔を造設する手術。

PEG　ポリエチレングリコール　polyethylene glycol　酸化エチレンの重合体。軟膏や錠剤の基材、乳化剤、表面活性剤などに用いる。

PEG-IFN　ペグ・インターフェロン　polyethylene glycol-interferon　PEG（ポリエチレングリコール）を結合させ、血液中の寿命を長くしたインターフェロン。C型肝炎治療薬。➡ **IFN（インターフェロン）**

PEIT　経皮的エタノール注入療法　percutaneous ethanol infusion therapy

ペイト、エタ注ともいう。経皮的に肝臓を穿刺してエタノールを局注し、癌を壊死させる治療法。

PEJ 経皮内視鏡的腸瘻造設術 percutaneous endoscopic jejunostomy 内視鏡を用いて、腸の内腔と腹壁の皮膚の間に瘻孔を造設する手術。

PELD 経皮的内視鏡下椎間板摘出術 percutaneous endoscopic lumber-discectomy 外径6〜8mmの微小内視鏡下に、小鉗子・ラジオ波・ドリルなどを用いて経皮的にヘルニアを摘出する手術。

PEM 傍腫瘍性脳脊髄炎 paraneoplastic encephalomyelitis 悪性腫瘍患者において、自己免疫学的機序によって認知機能障害や意識障害・せん妄、錐体路症状、不随意運動などさまざまな神経症状を生じる病態。肺小細胞癌で生じることが多い。

PEM ペメトレキセドナトリウム水和物 pemetrexed sodium hydrate 抗悪性腫瘍薬。商品名：アリムタ。

PEM タンパク質エネルギー栄養障害 protein energy malnutrition ペムともいう。タンパク質とエネルギーの欠乏が複合して起こる低栄養状態。

PEmax 最大呼気圧 maximum expiratory pressure ピーイーマックス、メップともいう。できる限り深く吸って速く吐いたときの呼吸筋の圧力。COPD、神経筋障害があると減少。

PEO 進行性外眼筋麻痺 progressive external ophthalmoplegia 眼瞼下垂と進行性の外眼筋麻痺を特徴とする疾患。ミトコンドリア遺伝子の異常が原因とされる。

PEP ペプロマイシン peplomycin sulfate 抗悪性腫瘍薬。商品名：ペプレオ。

PEP 曝露後予防投与 post exposure prophylaxis HIVウイルスやB型肝炎ウイルスなどに曝露した後に、ウイルス感染を防ぐために、抗ウイルス薬を投与すること。特に医療従事者において重要となる。

Per 歯周炎 periodontitis 歯垢による感染症で、歯肉の炎症が悪化して歯周組織まで広がったもの。

PER タンパク効率 protein efficiency ratio ペールともいう。食品に含まれるタンパク質の消化吸収、体内で利用される効率を表した数値。

Perico 智歯周囲炎 pericoronitis ペリコともいう。智歯（親知らず）周

囲の炎症。

PERT　**百日咳**　pertussis　痙攣性の咳発作を伴う急性の気道感染症。

PES　**偽落屑症候群**　pseudoexfoliation syndrome　緑内障の1種。瞳孔の周りに白い粉状堆積物ができる。

PET　**ポジトロンエミッション断層撮影**　positron emission tomography　ペットともいう。陽電子放出核種から放射される陽電子を用いた断層撮影法。

PET　**子癇前症**　preeclamptic toxemia　子癇の前駆症状。眼窩閃発、上腹部痛、頭痛、反射亢進などがある。

PF　**呼気流量**　peak flow　最大吸気位から最大呼気位に努力呼出したときの流量。➡ **PEF（最大呼気流量）**

P-F　**絵画フラストレーションテスト**　picture frustration study　＝ **PFT（絵画フラストレーションテスト）**

PF　**小泉門**　posterior fontanel　乳児の後頭部にある三角形の裂隙。矢状縫合と人字縫合の間で、生後3～6か月で閉じる。➡ **AF（大泉門）**

PFA　**サイコロジカル・ファーストエイド**　psychological first aid　心理的応急処置ともいう。大災害などの深刻な危機的出来事に見舞われ強いストレスを感じている被災者に対して、尊厳・文化・能力を尊重しながら行う心理的・社会的支援。

PFC　**プラーク形成細胞**　plaque forming cell　溶血斑形成細胞。

PFC　**前頭前野**　prefrontal cortex　前頭連合野ともいう。脳の前方約1/3の部位。記憶や学習と深くかかわる。

PFD　**膵機能診断テスト**　pancreatic function diagnosis　膵臓の外分泌能を調べる検査。

PFO　**卵円孔開存**　patent foramen ovale　胎児の心房中隔に開いた穴。心房中隔欠損とは異なり、通常生まれて数日で閉じる。

PFR　**ピークフロー率**　peak flow rate　➡ **PEF（最大呼気流量）**

PFS　**内圧尿流測定**　pressure flow study　圧力尿流試験ともいう。膀胱壁の力による排尿筋圧、尿量率（単位時間当たりに尿道を介して排出される尿量）、排尿時の膀胱内圧、直腸内圧などを同時に測定して、排尿時の下

PFS 無増悪生存期間 progression-free survival(プログレッションフリー サヴァイヴァル) 登録日または治療開始日を起算日として、増悪、あるいは死亡のイベントが起こるまでの期間。➡ TTP（無増悪期間）

PFSS 肺機能状態尺度 pulmonary functional status scale(パルモナリー ファンクショナル ステイタス スケイル) 慢性呼吸不全患者の機能的活動状態を評価するスケール。

PFT 絵画フラストレーションテスト picture frustration test(ピクチャー フラストレイション テスト) 欲求不満を起こさせるような場面を描いた24枚の絵を見せ、登場人物の吹き出しに台詞を書き込む心理検査。

PFT 肺機能検査 pulmonary function test(パルモナリー ファンクション テスト) スパイロメータを用いて、肺活量、1秒率などを測定する検査。

pg ピコグラム picogram(ピコグラム) 1兆分の1グラム（10^{-12}g）。

PG プロスタグランジン prostaglandin(プロスタグランディン) ヒトの精液、子宮内膜、甲状腺などに分布する脂溶性・酸性物質。血管拡張作用、血流増加作用、血管透過性増強作用などの生理活性をもつ。（215頁●炎症性メディエータの種類と特徴参照）

PGD 着床前（遺伝子）診断 preimplantation genetic diagnosis(プレインプランテイション ジェネティック ダイアグノーシス) 胎児の遺伝性疾患や流産の可能性を診断するために、受精卵が子宮に着床する前に染色体や遺伝子を検査すること。

PGE$_1$ プロスタグランジンE$_1$ prostaglandin E$_1$(プロスタグランディン イーワン) 動脈管開存作用をもつ、プロスタグランジンEのサブタイプ。➡ PG（プロスタグランジン）

PGE$_2$ プロスタグランジンE$_2$ prostaglandin E$_2$(プロスタグランディン イーツー) 平滑筋収縮作用、末梢血管拡張作用、骨新生・骨吸収作用などをもつ、プロスタグランジンEのサブタイプ。➡ PG（プロスタグランジン）

PGI$_2$ プロスタグランジンI$_2$ prostaglandin I$_2$(プロスタグランディン アイツー) プロスタサイクリンともいう。血管内皮で産生される血管弛緩因子で、血管拡張作用、抗血小板作用をもつ、プロスタグランジンIのサブタイプ。➡ PG（プロスタグランジン）

PGN 増殖性糸球体腎炎 proliferative glomerulonephritis(プロリファレイティヴ グロメリュロネフライティス) メサンギウム細胞の増殖による疾患で、びまん性糸球体腎炎の1種。

PGR 精神皮膚電流反射 psychogalvanic reflex(サイコガルヴァニック リフレックス) 感情の揺れが皮膚の電気抵抗に表れること。

PGTT　プレドニゾロンブドウ糖負荷試験　prednisolone-glucose tolerance test　ブドウ糖負荷試験（GTT）時にプレドニゾロンの血中濃度も測定する検査。ステロイドホルモン製剤の長期摂取による薬剤性糖尿病を疑うときに適用。

PGx　薬理ゲノミクス　pharmacogenomics　薬物に対する患者個人の反応性や副作用と、その人の遺伝子との関係を解明する研究分野。

PH　既往歴　past history　患者がこれまで経験してきた疾病についての情報。

pH　水素イオン指数　pondus hydrogenii　ペーハー、ピーエイチともいう。酸性・アルカリ性の指標。→ ABB（酸塩基平衡）／（60頁●血液ガス分析の正常値参照）

PH　前立腺肥大症　prostatic hypertrophy　肥大した前立腺が尿道を圧迫し、排尿障害を生じる疾患。

PH　心理社会的病歴　psychosocial history　患者の病歴（主訴、現病歴、既往歴、家族歴）のうち、心理的要因や社会的要因とかかわるもの。

PH　肺高血圧症　pulmonary hypertension　肺動脈平均圧が25mmHg以上の病態。心肺疾患から肺高血圧状態をきたす二次性と、明らかな原因がなく、肺血管抵抗が増大する一次性（原発性）がある。

PH　被殻出血　putaminal hemorrhage　脳出血の中で最も多くみられるもので、大脳基底核を灌流するレンズ核線条体動脈が破綻・出血。知覚障害、意識障害、運動障害などを生じる。→ LSA（レンズ核線条体動脈）／（206頁●脳内出血の種類参照）

Ph$_1$　フィラデルフィア染色体　Philadelphia chromosome　慢性骨髄性白血病患者にみられる染色体異常。

PHA　固有肝動脈　proper hepatic artery　腹腔動脈から分岐した総肝動脈の分枝。肝門で右肝動脈と左肝動脈へと分かれて肝内へ入る。肝臓の栄養血管。→ CHA（総肝動脈）／（216頁●腹部の動脈参照）

PHC　プライマリ・ヘルス・ケア　primary health care　人々が第一次的に利用する保健サービス。

PHC　原発性肝癌　primary hepatic carcinoma　他臓器からの転移でない肝臓自体の癌（肝細胞癌）。

Ph. D. 哲学博士 Doctor of Philosophy 一学問の哲学ではなく、広く学術全体を意味する博士号。

Phe フェニルアラニン phenylalanine 必須アミノ酸の1種。(134頁●必須アミノ酸と非必須アミノ酸参照)

PHN 帯状疱疹後神経痛 postherpetic neuralgia 帯状疱疹の皮疹の消失後も痛みが残る神経痛。神経障害性疼痛の1つ。

PHN 保健師 public health nurse 地域に生活するすべての人を対象として、各人が健康な生活を送れることを目的に、疾病予防や健康増進を図る役割を担う看護職。

PHO 肺性肥大性骨関節症 pulmonary hypertrophic osteoarthropathy 呼吸器疾患、特に肺癌の合併症で、ばち状指、骨膜炎、関節炎をきたす骨関節疾患。

PHOT 経皮的熱湯注入療法 percutaneous hot saline injection therapy ピーホットともいう。経皮経肝的に肝癌を穿刺して沸騰させた生理食塩液を局注し、癌を壊死させる治療法。

PHP 原発性副甲状腺機能亢進症 primary hyperparathyroidism 副甲状腺が腺腫などの影響で副甲状腺ホルモンを過剰に分泌する疾患。高カルシウム血症、骨病変、腎結石などを起こす。➡ **HPT**（副甲状腺機能亢進症）

PHP 偽性副甲状腺機能低下症 pseudohypoparathyroidism 副甲状腺ホルモンは分泌されていながら、先天的に標的臓器が対応できないため、低カルシウム血症や高リン血症などをきたす疾患。

PHPV 第一次硝子体過形成遺残 persistent hyperplastic primary vitreous 発生過程でなくなるはずの第一次硝子体が生後も残り、眼球の白濁、視力の消失をきたす疾患。

PHT フェニトイン phenytoin 抗痙攣薬、抗てんかん薬。商品名：アレビアチン、ヒダントール。

PHT 門脈圧亢進症 portal hypertension 門脈の狭窄・閉塞、肝硬変などの肝疾患、下大静脈閉塞などで門脈圧が上昇した状態。(318頁●門脈圧亢進症参照)

PI 未熟児 premature infant 低出生体重児の俗称。出生時の体重が2,500 g未満の新生児。(143頁●出生体重による新生児の分類参照)

●門脈圧亢進症

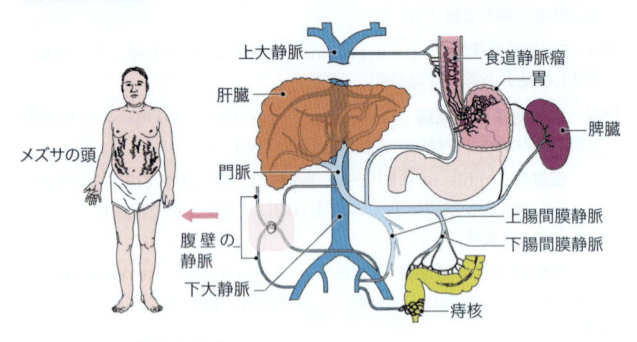

図中ラベル: 上大静脈／肝臓／食道静脈瘤／胃／脾臓／メズサの頭／門脈／腹壁の静脈／下大静脈／上腸間膜静脈／下腸間膜静脈／痔核

PI　現病歴　present illness　現在の病状、異常に気づいてから今に至るまでの経緯、これまでの治療とその効果など、疾病の診断治療に欠かせない重要な初期情報。

PI　肺動脈（弁）閉鎖不全症　pulmonary insufficiency　肺動脈弁閉鎖不全症ともいう。拡張期に肺動脈から右室への血液の流入を引き起こす肺動脈弁の機能不全。肺高血圧症が原因となることが多い。

PICA　後下小脳動脈　posterior inferior cerebellar artery　パイカともいう。椎骨動脈から小脳下面に至る動脈。➡ AICA（前下小脳動脈）／（308頁●脳の動脈参照）

PICC　末梢挿入中心静脈カテーテル　peripherally inserted central catheter　ピックともいう。正中肘静脈を穿刺し、鎖骨下静脈経由で中心静脈まで進めるカテーテル。

PICU　小児集中治療室　pediatric intensive care unit　小児のICU。

PICU　周産期集中治療室　perinatal intensive care unit　母体胎児集中治療室（MFICU）ともいう。ハイリスクの出産となる妊婦・胎児に対して集中治療を行う部門。

PICU　精神科集中管理室　psychiatric intensive care unit　精神疾患の急性期治療、あるいは内科疾患を併発している精神疾患患者の内科的急性期治療を行う、精神科病院に設置されている集中治療室。

PID　骨盤内炎症性疾患 pelvic inflammatory disease　ピッドともいう。子宮内膜、卵管、卵巣に発生する感染症の総称。

PID　血漿鉄消失率 plasma iron disappearance　ピッドともいう。→ PIDT（血漿鉄消失時間）

PID　原発性免疫不全症 primary immunodeficiency　先天的に免疫系のいずれかの部分に先天的な障害のある疾患の総称。無ガンマグロブリン血症、慢性肉芽腫症（CGD）、重症複合免疫不全（SCID）、ウィスコット・アルドリッチ症候群（WAS）、高IgM症候群、毛細血管拡張性運動失調症などがある。→ CGD（慢性肉芽腫症）、SCID（重症複合免疫不全）、WAS（ウィスコット・アルドリッチ症候群）

PIDT　血漿鉄消失時間 plasma iron disappearance time　放射性標識鉄（^{59}Fe）を静脈注射し、血漿中の放射活性が1/2になるまでの時間を測定する検査。鉄消費時間の延長は、鉄過剰または鉄の利用障害を示し、再生不良性貧血などで起こる。消費時間の短縮は、鉄不足または鉄の利用亢進を示し、溶血性貧血、鉄欠乏性貧血、鉄芽球性貧血などで起こる。→ RIT（赤血球交代率）、PIT（血漿鉄交代率）、%RCU（赤血球利用率）

PIE　肺好酸球浸潤症候群 pulmonary infiltration with eosinophilia syndrome　末梢血での好酸球増加に伴った肺での好酸球浸潤状態。→ AEP（急性好酸球性肺炎）、CEP（慢性好酸球性肺炎）

PIF　最大吸気流速 peak inspiratory flow　人工呼吸器が一定時間内にガスを送り出す最大速度。

PIF　プロラクチン抑制因子 prolactin inhibiting factor　視床下部でプロラクチン分泌を抑制する因子。→ PRL（プロラクチン）

PIH　妊娠高血圧 pregnancy-induced hypertension　妊娠後期（妊娠20週以降、分娩後12週まで）に高血圧やタンパク尿を生じる疾患群。旧名は妊娠中毒症。

PIH　プロラクチン抑制ホルモン prolactin inhibiting hormone　プロラクチン分泌を抑制するホルモン。→ P(R)L（プロラクチン）

pil　丸薬 pilula　ピルラともいう。飲みやすくするため、丸く固めた薬剤。

PIP　最大吸気圧 peak inspiratory pressure　ピップともいう。人工呼吸中気道内にかかる最も高い圧。

PIP 近位指節間関節 proximal interphalangeal joint ピップともいう。中節骨と基節骨の間の関節。➡ **DIP（遠位指節間関節）／（93頁●手の関節／273頁●足の関節参照）**

PIPC ピペラシリン piperacillin 抗菌薬。商品名：ペントシリン。

PIPD 後下膵十二指腸動脈 posterior inferior pancreatic duodenal artery 後上膵十二指腸動脈から右肝動脈に至る膵動脈。➡ **AIPD（前下膵十二指腸動脈）／（216頁●腹部の動脈参照）**

PIPS 経皮的肝静脈肝門脈短絡術 percutaneous intrahepatic portosystemic shunt 経皮的に経静脈より肝内にカテーテルを入れ、肝静脈と門脈をつなぎ、門脈圧を下げる手術。➡ **TIPS（経頸静脈的肝内門脈短絡術）**

PISP ペニシリン低感受性肺炎球菌 penicillin insensitive resistant Streptococcus pneumoniae ペニシリンが効きにくい肺炎球菌。

PIT 血漿鉄交代率 plasma iron turnover rate ピットともいう。血漿中の鉄が造血組織あるいは網内系に取り込まれる1日当たりの量。赤血球産生能全体を表す指標として用いられる。血漿鉄消失時間（PIDT）と血清鉄から算出される。➡ **PIDT（血漿鉄消失時間）、RIT（赤血球鉄交代率）、%RCU（赤血球鉄利用率）**

PIVKA-II ビタミンK欠乏誘導タンパク-II protein induced by vitamin K absence or antagonist-II ピブカツーともいう。二次止血の凝固因子のうち、ビタミンKに依存する第II、第VII、第IX、第X因子の前駆物質。ビタミンK欠乏症や原発性肝癌で増加する。**(22頁●主な腫瘍マーカー参照)**

PIXE 粒子誘発X線放射 particle induced X-ray emission ピクシーともいう。イオンビームの物質照射で物質中の微量元素を分析する方法。

PJC 結節性期外収縮 premature junctional contraction 房室結節が原因となり、基本調律の心周期よりも早く出現した心拍。

P-J catheter 膵-空腸吻合カテーテル pancreato-jejunostomy catheter ピージェイカテーテルともいう。膵臓癌摘出術後に、主膵管に留置して膵液を排出するカテーテル。

PK 膵臓癌 Pankreaskrebs（独） 膵臓にできる悪性腫瘍。

PKC プロテインキナーゼC protein kinase C 細胞増殖・遺伝子発現・受容体制御・イオンチャネル作用など、多くの生理機能にかかわるタンパ

PKD　多発性嚢胞腎（のうほうじん）　polycystic kidney disease（ポリスティックキドニーディジーズ）　両腎に多数の嚢胞ができ、腎臓が肥大化し、徐々に腎不全に至る遺伝性の疾患。常染色体優性と常染色体劣性がある。➡ **ADPKD（常染色体優性多発性嚢胞腎）、ARPKD（常染色体劣性多発性嚢胞腎）**

PKK　膵頭部癌　Pankreaskopfkrebs（独）（パンクレアスコプフクレブス）　膵臓の十二指腸側（膵頭部）にできる悪性腫瘍。

PKN　パーキンソニズム　parkinsonism（パーキンソニズム）　パーキンソン症候群ともいう。パーキンソン病および、二次性に振戦、筋固縮、無動などのパーキンソン病症状を呈する疾患の総称。パーキンソン病を本態性パーキンソニズムといい、パーキンソン症状の原因がパーキンソン病以外の要因で起こるパーキンソン症候を症候性パーキンソニズムという。症候性パーキンソニズムの原因には、抗精神病薬の副作用などの薬剤性、ラクナ梗塞後に起こる脳血管障害性などがある。

PKP　全層角膜移植　penetrating keratoplasty（ペネトレイティングケラトプラスティ）　角膜の内皮まで切除して角膜移植を行う手術。➡ **LKP（表層角膜移植）**

PKU　フェニルケトン尿症　phenylketonuria（フェニルキトニュリア）　フェニルアラニン水酸化酵素を先天的に欠く新生児の代謝異常。血液中のフェニルアラニンが増加して、皮膚や毛髪の色素減少、痙攣発作などを伴う精神遅滞を起こす。早期に診断し、フェニルアラニンの少ないミルクで養育すれば、精神発達は正常化する。

PL　頭頂葉　parietal lobe（パライアタルローブ）　前頭葉と後頭葉に間にある大脳の部位。身体のさまざまな部位で得られた感覚情報の統合などにかかわる。

PL　リン脂質　phospholipid（フォスフォリピド）　リン酸を含む脂質。細胞膜の主成分。

PL　プラスミン　plasmin（プラスミン）　線維素溶解酵素。フィブリンやフィブリノゲンを分解する、血栓溶解作用をもつタンパク質分解酵素。

pl　胸膜　pleura（プルーラ）　肋膜ともいう。胸腔の内側と肺の表面の薄い膜。

PL　後側壁枝　posterior lateral branch（ポステリアラテラルブランチ）　冠動脈左回旋枝の分枝。**(74頁●冠動脈参照)**

PL　選択視法　preferential looking（プレフェレンシャルルッキング）　縞模様がある視票とない視票を見せ、縞のほうを好んで見るという行動などから、視力を推定する、乳幼児

に対する視力検査法。

P(R)L　プロラクチン　prolactin　乳汁分泌ホルモン、黄体刺激ホルモンともいう。下垂体前葉から分泌され、黄体に作用して乳汁分泌を促進するホルモン。（17頁●主なホルモンとその機能参照）

PL-B　ポリミキシンB　polymyxin B　抗菌薬。商品名：硫酸ポリミキシンB。

PLF　後側方固定術　posterior-lateral fusion　自家骨移植か金属で、ずれた椎体の後方支持組織を補強する、腰椎変形すべり症の手術。➡ PLIF（後方腰椎椎間固定術）

PLG　プラスミノーゲン　plasminogen　血栓を溶解するプラスミンの前駆体タンパク質。プラスミノーゲンの活性化因子（アクチベータ）が血栓溶解薬として用いられる。➡ t-PA（組織プラスミノーゲンアクチベータ）、u-PA（ウロキナーゼ型プラスミノーゲンアクチベータ）／（42頁●血液凝固・線溶検査参照）

PLGE　タンパク漏出性胃腸症　protein losing gastroenteropathy　リンパ系の異常を伴う疾患、あるいは消化管粘膜の異常を伴う疾患により、消化管粘膜から血漿タンパク、特にアルブミンが胃腸管腔への異常漏出することによって生じる低タンパク血症を主徴とする症候群。

PLH　後葉ホルモン　posterior lobe hormone　＝ PPH（下垂体後葉ホルモン）

PLIF　後方腰椎椎間固定術　posterior lumbar interbody fusion　変形した椎間板を除去し、代わりに後方から骨を移植する、腰椎変形すべり症の手術。➡ PLF（後側方固定術）

PLL　後縦靭帯　posterior longitudinal ligament　脊椎椎体の後方を縦に走行する帯状の靭帯。➡ ALL（前縦靭帯）

PLL　前リンパ球性白血病　prolymphocytic leukemia　前リンパ球細胞が過剰に増殖する慢性リンパ性白血病。（30頁●白血病と類縁疾患の分類参照）

PLPHA　腰椎穿刺後頭痛　post-lumbar puncture headaches　腰椎穿刺後合併症の1つ。穿刺孔を通じて髄液が漏れることにより、髄液圧が低下し、起立性頭痛を起こす。

PLS　長期救命処置　prolonged life support　BLS、ALSに続く脳蘇生を指向する救命処置。G：測定、H：低体温療法、I：集中治療・看護をいう。➡ BLS（1次救命処置）、ALS（2次救命処置）／（99頁●心停止の救急処置（BLS：

一次救命処置）参照）

PLSVC 左上大静脈遺残 persistent left superior vena cava 通常、右側のみの上大静脈が両側にある先天異常。

PLT 血小板 platelet プレートともいう。血液の止血、凝固に重要な働きをする血球。

●血液の成分

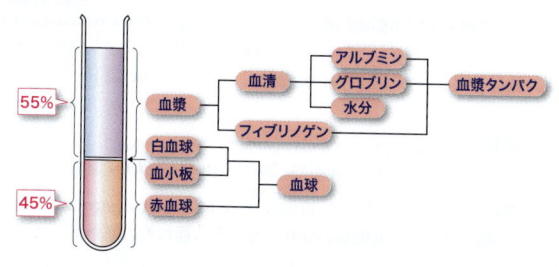

```
55% ─ 血漿 ─┬─ 血清 ─┬─ アルブミン ─┐
            │        ├─ グロブリン ──┼─ 血漿タンパク
            │        └─ 水分         │
            └─ フィブリノゲン ────────┘
     白血球
     血小板
45% ─ 赤血球 ─── 血球
```

PM ペースメーカー pacemaker ①心臓の歩調とり機能。②体外から電気刺激を与えて洞調律を保つ装置。

PM 乳頭筋 papillary muscle 心室内で乳頭状に飛び出している筋。先端から出ている腱索によって、房室弁（三尖弁・僧帽弁）と連絡する。

PM 小発作 petit mal（仏） てんかん小発作。

PM 多発性筋炎 polymyositis 筋痛や筋力低下、嚥下障害、発熱などを伴う膠原病。これに特徴的な皮疹が加わったものを皮膚筋炎と呼ぶ。➡ DM（皮膚筋炎）

PM プロダクトマネージャー product manager 医薬品・医療機器の企業で、製品ごとに生産計画から販売までの責任をもつ専任の担当者。

PMA 毛様類粘液性星細胞腫 pilomyxoid astrocytoma 毛様細胞性星細胞腫のうち、豊富な類粘液性基質がみられるもの。➡ PA（毛様細胞性星細胞腫）

PMA 進行性筋萎縮症 progressive muscular atrophy ゆるやかな進行で、筋力低下、筋萎縮などが生じる疾患の総称。➡ PMD（進行性筋ジストロフィー）

PMA **下顎前方移動スプリント** prosthetic mandibular advancement　顎関節症の治療法。顎にかかる力を分散して安静位を保つ装具（スプリント）を装着し、下顎骨を前方へ移動することで噛み合わせを矯正する。

PMC **偽膜性腸炎** pseudomembranous colitis　抗菌薬によって腸内細菌叢に菌交替現象が起こり、ディフィシル菌が異常繁殖して、その毒素で腸粘膜が傷害される腸炎。

PMCT **経皮的マイクロ波凝固療法** percutaneous microwave coagulation therapy　超音波ガイド下に経皮的に挿入した針からマイクロ波を発生させ、腫瘍を熱凝固させる肝癌の治療法。➡ **LMCT（腹腔鏡下マイクロ波凝固療法）**

PMD **原発性心筋症** primary myocardial disease　心筋に病変の起こる難病指定の疾患。➡ **DCM（拡張型心筋症）、HCM（肥大型心筋症）**

PMD **進行性筋ジストロフィー** progressive muscular dystrophy　進行性筋異栄養症ともいう。筋線維の変性・壊死から進行性の筋力低下をみる遺伝性疾患。

●進行性筋ジストロフィーの病型

	デュシェンヌ型	肢帯型	顔面肩甲上腕型
遺　　伝	伴性劣性遺伝	常染色体劣性遺伝	常染色体優性遺伝
発症年齢	小児（2〜4歳）	小児〜成人（20〜30歳）	小児〜成人
性　　別	男	男・女	男・女
初発部位	下肢	腰か肩甲	上肢（肩甲）
仮性肥大	あり	弱くあり	なし
関節拘縮	あり	時にあり	まれにあり
進　　行	早い（数年）	中間（数年〜10数年）	遅い
生命予後	20歳前後死亡	多くはよい	よい

pMDI **加圧噴霧式定量吸入器** pressure metered-dose inhaler　圧作動式の定量吸入器で、ステロイドや気管支拡張薬などの充填された容器を押し込むことで一定量の薬剤が噴射される器具。噴霧と吸気の同調のずれると吸入がうまくできないため、吸入補助器具（スペーサー）の使用が推奨されている。➡ **DPI（ドライパウダー吸入器）** ／（58頁●主な気管支拡張薬の

PM/DM　多発性筋炎・皮膚筋炎 polymyositis/dermatomyositis　横紋筋に炎症が起きる膠原病。皮膚症状のない多発性筋炎（PM）と皮膚症状のある皮膚筋炎（DM）に分けられる。➡ PM（多発性筋炎）、DM（皮膚筋炎）

PMI　術中心筋梗塞 perioperative myocardial infarction　冠動脈再建術などで、手術中の血流遮断によって心筋が酸素欠乏状態になることで生じる心筋梗塞。

PMI　心筋梗塞後症候群 post-myocardial infarction (syndrome)　ドレスラー症候群ともいう。心筋梗塞の数日〜数週間後に生じる心膜炎。

PMI 50　50歳以上死亡割合 proportional mortality indicator　死亡総数に占める50歳以上の死亡割合。PMI 50 ＝ 50歳以上の死亡者数÷死亡総数。60歳以上の死亡割合をみる場合は「PMI 60」と表記される。

PML　僧帽弁後尖 posterior mitral leaflet　僧帽弁を構成する2つの弁の1つ。僧帽弁は前尖と後尖からなる。

PML　進行性多巣性白質脳症 progressive multifocal leukoencephalopathy　ポリオーマウイルス感染により、神経細胞の軸索をおおう髄鞘が、大脳白質の多くの場所で徐々に破壊される疾患。

PMN　多形核白血球 polymorphonuclear leukocyte　白血球の中の顆粒球（好中球、好酸球、好塩基球）の総称。体内に侵入してきた細菌に対する食作用をもつ。

PMPC　ピブメシリナム pivmecillinam　抗菌薬。商品名：メリシン。

PMR　ピマリシン pimaricin　抗真菌薬。商品名：ピマリシン。

PMR　リウマチ性多発筋痛症 polymyalgia rheumatica　高齢者に生じる、リウマチ関連疾患。両側肩の痛みとこわばり、赤沈の亢進、両側上腕部筋の圧痛、側頭動脈の異常などをきたす。

PMS　閉経後症候群 postmenopausal syndrome　更年期障害のうち、特に閉経後に起こるものの総称。さまざまな自律神経失調症状と精神症状が生じる。

PMS　月経前症候群 premenstrual syndrome　黄体期（排卵後から月経日まで）に生じる病的状態。抑うつ感、焦燥感などの精神症状や、頭痛、便秘などの身体的症状が起こり、月経直後に消失する。

P-mSHEL　ピーエムシエル　patient, management, software, hardware, environment, liveware　患者、管理、ソフトウェア、ハードウェア、環境、同僚、本人の要素から医療事故の原因を分析する手法。

PN　静脈栄養　parenteral nutrition　点滴による静脈からの栄養補給。（404頁●栄養補給の方法参照）

PN　結節性動脈周囲炎　periarteritis nodosa　結節性多発動脈炎と顕微鏡的多発血管炎の2疾患を統合した疾患概念。現在はこの2疾患は分けて論じられる。→ PAN（結節性多発動脈炎）、MPA（顕微鏡的多発血管炎）

PAN　結節性多発動脈炎　polyarteritis nodosa　全身の中型の動脈に炎症が多発する、原因不明の疾患。男性に多く発症する。重篤な症状として腎不全、腸出血、脳出血などをきたす。

PN　腎盂腎炎　pyelonephritis　細菌感染が腎盂から腎実質に及んで生じる腎盂と腎の炎症性疾患。

PNC　皮膚結節性多発動脈炎　polyarteritis nodosa cutanea　→ PAN（結節性多発動脈炎）

PN-cutting　経皮的腎盂尿管移行部切開　percutaneous nephrotomy-cutting　経皮的に腎盂尿管移行部へ内視鏡を挿入し、狭窄部を切開して尿の流れを改善する手術。

PND　発作性夜間呼吸困難　paroxysmal nocturnal dyspnea　就寝後数時間後に突然呼吸困難になる状態。肺うっ血による重い心不全の症状。

PNE　偽膜性壊疽性腸炎　pseudomembranous necrotizing enterocolitis　偽膜性腸炎が進行して、壊疽を起こした腸炎。→ PMC（偽膜性腸炎）

PNET　原始神経外胚葉腫瘍　primitive neuroectodermal tumor　ピーネットともいう。中枢神経系や消化管などに現れ、組織学的に神経上皮への分化を認める腫瘍。

PNF　固有受容体神経筋促進法（促通法）　proprioceptive neuromuscular facilitation　固有受容器（関節包や靱帯など、位置、動き、力の受容器）を、筋の伸展、関節の圧縮・牽引、運動抵抗などによって刺激し、神経筋機構の反応を促進するリハビリテーションの手技。

PNH　発作性夜間血色素尿症　paroxysmal nocturnal hemoglobinuria　夜間血管内で溶血が起こり貧血が進行する疾患。

PNI 癌神経周囲浸潤 perineural invasion 原発癌の周囲にある神経に沿って、癌が発育・浸潤していくこと。

PNI 予後栄養指数 prognostic nutritional index 術前の栄養状態を評価し、術後合併症の発生率、術後の回復過程を推測する指数。

PNL 経皮的腎結石除去術 percutaneous nephrolithotripsy 経皮的腎砕石術ともいう。経皮的に腎内へ内視鏡を挿入し、結石を破砕・除去する手術。

PNP 末梢神経障害 peripheral neuropathy ニューロパチーともいう。代謝性、遺伝性、自己免疫性などの原因により末梢神経が障害されるもの。

PNS 傍腫瘍性神経症候群 paraneoplastic neurologic syndrome 悪性腫瘍患者に生じるさまざまな神経障害のうち、自己免疫的機序により生じると考えられる神経症候群。脳脊髄炎、小脳変性症、辺縁系脳炎、感覚性運動失調型ニューロパチーなどがある。➡ PCD（傍腫瘍性小脳変性症）、PEM（傍腫瘍性脳脊髄炎）

PNS 副交感神経系 parasympathetic nervous system 相反する作用を持つ交感神経と対になり、外界からの刺激に対応して、ホルモンなどを調節する神経。➡ SNS（交感神経系）／（72頁●神経系の働き参照）

PN(S) 経皮的腎瘻造設術 percutaneous nephrostomy 経皮的に腎盂にカテーテルを挿入し、膀胱に流れることができなくなった尿を体外に排出する手術。

PNS 末梢神経刺激 peripheral nerve stimulation 慢性疼痛の治療法の1つで、疼痛を引き起こしている末梢神経の近くに電極（およびジェネレータ）を埋め込み、電流を流すことで痛みの発生を制御する方法。

PNS 末梢神経系 peripheral nervous system 脳に起始する脳神経と、脊髄に起始する脊髄神経からなる神経ネットワーク。末梢の感覚情報を中枢神経系に伝えるとともに、中枢神経系からの運動の指令情報を、末梢の組織・器官に伝える。機能的に体性神経（運動神経、感覚神経）と自律神経（交感神経、副交感神経）に分けられる。➡ CNS（中枢神経系）

po, P.O. 経口 per os ペルオスともいう。口から物を入れること。

p/o 指摘 pointed out 指摘を意味するカルテ用語。

PO 手術後 postoperative 術後。

PO₂ 酸素分圧 partial pressure of oxygen ｟パーシャル プレッシャー オブ オクシジェン｠ ➡PaO₂（動脈血酸素分圧）／（291頁●酸素解離曲線／443頁付録●呼吸機能検査に用いられる用語、記号、省略語参照）

POAG 原発性開放隅角緑内障 primary open angle glaucoma ｟プライマリー オープン アングル グラウコーマ｠ 隅角は正常だが、線維柱帯に異常があり、虹彩角膜隅角からの房水の流出障害により眼圧が上昇して起こる緑内障。

POBA バルーン冠動脈拡張術 plain old balloon angioplasty ｟プレイン オールド バルーン アンジオプラスティ｠ 冠動脈にバルーン（風船）カテーテルを挿入し、狭窄部位をバルーンを膨らませて冠動脈を拡げる治療法。PCI（経皮的冠動脈インターベンション）の1つ。➡PCI（経皮的冠動脈インターベンション）

POD 術後日数 postoperative day ｟ポストオペレイティヴ デイ｠ ポッドともいう。手術後に経過した日数。

POEM 経口内視鏡的筋層切開術 per-oral endoscopic myotomy ｟パーオーラル エンドスコーピック マイオトミー｠ 経口内視鏡を用いて、食道内側の筋肉のみを切開する、食道アカラシアに対する治療法。

POF 早発閉経 premature ovarian failure ｟プリマテュア オヴァリアン フェイリュア｠ 43歳までに月経がなくなること。

polio 急性灰白髄炎 poliomyelitis ｟ポリオマイエライティス｠ ポリオともいう。ポリオウイルスによる感染症。脊髄炎により筋肉の弛緩麻痺を生じる。

POMC 術後性上顎嚢胞 postoperative maxillary cyst ｟ポストオペレイティヴ マクシラリー シスト｠ 副鼻腔手術後、手術痕の肉芽が不規則に増殖した結果、上顎洞内に単胞性または多胞性の袋状の嚢胞が生じた状態。

POMR 問題志向型診療記録 problem oriented medical records ｟プロブレム オリエンティッド メディカル リコーズ｠ 米国のDr.Weedによって開発された、問題ごとにSOAPで記載する診療記録の形式。➡ソープ（SOAP）／（385頁● SOAP形式参照）

PONV 術後悪心・嘔吐 postoperative nausea and vomiting ｟ポストオペレイティヴ ノージア アンド ヴォミティング｠ 手術後に生じる悪心・嘔吐。リスク因子としてとくに「女性」「動揺病または過去の術後悪心・嘔吐の既往」「非喫煙者」「術後オピオイド使用」があげられている。

por 低分化腺癌 poorly differentiated adenocarcinoma ｟プアリー ディファレンシエイティッド アデノカーシノーマ｠ 組織構造の分化が進んでいない癌。腫瘍細胞が、正常細胞とはかけ離れており、悪性

POS 問題志向型システム problem-oriented system ポスともいう。患者問題をアセスメントし、問題ごとに診療・ケア計画を立て、問題解決を図る方法。

Posm 血漿浸透圧 plasma osmolality ピーオスモルともいう。血漿が細胞膜を隔てた他の溶液と同濃度になろうとする圧力。

possible VAP 人工呼吸器関連肺炎可能性例 possible ventilator-associated pneumonia 人工呼吸器関連事象（VAE）の1つ。VAEのサーベイランスは、人工呼吸器関連状態（VAC）、感染関連人工呼吸器関連合併症（IVAC）、人工呼吸器関連肺炎可能性例（possible VAP）、人工呼吸器関連肺炎推定例（probable VAP）の3層構造4定義で構成されている。

PP 周期性四肢麻痺 periodic paralysis 突然、両側性に全身の筋力が失われる発作が起こり、その後再び正常に戻る可逆性の弛緩性麻痺。反復して起こる。主に遺伝性で、血中カリウム濃度が関与する。

PP 血漿灌流 plasma perfusion 体外に取り出した血液から血漿を分離し、血漿のみを吸着剤に灌流させて病因となる物質を除去して血液にまぜて戻す、血液浄化法。

PP 脈圧 pulse pressure 拡張期と収縮期の血圧の差。

PPA ピペミド酸 pipemidic acid 抗菌薬。商品名：ドルコール。

PPA 純型肺動脈閉鎖 pure pulmonary atresia 右心室の肺動脈弁が閉鎖している先天性心疾患。

PPC 段階的患者管理 progressive patient care 患者を看護の必要度別（集中ケア、普通ケア、セルフケア、長期ケア、ホームケア、外来患者ケアの6段階）に分けて、看護の効率化を図る管理方式。

PPD 妄想性パーソナリティ障害 paranoid personality disorder 他人が自分を利用する、危害を加える、だますなど、不信と疑い深さが成人期早期に始まるパーソナリティ障害。

PPD 精製ツベルクリン purified protein derivative of tuberculin 結核感染の診断用に精製された結核菌毒素（ツベルクリン）からの抽出タンパク成分。

PPDR 前増殖糖尿病網膜症 preproliferative diabetic retinopathy 増

殖網膜症の前駆段階。→ DR（糖尿病網膜症）

PPE　個人防護具 personal protective equipment（パーソナル プロテクティヴ エクィップメント）　感染防止のために個人が着用するマスク、エプロン、手袋などの防護具。

●個人防護具

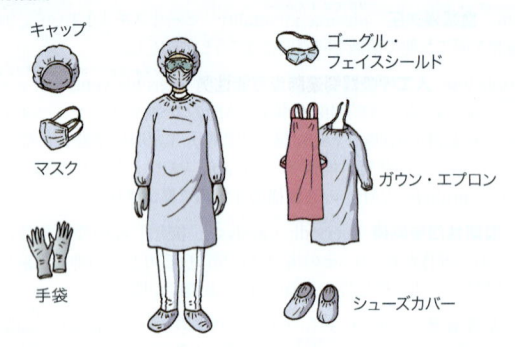

- キャップ
- ゴーグル・フェイスシールド
- マスク
- ガウン・エプロン
- 手袋
- シューズカバー

PPF　血漿タンパク分画（けっしょう）plasma protein fraction（プラズマ プロテイン フラクション）　アルブミン製剤のこと。

PPG　幽門輪温存胃切除術 pylorus-preserving gastrectomy（パイロラス プリザーヴィング ガストレクトミー）　幽門側を残す胃切除術。ダンピング症状を抑えることができる。

PPH　下垂体後葉ホルモン posterior pituitary hormone（ポステリア ピテュイタリー ホーモン）　下垂体後葉から分泌されるホルモン。オキシトシン、バソプレシンなどがある。（17頁●主なホルモンとその機能参照）

PPH　分娩後出血（ぶんべん）postpartum hemorrhage（ポストパータム ヘモリッジ）　分娩第3期（胎児娩出から胎盤娩出まで）以降に起こる出血。

PPH　原発性肺高血圧症 primary pulmonary hypertension（プライマリー パルモナリー ハイパーテンション）　心臓や肺に特に疾患がないのに、肺動脈圧が高値を示す疾患。

PPHN　新生児持続性肺高血圧症 persistent pulmonary hypertension of newborn（パーシステント パルモナリー ハイパーテンション オブ ニューボーン）　出生直後から肺動脈の血管抵抗が上昇し、肺高血圧が持続する疾患。

PPHP　偽性偽性副甲状腺機能低下症 pseudo pseudohypoparathyrodism（スード スード ハイポパラサイロイディズム）
→ PHP（偽性副甲状腺機能低下症）

PPI 永久ペースメーカー植え込み術 permanent pacemaker implantation 体内に人工ペースメーカーを入れる術式。

PPI プロトンポンプ阻害薬 proton pump inhibitor プロトンポンプを阻害し、胃酸分泌を阻害する薬物。プロトンポンプとは、細胞内から水素イオンを汲み出し、細胞外のカリウムを取り込む機構で、胃酸分泌の最終機能にあたる。（132 頁●胃・十二指腸潰瘍治療薬の作用点参照）

PPL 経毛様体扁平部水晶体切除術 pars plana lensectomy 毛様体扁平部を介して、水晶体切除を行う、白内障の手術。（77 頁●白内障手術の種類参照）

ppm 100万分率 parts per million 微量に含まれる物質の量を表す単位。

PPN 末梢静脈栄養 peripheral parenteral nutrition 四肢の末梢静脈にカテーテルを留置して、栄養輸液を投与する方法。浸透圧の低い輸液でなければ血管炎を起こすため、高エネルギー輸液は投与できない。（404 頁●栄養補給の方法参照）

PPP 掌蹠膿疱症 palmoplantar pustulosis 手掌（とくに母指球・小指球）、足蹠（とくに土踏まず）に紅斑、小水疱、膿疱、びらん、痂皮、鱗屑などを生じる疾患。

PPPD 幽門輪温存膵頭十二指腸切除術 pylorus-preserving pancreatoduodenectomy 胃・幽門輪・十二指腸の一部を残す、膵頭十二指腸切除術。

PPRF 傍正中橋網様体 paramedian pontine reticular formation 物体を注視する際に両眼の水平運動を協調させる中枢。

PPS 末梢性肺動脈狭窄 peripheral pulmonary stenosis 主に先天性により、肺動脈が狭窄した心臓疾患。

PPS ポリオ後症候群 postpolio syndrome ポリオ罹患後の数十年後に、疲労、疼痛、筋力低下、筋萎縮などの症状を呈する症候群。

PPS 予見支払いシステム prospective payment system 米国における診断分類別定額包括払い方式（DRG-PPS）における包括的医療費先払い制度。➡ DRG-PPS（診断分類別定額先払い方式）

PPT 血漿プロトロンビン時間 plasma prothrombin time ＝ PT（プロト

ロンビン時間）

PPV　陽圧換気　positive pressure ventilation（ポジティヴ プレッシャー ヴェンティレイション）　胸腔（きょうくう）内に対して高い圧力（陽圧）をかけた空気を投与して、患者の呼吸を補助する人工呼吸法。

PQ　PQ時間　PQ time（ピーキュー タイム）　房室伝導時間。心電図のP波の始まりからQ波の始まりまでの間隔。心房で起こった興奮が心室に伝わり始めるまでの時間を表す。房室ブロックでは、この時間が延長する。（137頁●心電図の基本波形参照）

PR　部分奏効　partial response（パーシャル レスポンス）　固形癌の腫瘍縮小効果を判定する用語。

●固形癌の治療効果判定のための基準による表現法

標的病変	完全奏効（CR）	すべての標的病変の消失 病的リンパ節腫大は短径が10mm未満に縮小
	部分奏効（PR）	治療前の径和を基準として、標的病変の径和が30%以上縮小
	安定（SD）	PRには縮小が不十分で、PDには増大が不十分
	進行（PD）	治療中の最小径和を基準として標的病変の径和が20%以上増加、かつ絶対値として5mm以上増加
	評価不能（NE）	何らかの理由で検査が行えない、またはCR、PR、SD、PDいずれとも判断できない
非標的病変	完全奏効（CR）	すべての非標的病変の消失と腫瘍マーカーの正常化リンパ節はすべての短径が10mm未満
	非CR/非PD (Non-CR/Non-PD)	病変の残存かつ／または腫瘍マーカーが正常化しない
	進行（PD）	既存の非標的病変の明らかな増悪
	評価不能（NE）	何らかの理由で検査が行えない またはCR、PR、SD、PDいずれとも判断できない

PR　後方切除術　posterior resection（ポステリア リセクション）　仙骨側（後ろ側）より直腸を切除する術式。➡ **AR（前方切除術）**

PR　PR間隔　PR interval（ピーアール インターヴァル）　心電図のP波の初めからQRS波の初めまでの時間。洞房結節に起こった興奮が房室結節・ヒス束・プルキンエ系を通過するのに要する時間。（137頁●心電図の基本波形参照）

Pr　老視　presbyopia（プレズビオピア）　高齢者が、物を見る際の遠近のピントが合わせにくくなる障害。通称、老眼。

PR　肺動脈弁逆流症　pulmonary regurgitation（パルモナリー リガージテイション）　肺動脈弁が拡張期に正しく閉じることができず、肺動脈から右室へ血液の逆流が生じる疾患。

PR　脈拍数　pulse rate（パルス レイト）　末梢の動脈で測定する1分間当たりの心拍数。

PRA　血漿レニン活性　plasma renin activity（プラズマ レニン アクティヴィティー）　血漿中のアンジオテンシン量を測定することで、これを生成するタンパク質レニンの動態を把握する検査。

PRC　濃縮赤血球　packed red cells（パックト レッド セルズ）　血漿を遠心分離で除去し、赤血球だけ保存できるように濃縮した輸血製剤。（103頁●輸血用血液製剤の種類参照）

PRCA　赤芽球癆　pure red cell aplasia（ピュア レッド セル アプレイジア）　造血幹細胞の異常により骨髄の赤芽球が減少し、末梢血で赤血球が減少するタイプの再生不良性貧血。

PRES　可逆性後頭葉白質脳症　posterior reversible encephalopathy syndrome（ポステリア リヴァーシブル エンセファロパシー シンドローム）　プレスともいう。後頭葉の白質に可逆性病変を認め、急激な血圧上昇による血管透過性亢進や血管内皮細胞障害により頭痛をきたす病態。高血圧、免疫性疾患、薬剤などが誘因といわれる。

PRF　プロラクチン放出因子　prolactin releasing factor（プロラクティン リリーシング ファクター）　視床下部で生成され、プロラクチンの放出を促進する因子。→ **P(R)L（プロラクチン）**

PRIND　遷延性可逆性虚血性神経障害　prolonged reversible ischemic neurologic deficit（プロロングド リヴァーシブル イスキミック ニューロロジカル デフィシット）　脳血管の閉塞による虚血で神経脱落症候が出現し、遷延するもの。→ **RIND（可逆性虚血性神経障害）**

PRK　レーザー屈折矯正角膜切除術　photorefractive keratectomy（フォトレフラクティヴ ケラテクトミー）　近視矯正手術の1つ。

PRK　角膜表層切開手術　photorefractive keratectomy（フォトレフラクティヴ ケラテクトミー）　角膜表面に直接レーザーを照射して、角膜の屈折率を変化させる近視の矯正手術。→ **RK（放射状角膜切開術）、LASIK（レーザー生体内角膜切削術）**

PRM　プリミドン　primidone（プリミドン）　抗てんかん薬。商品名：プリミドン。

probable VAP　人工呼吸器関連肺炎推定例　probable ventilator-associated pneumonia（プロバブル ヴェンティレイターアソシエイテッド ニューモニア）　人工呼吸器関連事象（VAE）の1つ。VAEのサーベイランスは、人工呼吸器関連状態（VAC）、感染関連人工呼吸器関連合併症（IVAC）、人工呼吸器関連肺炎可能性例（possible VAP）、人工呼吸器

PROG　下顎前突症　mandibular prognathism　下顎が上顎より大きく、噛み合わせが正常と逆の状態。

ProGRP　ガストリン放出ペプチド前駆体　progastrin releasing peptide　ガストリンの血中への分泌促進にかかわる消化管ホルモン（ガストリン放出ペプチド）の前駆体。小細胞肺癌の腫瘍マーカーとして用いられる。

PROM　前期破水　premature rupture of membranes　プロムともいう。陣痛発生前に起きる破水。➡ EROM（早期破水）

PRP　汎網膜光凝固　panretinal photocoagulation　黄斑部を除いて広範囲にレーザー光照射をして、網膜に凝固斑をつくり、新生血管を消失させる、網膜症の治療法。

PRP　後腹膜気体造影法　pneumoretroperitoneum　酸素を尾骨外側より仙骨と直腸の間に注入してX線撮影し、ガス像で腎・副腎などを診断をする方法。

PRP　ダブルプロダクト　pressure rate product　心筋仕事量で心筋酸素消費量を反映する。心拍数×収縮期血圧値で求める。循環動態、運動負荷強度をみる指標。

PRRF　腎後性腎不全　postrenal renal failure　急性腎不全のうち、腎盂以下の尿路の閉塞により糸球体濾過量が低下することで生じる病態。

PRSP　ペニシリン耐性肺炎球菌　penicillin resistant *Streptococcus pneumoniae*　ペニシリンに対して、耐性を獲得した肺炎球菌。肺炎、慢性気道感染症、中耳炎、副鼻腔炎、敗血症、心内膜炎、髄膜炎などの感染症をきたす。

PRVC　圧補正従量式換気　pressure regulated volume control ventilation　測定した先行換気のコンプライアンスに基づいて、できるだけ低い気道内圧で一定の1回換気量が得られるように吸気圧を自動的に設定する人工呼吸器の換気方式。

PS　逆説睡眠　paradoxical sleep　パラ睡眠、レム睡眠ともいう。睡眠相の1つで、深い睡眠でありながら、脳が活発に活動している状態。急速眼球運動（REM：rapid eye movement）を伴う。（286頁●レム睡眠とノンレム睡眠参照）

PS　パフォーマンスステータス　performance status　歩行や労働、社会

活動などの全身一般状態の程度を5段階で評価する指標。

PS 光刺激 photic stimulation 光感受性を調べる脳波検査。てんかんの診断方法。

PS 肺動脈弁狭窄 pulmonary stenosis 右心室の肺動脈弁が狭窄している先天性心疾患。(435頁●主な先天性心疾患参照)

PS 幽門狭窄症 pyloric stenosis ピロステともいう。幽門部筋層が肥厚化し、胃の通過障害をきたす疾患。

PSA 前立腺特異抗原 prostatic specific antigen 前立腺抗体と特異的に結びつく前立腺組織固有の糖タンパク質。前立腺癌の腫瘍マーカー。(22頁●主な腫瘍マーカー参照)

PSC 後嚢下白内障 posterior subcapsular cataract 後嚢下から水晶体が混濁する白内障。

PSC 原発性硬化性胆管炎 primary sclerosing cholangitis 胆管に炎症が起こり、瘢痕形成により胆管が狭窄・閉塞して肝硬変に至る疾患。

PSD 周期性同期性放電 periodic synchronous discharge 0.5〜2秒間隔で棘波または徐波が周期的に生じる脳波所見。クロイツフェルト・ヤコブ病や亜急性硬化性脳炎でみられる。

PSD 心身症 psychosomatic disease 心理的要因が主要因と推定される身体の器質的・持続的な機能障害。

PSE 部分的脾動脈塞栓術 partial splenic embolization X線透視下にカテーテルを脾動脈枝に挿入し、ゼラチンスポンジで閉塞する脾機能亢進症の手術。

PSF 脊椎後方固定 posterior spinal fusion 脊髄神経圧迫部分を脊椎後方から除去して骨移植後、脊椎を固定する。頸椎椎間板ヘルニアなどの手術。

PSG 睡眠ポリグラフィー polysomnography 睡眠ポリグラフ記録法。睡眠中の呼吸の動き、脳波、心電図などによって、睡眠状態を多角的に分析する検査方法。

PSL プレドニゾロン prednisolone 副腎皮質ホルモン剤。商品名：プレドニゾロン、プレドニン。

PSM 心身医学 psychosomatic medicine 身体面だけでなく、心理・社

会面を含めて患者を全体的にとらえ、診断・治療・ケアを進める全人的医療を目指す医学の一分野。心身一如の医学。

PSMA　進行性脊髄性筋萎縮症　progressive spinal muscular atrophy
＝ SPMA（脊髄性進行性筋萎縮症）

PSO　尋常性乾癬　psoriasis vulgaris　表皮細胞の異常な増殖や角化異常を示す皮膚疾患。

PSP　フェノールスルホンフタレイン排泄試験　phenolsulfonphthalein test
フェニールスルホンフタレインを静注し、尿への排出能力をみる腎機能検査。

PSP　進行性核上性麻痺　progressive supranuclear paralysis　脳の特定の部位の神経細胞が障害されて減少するために、易転倒性、眼球運動障害、錐体外路症状、歩行異常や姿勢異常などを起こす疾患。パーキンソン病との鑑別が難しいことがある。

PSPD　後上膵十二指腸動脈　posterior superior pancreatico-duodenal artery　胃十二指腸動脈から最初に分岐する膵の動脈枝。➡ ASPD（前上膵十二指腸動脈）／（216頁●腹部の動脈参照）

PSSP　ペニシリン感受性肺炎球菌　penicillin sensitive *Streptococcus pneumoniae*　ペニシリンが著効する肺炎球菌。

PS test　パンクレオザイミン・セクレチン試験　pancreozymin-secretin test
膵液の分泌を促進するホルモンであるパンクレオザイミンおよびセクレチンを静注して十二指腸液を採取、測定する膵外分泌機能検査。➡ S test（セクレチン試験）

PSTI　膵分泌性トリプシンインヒビター　pancreatic secretory trypsin inhibitor
膵臓の自己消化を防ぐポリペプチド。炎症や手術など生体への侵襲があると上昇するため、侵襲・炎症マーカー、腫瘍マーカーとして利用される。
（22頁●主な腫瘍マーカー参照）

PSV　圧支持換気　pressure support ventilation　プレッシャーサポートともいう。患者の呼気努力に合わせて、設定した圧まで吸気圧を維持する換気方式。1回換気量は患者の状態により変化する。➡ VSV（量支持換気）／（337頁●主な換気モード参照）

PSVT　発作性上室頻拍　paroxysmal supraventricular tachycardia　突然

●主な換気モード

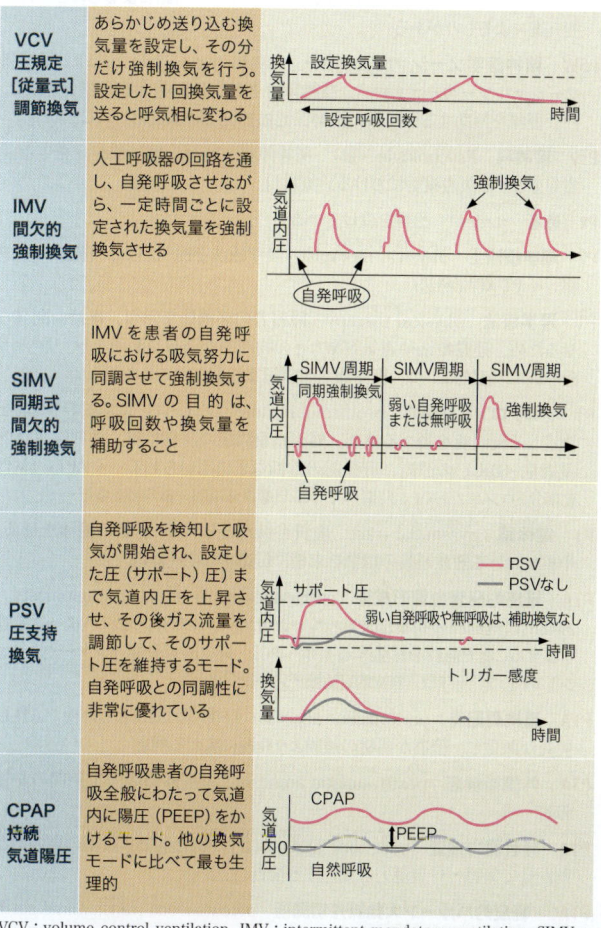

モード	説明	図
VCV 圧規定 [従量式] 調節換気	あらかじめ送り込む換気量を設定し、その分だけ強制換気を行う。設定した1回換気量を送ると呼気相に変わる	換気量軸に設定換気量、設定呼吸回数、時間軸
IMV 間欠的 強制換気	人工呼吸器の回路を通し、自発呼吸させながら、一定時間ごとに設定された換気量を強制換気させる	気道内圧／自発呼吸・強制換気
SIMV 同期式 間欠的 強制換気	IMVを患者の自発呼吸における吸気努力に同調させて強制換気する。SIMVの目的は、呼吸回数や換気量を補助すること	SIMV周期／同期強制換気・弱い自発呼吸または無呼吸・強制換気／自発呼吸
PSV 圧支持 換気	自発呼吸を検知して吸気が開始され、設定した圧(サポート)圧まで気道内圧を上昇させ、その後ガス流量を調節して、そのサポート圧を維持するモード。自発呼吸との同調性に非常に優れている	サポート圧、PSV／PSVなし、弱い自発呼吸や無呼吸は、補助換気なし／トリガー感度
CPAP 持続 気道陽圧	自発呼吸患者の自発呼吸全般にわたって気道内に陽圧(PEEP)をかけるモード。他の換気モードに比べて最も生理的	CPAP、PEEP、自然呼吸

VCV：volume control ventilation、IMV：intermittent mandatory ventilation、SIMV：synchronized intermittent mandatory ventilation、PSV：pressure support ventilation、CPAP：continuous positive airway pressure

発生し、突然停止する上室性頻拍。リエントリー回路によるものと、自動能亢進によるものがある。

PSW **精神医学ソーシャルワーカー** psychiatric social worker　精神科ソーシャルワーカーともいう。精神障害者と家族が抱える問題を解決し、社会復帰を援助する専門職。精神保健福祉士（国家資格）のこと。

Psy **精神科** Psychologie（独）　精神障害・精神疾患・依存症を主な診療対象とする医療機関における診療科目。

Pt **患者** patient　治療を受けている者。

PT **理学療法士** physical therapist　理学療法を担う医療専門職。国家資格。➡ PT（理学療法）

PT **理学療法** physical therapy　障害者の諸機能を回復、維持、開発させるため、運動療法や電気刺激などの物理的な訓練や治療を行うリハビリテーション療法の1つ。理学療法士（国家資格）がこれを担う。

PT **プロトロンビン時間** prothrombin time　プロトロンビンの凝固時間を測定して凝固能を調べる検査。外因系凝固能の評価指標。播種性血管内凝固症（DIC）の診断、肝機能の診断などに用いられる。➡ APTT（活性化部分トロンボプラスチン時間）／（42頁●血液凝固・線溶検査参照）

PT **錐体路** pyramidal tract　皮質脊髄路ともいう。延髄の錐体を通る、中枢における随意運動の司令を末梢に伝達する神経経路。

PTA **経皮的経管血管形成術** percutaneous transluminal angioplasty　経皮的に冠動脈の狭窄部までバルーンカテーテルを挿入し、バルーンを膨らませることで血管を拡張する手術。PCI（経皮的冠動脈インターベンション）の1つ。➡ PCI（経皮的冠動脈インターベンション）

PTA **扁桃周囲炎** peritonsillar abscess　扁桃周囲膿瘍ともいう。急性扁桃炎が悪化し、膿瘍が扁桃の被膜より周囲に広がる疾患。

PTA **外傷後健忘** posttraumatic amnesia　頭部外傷後一定期間の記憶障害。

PTA **純音聴力検査** pure tone audiometry　聴力計で7段階の周波数を聴かせて気導・骨導聴力を測定する検査。

PTAC **経皮的バルーン大動脈弁切開術** percutaneous transluminal aortic commissurotomy　狭窄した大動脈弁をバルーンを用いて切開し、機能を

PTAD　経皮的経肝膿瘍ドレナージ　percutaneous transhepatic abscess drainage　経皮経肝的にドレナージチューブを膿瘍に挿入し、排膿・洗浄を行う手術。

PTB　膝蓋腱荷重式　patellar tendon bearing　膝蓋腱とその周辺で体重を支える装具。PTB cast（膝蓋腱荷重ギプス包帯）、PTB-prosthesis（膝蓋腱荷重下腿義肢）、PTB brace（膝蓋腱支持装具）などがある。

PTBD　経皮的経肝胆汁ドレナージ　percutaneous transhepatic biliary drainage　＝PTCD（経皮的経肝胆道ドレナージ）（145頁●胆道ドレナージ参照）

PTC　経皮的経肝胆管造影　percutaneous transhepatic cholangiography　経皮的に肝臓へカテーテルを挿入し、造影剤を注入して行う胆管の画像検査。

PTCA　経皮的経管冠動脈形成術　percutaneous transluminal coronary angioplasty　経皮的に冠動脈にカテーテルを挿入し、バルーンまたはステントで冠動脈の狭窄・閉塞部分を拡張し、血流を回復させる手術。PCI（経皮的冠動脈インターベンション）の1つ。➡ PCI（経皮的冠動脈インターベンション）

PTCC　経皮的経肝胆嚢造影　percutaneous transhepatic cholecystography　経皮経肝的に穿刺針を肝内胆管に刺入し、造影剤を注入して行う胆道系の画像検査。

PTCD　経皮的経肝胆道ドレナージ　percutaneous transhepatic cholangio drainage　経皮経肝的にドレナージチューブを胆管に挿入し、胆汁を排液する手術。

PTCL　経皮的経肝胆道鏡切石術　percutaneous transhepatic cholangioscopic lithotomy　経皮経肝的に胆道鏡を胆管に挿入し、結石を粉砕する手術。

PTCR　経皮的経管冠動脈再疎通術　percutaneous transluminal coronary recanalization　経皮的に冠動脈にカテーテルを挿入し、血栓溶解薬を注入し、血流を回復させる手術。

PTCRA　経皮経管冠動脈回転アテレクトミー　percutaneous transluminal coronary rotational atherectomy　ロータブレータともいう。カテーテル先端をダイヤモンドチップでコーティングした金属バー（ロータブレータ）を高速回転させて、冠動脈の硬化したアテロームを削る手術。➡ PCI（経

皮的冠動脈インターベンション）

PTCS 経皮的経肝胆道鏡検査 percutaneous transhepatic cholangioscopy
経皮経肝的に胆道鏡を胆道に挿入し、胆道内部の観察や組織を採取する検査。

PTD 防げ得る外傷死 preventable trauma death　適切な救急医療を受けていれば救命できた外傷患者の死亡。

PTE 肺血栓塞栓症 pulmonary thromboembolism　下肢静脈などでできた血栓が肺動脈に流れ込み、肺動脈の閉塞を起こす疾患。

PTEG 経皮的経食道胃管挿入術 percutaneous trans-esophageal gastro-tubing　非破裂型穿刺用バルーンカテーテルを用いて、超音波下に造設する低侵襲な頸部食道瘻造設術。

PTEN ピーテン phosphatase and tensin homolog deleted on chromosome 10　イノシトールリン脂質であるホスファチジルイノシトール 3,4,5- 三リン酸の脱リン酸化反応を触媒する酵素。PTEN 遺伝子は癌抑制因子として同定されている。

ptery. 翼状片 pterygium　プテリともいう。結膜が増殖して三角状に角膜にまで伸びてきた粘膜片。

PTG 空気眼圧計 pneumatic tonography　非接触型眼圧計ともいう。空気の噴流圧によって眼圧を測定する装置。

PTGBA 経皮経肝胆嚢吸引穿刺法 percutaneous transhepatic gallbladder aspiration　超音波下に胆嚢に細径針を穿刺し、胆嚢内胆汁を吸引し、胆嚢炎や胆管炎の痛みを軽減する治療手技。抗生物質を入れた生理食塩液で洗浄しながら吸引し炎症を抑える治療が同時に進められる。

PTGBD 経皮的経肝胆嚢ドレナージ percutaneous transhepatic gallbladder drainage　経皮経肝的にドレナージチューブを胆嚢に挿入し、切開や排液、排膿を行う手術。（145 頁●胆道ドレナージ参照）

PT-GVHD 輸血後移植片対宿主病 posttransfusion graft versus host disease　輸血用血液に含まれるリンパ球（移植片）が、患者の抗原を認識して増殖し、患者の体組織を破壊する病態。致死的な経過をたどるため、放射線照射血が用いられる。➡ **GVHD（移植片対宿主病）、TA-GVHD（輸血関連移植対宿主病）**／（341 頁●輸血反応参照）

●輸血反応

	原因	症状	時期	対処法
即時型溶血性反応	ABO不適合	痛み(胸内苦悶、血管痛、腹痛)顔面蒼白、嘔吐、痙攣、低血圧、褐色尿	開始後5〜15分	・輸血の中止 ・輸液ルートの確保 ・乳酸リンゲルあるいは生理食塩液の点滴 ・導尿と尿量測定 ・ショック対応の準備
遅発型溶血性反応(DHTR)	不規則抗体による溶血性貧血	ヘモグロビン減少、微熱	輸血後10〜14日	・医師に報告
発熱性非溶血性反応(FNHTR)	同種抗体産生	発熱、頭痛、咳、悪心・嘔吐	開始直後〜12時間	・輸血の中止 ・クーリング ・輸液ルートの確保 ・医師に報告
アレルギー反応	抗HLA抗体、抗血小板抗体、抗血漿蛋白質抗体	発疹、蕁麻疹、悪寒、倦怠感	輸血中〜輸血後数時間以内	・輸血の中止 ・医師に報告
輸血関連アナフィラキシー反応	抗血漿成分抗体、抗ペニシリン抗体、白血球除去フィルター、エチレンオキサイドガス	呼吸困難、全身紅潮、血管浮腫(顔面浮腫、喉頭浮腫等)、蕁麻疹	直後	・輸血の中止 ・輸液ルートの確保 ・ショック治療 ・心肺蘇生の準備 ・医師に報告
輸血関連急性肺障害(TRALI)	抗白血球抗体、抗好中球抗体による免疫、脂質	寒気、発熱、呼吸困難、喀痰を伴わない咳、低血圧、低酸素血症	輸血後6時間	・有効な治療法がない(一部ステロイド有効例あり)
移植片対宿主病(GUHD)	血液製剤中のリンパ球による免疫反応	発熱、皮膚炎(紅皮症)、下痢、下血、肝障害	輸血後1〜2時間後	・無菌操作 ・感染症に対する治療 ・供血者リンパ球の排除

PTH 上皮小体ホルモン parathyroid hormone 副甲状腺ホルモン、パラソルモンともいう。甲状腺の上皮小体から分泌されるホルモン。血中のカ

ルシウム濃度やリン酸濃度の調整にかかわる。(17頁●主なホルモンとその機能参照)

PTH　輸血後肝炎　post-transfusion hepatitis　血清肝炎ともいう。輸血中の肝炎ウイルスが感染して起こる肝炎。血液スクリーニングの進歩から、現在はほとんどみられなくなっている。

PTHrP　PTH関連タンパク　PTH related protein　癌に合併した高カルシウム血症に関与する副甲状腺ホルモン関連タンパク。

PT-INR　プロトロンビン時間国際標準化比　prothrombin time: international normalized ratio　国際感度指数（International sensitivity Index：ISI）が付与された組織トロンボプラスチン試薬で測定したプロトロンビン時間。(42頁●血液凝固・線溶検査参照)

PTMC　経皮経静脈的僧帽弁交連切開術　percutaneous transvenous mitral commissurotomy　大腿静脈からカテーテルを挿入し、右房から心房中隔に孔を開けて左房へ入れ、狭窄した僧帽弁をバルーンにより拡大する僧帽弁狭窄症の手術。

PTN　錐体路ニューロン　pyramidal tract neuron　錐体を通る神経線維。大脳皮質から脊髄運動ニューロンに至る。＝UMN（上位運動ニューロン）

PTO　経皮的経肝食道静脈瘤塞栓術　percutaneous transhepatic obliteration　経皮経肝的にカテーテルを左胃静脈や短胃静脈に挿入して、塞栓物質を注入して食道静脈瘤の血流を減少させる手術。

PTP　経皮的経肝門脈造影　percutaneous transhepatic portography　経皮経肝的にカテーテルを門脈へ挿入し、造影剤を注入して撮影するX線検査。

PTP　輸血後紫斑病　post transfusion purpura　輸血血液中のHPA（ヒト血小板特異抗原）に対する抗体反応によって、血小板が破壊されて紫斑が生じる病態。

PTP　圧迫包装　press through pack　錠剤などのプラスチック包装で、シートの凸部を指先で強く押して、取り出す形式のもの。

PTPC　経皮的経肝門脈カテーテル法　percutaneous transhepatic portal catheterization　➡ PTPE（経皮的経肝門脈塞栓術）

PTPE　経皮的経肝門脈塞栓術　percutaneous transhepatic portal

embolization（エンボライゼイション）　術後肝不全を予防するため、肝切除に先立って行われる処置。経皮経肝的にカテーテルを門脈に挿入し、切除部の門脈枝を塞栓材で閉塞することで、あらかじめ残存部を活性化させておく。

PTR　膝蓋腱反射　patellar tendon reflex（パテラー テンドン リフレックス）　膝蓋腱への刺激に対し膝関節が不随意に伸展する反射。

PTRA　経皮的経管腎血管形成術　percutaneous transluminal renal angioplasty（パーキュテイニアス トランスルミナル リナル アンジオプラスティ）　経皮的に腎動脈の狭窄部までバルーンカテーテルを挿入し、バルーンを膨らませることで血管を拡張する手術。

PTS　血栓後症候群　postthrombotic syndrome（ポストスロンボティック シンドローム）　深部静脈血栓症の後遺症。静脈弁不全のため、慢性的な下腿腫脹や皮膚障害をきたす。

PTSD　心的外傷後ストレス障害　post traumatic stress disorder（ポスト トラウマティック ストレス ディスオーダー）　生命にかかわるような経験をした後に生じる心的障害。

PTSMA　経皮的中隔心筋焼灼術　percutaneous transluminal septal myocardial ablation（パーキュテイニアス トランスルミナル セプタル マイオカーディアル アブレイション）　鼠径部の皮膚を切開し、大腿動脈から冠動脈まで通したカテーテルにエタノールを注入し、心室中隔心筋を壊死させる、閉塞型肥大心筋症の手術方法。

PTT　部分トロンボプラスチン時間　partial thromboplastin time（パーシャル スロンボプラスティン タイム）　➡ APTT（活性化部分トロンボプラスチン時間）　（42頁●血液凝固・線溶検査参照）

PTU　プロピルチオウラシル　propylthiouracil（プロピルチオウラシル）　抗甲状腺薬。商品名：チウラジール、プロパジール。

PTX　パクリタキセル　paclitaxel（パクリタキセル）　抗悪性腫瘍薬。商品名：タキソール。

PTX　副甲状腺摘出術　parathyroidectomy（パラサイロイデクトミー）　機能亢進を起こした副甲状腺腫を摘出する手術。

PUBS　経皮的臍帯血採血　percutaneous umbilical blood sampling（パーキュテイニアス アンビリカル ブラッド サンプリング）　胎児の出生前診断の1つ。超音波ガイド下に細径針を用いて、母体皮膚と子宮壁を通して、臍帯静脈血を採取する。

PUBS　紫色採尿バッグ症候群　purple urine bag syndrome（パープル ユリン バッグ シンドローム）　尿道留置カテーテルの患者のプラスチック製採尿バッグが紫色に着色する現象。慢性便秘と尿路感染症の併発が起因となって発生する。便秘等で腸内容停滞により増加した尿中インジカンがバッグ内に蓄積され、細菌によってインジゴとインジルビンに分解・生成されて、バッグの表面に付着したり、バッグに

PUFX　プルリフロキサシン　prulifloxacin　抗菌薬。商品名：スオード。

Pul　歯髄炎　pulpitis　プルともいう。歯髄の炎症。う歯（虫歯）、外傷による歯髄腔の破損、歯周病で起こる。

pulv.　散剤　pulvis　プルブ、粉剤ともいう。粉末状の製剤。散剤、細粒剤、顆粒剤の順で粒が大きくなる。

Punc.　穿刺　Punction（独）　プンクともいう。針を体に刺して、細胞採取などを行うこと。

Pur　プリン体　purine　豆、牛レバー、イワシ、鶏肉などに多く含まれる有機化合物。肝臓で最終代謝物の尿酸となるが、高尿酸血症では結晶化し、痛風、腎機能障害、尿管結石などを起こす。

PUVA　ソラレン紫外線療法　psolaren ultraviolet A therapy　プーバともいう。紫外線感度を高めるソラレンの内服を併用した紫外線による光線療法。紫外線照射量を抑え、皮膚癌のリスクを軽減する。

PV　真性赤血球増多症　polycythemia vera　骨髄の造血細胞の異常により、赤血球およびヘモグロビン量が過剰に増加する慢性骨髄増殖性疾患。

PV　門脈　portal vein　ポルト、ポータルベインともいう。肝臓に流入する静脈。

PV　肺静脈　pulmonary vein　左心房へつながる肺の静脈。静脈だが、流れているのは動脈血。（46頁●心臓の構造参照）

PVA　ポリビニルアルコール　polyvinyl alcohol　ポリ酢酸ビニルを加水分解して得られる高分子化合物。

PVC　ポリ塩化ビニル　polyvinyl chloride　カテーテル等に使われるプラスチック素材。ポリ塩化ビニル使用のカテーテルは脂溶性薬剤に触れると、その可塑剤であるDEHP（フタル酸ジ-2-エチルヘキシル）が溶出する危険性がある。

PVC　心室期外収縮　premature ventricular contraction　心室が原因となり、基本調律の心周期よりも早く出現した心拍。滞納の原因となる頻度の高い不整脈。（299頁●重要な不整脈参照）

PvCO₂　混合静脈血二酸化炭素分圧　venous carbon dioxide pressure　肺動脈中の二酸化炭素量を分圧で示したもの。（443頁付録●呼吸機能検査

PVD 末梢血管疾患 peripheral vascular disease ＝ PAD（末梢動脈疾患）

PVD 後部硝子体剥離 posterior vitreous detachment 硝子体が網膜から剥離する疾患。

PVE 人工弁心内膜炎 prosthetic valve endocarditis 歯の治療などが誘因となって人工弁に細菌感染が生じ、心内膜炎を起こす病態。

PVL 脳室周囲白質軟化症 periventricular leukomalacia 早産児にみられる、脳血流の低下による脳室周囲白質の虚血性病変。脳性麻痺の原因となる。

PVO 肺静脈閉塞 pulmonary venous obstruction 肺内の静脈が閉塞し、肺静脈の中枢側である肺動脈の血圧（肺動脈圧）の上昇をみる原因不明の病態。

PvO₂ 混合静脈血酸素分圧 mixed venous oxygen tension 肺動脈血中の酸素分圧。細胞の酸素化の指標。（443頁付録●呼吸機能検査に用いられる用語、記号、省略語参照）

PVOD 肺血管閉塞性病変 pulmonary vascular obstructive disease ＝ PVO（肺静脈閉塞）

PVP 光選択的前立腺蒸散術 photoselective vaporization of the prostate 尿道から挿入した内視鏡下でレーザーを用いて前立腺を蒸散し、切除・除去する手術。→ TVP（経尿道的前立腺蒸散術）

PVP 門脈圧 portal vein pressure 腸から肝臓へつながる門脈の血圧。（318頁●門脈圧亢進症参照）

PVR 末梢血管抵抗 peripheral vascular resistance 血管内で生じる、血流に対する抵抗。血圧＝心拍出量×末梢血管抵抗

PVR 増殖性硝子体網膜症 proliferative vitreoretinopathy 網膜剥離の合併症。網膜上に線維性膜が生じ、複雑化した剥離状態。

PVR 肺動脈弁置換術 pulmonary valve replacement 肺動脈弁の狭窄、閉鎖不全の治療法で、傷んだ肺動脈弁を人工弁に置換する手術。

PVR 肺血管抵抗 pulmonary vascular resistance 肺循環での血管抵抗。→ CVR（脳血管抵抗）、SVR（全身血管抵抗）

PVS 色素性絨毛結節性滑膜炎 pigmented villonodular synovitis 膝蓋骨下の滑膜が絨毛・結節状に肥厚する疾患。

PVS 肺動脈弁狭窄症 pulmonary valve stenosis 右心室と肺動脈の間にある肺動脈弁の狭窄による心臓疾患。

P-V shunt 腹腔静脈シャント peritoneo-venous shunt 腹腔静脈短絡術ともいう。腹水のたまる腹腔と鎖骨下静脈などをシャントし、腹水を大静脈系に排出する難治性腹水の治療法。

PVT 発作性心室頻拍 paroxysmal ventricular tachycardia 突然起こる心室起源の頻拍。(299頁●重要な不整脈参照)

PVT 無脈性心室頻拍 pulseless ventricular tachycardia 心室頻拍のうち、心臓からの有効な拍出がなく、脈がとれないもの。心停止をきたす不整脈の1つ。

PVTT 門脈内腫瘍塞栓 portal vein total thrombus 肝細胞癌が門脈に入り込み成長していく病態。治療・予後を左右する因子として重要。

PWB 部分荷重 partial weight bearing 骨折や関節炎、下肢の手術後などの際、下肢に体重の一部をかけること。➡ FWB（全荷重）、NWB（免荷）

PWI 灌流強調画像 perfusion-weighed image 血流動態の変化を描出するMRI画像。➡ DWI（拡散強調画像）

PWV 脈波伝播速度 pulse wave velocity 心臓の拍動が動脈を通じて手足に届く速度。速度が速いほど、動脈硬化が進行していることを意味する。

PX 気胸 pneumothorax 胸膜に孔が開いてしまい、胸膜腔内に空気がたまった状態。空気以外に膿がある場合を膿気胸、血液がある場合を血気胸という。

PXL パクリタキセル paclitaxel 抗悪性腫瘍薬。商品名：タキソール。

PZ パンクレオザイミン pancreozymin 十二指腸粘膜中から分泌される消化管ホルモン。胆嚢収縮、膵酵素分泌促進の作用がある。

PZA ピラジナミド pyrazinamide 抗菌薬。商品名：ピラマイド。

PZD 卵透明帯開窓法 partial zona dissection 卵子に進入する力を精子がもたない場合、卵透明帯に孔を開け、超極細針で精子を卵核に注入する人工授精方法。

PZFX パズフロキサシン pazufloxacin 抗菌薬。商品名：パシル、パズクロス。

PZI プロタミン亜鉛インスリン protamine zinc insulin プロタミン（サケ科の成熟した精巣に含まれる塩基性のタンパク質）と少量の亜鉛を添加した、作用時間の長いインスリン製剤。

Q

Q Q熱 Q fever コクシエラ（リケッチアの1種）による人獣共通の熱性感染症。感染した家畜の糞尿からの飛沫感染が多い。

QA 質保証 quality assurance クオリティアシュアランスともいう。提供するサービスの品質を保証すること。さまざまなレベルでのサービス提供において、偶然的な結果を排除するために、計画を立て、計画に従って確実な作業を行うことで、予測していた結果に至ること。

QALY 質調整生存年 quality-adjusted life years 死亡を0、完全な健康を1としたQOLの効用値で調整した生存年数。➡ DALY(障害調整生存年)

QB 血液流量 blood flow rate* 人工透析において、どのくらいの血液を取り出して、浄化できるかを数値化したもの。単位はmL/分で、1分間あたりに何mLの血液を透析にかけることができるかを示す。

QC クオリティサークル quality circle QC活動を進める集まり。

QC 品質管理 quality control クオリティコントロールともいう。製品やサービスの有用性と経済性を両立させる一連の活動体系。

QCA 定量的冠動脈造影法 quantitative cardioangiography 冠動脈造影像をコンピュータにより解析して、冠動脈の径や長さなどを計測する手法。冠動脈インターベンション（PCI）に用いるデバイスサイズの決定、PCI後の評価に用いられる。

QCT 定量的骨塩量測定法 quantitative computed tomography X線CT装置を用いた骨密度の測定法。腰椎の海綿骨骨密度を選択的に測定できる。骨密度を定量的に測定する方法には、X線による二重X線吸収法、一重X線吸収法、超音波による定量的超音波測定法などがある。➡ DXA(二重X線吸収法)、SXA（一重X線吸収法）、QUS（定量的超音波測定法）

QD 透析液流量 dialysate flow rate* 血液透析で、ダイアライザー（透

*Qは、血液量を示す略称。

QF　大腿四頭筋　quadriceps femoris　大腿直筋、外側広筋、中間広筋、内側広筋から成る大腿伸筋。

QFT　クォンティフェロン　QuantiFERON　結核を診断するために行う血液検査法。患者血液からリンパ球を分離し、結核菌抗原と反応させ、リンパ球が分離するインターフェロン - γ を測定する。

QI　質改善　quality improvement　クオリティインプルーブメントともいう。提供するサービスの品質を向上させること。サービス提供のプロセスや結果を見直すことで、以前よりも顧客満足度が高いサービスが提供できるようにすること。

Qmax　最大尿流率　maximum flow rate*　キューマックスともいう。単位時間当たりの尿量をみる前立腺肥大症検査。

QOL　クオリティオブライフ　quality of life　生活の質、生命の質ともいう。個人が生きるうえで感じる日常生活の充実度や満足度。

Q̇p/Q̇s　肺-体血流比　ratio of pulmonary to systemic blood flow*　全身に行く血液量(体血流量)と肺血流量との比。肺血管疾病の診断の指標。

QPR/DPR　キヌプリスチン/ダルホプリスチン　quinupristin/dalfopristin　抗菌薬。商品名：シナシッド。

QRS　キューアールエス　QRS　心室筋が興奮している時間。(137頁●心電図の基本波形参照)

Q̇s/Q̇T　肺内シャント率　right to left shunt ratio　左右シャント率ともいう。右心室の静脈血がガス交換を受けずに左心室へ流れ込む比率。Q̇sはシャント量、Q̇Tは全体の血液量を表す。(7頁●酸素化の指標参照)

QT　QT間隔　QT interval　心電図のQ波の始めからT波の終わりまでの間隔。心室筋の興奮から興奮が終了するのに必要な時間。不応期を示す。(137頁●心電図の基本波形参照)

Q-test　クェッケンシュテット試験　Queckenstedt test　腰椎穿刺の際に両側頸静脈を圧迫して髄液の流れをみる方法。

QUS　定量的超音波測定法　quantitative ultrasound　骨内を伝搬する超音波の減衰や速度を計測し、これらの計測値によって骨量を推定し、骨粗鬆症を診断する検査。

＊Qは、血流量を示す略称。

R

R 呼吸 レスピレイション respiration 生体のガス交換を行う機能。呼吸器器官を通じて外界とのガス交換を行う外呼吸、生体内において血液と細胞が行う内呼吸に分類される。(434頁●バイタルサインの基準値参照)

R 風疹 ルベラ rubella 風疹ウイルスによる感染症。感染経路は飛沫感染で、顔面に紅斑などを生じる。わが国では予防接種法による定期接種として、麻疹・風疹混合ワクチンの2回接種が定められている。

R15ICG 15分停滞率 アイシージー リテンション レイト アット フィフティーン ミニッツ ICG retention rate at 15 minutes ➡ ICGR15(インドシアニングリーン15分停滞率)

RA 橈骨動脈 レイディアル アーテリー radial artery 上腕動脈から分かれて前腕から手掌まで走行する動脈。

Ra 上部直腸 レクタム アバーヴ ザ ペリトニアル リフレクション rectum above the peritoneal reflection 直腸のうち、S状結腸下部(S2下縁)から腹膜翻転部(内臓を包む腹膜が反転する部位)に至る部位。直腸は、Rs(直腸S状部)、Ra(上部直腸)、Rb(下部直腸)の3つに分けられる。(367頁●大腸・肛門の区分参照)

RA 不応性貧血 リフラクトリー アネミア refractory anemia 骨髄異常により造血障害をきたす骨髄異形成症候群の1つで、芽球が末梢血で1%未満、骨髄で5%未満で、ミトコンドリアに鉄が沈着する環状鉄芽球を有さないもの。

RA 補助研究者 リサーチ アシスタント research assistant リサーチアシスタントともいう。補助研究者。大学院博士課程の学生が雇用されることが多い。

RA 安静狭心症 レスト アンジャイナ rest angina 安静時に症状が出る狭心症。冠動脈の機能的攣縮が原因であることが多い。➡ VSA(血管攣縮性狭心症)

RA 関節リウマチ リューマトイド アースライティス rheumatoid arthritis リウマチ様関節炎ともいう。自己免疫により関節に炎症を起こし、関節の変性を伴う全身性の慢性炎症性疾患。

RA 右心房 ライト アトリアム right atrium 心臓を構成する4つの房室のうち、右上部にある心房。2本の大静脈から流れ込んだ静脈血を右心室へ送る役目を担う。
➡ LA(左心房)/(46頁●心臓の構造参照)

RAA レニン・アンジオテンシン・アルドステロン系 レニンアンジオテンシン アルドステロン システム renin-angiotensin aldosterone system 血圧調整にかかわる生体内の調節系。➡ RAS(レニ

RAA 右心耳 right atrial appendage 右心房内の耳殻状の部分。大静脈の基部を両側から包む。 ➡ LAA（左心耳）

RAD 右房径 right atrial dimension X線や心エコーにより測定された右心房が最も拡張したときの直径。

RAD 右軸偏位 right axis deviation 心電図上の所見。心臓の電気軸が下方または右下を向いている状態。右室肥大などでみられる。 ➡ LAD（左軸偏位）

Rad Dx 放射線学的診断 radiological diagnosis X線撮影、CT、RI検査など、放射線科学を医療に応用した診断法。

RAEB 芽球増加型不応性貧血 refractory anemia with excess of blasts ラエブともいう。骨髄異常により造血障害をきたす骨髄異形成症候群の1つで、骨髄で芽球が5％を超えるか、末梢血で1％を超えるもの。

RAG 腎動脈造影 renal arteriography ラグともいう。腎動脈に造影剤を注入して行うX線撮影。

RAH 広汎子宮全摘術 radical abdominal hysterectomy 開腹により、子宮と所属リンパ節の切除も行う全摘術。

RAH 右房肥大 right atrial hypertrophy 右心房への負荷が増して右房が拡張・肥大した状態。三尖弁閉鎖不全症、慢性的な肺疾患、高血圧症などに合併して発症。

RAHA リウマチ赤血球凝集反応 rheumatoid arthritis hemagglutination ラハともいう。リウマチ因子の半定量的検査法。 ➡ RF（リウマトイド因子）、RAPA（リウマチ受け身凝集反応）

RAIU 放射性ヨード摂取試験 radioactive iodine uptake test 甲状腺の機能検査。放射性同位元素を使って、ヨードの取り込み方をみる検査。

RALS 遠隔制御方式密封小線源治療装置 remote after controlled loading system ラルスともいう。放射線治療の装置。^{198}Auグレインや^{192}Irなどの密封小線源を、子宮癌、頭頸部癌、食道癌などの組織内に留置し、照射治療を行う。

RANKL NFκB活性化受容体リガンド receptor activator of NF-kappa B ligand 破骨細胞の形成に関与するタンパク質。多発性骨髄腫や癌の

骨転移では、RANKLによって活性化された破骨細胞が骨破壊を起こす。RANK/RANKL経路を阻害する薬剤にデノスマブがある。

RAO　右前斜位　ライトアンテリアオブリーク　right anterior oblique　第1斜位ともいう。右手から見た斜めの状態。冠動脈造影では、右肩を前にした斜めの撮影。

RAO　寛骨臼回転骨切り術　ローテイショナルアセタビュラーオステオトミー　rotational acetabular osteotomy　ラオともいう。臼蓋を含む股関節周囲の骨をくり抜き、回転・移動させて臼蓋を補う、臼蓋形成不全の手術法。

RAP　反復性腹痛　リカレントアブドミナルペイン　recurrent abdominal pain　1か月に1回以上の生活に支障の出る腹痛が、3か月以上に続く病態。小児に多くみられる。原因は器質性と非器質性があり、代表的な非器質性疾患には過敏性腸症候群（IBS）がある。➡ IBS（過敏性腸症候群）

RAP　右房圧　ライトアトリアルプレッシャー　right atrial pressure　ラップともいう。右心房の圧力。中心静脈圧に同じ。右心不全、収縮性心膜炎などで上昇。(378頁●スワンガンツカテーテル（SGC）測定による正常値参照)

RAPA　リウマチ受け身凝集反応　リューマトイドアースライティスパッシブアグルティネイション　rheumatoid arthritis passive agglutination　リウマチ因子の半定量的検査法。リウマチ様関節炎赤血球凝集反応（RAHA）の改良版。➡ RF（リウマトイド因子）、RAHA（リウマチ赤血球凝集反応）

RAPD　相対的入力瞳孔反射異常　レラティブアフェレントピュピラリーディフェクト　relative afferent pupillary defect　光刺激を与えたときに視神経障害が強いほうの瞳孔が散瞳する反射異常。

RARS　鉄芽球性不応性貧血　リフラクトリーアネミアウィズリングドシデロブラスツ　refractory anemia with ringed sideroblasts　ラルスともいう。骨髄異常により造血障害をきたす骨髄異形成症候群の1つで、ミトコンドリアに鉄が沈着した環状鉄芽球が、全赤芽球の15％を超えるもの。

RAS　腎動脈狭窄　リナルアーテリーステノーシス　renal artery stenosis　粥状動脈硬化により、腎動脈が狭窄する病態。腎血管性高血圧の原因となる。

RAS　レニン・アンジオテンシン系　レニンアンジオテンシンシステム　renin-angiotensin system　血圧を上昇させる調節機構。副腎皮質でつくられるレニンは血液の低灌流と低血圧に対応して放出され、アンジオテンシンの産生を促進する。これらのホルモンは血管に直接作用したり、アルドステロンによる間接作用によって血圧を上昇させる。(352頁●腎臓による血圧調整参照)

RASS　リッチモンド鎮静興奮スケール　リッチモンドアジテイションセデイションスケール　Richmond agitation-sedation scale

●腎臓による血圧調整

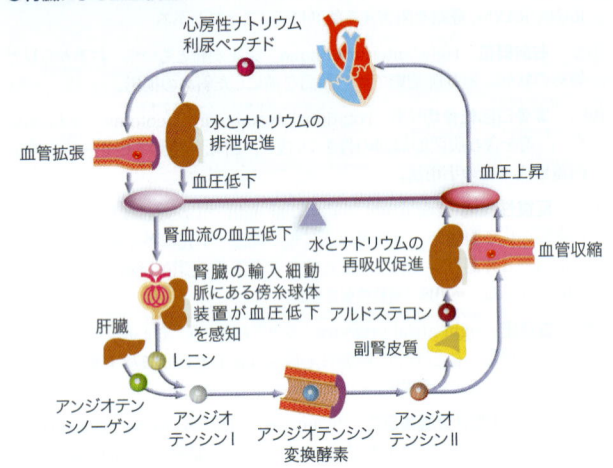

心房性ナトリウム利尿ペプチド
血管拡張
水とナトリウムの排泄促進
血圧低下
血圧上昇
腎血流の血圧低下
腎臓の輸入細動脈にある傍糸球体装置が血圧低下を感知
水とナトリウムの再吸収促進
血管収縮
肝臓
レニン
アルドステロン
副腎皮質
アンジオテンシノーゲン
アンジオテンシンⅠ
アンジオテンシン変換酵素
アンジオテンシンⅡ

鎮静レベルのアセスメントツール。＋4から－5で表され、「非常に暴力的な状態」から「刺激しても動かない状態」までを評価することができる。

RAST　放射性アレルゲン吸着試験　radioallergosorbent test　ラストともいう。放射性同位元素を使ってアレルギー反応の原因抗原を確定する検査。

RA test　リウマチ試験　rheumatoid arthritis test　リウマトイド因子（RF）の定量的検査法。

Raw　気道抵抗　airway resistance　ロウともいう。気道内の空気の通りにくさ。気管支の閉塞程度と喘息の重症度の指標。

Rb　下部直腸　rectum below the peritoneal reflection　直腸のうち、腹膜翻転部（内臓を包む腹膜が反転する部位）から肛門に至る部位。直腸は、Rs（直腸S状部）、Ra（上部直腸）、Rb（下部直腸）の3つに分けられる。（367頁●大腸・肛門の区分参照）

RB　レギュラーベベル　regular bevel　刃面長が長いタイプの注射針、針先の角度はSB（ショートベベル）より鋭。➡SB（ショートベベル）／（353頁●レギュラーベベルとショートベベル参照）

●レギュラーベベルとショートベベル

RB（レギュラーベベル）

刃面長　12度

針先角度は12度と鋭角で、刃面長い。鋭利なため皮下・筋肉内注射に向く。

SB（ショートベベル）

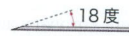

18度

針先角度は18度で、刃面長が短い。鈍角のほうが血管を突き破りにくいという理由から静脈内注射に向く。また皮内注射も刃面長の短いSBが向く。

RB 腎生検　renal biopsy（リナル バイオプシー）　経皮的または外科的に腎に針を刺して、腎組織を採取し、顕微鏡で組織の状態を調べる検査法。

RB 網膜芽細胞腫　retinoblastoma（レティノブラストーマ）　レチノブラストーマともいう。眼球に発生する小児癌。

RB リーメンビューゲル装具　Riemenbügel（リエメンブゲル）（独）　リーメンビューゲルは革ひもの意味。先天性股関節脱臼の治療に用いるあぶみ式吊りバンド。

RBBB 右脚ブロック　right bundle branch block（ライト バンドル ブランチ ブロック）　心臓の刺激伝導路のうち、ヒス束から分かれた右脚の伝導が障害されたもの。右心室への伝導障害。→ **CRBBB（完全右脚ブロック）、IRBBB（不完全右脚ブロック）**

RBC 赤血球　red blood cell（レッド ブラッド セル）　ヘモグロビンを含む血液細胞。酸素と二酸化炭素の運搬にかかわる。**(323頁●血液の成分参照)**

RBC 赤血球算定　red blood cell count（レッド ブラッド セル カウント）　血算ともいう。赤血球数の測定。

RBF 腎血流量　renal blood flow（リナル ブラッド フロー）　腎臓へ流れる血液量。標準値は毎分約1000mL、日量1.5t。

RB-ILD 呼吸細気管支炎関連性間質性肺炎　respiratory bronchiolitis（レスピラトリー ブロンカイオライティス）associated interstitial lung disease（アソシエイティッド インタースティシャル ラング ディジーズ）　特発性間質性肺炎の1つで、主に喫煙によって、末梢気道（細気管支）に重度の炎症が生じる病態。→ **IIPS（特発性間質性肺炎）**

RBP レチノール結合タンパク　retinol-binding protein（レティノールバインディング プロテイン）　血中のレチノール（ビタミンA）に結合、輸送するタンパク質。生化学検査の指標として用いられる。低値で吸収不良症候群、肝障害など、高値で高脂症や腎不全などを示唆する。

RBT リファブチン　rifabutin（リファブティン）　抗結核薬。商品名：ミコブティン。

RC 呼吸中枢 respiratory center（レスピラトリー センター）　ガス交換のリズムや呼吸筋の作動など、呼吸にかかわるさまざまな機能を支配している延髄にある部位。➡EC（呼息中枢）、IC（吸息中枢）

RCA 右冠動脈 right coronary artery（ライト コロナリー アーテリー）　心臓の右側を灌流する冠状動脈。（74頁●冠動脈参照）

RCA 根本原因分析 root cause analysis（ルート コーズ アナライシス）　ある望ましくない現象が生じた根源的な要因を特定して、それに対処することで、現象の改善を図る方法。

rCBF 局所脳血流 regional cerebral blood flow（リージョナル セレブラル ブラッド フロー）　脳表面の局所の血流。脳血流量を測定することで、神経活動の変化を知ることができる。

RCC 赤血球濃厚液 red cell concentrate（レッド セル コンセントレイト）　全血から白血球と血漿の大部分を除去した後、保存液を加えた血液製剤。（103頁●輸血用血液製剤の種類参照）

RCC 腎細胞癌 renal cell carcinoma（リナル セル カーシノーマ）　腎尿細管の上皮に発生した腺癌。

RCC 右冠尖 right coronary cusp（ライト コロナリー カスプ）　心臓の大動脈弁を構成する三弁の1つ。右冠動脈入口となる。大動脈弁は左冠尖、右冠尖、無冠尖からなる。➡LCC（左冠尖）、NCC（無冠尖）

RCCP 右冠尖逸脱 right coronary cusp prolapse（ライト コロナリー カスプ プロラプス）　大動脈弁右冠尖が逸脱する、心室中隔欠損症。

RCF 根管充填 root canal filling（ルート カナル フィリング）　う歯を削って歯髄を露出・除去し、空いた歯髄腔に充填材を詰める、う歯の治療法。

R-CHOP リツキシマブ＋シクロホスファミド＋アドリアマイシン＋ビンクリスチン＋プレドニゾロン rituximab, cyclophosphamide, doxorubicin, vincristine, prednisolone（リツキシマブ サイクロフォスファマイド ドキソルビシン ヴィンクリスチン プレドニソロン）　悪性リンパ腫の併用化学療法。

RCM 拘束型心筋症 restrictive cardiomyopathy（リストリクティヴ カーディオマイオパシー）　心室が硬く、拡張不全となる心筋症。

RC-MAP MAP加赤血球濃厚液 red cells mannitol, adenine, phosphate（レッド セルズ マンニトール アデニン フォスフェイト）　全血から血漿および白血球層の大部分を除去し、赤血球保存液を添加した輸血用血液製剤。（103頁●輸血用血液製剤の種類参照）

RCP 逆行性脳灌流法 retrograde cerebral perfusion（レトログレイド セレブラル パーフュージョン）　大動脈の血流を遮断して行う大動脈手術時、脳の虚血障害を防ぐため、上大静脈から脳へ向けて送血する方法。腕頭動脈や左総頸動脈へ順行性に送血する方法は、

選択的脳灌流法（SCP）という。➡ SCP（選択的脳灌流法）

RCS 細網肉腫症 reticulum cell sarcoma　骨髄・リンパ球の細網組織に発生する悪性リンパ腫。

RC sign 発赤所見 red color sign　食道静脈瘤の内視鏡所見で静脈瘤の表面に発赤が観察される状態。

RCT ランダム化臨床試験 randomized clinical trial　無作為化臨床試験ともいう。実験群と対照群の2つに被験者を無作為に割り当てて行う臨床試験。

RCT ランダム化比較試験 randomized controlled trial　無作為化比較試験ともいう。➡ RCT（ランダム化臨床試験）

RCT 根管治療 root canal treatment　➡ RCF（根管充填）

RCT 腱索断裂 ruptured chordae tendineae　僧帽弁を支える腱索の断裂。僧帽弁の機能は不完全となり、逆流を生じる（僧帽弁閉鎖不全）。

RCU 呼吸集中治療部 respiratory care unit　重篤な呼吸器疾患患者に対して集中的な医療を行う部門。

RCV 赤血球容積 red blood cell volume　赤血球1個の大きさ。貧血検査の1つ。（254頁●赤血球指数参照）

RD レイノー病 Raynaud's disease　交感神経や副交感神経中枢の異常により、四肢末端の動脈が攣縮、左右対称に冷感などの症状が出る疾患。➡ RP（レイノー現象）

RD 網膜剝離 retinal detachment　神経網膜が網膜色素上皮細胞から剝がれる疾患。➡ TRD（牽引性網膜剝離）、RRD（裂孔原性網膜剝離）、SRD（続発性網膜剝離）

RD リウマチ性疾患 rheumatic disease　関節リウマチ、全身性エリテマトーデス、多発性筋炎など、免疫の異常により骨、関節、筋肉などに異常をきたす疾患の総称。

RDC 急速破壊型股関節症 rapidly destructive coxarthropathy　主に高齢者に発症し、関節裂隙の狭小化、股関節・骨破壊が進行する疾患。

RDS 呼吸窮迫症候群 respiratory distress syndrome　肺サーファクタントの欠如により、肺胞が虚脱して起こる呼吸障害。

RDW　赤血球粒度分布幅　red cell distribution width　自動血球計数装置を用いて、赤血球の大きさのばらつきをみる検査指標。RDWとMCV（平均赤血球容積）の併用により貧血を診断できる。

RE　レチノール当量　retinol equivalent　作用量による、ビタミンAの効力の表し方。

REE　安静時エネルギー消費量　resting energy expenditure　リーともいう。安静な状態での必要最低限のエネルギー消費量。基礎エネルギー消費量（BEE）×1.2に相当する。➡ BEE（基礎エネルギー消費量）

REM　レム睡眠　rapid eye movement sleep　逆説睡眠ともいう。急速眼球運動のみられる睡眠。身体の睡眠と考えられている。➡ NREM（ノンレム睡眠）／（286頁●レム睡眠とノンレム睡眠参照）

rem　レム　roentgen equivalent in man and mammal　放射線の吸収線量の単位。現在はSv（シーベルト）が用いられる。1 Sv = 100rem。➡ Sv（シーベルト）／（392頁●放射能と放射線の主要単位参照）

REPE　再膨張性肺水腫　reexpansion pulmonary edema　胸水や気胸などの胸腔ドレナージを行った場合に、虚脱した肺が急激に再膨張し、再灌流と血管透過性の亢進が生じて起こる肺水腫。

RES　細網内皮系　reticuloendothelial system　レスともいう。脾臓やリンパ節の樹枝状突起をもった細胞、血管洞の内皮細胞、リンパ洞の洞内皮細胞の総称。異物を貪食し、生体を防御する働きがある。

RF　ラジオ波　radiofrequency　波長が比較的長い電波。癌治療では皮膚を通して腫瘍へラジオ波電極針を直接穿刺し、電極針から発生するラジオ波エネルギー（ジュール熱）によって腫瘍とその周囲を凝固壊死させるラジオ波焼灼術が行われる。➡ RFA（ラジオ波焼灼術）

RF　急速充満期　rapid filling　房室弁が開放して心室へ急速に血液が流入する、心周期の1段階。このときⅢ音が出現する。拡張期＝等容弛緩期＋急速充満期＋緩速充満期＋前収縮期。

RF　腎不全　renal failure　腎血流障害、腎実質障害、尿路閉塞などによる腎機能不全状態。経過により急性と慢性に、急性腎不全は原因レベルにより腎前性、腎性、腎後性に分けられる。

RF　レジン充填　resin filling　う歯にプラスチックの詰め物をすること。

RF　呼吸不全　respiratory failure　肺の換気機能、ガス交換機能が障害された状態。経過により急性と慢性に分かれる。→ **ARF（急性呼吸不全）**、**CRF（慢性呼吸不全）**

RF　リウマチ熱　rheumatic fever　レンサ球菌感染症に合併して発症する、全身性の炎症疾患。関節の腫れと痛み、発熱が生じる。→ **RHD（リウマチ性心疾患）**

RF　リウマトイド因子　rheumatoid factor　関節リウマチ患者のIgGと特異的に反応する自己抗体。

RFA　ラジオ波焼灼術　radiofrequency ablation　ラジオ波を出す特殊な針で腫瘍を刺し、腫瘍を焼いて切除する治療法。→ **RF（ラジオ波）**

RFI　腎不全指数　renal failure index　尿中ナトリウム濃度、血漿クレアチニン濃度の積を尿中クレアチニン濃度で割った値。腎不全の分類を鑑別する指数で、腎不全指数が1を超えていれば腎性腎不全、1未満であれば腎前性腎不全を意味する。

RFP　リファンピシン　rifampicin　抗菌薬。商品名：リファジン。

RFS　無再発生存期間　relapse free survival　登録日または手術日を起算日として、再発、あるいは死亡のイベントが起こるまでの期間。患者の肉体的、精神的、社会的、経済的、すべてを含めたQOLを意味する。

RHC　右心カテーテル　right heart catheterization　心臓血管造影を行う際の、右心室を通す心臓カテーテルの挿入方法。（75頁●心カテーテルによる心血管造影の種類参照）

RHD　リウマチ性心疾患　rheumatic heart disease　リウマチ熱により心臓に炎症をきたし、損傷が残って起こる心疾患。→ **RF（リウマチ熱）**

RHF　右心不全　right (sided) heart failure　右心室の機能不全で体循環が滞った状態。→ **LHF（左心不全）**／（239頁●左心不全と右心不全参照）

Rh factor　Rh因子　rhesus factor　赤毛ザル因子ともいう。赤血球中にあり、血液型を決定する因子の1つ。

RHL　肝右葉切除術　right hepatic lobectomy　肝臓の右側約2/3を切除する手術。

RI　放射性同位元素　radioisotope　ラジオアイソトープともいう。同じ原子でも原子量の異なる同位元素のうち、放射能をもつもの。各種検査（RI検査）

RI　レギュラーインスリン　regular insulin　速効型インスリン。インスリンの追加分泌の補充に用いるインスリン製剤。作用と血糖のピークを一致させるため、食前30分前の注射が必要。作用発現時間約30分、最大作用時間約1〜3時間、作用持続時間5〜8時間。

RI　呼吸係数　respiratory index　肺胞換気の状態を推察する指標。A-aDO$_2$（肺胞気-動脈血酸素分圧較差）÷PaO$_2$（動脈血酸素分圧）で求める。酸素化障害で高値となり、2以上では人工呼吸管理が必要とされる。（7頁●酸素化の指標参照）

RIA　放射免疫測定法　radioimmunoassay　リア、ラジオイムノアッセイともいう。抗原抗体反応によって測定対象に生じた抗原の量を、放射性同位元素を目印として測る方法。➡ IRMA（免疫放射定量測定法）、RRA（放射受容体測定法）

RICE　安静・冷却・圧迫・挙上　rest, icing, compression, elevation　外傷の応急処置の原則。

●RICE処置

Rest（安静）	受傷後の安静。活動の停止
Ice（アイシング）	患部の冷却。痛みの減少と、腫脹や炎症のコントロールが目的
Compression（圧迫）	患部の圧迫。腫脹や炎症のコントロールが目的
Elevation（挙上）	患部の挙上。心臓より高く患部を保持。腫脹や炎症のコントロールが目的

RIND　可逆性虚血性神経障害　reversible ischemic neurological deficit　リンドともいう。脳血管の閉塞による虚血で一時的に神経脱落症候が出現し、症状は24時間以上持続するが、3週間以内に消失するもの。➡ PRIND（遷延性可逆性虚血性神経障害）

RISA　放射性ヨード標識血清アルブミン　radioactive iodinated serum albumin　リーサともいう。放射性ヨードで標識したアルブミン。循環血漿量、循環血液量、血液循環時間、心拍出量などの測定に用いられる。

RIST　放射性免疫吸着試験　radioimmunosorbent test　リストともいう。放射性標識免疫グロブリンを使って、抗体濃度を測定する検査。

RIT　赤血球鉄交代率　red cell iron turnover rate　リットともいう。血漿から骨髄などに移動した鉄のうち、実際にヘモグロビン合成に利用された鉄の量。放射性標識鉄（^{59}Fe）を用いて測定した血漿鉄交代率（PIT）に赤血球鉄利用率（%RCU）を乗じて求める。→ PIDT（血漿鉄消失時間）、PIT（血漿鉄交代率）、%RCU（赤血球鉄利用率）

RK　放射状角膜切開術　radial keratotomy　角膜を切開して、角膜の屈折率を変化させる近視の矯正手術。→ PRK（角膜表層切開手術）、LASIK（レーザー生体内角膜切開術）

RKM　ロキタマイシン　rokitamycin　抗菌薬。商品名：リカマイシン。

RLF　水晶体後方線維増殖症　retrolental fibroplasia　未熟児網膜症ともいう。網膜血管が未発達な段階で出生した未熟児に起こる網膜症。長期間の高濃度酸素投与が1つの原因であり、水晶体後方の損傷と失明を生じる。→ ROP（未熟児網膜症）

RLH　反応性リンパ細網細胞増殖症　reactive lymphoreticular hyperplasia　胃にできた粘膜関連リンパ組織（MALT）リンパ腫。→ MALT（粘膜関連リンパ組織）

RLND　後腹膜リンパ節郭清術　retroperitoneal lymph node dissection　腹部の大血管周囲にあるリンパ節（後腹膜リンパ節）、および周囲組織を除去する手術。癌の摘出術と同時に行われ、転移を防ぐことが目的。

RLS　レストレスレッグ症候群　restless legs syndrome　ムズムズ足症候群、下肢静止不能症候群ともいう。睡眠障害の1つで、寝ようとすると足にムズムズ感が起こり入眠できない状態。

RMDQ　ローランド・モリス障害質問票　Roland-Morris Disability Questionnaire　腰痛が日常生活に与えている影響を評価するための質問紙法。

RMI　亜急性心筋梗塞　recent myocardial infarction　発症後24時間以上1か月以内の心筋梗塞。→ AMI（急性心筋梗塞）、OMI（陳旧性心筋梗塞）

RMR　エネルギー代謝率　relative metabolic rate　労作代謝とその時間内の基礎代謝との比。運動や作業時におけるエネルギー消費を示す指標の1つ。→ MET（代謝当量）

RMS　横紋筋肉腫　rhabdomyosarcoma　腫瘍を構成するタンパク質が横紋筋（骨格筋）と共通の性質をもつ肉腫。眼窩などの頭頸部、泌尿生殖器、

四肢などに発生する。

Rn　ラドン　radon　ラジウムが崩壊してできた気体。放射線治療に用いる。

RN　逆流性腎症　reflux nephropathy　膀胱から尿管・腎盂に尿が逆流して起こる腎疾患。

RN　レジスタードナース　registered nurse　登録看護師。米国での看護師の呼称。

RNA　リボ核酸　ribonucleic acid　リボースなどで構成され、DNAの情報を伝達してタンパク質合成を促す核酸。（276頁● DNAとRNAの働き参照）

RND　根治的頸部郭清術　radical neck dissection　頭頸部癌の頸部リンパ節転移に対して、周辺の血管・神経・筋肉も切除する郭清術。➡ FND（機能的頸部郭清術）

RNP　リボ核タンパク　ribonucleoprotein　リボ核酸（RNA）とタンパク質の複合体の総称。

RO　現実見当識訓練　reality orientation　リアリティ・オリエンテーションともいう。見当識障害のある患者に現実認識を促進する治療法。

RO　逆浸透　reverse osmosis　濃度の高い溶液側に浸透圧以上の圧力をかけて、溶媒を膜を隔てた希薄溶液側に移行させること。

R/O, RO　除外診断　rule out　ルールアウトともいう。よく似た別の病気の可能性を該当科の診察や検査で除外すること。

ROD　腎性骨異栄養症　renal osteodystrophy　腎機能の低下により、腸管からのカルシウム吸収低下や血清カルシウム低下をきたし、骨量の減少や骨折などが起こる疾患。

ROI　関心領域　region of interest　ロイともいう。集積した画像データに定量的解析を行うための範囲設定。PETや動態シンチグラフィーなどの画像機能検査で用いられる。

ROM　関節可動域　range of motion　ロムともいう。関節を動かすことのできる範囲。

ROME　関節可動域訓練　range of motion exercise　ロームともいう。関節軟骨部組織の拘縮予防のため、関節可動域を維持、増大する訓練。

ROMT　関節可動域テスト　range of motion test　ロムトともいう。各関節

RonT R on T型期外収縮 アール オン ティー プリマテュア コントラクション R on T premature contraction 先行するT波の上に心室性期外収縮のQRS波が出現する不整脈。心室細動の引き金となりうる、心室期外収縮の1パターン。（299頁●重要な不整脈参照）

ROP 未熟児網膜症 レチノパシー オブ プリマテュリティ retinopathy of prematurity ロップ、水晶体後方線維増殖症ともいう。網膜血管が未発達な段階で出生した未熟児に起こる網膜症。長期間の高濃度酸素投与が1つの原因であり、水晶体後方の損傷と失明を生じる。➡ RLF（水晶体後方線維増殖症）

Ror ロールシャッハテスト ロールシャッハズ テスト Rorschach's test 投影法を使った人格検査。

ROS 系統的レビュー レヴュー オブ システムズ review of systems システムレビューともいう。各臓器別に詳しく病歴を聴取すること。

ROSC 心拍再開 リターン オブ スポンティニアス サーキュレイション return of spontaneous circulation 心肺停止状態から頸動脈あるいは上腕動脈の脈拍が触れるようになった状態。

ROT 第2頭位 ライト オシプット トランスヴァース ポジション right occiput transverse position 胎児が第2胎向（児背あるいは児頭が母体の右側）にある頭位。➡ LOT（第1頭位）

RP レイノー現象 レイノーズ フェノメノン Raynaud's phenomenon 手、足、耳、鼻などの四肢末端部分に生じる皮膚の血流異常症状。多くの膠原病で認められる。冷感、皮膚色の変化が現れる。

RP 直腸脱 レクタル プロラプス rectal prolapse 肛門から直腸壁全層が脱出した状態。骨盤底周辺の筋肉の脆弱化などが原因で、高齢の女性にみられる。通常、排便時のみ脱出をきたすが、重症化すると排便後も脱出が戻らなくなる。便失禁などをきたしやすい。

RP 逆行性腎盂造影 レトログレイド パイエログラフィー retrograde pyelography 腎盂・尿管癌を精査するX線検査。膀胱鏡下でカテーテルを腎盂に挿入し、逆行性に造影剤を注入して撮影する。

RPA 右肺動脈 ライト パルモナリー アーテリー right pulmonary artery 右心室から出て肺動脈幹を経た肺動脈が右に分枝した動脈。

RPD 網膜色素上皮剥離 レチナル ピグメント エピセリアル ディタッチメント retinal pigment epithelial detachment 網膜最外側の網膜色素上皮細胞が剥離した病態。

RPE 網膜色素上皮 レチナル ピグメント エピセリアム retinal pigment epithelium 10層に分かれた網膜の最外層。

RPF　腎血漿流量　renal plasma flow　腎臓を流れる血漿量。腎臓で濾過される血漿量の測定は、尿中に排出されたパラアミノ馬尿酸（PAH）などを用いる。⇒ GFR（糸球体濾過量）

RPF　後腹膜線維症　retroperitoneal fibrosis　後腹膜腔が線維化して血管や尿管を巻き込み、閉塞症状をきたす疾患。尿管の圧迫から尿量が減少することが多い。

RPGN　急速進行性糸球体腎炎　rapidly progressive glomerulonephritis　急激に症状悪化する糸球体腎炎。

RPMI　5-フルオロウラシル＋レボホリナートカルシウム　5-fluorouracil, levofolinate　大腸癌、胃癌の併用化学療法。

RQ　呼吸商　respiratory quotient　呼吸交換率。酸素摂取に対するCO_2産生率。

RR　放射線効果　radiation response　生体に放射線照射した後の影響。

RR　回復室　recovery room　リカバリールームともいう。術後などで状態が不安定な患者を観察するための部屋。

RR　呼吸数　respiratory rate　1分間の呼吸回数。(434頁●バイタルサインの基準値参照)

RR　RR間隔　RR interval　心電図のR波から次のR波までの間隔。RR間隔が1秒のときは、心拍数＝60RR（秒）。(137頁●心電図の基本波形参照)

RRA　放射受容体測定法　radioreceptor assay　ラジオレセプターアッセイともいう。放射性同位元素を目印として、測定を目的とする抗原に受容体を結合させ、その反応によって抗原の量を測る方法。⇒ IRMA（免疫放射定量測定法）、RIA（放射免疫測定法）

RRD　裂孔原性網膜剥離　rhegmatogenous retinal detachment　眼球の運動で網膜が引っ張られてできた裂孔の影響で、網膜が剥がれる疾患。⇒ TRD（牽引性網膜剥離）、SRD（続発性網膜剥離）

rRNA　リボソームリボ核酸　ribosomal ribonucleic acid　リボソームRNAともいう。タンパク質合成の場であるリボソーム粒子を形成するRNA。伝令RNA、運搬RNAとともに、DNA中に含まれる遺伝情報の翻訳に重要な役割を果たす。(276頁● DNAとRNAの働き参照)

R.,Rp　処方　recipe（ラ）　医師が患者の病状に応じて、必要な薬の指示

RRP　相対不応期　relative refractory period　心筋に活動電位が発生した後、一時的にイオンチャネルが不活化状態となって、刺激に対する応答ができなくなる期間を不応期という。相対不応期は、強い刺激にだけ反応する期間。➡ ARP（絶対不応期）

RRPM　心拍応答型ペースメーカー　rate responsive pacemaker　運動などに伴う身体の状態を検知し、心拍数を自動的に調節するペースメーカー。（436頁●ペーシングモード参照）

RRT　腎機能代替療法　renal replacement therapy　血液透析や腹膜透析などで低下した自己腎の機能を補助する血液浄化法。➡ CRRT（持続的腎機能代替療法）、IRRT（間欠的腎機能代替療法）

RS　レイノー症候群　Raynaud's syndrome　手、足、耳、鼻などの末梢動脈が収縮し循環障害を示す症候群。

Rs　直腸S状部　rectosigmoid　直腸のうち、岬角の高さより第2仙骨下縁の高さまでの部位。直腸は、Rs（直腸S状部）、Ra（上部直腸）、Rb（下部直腸）の3つに分けられる。（367頁●大腸・肛門の区分参照）

RS　ライター症候群　Reiter syndrome　非淋菌性尿道炎、関節炎、眼瞼結膜炎などが複合する症候群。原因は不明だが若年男性に多く、クラミジアやマイコプラズマなどとの関連が指摘されている。

RS　呼吸音　respiratory sound　胸部の聴診で得られる呼吸に由来する音。部位により、気管呼吸音、気管支呼吸音、気管支肺胞呼吸音、肺胞呼吸音などに分類される。

RS　ライ症候群　Reye syndrome　インフルエンザや水痘などの感染に続発する脳症と肝の脂肪変性を主症状とする疾患。アスピリン服用が関与していると考えられている。

RSB　胸骨右縁　right sternal border　胸骨の右側。第2肋間が大動脈弁領域の聴診部位。

RSBI　ラピッドシャローブリージングインデックス　rapid shallow breathing index　呼吸数と1回換気量の比［RR（回/分）÷ VT（L）］。人工呼吸器からのウィーニングの指標となるもので、成否を判定する基準は約100/Lとされている。

RSD　反射性交感神経性ジストロフィー　reflex sympathetic dystrophy

外傷後に起こる、激しく焼けるような持続性の疼痛を主症状とする症候群。原因は不明だが、疼痛の発現に交感神経反射が関係しているといわれる。

RSM リボスタマイシン ribostamycin 抗菌薬。商品名：ビスタマイシン。

RSS ラムゼイ鎮静スケール Ramsay sedation scale 鎮静の深さを評価する指標。

RSST 反復唾液嚥下テスト repetitive saliva swallowing test 30秒間に何回嚥下が行われるかで評価する嚥下機能の検査。3回以上できれば正常。（440頁●嚥下のスクリーニングテスト参照）

RSV 呼吸器合胞体ウイルス respiratory syncytial virus RSウイルスともいう。肺炎などを起こす、乳児急性気道感染症の主な起因ウイルス。

RT, RTx 放射線治療 radiation therapy ラジエーション、放治ともいう。放射線照射による癌などの治療方法。

RT 直腸温 rectal temperature 肛門から直腸内に体温計を挿入して測る体温。深部体温に近い。

RT 呼吸療法 respiratory therapy 呼吸器系に障害がある患者に対して、補助換気、理学療法、栄養療法など、症状改善や安全管理に向けた専門的なケアを行うこと。

RTA 腎尿細管性アシドーシス renal tubular acidosis 尿細管の機能不全で、血中の酸濃度が上昇する病態。

RTBD 逆行性経肝胆道ドレナージ retrograde transhepatic biliary drainage 胆管内から肝臓、腹壁へと逆行性にチューブを通し、胆汁を排液する手術。（145頁●胆道ドレナージ参照）

RTC ラウンド・ザ・クロック療法 round the clock therapy 24時間療法。持続製剤を用い、少ない投与回数で24時間有効血中濃度を保つ薬物療法。

RTH 甲状腺ホルモン不応症 resistance to thyroid hormone レフェトフ症候群ともいう。甲状腺ホルモンが身体のさまざまな部位で受容されなくなり、その機能が働かなくなる常染色体優性の遺伝性疾患。

rt-PA 遺伝子組み換え組織プラスミノゲンアクチベータ recombinant tissue plasminogen activator 遺伝子組み換えで作成された組織プラスミノーゲンアクチベータ。→ **t-PA**（組織プラスミノーゲンアクチベータ）

RT-PCR リアルタイムPCR realtime-PCR ポリメラーゼ連鎖反応（PCR）

RTV リトナビル _{リトナビル} ritonavir 抗ウイルス薬。商品名：ノービア、カレトラ。

RV 腎静脈 _{リナル ヴェイン} renal vein 腎臓と下大静脈をつなぐ静脈。左腎静脈と右腎静脈の２本があるが、左は右の約３倍長い。

RV 残気量 _{レジデュアル ヴォリューム} residual volume 最大呼気した後、肺に残っている空気量。全肺気量（TLC）の 22 〜 40％が正常。（416 頁●肺気量分画参照）

RV 右心室 _{ライト ヴェントリクル} right ventricle 心臓を構成する 4 つの房室のうち、右下にある心室。右心房から流れてきた全身の静脈血を肺に送る役目を担う。➡ LV（左心室）／（46 頁●心臓の構造参照）

RV 右室枝 _{ライト ヴェントリキュラー ブランチ} right ventricular branch 右冠動脈の分枝。（74 頁●冠動脈参照）

RV 右眼視力 _{ライト ヴィジョン} right vision 処方箋の略語。右眼の視力。＝ VD（右眼視力）／（84 頁●視力の表現参照）

RVAS 右心補助人工心臓 _{ライト ヴェントリキュラー アシスト システム} right ventricular assist system 自己の心臓を温存し、血液ポンプによって、右心房から血液を受け取り、肺動脈へと送り出す装置。➡ LVAS（左心補助人工心臓）

RVD 右室径 _{ライト ヴェントリキュラー ディメンション} right ventricular dimension X 線や心エコーにより測定された右心室が最も拡張したときの直径。

RVEDP 右室拡張末期圧 _{ライト ヴェントリキュラー エンドダイアストリック プレッシャー} right ventricular end-diastolic pressure 拡張末期における右室の血液駆出の圧力。右心カテーテル法により得られる。

RVEF 右室駆出分画 _{ライト ヴェントリキュラー イジェクション フラクション} right ventricular ejection fraction 右室 1 回拍出量（SV）の右室拡張末期容積（RVEDV）に対する割合。右室のポンプ機能が評価できる。SV ＝ RVEDV － RVESV（左室収縮末期容積。RVEF ＝（RVEDV － RVESV）÷ RVEDV × 100（％）。

RVET 右室駆出時間 _{ライト ヴェントリキュラー イジェクション タイム} right ventricular ejection time ＝ ET（駆出時間）

RVF 右室不全 _{ライト ヴェントリキュラー フェイリュア} right ventricular failure ＝ RHF（右心不全）

RVFP 右室充満圧 _{ライト ヴェントリキュラー フィリング プレッシャー} right ventricular filling pressure ＝ RVEDP（右室拡張終期圧）

RVG 右室造影 _{ライト ヴェントリキュログラフィー} right ventriculography 右心室に造影剤を注入して撮影する X 線検査。（75 頁●心カテーテルによる心血管造影の種類参照）

RVH 腎血管性高血圧 _{レノヴァスキュラー ハイパーテンション} renovascular hypertension 腎動脈の狭窄による

腎虚血が原因となって生じる高血圧症。

RVH　右室肥大　ライト ヴェントリキュラー ハイパートロフィー　right ventricular hypertrophy　右心室の心筋が肥厚、または内腔が拡張した状態。原発性肺高血圧、肺動脈弁・僧帽弁疾患などでみられる。➡ LVH（左室肥大）

RVI　残気率　レジデュアル ヴォリューム インデックス　residual volume index　全肺気量（TLC）に占める残気量の割合。22～40%が正常。

RVI　右室梗塞　ライト ヴェントリキュラー インファークション　right ventricular infarction　冠動脈の閉塞により、右室側の心筋が壊死した状態。下壁梗塞に合併することが多い。

RVOT　右室流出路　ライト ヴェントリキュラー アウトフロー トラクト　right ventricular outflow tract　アールボットともいう。右心房から右心室へ血液が流出する経路。➡ LVOT（左室流出路）

RVP　腎静脈圧　リナル ヴェナス プレッシャー　renal venous pressure　腎静脈における静脈圧。腎静脈圧の亢進は主に左腎静脈の狭窄を示し、血尿や腰痛などをきたすことがある。

RVP　右室圧　ライト ヴェントリキュラー プレッシャー　right ventricular pressure　右心室の血圧。右心カテーテル法によって得られる。

RVR　腎血管抵抗　リナル ヴァスキュラー レジスタンス　renal vascular resistance　腎動脈の血管抵抗。糖尿病性腎症、高血圧腎症、慢性腎炎、腎動脈硬化などで上昇する。

RVRR　腎静脈血レニン比　リナル ヴェイン レニン レイシオ　renal vein renin ratio　左右の腎静脈に含まれるレニンの比。腎血管性高血圧症の指標。

RVT　腎静脈血栓症　リナル ヴェイン スロンボシス　renal vein thrombosis　血栓や背・腹部の外傷、腫瘍などで腎静脈内に生じる血流障害。

RXM　ロキシスロマイシン　ロキシスロマイシン　roxithromycin　抗菌薬。商品名：ルリッド。

R-Y　ルーワイ吻合術　ルーエンワイ アナストモシス　Roux-en-Y anastomosis　胃手術後の再建法。十二指腸断端を閉鎖し、残りの胃と空腸または食道と空腸を吻合する術式。
（61頁●ビルロート法とルーワイ法参照）

S

S　仙骨神経　セイクラル ナーヴ　sacral nerve　仙骨の仙骨孔から出る神経。5対あり、S1～S5（第1仙骨神経～第5仙骨神経）と略す。S1～S5は仙椎についても用いられる。（72頁●神経系の働き参照）

S　S状結腸　シグモイド コロン　sigmoid colon　シグモイドともいう。結腸のうち、左腸骨窩か

ら直腸上端に至る部位。

●大腸・肛門の区分

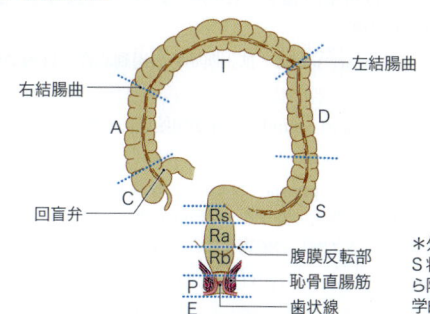

*外科的には、直腸S状部はS状結腸から除かれるが、解剖学的には含まれる。

部位		区域
盲腸（C）		回盲弁以下の囊状部。V：虫垂
上行結腸（A）		盲腸終末部から右結腸曲まで
横行結腸（T）		左右結腸曲間
下行結腸（D）		左結腸曲から腸骨稜の高さまでの、後腹膜に固定された部分
S状結腸（S）		下行結腸終末部からの腸間膜を有する部分
直腸(R)	直腸S状部(Rs)	岬角の高さから第2仙椎下縁の高さまで*
	上部直腸(Ra)	第2仙椎下縁の高さから腹膜反転部まで
	下部直腸(Rb)	腹膜反転部から恥骨直腸筋付着部上縁まで
肛門管（P）		恥骨直腸筋付着部上縁から肛門縁まで
肛門周囲皮膚（E）		

S 主観的情報 subjective data 当事者が述べる、あるいは訴える情報。（385頁● SOAP形式参照）

s. 服用させよ sumat（ラ）処方箋の略語。= sum.（服用させよ）

S1 第1心音 first heart sound 収縮期開始直後の心音。（199頁●心音の分類参照）

S-1/CDDP テガフール・ギメラシル・オテラシルカリウム配合剤＋シスプラ

チン S-1, cisplatin 胃癌の併用化学療法。

S2 **第2心音** second heart sound 収縮期が終わり、拡張期前の心音。(199頁●心音の分類参照)

S3 **第3心音** third heart sound 拡張期始めの過剰心音。(199頁●心音の分類参照)

S4 **第4心音** fourth heart sound 収縮期開始前の過剰心音。(199頁●心音の分類参照)

SA **感覚性失語** sensory aphasia ウェルニッケ失語ともいう。自分で発語することはできるが、他人の話すことは理解できない状態。大脳の感覚性言語中枢（ウェルニッケ野）の障害による。(39頁●失語症の分類参照)

SA **単心房** single atrium 左右の心房の間に心房中隔がない先天性疾患。

SA **脾動脈** splenic artery 腹腔動脈から起始し、脾臓に血液を運ぶ動脈。

SA **自然流産** spontaneous abortion 妊娠22週未満に非人為的に妊娠が中断されること。

SA **安定狭心症** stable angina 安定労作狭心症ともいう。ある一定以上の労作によって時間帯に関係なく症状の出る狭心症。➡ UAP（不安定狭心症）

SA **自殺企図** suicide attempt ある程度死の意図を認めながらも、実際に死に至ることがなかった自傷。

SAAG **血清腹水アルブミン勾配** serum-ascites albumin gradient 門脈圧亢進に伴う腹水かどうかを診断する指標。上昇は門脈圧亢進を示唆する。SAAG ＝血中アルブミン濃度（g/dL）－腹水アルブミン濃度（g/dL）。

SAB **選択的肺胞気管支造影** selective alveolobronchography サブともいう。肺亜区域内まで挿入したカテーテルにより造影剤を噴霧し、末梢気管支・肺胞を撮影するX線検査。

SABA **短時間作用性β₂刺激薬** short-acting β_2-agonist 気管支平滑筋のβ_2受容体を刺激することで収縮した気管支平滑筋の緊張を和らげる作用をもつ気管支拡張薬。従来型のβ_2刺激薬で作用時間は6～8時間。➡ LABA（長時間作用性β₂刺激薬）／(58頁●主な気管支拡張薬の分類参照)

SA block **洞房ブロック** sinoatrial block 洞結節と心房との間で、電気的刺激が伝導されない状態。

SAC 短上肢ギプス包帯 short arm cast 前腕部から手部までを固定するギプス包帯。

SACT 洞房伝導時間 sinoatrial conduction time 洞結節からの電気刺激が心房に伝わるまでの時間。

SAD 季節性気分障害 seasonal affective disorder 特定の季節（主に冬）に症状が出るうつ病の1種。

SAD 社交不安障害 social anxiety disorder 社交不安症ともいう。精神疾患の1つで、社会において他者とかかわること、他者の面前に出ることに、著しい不安を感じる状態。

SAH クモ膜下出血 subarachnoid hemorrhage ザー、サバラ、スブアラ、ズブアラともいう。クモ膜下腔内の出血。突発性の激しい頭痛で発症し、項部硬直など髄膜刺激症状を示す。

SAM 収縮期前方運動 systolic anterior motion Mモード心エコー図において確認される、僧帽弁前尖の異常前方運動。閉塞性肥大型心筋症の指標となる。

SAMA 短時間作用性抗コリン薬 short-acting muscarinic antagonist 従来型の抗コリン薬（気管支拡張薬）で、運動時や入浴時など日常生活での呼吸困難の予防に用いる。（58頁●**主な気管支拡張薬の分類参照**）

SAMPLE サンプル symptom, allergy, medication, past history, last meal, events 外傷現場で傷病者から得るべき情報。➡ **MIST（ミスト）** ／（262頁● **MIST と SAMPLE 参照**）

SAN 洞房結節 sinoatrial node 心臓の興奮が始まり、心筋収縮が最初に起こる右心房の部位。

SaO₂ 動脈血酸素飽和度 arterial oxygen saturation 動脈血中のヘモグロビン分子のうち、酸素と結合した割合を％で示したもの。経皮的に測定したものは、SpO₂で表示する。➡ **SpO₂（経皮的酸素飽和度）** ／（443頁付録●**呼吸機能検査に用いられる用語、記号、省略語参照**）

SAP 全身血圧 systemic arterial pressure サップともいう。全身に血液を分布させるために必要となる、心臓の収縮の圧力。

SARS 重症急性呼吸器症候群 severe acute respiratory syndrome サーズともいう。SARSコロナウイルスを病原体とする新しい感染症。

370 ● SAS

SAS　鎮静興奮スケール　sedation-agitation scale　鎮静レベルのアセスメントツール。7段階に評価し、4レベルを鎮静の目標とする。

SAS　睡眠時無呼吸症候群　sleep apnea syndrome　サスともいう。睡眠中に断続的に無呼吸を繰り返し、その結果、日中傾眠などの種々の症状を呈する症候群。 ➡ **CSAS（中枢型睡眠時無呼吸症候群）、OSAS（閉塞型睡眠時無呼吸症候群）**

SAS　脳表撮像法　surface anatomy scan　CT や MRI で脳表面を撮像し、観察したい脳表の部位をコンピュータにより立体的に視覚化する方法。

SASP　サラゾスルファピリジン　salazosulfapyridine　抗菌薬。商品名：サラゾピリン。

SASS　大動脈弁上狭窄症候群　supravascular aortic stenosis syndrome　大動脈弁狭窄症のうち、大動脈弁の上部（大動脈の起始付近）が狭窄する病態。

SAT　酸素飽和度　saturation　サチュレーションともいう。血中の酸素と結合したヘモグロビンの割合。パーセントで示す。血液中の酸素量の目安となる。 ➡ **SaO₂（動脈血酸素飽和度）、SpO₂（経皮的酸素飽和度）／（291 頁●酸素解離曲線参照）**

SAT　亜急性ステント血栓症　subacute stent thrombosis　ステント植込み後約 1 か月以内にステントが血栓で閉塞して、急性心筋梗塞を起こす合併症。

SAT　亜急性甲状腺炎　subacute thyroiditis　全経過が 2 ～ 4 か月で急性と慢性の中間にある甲状腺の炎症。ウイルス感染と考えられている。

SB　ショートベベル　short bevel　刃面長が短いタイプの注射針、針先の角度はレギュラーベベルより鈍。 ➡ **RB（レギュラーベベル）／（353 頁●レギュラーベベルとショートベベル参照）**

SB　自発呼吸　spontaneous breathing　呼吸を自動的、自発的に行えること。

SBAR　エスバー　situation, background, assessment, recommendation　医師に正確な報告をする手法。Situation（状況）→ Background（背景）→ Assessment（評価）→ Recommendation（提案と依頼）の順に系統立てて報告する。

SBTPC ●371

SBB スダンブラック B 染色　sudan black B stain　白血病の鑑別のための染色試験。

SBC 続発性胆汁性肝硬変　secondary biliary cirrhosis　手術の合併症や胆石などの二次的な原因による胆管閉塞で肝内胆汁うっ滞が起こり、肝硬変に至った病態。➡ PBC（原発性胆汁性肝硬変）

SBC 孤立性骨嚢腫　solitary bone cyst　上腕骨、大腿骨の骨幹、踵骨に単発的に発症する嚢腫。

SBE 亜急性細菌性心内膜炎　subacute bacterial endocarditis　細菌による感染性心内膜炎で緩徐に進行するもの。

SBO 小腸閉塞症　small bowel obstruction　小腸の管腔が閉塞し、内容物の通過障害をきたす疾患。

SBP 特発性細菌性腹膜炎　spontaneous bacterial peritonitis　腹水の貯留により、腸の常在菌が腹膜内の腸間膜リンパ節に移行して発生する腹膜炎。肝硬変に伴うことが多い。

SBP 収縮期血圧　systolic blood pressure　心臓が収縮したときの血圧。最高血圧。➡ DBP（拡張期血圧）

SBR 小腸大量切除術　small bowel massive resection　イレウスによる腸管の壊死部分を大量に切除する手術。

SBS 副鼻腔気管支症候群　synobronchial syndrome　鼻・鼻腔と気管支の炎症が慢性化する疾患。

SBT ゼングスターケン・ブレークモア管　Sengstaken-Blakemore tube　SB チューブともいう。食道静脈瘤出血の止血に用いる2つのバルーン付きチューブ。先端のバルーンを膨張させて、1つは食道内固定、1つは圧迫止血に使用する。

SBT 自発呼吸トライアル　spontaneous breathing trial　人工呼吸器装着患者が自発呼吸できるかどうかを調べる試験。5 cmH2O の CPAP あるいは 5〜7 cmH2O の PSV で患者の状態を 30〜60 分観察する。ウィーニングの判断や人工呼吸器関連肺炎の予防に有用と推奨されている。

SBT スルバクタム　sulbactam　抗菌薬。商品名：ユナシン -S（アンピシリン配合）、スルペラゾン（セフォペラゾン配合）。

SBTPC スルタミシリン　sultamicillin　抗菌薬。商品名：ユナシン。

- **SC　シュレム管**　Schlemm's canal　房水の排出口。
- **SC　脊髄**　spinal cord　背骨中を走行する中枢神経系器官。
- **SC　皮下注射**　subcutaneous injection　皮下注、サブキュートともいう。皮下組織に薬物を注入する方法。（217頁●注射の種類参照）
- **SCA　鎌状赤血球貧血**　sickle cell anemia　赤血球中のヘモグロビンに異常が生じて赤血球中の酸素量が低下し、赤血球が鎌状に変形する鎌状赤血球症で生じる慢性貧血。
- **SCA　鎖骨下動脈**　subclavian artery　頸部、胸壁、大脳後部に続く動脈。
- **SCA　突然心停止**　sudden cardiac arrest　心室細動などにより心臓が突然停止すること。
- **SCA　上小脳動脈**　superior cerebellar artery　エスカともいう。脳底動脈から分岐し、小脳の上面をおおう動脈。（308頁●脳の動脈参照）
- **SCC　小細胞癌**　small cell carcinoma　小型の癌細胞による癌。➡ LCC（大細胞癌）
- **SCC　有棘細胞癌**　squamous cell cancer　表皮細胞から発生する皮膚癌の1つ。表面にびらんを有する腫瘍を形成する。リンパ行性転移をきたしやすい。
- **SCC　扁平上皮癌**　squamous cell carcinoma　扁平上皮組織に似た構造をもつ癌。皮膚に生じたものを有棘細胞癌という。
- **SCC　扁平上皮癌関連抗原**　squamous cell carcinoma-related antigen　扁平上皮癌細胞に由来する抗原で、扁平上皮癌で高い陽性率を示す腫瘍マーカー。子宮頸部、肺、食道、皮膚の扁平上皮癌で高値を示す。（22頁●主な腫瘍マーカー参照）
- **SCC　サクシニルコリン**　succinyl choline chloride　筋弛緩薬。気管挿管や短時間の手術に用いられる。
- **SCCO　瘢痕拘縮**　scar contructure　創傷治癒後に形成された瘢痕によって、筋肉や関節が拘縮し機能障害を生じたもの。
- **SCD　脊髄小脳変性症**　spino-cerebellar degeneration　小脳・脳幹から脊髄にかけての神経細胞が破壊されるために起こる運動失調を主徴とする神経変性疾患。（373頁●脊髄小脳変性症の分類と特徴参照）

●脊髄小脳変性症の分類と特徴

分類	疾患	変性部位	主要症状
孤発性 (非遺伝性)	オリーブ橋小脳萎縮症(OPCA)	小脳・橋	小脳性失調に、錐体路症状、パーキンソニズム、自律神経障害を伴う
	晩発性皮質性小脳萎縮症	小脳皮質	小脳性失調
遺伝性	マチャドジョセフ病	小脳・橋	小脳性失調に、多くはびっくり眼、ジストニア、筋萎縮を伴う
	フリードライヒ失調症	脊髄後索・小脳	脊髄後索性失調、深部感覚障害、腱反射消失、バビンスキー反射、足変形、脊椎側彎
	歯状核赤核淡蒼球ルイ体萎縮症(DRPLA)	歯状核、赤核、淡蒼球、ルイ体	若年型では、てんかん、ミオクローヌス、認知症、早期成人型では、認知症、小脳失調、舞踏病アテトーゼ、遅発成人型では、小脳失調、舞踏病アテトーゼ

SCD　全身性カルニチン欠乏症 systemic carnitine deficiency　長期的な非経口栄養法や透析により、脂質代謝作用のあるカルニチンが欠乏することによって生じる脂質代謝不全。

SCFA　短鎖脂肪酸 short chain fatty acid　炭素数が7以下の脂肪酸。大腸粘膜の主要なエネルギー源。➡ MCFA（中鎖脂肪酸）、LCFA（長鎖脂肪酸）

SCFE　大腿骨頭すべり症 slipped capital femoral epiphysis　成長期の子どもにおいて、大腿骨頭の骨端線がずれる病態。軟骨部分である骨端線に外力が加わると、後方にずれなどを生じる。

SCI　脊髄損傷 spinal cord injury　脊損ともいう。外傷などによる脊髄の損傷。損傷部位より下に運動・感覚麻痺、膀胱直腸障害などを生じる。

SCID　重症複合免疫不全 severe combined immunodeficiency disease　スキッドともいう。Tリンパ球の数や機能の異常に低または無ガンマグロブリン血症が複合した重症免疫不全。

SCIS　重症複合免疫不全症候群 severe combined immunodeficiency

syndrome ➡ SCID（重症複合免疫不全）

SCJ 扁平円柱上皮接合部 squamocolumnar junction 食道と胃の境界、子宮の腟開口部など、扁平上皮から円柱上皮に移行する部分。癌の好発部位。➡ EGJ（食道胃接合部）

SCL 鎖骨下 subclavian サブクラビアンともいう。鎖骨の下。

SCLC 肺小細胞癌 small cell lung carcinoma 小型の癌細胞による肺癌。悪性度が強く、転移しやすい。

SCM 胸鎖乳突筋 sternocleidomastoid muscle 左右頸部表層の太い筋。胸骨・鎖骨から側頭骨乳様突起・後頭骨上項線外側まで走行する。

SCN 漿液性嚢胞腫瘍 serous cystic neoplasm 薄い被膜におおわれ、内部に漿液性の液体をもった多房性の膵嚢胞。良性のことが多い。➡ MCN（粘液性嚢胞腫瘍）

SCP 選択的脳灌流法 selective cerebral perfusion 大動脈の血流を遮断して行う大動脈手術時、脳の虚血障害を防ぐため、腕頭動脈や左総頸動脈へ順行性に送血する方法。上大静脈から脳へ向けて送血する方法は、逆行性脳灌流法（RCP）という。➡ RCP（逆行性脳灌流法）

SCr 血清クレアチニン serum creatinine 筋肉に含まれるクレアチンの分解産物。腎機能が正常なら腎臓で濾過され尿中に排泄されるが、腎機能に障害があると、血中のクレアチニン濃度が上昇する。

SCS 再度手術 secondary cytoreductive surgery ＝ SDS（再度手術）

SCS 感覚神経伝導検査 sensory nerve conduction study ➡ SCV（感覚神経伝導速度）

SCS 脊髄電気刺激療法 spinal cord stimulation 脊髄への微弱な電気刺激による、慢性疼痛の治療法。硬膜の外側に電極（およびジェネレータ）を埋め込み、電流を流すことで痛みの発生を制御する。

SCT 文章完成テスト sentence completion test 未完の文章の続きを書かせ、完成させる心理テスト。被検者の対人関係や社会的態度、自己像などに対する情動や葛藤をみる。

SCU 脳卒中センター stroke care unit 脳卒中を発症した患者に対して、専門的な集中治療とともに、超急性期リハビリテーションを行う部門。

SCV 感覚神経伝導速度 sensory nerve conduction velocity 神経を直

接刺激し、誘発された神経電位を測定することで伝導速度を算出し、感覚神経障害を調べる検査。→ **MCV（運動神経伝導速度）**

SD　老年性認知症　senile dementia　65歳以上で発症する認知症の総称。アルツハイマー型認知症を指すことが多い。

SD　変形性脊椎症　spondylosis deformans　主に加齢に伴い、脊椎の一部、とくに頸椎が変形すること。脊髄の障害により、歩行障害や排尿障害をきたす場合がある。

SD　安定　stable disease　病勢が変わらないこと。また、固形癌の腫瘍縮小効果を判定する用語。（332頁●固形癌の治療効果判定のための基準による表現法参照）

SD　標準偏差　standard deviation　データのばらつき具合を示す統計学上の指標。医学では、検査の正常値を求める場合などに利用される。

SD　突発性難聴　sudden deafness　原因不明で、突発性に起こる難聴。

SD　突然死　sudden death　発症から24時間以内の、何らかの病変による死亡。

SDA　セロトニン・ドパミン拮抗薬　serotonin/dopamine antagonist　ドパミン受容体とともにセロトニン受容体を遮断する抗精神病薬。定型抗精神病薬の副作用である錐体外路症状が生じにくい特徴をもつ。（126頁●非定型抗精神病薬の種類と特徴参照）

SDA　上十二指腸角　superior duodenum angle　十二指腸上部の外側腸壁で、彎曲している部位。十二指腸内視鏡検査において、球部およびそれ以降の部位観察の目標となる。

SDB　浅達性Ⅱ度熱傷　superficial dermal burn　毛嚢や汗腺の部分までは達しない真皮までの熱傷。（115頁●熱傷深度参照）

SDD　選択的消化管殺菌　selective digestive decontamination　人工呼吸器関連肺炎予防のため、非吸収性抗菌薬の口腔内投与・経管投与と経静脈投与の組み合わせで、口腔、咽頭、胃、小腸の好気性菌を選択的に殺菌する方法。敗血症、重症膵炎にも用いられる。→ **VAP（人工呼吸器関連肺炎）**

SDH　硬膜下血腫　subdural hematoma　硬膜の内側に生じた血腫。

SDMD　老人性円板状黄斑変性症　senile disciform macular degeneration

SDR 単純糖尿病網膜症 simple diabetic retinopathy　糖尿病網膜症の初期状態。 ➡ DR（糖尿病網膜症）

SDS 再度手術 secondary debulking surgery　初回化学療法終了後に認められる残存、あるいは再発腫瘍に対して病巣の完全摘出または可及的に最大限の腫瘍減量を行う卵巣癌の手術。

SDS 自己評価うつ病尺度 self-rating depression scale　米国のツングらにより開発されたうつ病の評価スケール。

SDS 語音明瞭度検査 speech discrimination score　難聴の程度を評価する検査。語音明瞭度検査語集を用い、被験者に言葉を聞かせて書き取ってもらう。

SE 漿膜に露出している癌 serosa exposure　癌の浸潤が漿膜下組織を越えて漿膜に接しているか、またはこれを破って遊離腹腔に露出しているもの。（268頁●胃癌の深達度分類参照）

SE 軟性白斑 soft exudate　糖尿病網膜症などでみられる、網膜神経線維層の虚血によって生じた綿花状白斑。 ➡ HE（硬性白斑）

SE システムエンジニア system engineer　情報処理システムの設計および問題解決の担当者。

Sed 尿沈渣検査 sedimentation　沈渣ともいう。尿を遠心分離して底にたまった成分を分析する検査。

SEMI 心内膜下心筋梗塞 subendocardial myocardial infarction　心筋壊死病巣が心筋内層に限局し、心筋外層に達しない心筋梗塞。心電図にST上昇（貫壁性虚血）を伴わず、CPK上昇（心筋壊死）を伴う。

SEP 硬化性被囊性腹膜炎 sclerosing encapsulating peritonitis　腹膜透析の継続で腹膜炎が生じたことで腹膜が厚くなり、腸が閉塞する疾患。

SEP 中隔穿通枝 septal branch　冠動脈左前下行枝の分枝。（74頁●冠動脈参照）

SEP 体性感覚誘発電位 somatosensory evoked potential　上肢または下肢の感覚神経への刺激に対して起こる脳の誘発電位。

SEP 脊髄誘発電位 spinal cord evoked potential　脊髄に電気刺激を与え、病変部をはさんだ反対側の脊髄での誘発電位を測定することで、脊髄

神経路の異常を発見する検査。

SERM　選択的エストロゲン受容体モジュレーター　selective estrogen receptor modulator　サームともいう。エストロゲン受容体と結合後、組織によってエストロゲン作用を示したり、抗エストロゲン作用を示したりする薬剤群。骨のエストロゲン受容体に対して選択的に作用する、選択的エストロゲン受容体モジュレーターは、骨粗鬆症治療薬として用いられる。

SF36　SF健康調査票　MOS Short-Form 36-Item Health Survey　全般的な健康関連QOLを測定する包括的尺度。36項目からなるが、12項目、8項目の簡易版もある。➡HRQOL（健康関連QOL）

SFD　スモール・フォア・デイト　small-for-dates infant　妊娠期間に比して身長・体重ともに小さい新生児。（21頁●出生時体重基準曲線による新生児の分類参照）

SG　皮膚移植　skin graft　皮膚の欠損部分に自己の他所から皮膚を取り、貼り付ける方法。

SG　膝上核　suprageniculate　脳の視床後部にある部位。視覚情報の処理にかかわる外側膝状体と、聴覚情報にかかわる内側膝状体がある。➡LGB（外側膝状体）、MGB（内側膝状体）

SGA　短胃動脈　short gastric artery　脾動脈の終末部より分岐し、胃に血液を供給する動脈。

SGA　妊娠期間に比して小さい新生児　small-for-gestational age　＝SFD（スモール・フォア・デイト）／（21頁●出生時体重基準曲線による新生児の分類参照）

SGA　主観的包括的アセスメント　subjective global assessment　実際に患者を観察することによって栄養状態を評価する栄養アセスメントの方法。➡OGA（客観的包括的アセスメント）／（32頁●主な栄養指標参照）

SGB　星状神経節ブロック　stellate ganglion block　局所麻酔薬を星状神経節に注入し、交感神経を刺激して血流障害や疼痛を改善する治療法。

SGC　スワンガンツカテーテル　Swan-Ganz's catheter　肺動脈カテーテルともいう。心臓の状態を調べるために、肺動脈に留置するカテーテル。右心・左心それぞれの圧力、心拍出量、駆出力、容積などのほか、肺動脈圧、肺動脈楔入圧などを測定できる。詳細なモニタリングが必要な心筋梗塞患

●スワンガンツカテーテル（SGC）測定による正常値

心拍出量計へ
(サーミスターコネクター)

	平均 (mmHg)	範囲 (mmHg)
右心房圧 (RAP)	5	2～10
右心室圧 (RVP)	25/5	12～37/ 0～5
肺動脈圧 (PAP)	15	10～20
肺動脈楔入圧 (PCWP)	10	5～15
左心房圧 (LAP)	8	4～12
左心室拡張終期圧 (LVEDP)	8	4～12

その他

心拍出量 (CO)	1回拍出量	心係数 (CI)	1回拍出係数
4.0～8.0 L/分	60～130 mL	2.5±4.5 L/分/m²	35～70 mL/拍/m²

SGOT, sGOT 血清グルタミン酸オキサロ酢酸トランスアミナーゼ serum glutamic-oxaloacetic transaminase 肝機能検査の指標。アスパラギン酸アミノトランスフェラーゼ（AST）に名称変更。 ➡ AST（アスパラギン酸アミノトランスフェラーゼ）

SGRQ セントジョージ呼吸質問票 St. George's Respiratory Questionnaire 呼吸器疾患の健康関連QOLを測定する質問票。

SH 血清肝炎 serum hepatitis 輸血後肝炎ともいう。輸血中の肝炎ウイルスが感染して起こる肝炎。血液スクリーニングの進歩から、現在はほとんどみられなくなっている。

SH ステロイドホルモン steroid hormone 副腎皮質、性腺から分泌されるステロイド骨格をもつホルモン。糖質コルチコイド、鉱質コルチコイド、アンドロゲン、エストロゲン、黄体ホルモンがある。（17頁●**主なホルモンとその機能参照**）

SHA 感作血球凝集反応 sensitized red cell hemagglutination 何らかの抗体または抗原を結合させた赤血球が、赤血球凝集素により、凝集塊を

形成する反応。対応する抗原または抗体を検出できる。

SHARE　シェア　Supportive environment, How to deliver the bad news, Additional information, Reassurance and Emotional support　医療者が癌患者に悪い知らせを伝える際のコミュニケーション方法。①支持的な場の設定（Supportive environment）、②悪い知らせの伝え方（How to deliver the bad news）、③付加的な情報（Additional information）、④安心感と情緒的サポート（Reassurance and Emotional support）の各頭文字からなる。

SHEL　SHELモデル　Software, Hardware, Environment, Liveware　事故の人的要因を究明するための分析ツール。ソフトウェア（S）、ハードウェア（H）、環境（E）、中心となる当事者を含めた人間（L）の要素から分析する方法。

SHP　シェーンライン・ヘノッホ紫斑病　Schonlein-Henoch purpura　自己免疫反応により引き起こされる、アレルギー性の小血管炎。

SHS　仰臥位低血圧症候群　supine hypotensive syndrome　妊娠末期の妊婦、下腹部腹腔内腫瘍の患者が、仰臥位をとると子宮あるいは腫瘍が下大静脈を圧迫し、右心房への静脈の環流量が減少して心拍出量が減少し、低血圧となる病態。左側臥位にすることで右心系への血液環流が改善し症状が軽快する。

SHVS　睡眠時低換気症候群　sleep hypoventilation syndrome　睡眠時に低換気のため二酸化炭素分圧が上昇し、赤血球増多、肺高血圧、肺性心、慢性呼吸不全などが起こる病態。

SI　隣接臓器に直接浸潤している癌　serosa infiltrating　癌の浸潤が直接他臓器まで及ぶもの。（268頁●胃癌の深達度分類参照）

SI　ショックインデックス　shock index　ショック指数ともいう。出血性ショックの出血量予測指数。出血量（L）＝心拍数／収縮期血圧。

Si　ケイ素　silicon　金属元素の1つ。シリコン樹脂、シリコンゴムなどとして、粘着剤、潤滑剤、補装具、人工埋入素材などに使われる。

SI　1回心拍出係数　stroke index　1回の心拍出量を体表面積で割った体格差の補正値。拍出指数。

SIADH　抗利尿ホルモン不適合分泌症候群　syndrome of inappropriate

secretion of ADH　抗利尿ホルモン（ADH）が過剰に分泌され、低ナトリウム血症が持続する状態。呼吸器系や中枢神経系の疾患、薬剤の副作用などで起こる。

SIAS　脳卒中機能障害評価セット　Stroke Impairment Assessment Set　サイアスともいう。脳卒中に伴う機能障害を、定量的に評価するためのツール。9種類の機能障害に分類される22項目から構成される。

SIDS　乳幼児突然死症候群　sudden infant death syndrome　シッズともいう。それまでの健康状態および既往歴からその死亡が予測できず、しかも死亡状況調査および解剖検査によってもその原因が同定されない、原則として1歳未満の児に突然の死をもたらした症候群。

sig　S状結腸鏡検査　sigmoidoscopy　S状結腸鏡（内視鏡）を用いて大腸・直腸の病変を観察する検査。

SIMV　同期的間欠強制換気　synchronized intermittent mandatory ventilation　患者の吸気に同調し、自発呼吸の合間に間欠的に強制換気が行われる換気方式。→ IMV（間欠的強制換気）／337頁●主な換気モード参照）

SIP　交感神経非依存性疼痛　sympathetically independent pain　組織損傷や末梢神経損傷後の疼痛のうち、交感神経ブロックなどによる交感神経活動の遮断によっては、痛みが軽減しない疼痛。→ SMP（交感神経依存性疼痛）

SIRS　全身性炎症反応症候群　systemic inflammatory response syndrome　サースともいう。感染などの侵襲が加わり、宿主に全身性の炎症反応が起こり、発熱などの症状を呈した状態。侵襲により産生されたサイトカインによって引き起こされる。

SIT　精子不動化試験　sperm immobilization test　女性の不妊症の原因となる抗精子抗体を検出する検査。

SITSH　甲状腺刺激ホルモン不適切分泌症候群　syndrome of inappropriate secretion of TSH　甲状腺刺激ホルモン（TSH）が過剰に分泌され、甲状腺機能亢進が持続する状態。TSH産生腫瘍や甲状腺ホルモン不応症などで起こる。

SjS　シェーグレン症候群　Sjögren's syndrome　外分泌腺の分泌低下を主徴とする炎症性疾患。

SLR exercise ● 381

SJS **スティーブンス・ジョンソン症候群** Stevens-Johnson syndrome 皮膚粘膜眼症候群ともいう。紅斑、皮疹のほかに発熱、関節痛、悪心などの全身症状を伴う症候群。抗生物質、抗てんかん薬、非ステロイド性抗炎症薬などの薬物が原因で発生することが多い。

SK **ストレプトキナーゼ** streptokinase 血液中にあるプラスミノーゲンと複合体を形成し、遊離プラスミノーゲンをプラスミンに変換するタンパク分解酵素活性をもつ、化膿レンサ球菌の代謝産物。

SKAO **膝・踵上部装具** supra knee-ankle orthosis 大腿部から足底までを支持する装具。長下肢装具をさす。 ➡ LLB（長下肢装具）

SLAP lesion **上前後関節唇損傷** superior labrum anterior and posterior lesion スラップリージョンともいう。上方関節唇辺縁の損傷に伴って肩の上方に痛みを生じる状態。野球肩。

SLB **短下肢装具** short leg brace 下腿部から足底までを支持する装具。

SLC **短下肢ギプス包帯** short leg cast 下腿部から足底までを固定するギプス包帯。

SLC **単腔型カテーテル** single lumen catheter シングルルーメンカテーテルともいう。内部に1つの管腔をもつ、最も一般的なカテーテル。

SLC **溶質輸送体** solute carrier 薬剤などの物質が細胞に入り込むときにキャリア輸送を担っている組織。

SLE **全身性エリテマトーデス** systemic lupus erythematosus 若い女性に多くみられ、発熱や全身倦怠感などの炎症症状、および関節・皮膚・内臓などの臓器異常を全身性かつ重複性に生じる膠原病。

SLO **セカンドルック手術** second look operation 初回治療後の臨床的寛解例に対する化学療法の効果判定を目的として行われる手術。

SLO **ストレプトリジンO** streptolysin O A群溶血性レンサ球菌が産生する菌体外毒素。 ➡ ASLO（抗ストレプトリジンO）

SLR **下肢伸展挙上テスト** straight leg raising test 膝を伸展位に保持したまま下肢を他動的に挙上させるテスト。椎間板ヘルニアなどの診断に用いる。 ➡ FNS（大腿神経伸展テスト）

SLR exercise **下肢伸展挙上訓練** straight leg raising exercise SLRエクササイズともいう。膝を伸展位に保持したまま下肢を挙上させる、大腿

四頭筋の増強訓練法。

SLS **短下肢副子** short leg splint 下腿部から足底までを支持する副子。

SLTA **標準失語症検査** standard language test of aphasia 聴く、話す、読む、書く、計算について評価する、代表的な言語機能検査方法。

SLV **単左室** single left ventricle 心室中隔が未発達で左室だけで心室ができている先天性心疾患。 ➡ SRV（単右室）

SLWC **短下肢歩行用ギプス包帯** short leg walking cast 歩行時に負担がかからないように下腿上部から足底までを固定するギプス装具。 ➡ LLWC（長下肢歩行用ギプス包帯）

SLX **シアリル Lex-i 抗原** sialyl-Lex-i antigen 癌細胞の血行性転移と関連する腫瘍マーカー。肺腺癌、卵巣癌、膵癌などで高値を示す。（22頁●主な腫瘍マーカー参照）

SM **ソマトメジン** somatomedin 肝臓などで合成されるホルモンの1種。成長ホルモンの作用によって分泌し、身長の発育を刺激する。

SM **ストレプトマイシン** streptomycin 抗菌薬。商品名：ストレプトマイシン硫酸塩。

SM **粘膜下層までの癌** submucosa 癌の浸潤が粘膜下層にとどまるもの。（268頁●胃癌の深達度分類参照）

SM **収縮期雑音** systolic murmur 心臓の収縮期（Ⅰ音とⅡ音の間）に聞こえる心雑音。弁膜の異常により聞かれる器質性雑音と、貧血などが原因で聞かれる機能性雑音がある。（199頁●心音の分類参照）

SMA **上腸間膜動脈** superior mesenteric artery 腹大動脈から生じ、下膵十二指腸動脈・空腸動脈・回腸動脈・回結腸動脈・右結腸動脈・中結腸動脈に分枝する動脈。（216頁●腹部の動脈参照）

SMAO **上腸間膜動脈閉塞症** superior mesenteric artery occlusion 上腸間膜動脈が、身体各部でできた塞栓、または上腸間膜動脈の血栓によって閉塞し、腸管が壊死に至る疾患。

SMART **スマート** specific, measurable, achievable, result-oriented, time-bound 目標設定をする際の原則。目標が効果的なものかどうかを確認する。（383頁●目標設定の条件「SMARTの原則」参照）

SMAS **上腸間膜動脈症候群** superior mesenteric artery syndrome

●目標設定の条件「SMARTの原則」

Specific	具体的であること
Measurable	測定可能であること
Achievable	達成可能であること
Realistic	現実的であること
Timely	期限設定があること

＊この条件に当てはまるように目標を設定する。この条件に当てはまらない目標は成し遂げることができないことが考えられるので、修正が必要である。

十二指腸水平脚が上腸間膜動脈によって圧迫されることで、背後の大動脈や脊柱に挟まれて閉塞をきたし、腹部膨満感や嘔気などの腸通過障害を生じる病態。15〜30歳のやせ形の女性に多く発症する。

SMBG **血糖自己測定** self-monitoring of blood glucose 簡易血糖測定器を使用し、患者自身が血糖値を測定し、自己管理すること。

SMC **自己乳房管理** self-mamma control 分娩後の母乳を出やすくするために、自分で乳房を管理するためのマッサージ法。

SMC **血管平滑筋** smooth muscle cell 血流増減に合わせて、血管を収縮・拡張させる筋肉。

SMI **無症候性心筋虚血** silent myocardial ischemia 胸痛その他の自覚症状がなく、運動負荷試験やホルター心電図で心筋虚血を認める病態。

SMI **簡易更年期指数** simplified menopausal index 更年期障害の有無、またその程度を評価するための定量的指標。日本人女性の実状に即し、肩こり、頭痛、腰痛、頭重、倦怠感も重視している。→ MI（更年期指数）

SMON **亜急性脊髄 視神経ニューロパチー** subacute myeloopticoneuropathy スモンともいう。キノホルム剤を原因とする神経障害。腹痛、両下肢のしびれなどを経て下肢麻痺や視覚障害に至る。

SMP **交感神経依存性疼痛** sympathetically maintained pain 疼痛の発生に交感神経が関与する痛み。交感神経ブロックなどによる交感神経活動の遮断により、痛みは軽減する。→ SIP（交感神経非依存性疼痛）

SMS **ソマトスタチン** somatostatin 視床下部、自律神経系、胃・腸などに分布し、成長ホルモンや各種消化管ホルモンの分泌抑制作用をもつホルモン。

SMT　粘膜下腫瘍　submucosal tumor（サブミューコサル テューマー）　粘膜の下にある組織で発症する腫瘍。

SMV　上腸間膜静脈　superior mesenteric vein（スーペリア メセンテリック ヴェイン）　小腸から栄養に富む静脈血を集め、門脈に送る静脈。

SN　洞結節枝　sinus node branch（サイナス ノード ブランチ）　右冠動脈の分枝。(74頁●冠動脈参照)

SN　自発眼振　spontaneous nystagmus（スポンティニアス ニスタグムス）　刺激なしに眼球が周期的かつ不随意に動くこと。

SND　線条体黒質変性症　striatonigral degeneration（ストライエイトニグラル ディジェネレイション）　多系統萎縮症の1つ。線条体・黒質部の障害により、パーキンソン症状に似た症状が起こる疾患。(373頁●脊髄小脳変性症の分類と特徴参照)

SNP　ニトロプルシド　sodium nitroprusside（ソディアム ニトロプルシド）　血管拡張薬、緊急降圧薬。商品名：ニトプロ。

SNPs　単一ヌクレオチド多型　single nucleotide polymorphism（シングル ニュークレオタイド ポリモーフィズム）　スニップスともいう。ヒトゲノムのDNA塩基（A、T、G、C）の並び方が個人によって違う部分。

SNRI　セロトニン・ノルアドレナリン再取り込み阻害薬　serotonin-noradrenaline reuptake inhibitor（セロトニン ノルアドレナリン リアップテイク インヒビター）　神経伝達物質セロトニンとノルアドレナリンの再吸収を阻害して、セロトニンとノルアドレナリンの神経伝達作用を増強させる薬物。うつ病の治療薬。

SNRT　洞結節回復時間　sinus node recovery time（サイナス ノード リカヴァリー タイム）　心臓電気生理検査で、最後のペーシング刺激によるP波からペーシング中断後の休止期に出現する最初のP波までの時間。5000msec以上に延長している場合を洞不全症候群と診断する。

SNS　交感神経系　sympathetic nervous system（シンパセティック ナーヴァス システム）　副交感神経と拮抗して働く自律神経系。交感神経系の活動が優位になると、心拍数が増え、血圧が上昇し、身体は活動状態となる。➡ **PNS（副交感神経系）** ／ (72頁●神経系の働き参照)

S.O.　シリコンオイル　silicone oil（シリコン オイル）　ケイ素を基とした人工化合物。耐熱性にすぐれ、眼内充填など、生体注入物として利用される。

SO　上斜筋　superior oblique muscle（スーペリア オブリーク マッスル）　滑車神経の支配を受け、眼球を下外側に動かす外眼筋。(147頁●眼球の動きと眼外筋を支配する神経参照)

s/o 疑い suspicious of　疑いを意味するカルテ用語。

SOAP ソープ subjective, objective, assessment, plan　問題志向型記録の叙述的経過記録方式。S＝主観的データ、O＝客観的データ、A＝評価、P＝計画で経過を記録すること。

● SOAP形式

S	Subjective Data 主観的データ	患者の訴えや自覚症状など、患者が直接提供する主観的情報。その問題点に関連した患者の発言、それに準じた内容をそのまま記述する
O	Objective Data 客観的データ	その問題に関連する行動、測定値、検査結果、バイタルサインなど、看護師がとり出す客観的情報。判断、解釈は含めず、観察・測定に基づく客観的な事実を記述する
A	Assessment アセスメント	SとOを解釈・分析・統合した判断・評価。看護師の判断や思考過程がわかるように記述する。Pを導く論理的な記述が重要である
P	Plan 計画	Aに基づいた問題解決のための計画。診断計画・観察計画、治療計画・ケア計画、教育計画を具体的に記述する。実施結果の評価日も含める

SOB 息切れ shortness of breath　呼吸が続かないこと。医学的には呼吸困難とほぼ同義。

SOC 首尾一貫感覚 sense of coherence　自分の生活世界はコヒアレントである、つまり首尾一貫している、筋道が通っている、訳がわかる、腑に落ちるという感覚。メンタルヘルスでは、ストレス対処能力、あるいは困難を乗り越える力とされる。

SOD 活性酸素除去酵素 superoxide desmutase　体内の余分な活性酸素を還元・消去し、酸化を抑制する酵素の総称。

sol 溶液 solution　ソリュージョンを略して、ソルという。

SOL 占拠性病変 space occupying lesion　臓器を占拠している腫瘍などの病変。

SOS 類洞閉塞症候群 sinusoidal obstruction syndrome　肝中心静脈閉塞症ともいう。肝移植後の合併症の1つで、肝中心静脈の閉塞と、中心静脈域の肝細胞の壊死などが生じる病態。移植前の感染症や肝障害が誘

因となる。

Sp 棘波（きょくは） spike（スパイク）　てんかんなどにみられる、尖った形の脳波。

Sp 脊椎麻酔 spinal anesthesia（スパイナル アネスセジア）　脊椎の周囲に麻酔薬を注入する局所麻酔。

SP サブスタンスP　substance P（サブスタンス ピー）　脳、消化管に存在する神経ペプチドで、知覚伝導作用、消化管の収縮作用、血管拡張作用がある。

SPA 刺激鎮痛法 stimulation produced analgesia（スティミュレイション プロデューズド アナルジジア）　脳や脊髄、末梢神経に微弱な電気刺激を与えて、痛みの発生を制御する、慢性疼痛の治療法。

SPAC シタラビンオクホスファート cytarabine ocfosfate hydrate（シタラビン オクホスフェイト ハイドレイト）　抗悪性腫瘍薬。商品名：スタラシド。

Sp & W 棘波徐波結合（きょくは） spike and wave complex（スパイク アンド ウェイヴ コンプレックス）　尖った波と幅の大きい波の結合した脳波。てんかんでみられる。

sPBC 症候性原発性胆汁性肝硬変 symptomatic primary biliary cirrhosis　原発性胆汁性肝硬変のうち、皮膚のかゆみ、黄疸（おうだん）、食道胃静脈瘤、腹水、肝性脳症など肝障害に基づく自覚症状を有する病型。→ PBC（原発性胆汁性肝硬変）、aPBC（無症候性原発性胆汁性肝硬変）

SPCM スペクチノマイシン spectinomycin（スペクチノマイシン）　抗菌薬。商品名：トロビシン。

SPD 院内外物品物流管理 sterilize processing department（ステリライズ プロセッシング ディパートメント）　院内で使用するあらゆる物品に関する払い出しや使用の状況を、バーコードなどを用いて一元的に管理するシステム。

SPE 緩徐（かんじょ）血漿（けっしょう）交換 slow plasma exchange（スロー プラズマ イクスチェンジ）　通常の血漿（けっしょう）交換より血漿（けっしょう）交換速度を減少させた血漿交換療法。

SPECT 単光子放射型コンピュータ断層撮影 single-photon emission computed tomography（シングルフォトン エミッション コンピューティッド トモグラフィー）　スペクトともいう。放射性核種から放射される光子を用いた断層撮影法。

SPIDDM 低進行性インスリン依存性糖尿病 slowly progressive insulin depended diabetes mellitus（スローリー プログレッシヴ インスリン ディペンデッド ダイアビーティズ メリタス）　2型糖尿病の臨床像を示すが、数年間後には緩やかに悪化し、インスリン依存状態になる糖尿病。

SPIKES スパイク setting, perception, invitation, knowledge, emotion, strategy/summary（セッティング パーセプション インヴィテイション ナリッジ エモーション ストラテジーサマリー）　医療者が癌患者に悪い知らせを伝える際のコミュニケーション方法。場の設定（Setting）、病状認識（Perception）、患

者からの招待（Invitation）、情報の共有（Knowledge）、感情への対応（Emotion）、戦略／要約（Strategy/Summary）の頭文字からなる。

SPK　膵腎同時移植術　simultaneous pancreas-kidney transplantation
1型糖尿病でインスリンによる血糖コントロールが不可能であり、腎不全も合併している患者に膵臓と腎臓を同時に移植する手術。

SPL　音圧レベル　sound pressure level　音の強さ。音波の圧力変動の大きさを表したもの。

SPM　スピラマイシン　spiramycin　抗菌薬。商品名：アセチルスピラマイシン。

SPMA　脊髄性進行性筋萎縮症　spinal progressive muscular atrophy
脊髄前角の運動神経細胞の変性疾患。下位運動ニューロンのみが破壊され、進行性で筋力低下と筋萎縮が生じる。

SPO　刺激後ペプシン分泌量　stimulated pepsin output　ガストリンあるいはインスリン刺激後の単位時間当たりのペプシン分泌量。胃液分泌の指標。➡ BPO（基礎ペプシン分泌量）

SpO₂　経皮的酸素飽和度　saturation of percutaneous oxygen　パルスオキシメーターで経皮的に測定した動脈血酸素飽和度。➡ SaO₂（動脈血酸素飽和度）

SPP　皮膚灌流圧　skin perfusion pressure　皮膚微小循環の指標で、どの程度の圧で微小循環が灌流しているかを示す。レーザードプラ法で簡便に測定でき、難治性潰瘍、重症下肢虚血などの評価に用いられる。

SPS　単純部分発作　simple partial seizure　てんかん発作の1つ。脳の一部に生じた電気的異常が発火点となって、反復性に痙攣をきたすが、意識消失は生じない状態。

SPS　スティッフパーソン症候群　Stiff-person syndrome　全身強直性症候群ともいう。進行性の神経性疾患で、筋肉を弛緩させるための神経系がうまく働かないことによって生じる。体幹、腹部、脚などの筋肉が徐々に硬化するとともに、筋痙攣を起こす。自己免疫疾患の1つと考えられている。

S-P shunt　硬膜下-腹腔短絡術　subdural-peritoneal shunt　硬膜下腔シャントともいう。慢性硬膜下血腫などで再貯留の可能性がある場合に、硬膜下から腹腔へと直接排液が流れる通路をつくる手術。

SPT　プリックテスト skin prick test　即時型アレルギーの原因を検索する皮膚テストの1種。皮膚に抗原液をつけた後、その部分をプリック針で軽く傷つけ、抗原を皮膚内に吸収させて反応をみる。

SPV　選択的近位迷走神経切断術 selective proximal vagotomy　胃に分布する神経枝を切断し、胃酸分泌の抑制、胃運動亢進を目的とする、十二指腸潰瘍の治療法。

SQTS　QT短縮症候群 short QT syndrome　心筋細胞カリウム・カルシウムチャネルの障害が原因で心電図上Q波とT波の間隔が短縮し、心室細動（VF）や心房細動（AF）などの頻脈性不整脈を合併する症候群。

SQV　サキナビル saquinavir　抗ウイルス薬。商品名：インビラーゼ。

SR　洞調律 sinus rhythm　サイナスリズムともいう。心臓が規則正しいリズムで収縮している状態。（137頁●心電図の基本波形参照）

SR　上直筋 superior rectus muscle　動眼神経の支配を受け、眼球を上内側に動かす外眼筋。（147頁●眼球の動きと眼外筋を支配する神経参照）

SRA　上直腸動脈 superior rectal artery　下腸間膜動脈の終枝で、上部直腸と、下部直腸の一部に血液を供給する動脈。

SRD　続発性網膜剥離 secondary retinal detachment　ぶどう膜炎や眼内腫瘍などに続発した網膜剥離。→ TRD（牽引性網膜剥離）、RRD（裂孔原性網膜剥離）

SRRD　睡眠関連呼吸障害 sleep related respiratory disturbance　閉塞性睡眠時無呼吸／低呼吸症候群、中枢性睡眠時無呼吸／低呼吸症候群、チェーンストークス呼吸症候群、睡眠時低換気症候群の4つを包含する概念。

SRS　定位的放射線治療 stereotactic radiosurgery　腫瘍周囲の小さな範囲に絞って、大量の放射線を短期間に集中して照射する放射線療法。

SRT　語音聴取閾値 speech reception threshold　検査語音に対する聴力測定における明瞭度50％のときの値。

SRT　定位放射線照射 stereotactic radiotherapy　病変部に的を絞って集中的に高線量の放射線を照射する治療法。

SRV　単右室 single right ventricle　心室中隔が未発達で右室だけで心室ができている先天性心疾患。→ SLV（単左室）

SS 漿膜下層までの癌 subserosa 癌の浸潤が粘膜下層を越えているが、漿膜下組織にとどまるもの。(268頁●胃癌の深達度分類参照)

SSc 全身性強皮症 systemic sclerosis 全身の皮膚や内臓に線維化、硬化を生じる原因不明の疾患。レイノー症状、皮膚硬化、肺線維症などをきたす。

SSF 肩甲骨下部皮下脂肪厚 subscapular skinfold thickness 肩甲骨下部の皮下脂肪の厚さで栄養状態をみる栄養アセスメントの指標。➡TSF（上腕三頭筋皮下脂肪厚）／(32頁●主な栄養指標参照)

SSI 手術部位感染 surgical site infection 手術創と手術操作の加わった臓器・体腔の感染。

SSP 痙性脊髄麻痺 spastic spinal paralysis 脊髄側索での、上位運動ニューロン障害によって起こり、他動的に速く動かすときに抵抗力が強い痙性麻痺。

SSPE 亜急性硬化性全脳炎 subacute sclerosing panencephalitis 麻疹が治癒した後、5〜10年という長い潜伏期間を経て発症する脳疾患。

SSPPD 亜全層温存膵頭十二指腸切除術 subtotal stomach preserving pancreaticoduodenectomy 温存膵頭十二指腸切除術ともいう。膵癌や十二指腸癌などに対する膵頭十二指腸切除術のうち、切除する胃をできるだけ少なくする術式。

SSRI 選択的セロトニン再取り込み阻害薬 serotonin selective reuptake inhibitor 神経伝達物質セロトニンの再取り込みを選択的に阻害して、セロトニンの神経伝達作用を増強させる薬物。うつ病、強迫性障害、パニック障害の治療薬。

SSS 洞不全症候群 sick sinus syndrome スリーエスともいう。刺激伝導系の出発点・洞結節の障害。アダム・ストーク発作をはじめ、めまい、息切れ、失神、心不全などが起こる。

SSS 上矢状静脈洞 superior sagittal sinus 大脳鎌の上縁に沿って縦走する表在静脈。正中部でクモ膜を貫く上大脳静脈が、ここに流入する。

SSSS 黄色ブドウ球菌性熱傷様皮膚症候群 staphylococcal scalded skin syndrome フォーエスともいう。黄色ブドウ球菌によって起こる幼児の皮膚病。38℃以上の高熱と皮膚の火傷状のただれが特徴。

SST　社会生活技能訓練　social skill training　ソーシャルスキルトレーニングともいう。患者が地域で生活をしていくための生活技術を獲得する訓練。

ST　感受性訓練　sensitivity training　センシティビティトレーニングともいう。集団のなかで他者との人間関係づくりを体験・学習し、自他の感情を客観的に理解し、状況に適した行動がとれるようになることを目的とした訓練。

ST　洞頻脈　sinus tachycardia　心臓のペースメーカである洞結節からの刺激発生頻度が高くなって生じる頻脈。

ST　皮膚テスト　skin test　皮膚表面からアレルゲンを注入して、IgE抗体の有無やアレルギーの強さなどを評価する方法。皮膚表面に傷を付けるプリックテスト（スクラッチテスト）と、皮内注射による皮内テストがある。

ST　言語聴覚士　speech therapist　言語療法を担う医療専門職。➡ ST（言語療法）

ST　言語療法　speech therapy　聴覚刺激、発語訓練などによって失語症や構音障害患者の言語能力を回復させる治療法。言語聴覚士（国家資格）がこれを担う。

ST　ST部分　ST-segment　心電図のQRS波の終わりからT波の始めまでの部分。心室興奮極期を示す。ST部分が基線よりも下がるST低下は心内膜虚血、基線より上がるST上昇は心筋虚血の所見。

St　便　stool　肛門から排泄された、食物が消化、吸収された残り。

ST　スルファメトキサゾール/トリメトプリム　sulfamethoxazole/ trimethoprim　抗菌薬。商品名：バクタ、バクトラミン。

ST　スルチアム　sultiame　抗てんかん薬。商品名：オスポロット。

ST　支持的精神療法　supportive psychotherapy　支持療法ともいう。治療者が患者の現実的な困難や悩みをよく聞いて、それらを理解、支持することで、患者の精神的な自立を促す心理療法。

STA　浅側頭動脈　superficial temporal artery　外頸動脈から分かれ耳下腺・側頭眼窩などに行く動脈。

STAI　状態・特性不安尺度　state-trait anxiety inventory　ステイともいう。不安の度合いを測定する検査ツール。個人が不安状態の経験に対して感じ

STA-MCA anastomosis 浅側頭動脈-中大脳動脈吻合術 superficial temporal artery-middle cerebral artery anastomosis 浅側頭動脈と中大脳動脈をつなぐ、脳血管障害のバイパス手術。

STA-SCA anastomosis 浅側頭動脈-上小脳動脈吻合術 superficial temporal artery-superior cerebellar artery anastomosis 浅側頭動脈と上小脳動脈をつなぐ、脳血管障害のバイパス手術。

STD 性行為感染症 sexually transmitted disease 広義の性病。➡ VD（性病）

STEMI ST上昇型心筋梗塞 ST elevation myocardial infarction 心臓の壁に壊死のある心筋梗塞。心電図上、ST部分が上昇。いわゆる心筋梗塞。➡ NSTEMI（非ST上昇型心筋梗塞）

Stereo 定位脳手術 stereotaxic surgery ステレオともいう。脳内の血腫の位置を装置で定め、小さい孔を開けて血腫を吸引除去する手術方法。パーキンソン病、難治性てんかんに適応。

S test セクレチン試験 secretin test 膵外分泌を刺激するセクレチンを静脈注射後、膵液を採取し、その液量、酵素量、重炭酸塩濃度を分析することによって膵外分泌能を評価する検査。➡ PS test（パンクレオザイミン・セクレチン試験）

STFX シタフロキサシン sitafloxacin 抗菌薬。商品名：グレースビット。

STI 収縮時間（指数） systolic time interval (index) 左心室の収縮期間隔を示す心室収縮力の指標。

STN シアリルTn抗原 sialyl-Tn antigen 卵巣癌、胃癌などの血中腫瘍マーカー。（22頁●主な腫瘍マーカー参照）

STNR 対称性緊張性頸反射 symmetrical tonic neck reflex 顎が上がると腕が伸展して足が屈曲し、顎が下がると腕が屈曲して足が伸展する、姿勢反射。乳児の原始姿勢反射であるとともに、脳損傷による異常な姿勢反射でもある。➡ TNR（緊張性頸反射）、ATNR（非対称性緊張性頸反射）

STPD 標準温度、標準気圧、乾燥状態 standard temperature and pressure, dry 気体容積の測定の際、0℃、1気圧（760mmHg）、乾燥状態であることを示す。➡ ATPS（室温、大気圧、水蒸気飽和状態）、BTPS（体

温、大気圧、水蒸気飽和状態）

STS　梅毒血清反応　serologic test for syphilis（セロロジック テスト フォア シフィリス）　血清反応で梅毒の感染、重症度を調べる検査。

STSG　分層植皮術　split thickness skin graft（スプリット シックネス スキン グラフト）　中間層植皮術ともいう。有棘層（中間層）まで切り取った皮膚を欠損部分に移植する手術。➡ **FTSG（全層植皮術）**

SU　スルホニル尿素　sulfonylurea（スルホニルユリア）　スルホニルウレアともいう。ランゲルハンス島を刺激し、インスリン分泌を促す物質。経口糖尿病薬。

SUD　シングルユース器材　single use device（シングル ユース ディヴァイス）　単回使用医療材料。ディスポーザブル医療材料。

SUI　腹圧性尿失禁　stress urinary incontinence（ストレス ユリナリー インコンティネンス）　運動時や咳などで腹圧がかかると起こる尿失禁。（393頁●尿失禁の分類参照）

sum.　服用させよ　sumat（ラ）（スマト）　処方箋の略語。＝ s.（服用させよ）

supp　坐剤　suppositorium; suppository（サポジトリアム；サポジトリー）　サポジトリー、サップ、ズッポともいう。直腸または腟に挿入して用いる固形の薬剤。

SUZI　囲卵腔精子注入法　subzonal insemination（サブゾーナル インセミネイション）　顕微鏡下に囲卵腔内に精子を注入する授精法。

Sv　シーベルト　sievert（シーベルト）　放射線の線量当量の単位。人が放射線を受けたときの影響の程度を表す。吸収線量（単位、グレイ）に放射線の種類ごとに定めた係数を乗じて算出する等価線量、影響する体の部分ごとへの影響に基づいて定めた定数を乗じて算出する実効線量がある。

●放射線と放射線の主要単位

ベクレル（Bq）	放 射 能	放射線を出す能力（放射能）の単位（壊変数）
グレイ（Gy）	吸収線量	照射された放射線を物質がどれだけ吸収したかを表す単位
シーベルト（Sv）	線　　量	人体が放射線を受けたことによる影響の度合いを出す単位。吸収線量×線質係数

SV　単心室　single ventricle（シングル ヴェントリクル）　心室中隔が未発達で片方の心室だけが大きい、または片方しかない先天性心疾患。右室型（SRV）と左室型（SLV）がある。➡ **SRV（単右室）、SLV（単左室）**

●尿失禁の分類

分類	特徴	原因	膀胱尿道の異常
腹圧性尿失禁	・運動、笑い、咳で腹圧が上昇すると起こる突然の尿漏れ ・主に中年以降の女性	・加齢 ・出産 ・骨盤底筋群の低下 ・尿道括約筋の低下	・尿道緊張性の低下
溢流性尿失禁	・膀胱内の尿が溢れ出して漏れる ・残尿感、排尿困難を伴う ・腹圧を上昇させる動作がなくても失禁する	・骨盤内手術 ・糖尿病 ・前立腺肥大症 ・神経因性膀胱 ・薬剤	・尿道の閉鎖・狭窄 ・膀胱の収縮力の低下
切迫性尿失禁	・制御しきれない強い尿意と同時に漏れる	・脊椎・脳の手術 ・前立腺肥大症 ・膀胱結石 ・膀胱炎・前立腺炎	・膀胱の無抑制の収縮
反射性尿失禁	・尿意がなく、ある程度の尿がたまると漏れる	・腰髄以上の脊髄疾患 ・脊髄損傷・腫瘍 ・脊柱管狭窄症	・膀胱の無抑制の収縮 ・尿道の不随意の弛緩
完全尿失禁	・膀胱に尿をためることができずダラダラと漏れる	・先天奇形 ・外傷・手術損傷	・尿道の損傷
機能性尿失禁	・排尿したくてもトイレまですばやく到達できないため、失禁してしまう	・認知症 ・関節疾患 ・コミュニケーション問題	・膀胱尿道の排尿機構は正常

SV　脾静脈　splenic vein　スプレニック ヴェイン　脾臓から出る静脈。膵体部後面で上腸間膜静脈と合流し、門脈となる。

SV　1回心拍出量　stroke volume　ストローク ヴォリューム　1回の拍動で左室から駆出される血液量。

SVC　上大静脈　superior vena cava　スーペリア ヴェナ カヴァ　心臓より上の静脈血を右心房に集める大静脈。→ IVC（下大静脈）／（46頁●心臓の構造参照）

SVCG　上大静脈造影　superior vena cavography　スーペリア ヴェナ カヴォグラフィー　上大静脈に造影剤を

注入して撮影するX線検査。

SVCS　上大静脈症候群　superior vena cava syndrome　腫瘍などで上大静脈が圧迫され、静脈幹に狭窄・閉塞が生じる疾患。

SVD　一枝病変　single vessel disease　冠動脈の主要な3本（右冠動脈、左前下行枝、左回旋枝）のうち1本だけに病変がある虚血性心疾患。

SVD　自然経腟分娩　spontaneous vaginal delivery　自然の娩出力による産道からの分娩。

SVG　大伏在静脈グラフト　saphenous vein graft　冠動脈バイパス術に用いるための大伏在静脈の移植片。

SVI　1回拍出係数　stroke volume index　体表面積1m²当たりの、1周期の心臓の血液拍出量。心拍出量を体表面積で割った補正値。

SvO₂　混合静脈血酸素飽和度　mixed venous oxygen saturation　右心室内および肺動脈の血液の酸素飽和度。呼吸機能、心機能、末梢循環をみる指標。

SVPC　上室期外収縮　supraventricular premature contraction　心室より上の組織（洞房結節、房室結節または心房）が原因となり、基本調律の心周期より早く出現した心拍。（299頁●重要な不整脈参照）

SVR　全身血管抵抗　systemic vascular resistance　体血管抵抗ともいう。体循環での血管抵抗。➡ CVR（脳血管抵抗）、PVR（肺血管抵抗）

SVT　上室頻拍　supraventricular tachycardia　心室より上の組織（洞房結節、房室結節または心房）が原因で生ずる頻拍。

SVT　持続性心室頻拍　sustained ventricular tachycardia　心室頻拍のうち、頻拍持続時間が30秒以上続くもの。➡ NSVT（非持続性心室頻拍）

SW　ソーシャルワーカー　social worker　社会福祉の専門職。医療ソーシャルワーカー（MSW）、精神科ソーシャルワーカー（PSW）がいる。

SWI　1回仕事量係数　stroke work index　➡ LVSWI（左室1回仕事量係数）

SWS　徐波睡眠　slow wave sleep　オーソ睡眠ともいう。徐波パターンが中心の睡眠。深い睡眠でノンレム睡眠。➡ NREM（ノンレム睡眠）、REM（レム睡眠）／（286頁●レム睡眠とノンレム睡眠参照）

SWT　シャトル・ウォーキング試験　Shuttle Walking Test　定められた間

隔を発信音に合わせて一定時間で歩き、最大歩行距離や運動時間で運動能力を評価する試験。1分ごとに速度を増加させる最大歩行距離を測定する漸増負荷法と、一定速度で運動時間を測定する一定負荷法がある。

SXA　一重X線吸収法　single energy X-ray absorptiometry　1種類のX線を照射し、骨量を測定し、骨粗鬆症を診断する検査。➡ DXA（二重X線吸収法）

syr　シロップ　syrup　濃厚な蜜状水溶液にした薬剤。

T

T　テストステロン　testosterone　男性ホルモンのアンドロゲンの1つ。男性らしい身体的特徴の形成などにかかわる。（17頁●主なホルモンとその機能参照）

T　チミン　thymine　ウラシルともいう。核酸の構成成分となる塩基の1つ。

T　横行結腸　transverse colon　結腸のうち、右結腸曲から左結腸曲に至る部位。（367頁●大腸・肛門の区分参照）

T　トレポネーマ　*Treponema*　スピロヘータ科細菌の中のトレポネーマ属の総称。

T_1　モノヨードサイロニン　monoiodothyronine　甲状腺で合成されるヨードアミノ酸。甲状腺ホルモンの前駆体。1か所がヨード化されていて、2か所ヨード化されているジヨードサイロニンと結合して、2種の甲状腺ホルモンを作る。ジヨードサイロニン＋ジヨードサイロニン→T_4、ジヨードサイロニン＋モノヨードサイロニン→T_3になる。➡ T_3（トリヨードサイロニン）、T_4（テトラヨードサイロニン）

T_1WI　T_1強調画像　T_1-weighted image　脳脊髄液や病変を低信号域（黒）に描出するMRI画像。➡ T_2WI（T_2強調画像）

T_2　ジヨードサイロニン　diiodothyronine　甲状腺で合成されるヨードアミノ酸。甲状腺ホルモンの前駆体。2か所がヨード化されていて、1か所ヨード化されているモノヨードサイロニンと結合して、2種の甲状腺ホルモンを作る。ジヨードサイロニン＋ジヨードサイロニン→T_4、ジヨードサイロニン＋モノヨードサイロニン→T_3になる。➡ T_3（トリヨードサイロニン）、T_4（テトラヨードサイロニン）

T₂WI　T₂強調画像 T₂-weighted image　脳脊髄液や病変を高信号域（白）に描出する MRI 画像。➡ **T₁WI（T1 強調画像）**

T₃　トリヨードサイロニン triiodothyronine　3個のヨードからなる甲状腺ホルモン。甲状腺で分泌されたサイロキシン（T₄）が肝臓や腎臓で T₃ に変換され、強力な生理活性を示し、体温、成長、心拍数など体内のほぼすべての過程に関与している。血中ではサイロキシン結合グロブリン（TBG）と結合して遊離 T₃ として存在する。

T₄　テトラヨードサイロニン tetraiodothyronine　サイロキシン、チロキシンともいう。4個のヨードからなる甲状腺ホルモン。甲状腺ホルモンは T₄ の形で分泌され、肝臓や腎臓で脱ヨード酵素により4個のヨードのうち1個が外されて T₃ に変換される。

TA　ティーチングアシスタント teaching assistant　教育の補助業務に従事する大学院学生。

TA　切迫流産 threatened abortion　初期妊娠時に子宮出血を主徴とした症状で、何らかの原因により妊娠が継続されなくなりつつある状態。

T.A.　歯痛 toothache　歯およびその周辺組織の疾患から生ずる三叉神経分布領域の痛み。

TA　交流分析 transactional analysis　人の自我状態をエゴグラムを用いて分析し、新しい適応を図る心理療法。

TA　三尖弁閉鎖症 tricuspid atresia　右心室の三尖弁口が閉鎖された状態の先天性心疾患。（435頁●主な先天性心疾患参照）

TAA　胸部大動脈瘤 thoracic aortic aneurysm　高血圧などを誘因とする大動脈壁の劣化により、胸部大動脈壁の内層が裂け、裂け目から血液が入り込み、壁内に新たな血流路が生じ、瘤状に拡張した状態。（34頁●動脈瘤の形参照）

TAA　腫瘍関連抗原 tumor associated antigen　腫瘍細胞に対して発現する抗原で、正常組織にも存在するが、腫瘍細胞に比較的限定されているもの。➡ **TSA（腫瘍特異抗原）**

TAAA　胸腹部大動脈瘤 thoraco-abdominal aortic aneurysm　動脈硬化により胸部から腹部までに広範囲にわたる大動脈が瘤状に拡張した状態。（34頁●動脈瘤の形参照）

tab 錠剤 tablet タブレットを略して、タブという。

TAC ドセタキセル＋アドリアマイシン＋シクロホスファミド docetaxel, adriamycin, cyclophosphamide 乳癌の併用化学療法。

T&C 体位変換と咳嗽 turn and cough 体位変換による重力と咳によって、気管支や気道から痰を除去する方法。

TACE 経カテーテル肝動脈化学塞栓術 transcatheter arterial chemo-embolization カテーテルを肝動脈内に挿入し、抗癌薬を注入し、塞栓物質で動脈の血流を遮断して、癌細胞を壊死させる肝臓癌の治療法。

tachy 頻脈 tachycardia 脈が正常より多いこと。頻脈になることを「タキる」ともいう。

TACO 輸血関連循環過負荷 transfusion associated circulatory overload 輸血による血液量の急激な増加により、呼吸困難、頭痛、浮腫などをきたす病態。

TACT 自己骨髄単核球細胞移植 therapeutic angiogenesis by cell transplantation 自己の骨髄単核球細胞を虚血部位に移植し、血管新生を促して虚血状態を改善させる末梢動脈疾患の治療法。

TAE 経カテーテル肝動脈塞栓術 transcatheter arterial embolization カテーテルを肝動脈内に挿入し、リピオドールや塞栓物質によって肝動脈を塞栓し癌細胞を壊死させる肝臓癌の治療法。

TA-GVHD 輸血関連移植片対宿主病 transfusion associated graft versus host disease 輸血による移植片対宿主病。➡ GVHD（移植片対宿主病）、PT-GVHD（輸血後移植片対宿主病）／（341頁●輸血反応参照）

TAH 腹式単純子宮全摘術 total abdominal hysterectomy 下腹部正中切開により開腹し、子宮を腟管から切断する手術。➡ VTH（腟式単純子宮全摘術）

TAI 経カテーテル肝動脈注入療法 transcatheter arterial infusion カテーテルで肝動脈に抗癌薬を注入する治療法。

TAM タモキシフェン tamoxifen citrate 抗悪性腫瘍薬。商品名：ノルバデックス。

TAO 閉塞性血栓性血管炎 thromboangitis obliterans タオ、バージャー病ともいう。四肢末梢、とくに下肢の中小動脈が閉塞する疾患。

TAP パクリタキセル＋アドリアマイシン＋シスプラチン paclitaxel, adriamycin, cisplatin 子宮体癌の併用化学療法。

TAP 三尖弁輪形成術 tricuspid annuloplasty タップともいう。三尖弁の付け根である弁輪を小さくする三尖弁閉鎖不全症の手術。三尖弁形成術の基本術式。→ TVP（三尖弁形成術）

TAPVC 全肺静脈還流異常 total anomalous pulmonary venous connection 肺静脈血のすべてが、大静脈や右心房など左心房以外に流れ込む先天性心疾患。→ PAPVC（部分肺静脈還流異常）

TAR 人工足関節置換術 total ankle replacement 損傷した足関節を人工足関節と取り替える手術。

TARC 胸腺および活性化制御ケモカイン thymus and activation regulated chemokine アトピー性皮膚炎で産生されるケモカイン（白血球の遊走を促すタンパク質）。血清 TARC 値はアトピー性皮膚炎の重症度の指標となる。

TAT 課題統覚試験 thematic apperception test タットともいう。投影法による心理検査の1つ。被験者に漠然とした絵画を見せ、それについて語った内容を分析する。

TAT トロンビン・アンチトロンビン複合体 thrombin-antithrombin complex トロンビンとその阻止因子アンチトロンビンが結合した複合体。凝固活性化の程度を示すトロンビン産生量を間接的に評価できる。（42頁●血液凝固・線溶検査参照）

TAZ/PIPC タゾバクタム/ピペラシリン tazobactam/ piperacillin 抗菌薬。商品名：ゾシン。

TB 結核 Tuberkulose（独） テーベーともいう。結核菌の空気感染によって起こる感染症。テーベーは「TB」のドイツ語読み。

TBAB 経気管支針吸引生検 transbronchial aspiration biopsy 気管支鏡を通して生検針を気管支の壁外に貫通させ、肺組織から検体を吸引して行う病理組織学的検査。

TBB 経気管支生検 transbronchial biopsy → TBAB（経気管支針吸引生検）

TBG サイロキシン結合グロブリン thyroxine binding globulin 甲状腺ホルモン輸送を行うタンパク質。

TBI 全身放射線照射 total body irradiation（トータル ボディ イレディエイション）　免疫を抑制するために、移植前処置として全身に放射線を照射する治療法。

TBII TSH結合阻害免疫グロブリン TSH binding inhibitory immunoglobulin（ティーエスエイチ バインディング インヒビトリー イミュノグロブリン）　＝ TRAb（TSH受容体抗体）

T-Bil 総ビリルビン total bilirubin（トータル ビリルビン）　Tビルともいう。直接ビリルビンと間接ビリルビンを合わせたもの。上昇したビリルビンが直接型か間接型かによって病因を明らかにする。→ D-Bil（直接ビリルビン）、I-Bil（間接ビリルビン）

●主な肝機能の指標

総ビリルビン（T-Bil）	0.2～1.0mg/dL	間接ビリルビン＝総ビリルビン－直接ビリルビン
直接ビリルビン（D-Bil）	0.1～0.4mg/dL	
間接ビリルビン（I-Bil）	0.1～0.8mg/dL	
AST	10～40IU/L	肝逸脱酵素
ALT	5～45IU/L	肝細胞障害時に増加
LDH	120～245IU/L	LDH5が急性肝炎、原発性肝癌、肝硬変で増加
ALP	80～260IU/L	ALP1、ALP2（肝由来）が肝障害、胆道系疾患で増加
γ-GTP	男性：10～50IU/L　女性：9～32IU/L	
ICG（15分値）	10%以下	肝実質障害と肝血流量を反映する

TBLB 経気管支肺生検 transbronchial lung biopsy（トランスブロンキアル ラング バイオプシー）　→ TBAB（経気管支針吸引生検）

TBPM-PI テビペネムピボキシル tebipenem pivoxil（テビペネム ピボキシル）　抗菌薬。商品名：オラペネム。

TBT トロンボテスト thrombo test（スロンボテスト）　ビタミンK依存性の血液凝固因子を調べる検査。ビタミンK欠乏症診断やワルファリンなどのビタミンK拮抗薬のモニター検査として行われる。

TC ドセタキセル＋シクロホスファミド docetaxel, cyclophosphamide（ドセタキセル サイクロフォスファマイド）　乳癌の併用化学療法。

TC パクリタキセル＋カルボプラチン paclitaxel, carboplatin（パクリタキセル カルボプラチン）　卵巣癌の併用化学療法。

Tc テクネチウム technetium 金属元素の1つ。放射性同位元素は核医学画像診断に用いられる。

TC テトラサイクリン tetracycline 抗菌薬。商品名：アクロマイシン。

TC 総コレステロール total cholesterol 血中のコレステロールの総量。

TCA トリカルボン酸回路 tricarboxylic acid cycle ミトコンドリア内の代謝経路。ATP生成過程。生物体内で、有機物が燃焼して二酸化炭素と水になる代謝回路。

● TCA回路

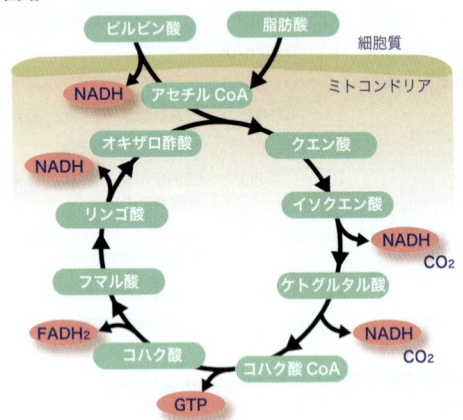

(図：ピルビン酸・脂肪酸 → アセチルCoA（NADH）→ クエン酸 → イソクエン酸 → ケトグルタル酸（NADH, CO_2）→ コハク酸CoA（NADH, CO_2, GTP）→ コハク酸（$FADH_2$）→ フマル酸 → リンゴ酸 → オキザロ酢酸（NADH）；細胞質・ミトコンドリア)

TCA 三環系抗うつ薬 tricyclic antidepressant 2つのベンゼン核を含み、三環構造がみられる、第1世代の抗うつ薬。セロトニンとノルアドレナリンの再取り込みを阻害する。

TCC 移行上皮癌 transitional cell carcinoma 膀胱などの移行上皮に発生する癌。

TCD 経頭蓋超音波ドプラー transcranial Doppler 超音波発信器を頭部に装着して頭蓋骨を通じて行う脳血管検査。

TCF 転写因子 transcription factor DNAに結合して、DNAの遺伝情報

をRNAに転写する過程を促進または抑制するタンパク質の総称。(276頁● DNAとRNAの働き参照)

TCP　経皮的ペーシング　transcutaneous pacemaker　体表に貼った電極から心筋に電気刺激を行う、一時的な心臓ペースメーカー。

TCPC　両大静脈肺動脈吻合術　total cavopulmonary connection　フォンタン手術ともいう。上大静脈と下大静脈を直接、肺動脈につなぎ、体循環と肺循環を完全に分離することを目的に行われる手術。先天性心疾患（肺動脈弁閉鎖や単心室）が適応となる。

tcPO$_2$　経皮的酸素分圧　transcutaneous arterial oxygen pressure　測定装置のセンサーを皮膚に当て非観血的に測定する、血液中の酸素分圧。

TCRV　右室二腔症　two chambered right ventricle　右心室内の筋肉隆起が右心室を2分し、右心室に低圧部と高圧部ができる血流障害。

TCS　全大腸内視鏡検査　total colonoscopy　肛門から盲腸部まで内視鏡を進める検査。

TD　遅発性ジスキネジア　tardive dyskinesia　抗精神病薬、抗パーキンソン病薬の副作用で起こる錐体外路症状の1つ。舌や口をモグモグ、クチャクチャさせるような、ゆっくりとした不随意運動を起こす。(150頁●錐体外路症状参照)

TDDS　経皮薬物送達システム　transdermal drug delivery system　粘着剤中に薬物を含み、皮膚に貼ることで体内に吸収させるテープ製剤を用いた薬物投与方法。

TDE　1日エネルギー消費量　total daily energy expenditure　1日のエネルギー消費量（kcal）＝1日の基礎代謝量（kcal）×生活活動強度指数。

TDF　テノホビル　tenofovir　抗ウイルス薬。商品名：ビリアード。

TDI　耐容1日摂取量　tolerable daily intake　ある物質に関して、一生の間摂取し続けても健康に悪影響がないと判断される量。体重1kg当たりの1日の摂取量で表す。

TDM　治療薬物濃度モニタリング　therapeutic drug monitoring　薬物血中モニタリングともいう。薬物が望ましい有効治療濃度を維持するような用量・用法を決めるために、個々の患者の血中薬物濃度を測定すること。

TDP　トルサード・ド・ポアンツ　Torsades de Pointes（仏）　多形性心室

頻拍。QRS は多形で基線を軸としてねじれ回転するように周期的に変化する不整脈。

TDS　たばこ依存症スクリーニング tobacco dependence screener　タバコに含まれるニコチンへの依存度を評価する質問票。

TE　破傷風 tetanus　破傷風菌が産生する毒素による中毒性感染症。神経細胞への侵入により、開口障害から全身痙攣まで、さまざまな症状を経て窒息に至ることもある。

Te　胸部食道 thoracic esophagus　食道の部位。胸部上部、胸部中部、胸部下部に分かれる。→ Ut（胸部上部食道）、Mt（胸部中部食道）、Lt（胸部下部食道）

● 食道の区分

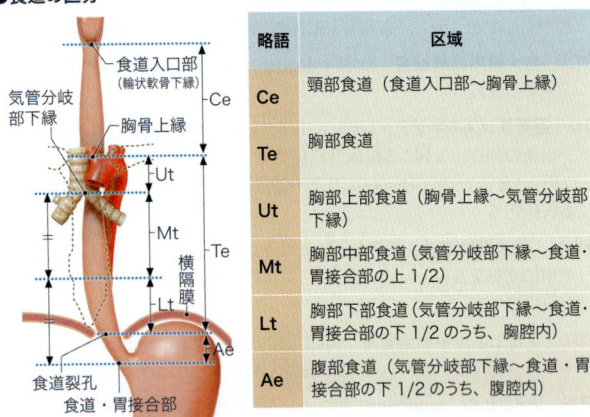

略語	区域
Ce	頸部食道（食道入口部〜胸骨上縁）
Te	胸部食道
Ut	胸部上部食道（胸骨上縁〜気管分岐部下縁）
Mt	胸部中部食道（気管分岐部下縁〜食道・胃接合部の上 1/2）
Lt	胸部下部食道（気管分岐部下縁〜食道・胃接合部の下 1/2 のうち、胸腔内）
Ae	腹部食道（気管分岐部下縁〜食道・胃接合部の下 1/2 のうち、腹腔内）

TEA　血栓内膜摘除術 thromboendarterectomy　動脈壁にできた器質化した血栓を内膜とともに摘出する手術。

TEC　吸引性粥腫切除術 transluminal extraction catheter atherectomy　テックともいう。刃付き中空カテーテルで経皮的に粥腫を切除・吸引して除去する手術。

TEE　必要エネルギー消費量 total energy expenditure　1日に必要なエ

ネルギー量。必要エネルギー消費量(TEE)＝基礎エネルギー消費量(BEE)×活動係数×損傷係数。➡ BEE（基礎エネルギー消費量）、REE（安静時エネルギー消費量）

TEE 経食道心エコー法 transesophageal echocardiography 食道内にプローブを挿入し、心臓を観察する超音波検査法。

TEF 気管食道瘻 tracheoesophageal fistula テフともいう。気管と食道の間に開いた瘻孔。多くは先天性で食道閉鎖症を伴う。後天性の場合は悪性腫瘍、感染、外傷のほか、喉頭全摘後の代用発声のために形成される。

TEG トロンボエラストグラム thromboelastogram 血液が凝固する全過程を経時的に記録する装置を用いて得られた記録図。血液凝固因子、血小板数と機能、線溶能を総合的に判定できる。

TEIC テイコプラニン teicoplanin 抗菌薬。商品名：タゴシッド。

TEN 中毒性表皮壊死症 toxic epidermal necrolysis テン、ライエル症候群ともいう。全身の紅斑、水疱、びらんから表皮細胞の全層性壊死へ進行する最重症型薬疹。

TENS 経皮的電気神経刺激 transcutaneous electrical nerve stimulation テンスともいう。疼痛部に経皮的に電気刺激を与えることで、鎮痛効果を得る治療法。➡ FES（機能的電気刺激）、TES（治療的電気刺激）

TES 治療的電気刺激 therapeutic electrical stimulation テスともいう。末梢神経に電気刺激を与えることで障害の治療あるいは機能回復の促進を図る治療法。➡ FES（機能的電気刺激）、TENS（経皮的電気神経刺激）

TESE 精巣内精子抽出術 testicular sperm extraction 顕微授精を行うために、精巣から吸引、または精巣を切開して、精子を採取すること。

TET トレッドミル運動負荷試験 treadmill exercise test ベルトコンベアー上を歩行または走行し、一定時間ごとに速度や傾斜を変えて心臓への負荷を変化させ、心電図や血圧の変化、不整脈の出現などを検査する方法。

TEV 内反足 talipes equinovarus 足の長軸を中心として先端部が内側へねじれた変形。

T/F ファロー四徴症 tetralogy of Fallot 肺動脈狭窄、心室中隔欠損、大動脈騎乗、右心室肥大の４つが起こる先天性心疾患。(435頁●主な先天性心疾患参照)

TF　組織因子　tissue factor（ティシューファクター）　血管周辺の細胞が産生する、血液の凝固にかかわるタンパク質。外因系凝固活性化の発端となる物質。組織トロンボプラスチン。

Tf　トランスフェリン　transferrin（トランスフェリン）　鉄結合性グロブリン。肝で合成され、鉄の貯蔵、運搬を行う糖タンパク。トランスフェリンと結合している鉄を血清鉄、結合していない鉄を不飽和鉄という。鉄代謝をみる指標。→ **TIBC（総鉄結合能）、UIBC（不飽和鉄結合能）**

TF　経管栄養　tube feeding（チューブフィーディング）　チューブ栄養ともいう。経鼻や経瘻孔（胃瘻、空腸瘻）で挿入されたチューブを通じて液状の栄養を体内に摂取する方法。

●栄養補給の方法

経腸栄養法 (EN)	経口栄養法 (oral feeding)		
	経管栄養法 (tube feeding)	経鼻法	持続的経鼻（胃）経管栄養法 (NG法：naso-gastrictube feeding)
			間欠的経管栄養法 (IC法：intermittent catheterization)
		経瘻孔法	経皮内視鏡的胃瘻造設術 (PEG：percutaneous endoscopic gastrostomy)
			経皮内視鏡的空腸瘻造設術 (PEJ：percutaneous endoscopic jejunostomy)
経静脈栄養法 (PN)	末梢静脈栄養法 (PPN：periferal parenteral nutrition)		
	中心静脈栄養法（完全静脈栄養法） (TPN：total parenteral nutrition)		

TFCC　三角線維軟骨複合体　triangular fibrocartilage complex（トライアンギュラーフィブロカーティリッジコンプレックス）　手首の外側に存在する三角線維軟骨と、その周囲の靱帯や関節円板などから構成される複合体。手首の外側の安定支持にかかわる。

TFLX　トスフロキサシン　tosufloxacin（トスフロキサシン）　抗菌薬。商品名：オゼックス、トスキサシン。

TG　腱移植　tendon graft（テンドングラフト）　断裂した腱の断端接着が不可能な場合に、自家腱を遊離移植する手術。→ **TT（腱移行）**

Tg　サイログロブリン　thyroglobulin　甲状腺で合成される糖タンパク質。自己免疫性甲状腺疾患の抗原となる。→ AITD（自己免疫性甲状腺疾患）

TG　トリグリセリド　triglyceride　脂肪酸がグリセリンと結合したもの。モノグリセリド、ジグリセリド、トリグリセリドがあるが、脂肪のほとんどはトリグリセリドであるため、中性脂肪はトリグリセリドと同義とすることが多い。

TGA　一過性全健忘　transient global amnesia　新しいことが覚えられず、一定期間の記憶を失う発作。1日ほどで回復。

TGA　大血管転位　transposition of great arteries　完全大血管転位ともいう。右心室から大動脈、左心室から肺動脈が出て正常と逆のつながりになっている先天性心疾患。→ CTGA（修正大血管転位症）／（435頁●主な先天性心疾患参照）

TgAb　抗サイログロブリン抗体　antithyroglobulin antibody　甲状腺の糖タンパク、サイログロブリンに対する自己抗体。自己免疫性甲状腺疾患（バセドウ病、橋本病）の診断に用いる。→ AITD（自己免疫性甲状腺疾患）

TGF　テガフール　tegafur　抗悪性腫瘍薬。商品名：フトラフール。

TGF　形質転換成長因子　transforming growth factor　組織発生、細胞分化、胚発育作用をもつ成長因子。（215頁●炎症性メディエータの種類と特徴／211頁●サイトカインファミリー参照）

TGF　尿細管糸球体フィードバック　tubuloglomerular feedback　尿細管の情報が糸球体にフィードバックされて、糸球体の機能を調節すること。遠位尿細管中の流量が増加すると糸球体の濾過量が減少し、逆に減少すると増加する。

TGF-β　形質転換増殖因子β　transforming growth factor-β　個体発生や組織再構築、創傷治癒、炎症・免疫、癌の浸潤・転移などにかかわる成長因子。

TH　視床出血　thalamic hemorrhage　脳出血の1つで、視床を灌流する視床膝状体動脈などの破綻・出血。視床には知覚中枢があることから、知覚障害、意識障害、運動障害などを生じる。（206頁●脳内出血の種類参照）

Th　胸神経　thoracic nerve　胸椎の間から出る神経。12対あり、Th1～Th12（第1胸神経～第12胸神経）と略す。Th1～Th12は胸椎についても用いられる。（72頁●神経系の働き参照）

TH 甲状腺ホルモン thyroid hormone 甲状腺から分泌されるホルモン。トリヨードサイロニンとサイロキシンがあり、代謝などにかかわる。

THA 人工股関節形成術 total hip arthroplasty ➡ THR（人工股関節全置換術）

THP ピラルビシン pirarubicin 抗悪性腫瘍薬。商品名：テラルビシン、ピノルビン。

THP トータルヘルスプロモーション total health promotion program すべての働く人を対象とした心と体の健康づくり運動。

THR 人工股関節全置換術 total hip replacement 損傷した股関節を人工股関節に置き換える手術。

TI 吸気時間 inspiratory time 吸気にかかる時間。人工呼吸においては、1回換気量を送り込む時間。

TI 三尖弁閉鎖不全症 tricuspid insufficiency 右心室から右心房へ血液を流す三尖弁が収縮期に正しく閉じることができず、血液の逆流が生じる疾患。

TIA 一過性脳虚血発作 transient ischemic attack ティアともいう。脳への血液供給が一時的に止まって起こる脳機能障害。症状が24時間以内（多くは数分以内）に消失するもの。（89頁●脳梗塞の種類参照）

TIBC 総鉄結合能 total iron binding capacity 鉄と結合しているトランスフェリン（血清鉄）と結合していないトランスフェリン（不飽和鉄結合能）の和。鉄代謝をみる指標。➡ UIBC（不飽和鉄結合能）

TIG 破傷風免疫グロブリン tetanus immunoglobulin ティグともいう。破傷風毒素を中和するワクチン。

TIN 尿細管間質性腎炎 tubulo interstitial nephritis ティンともいう。間質性腎炎のうち、尿細管や周囲組織にも病変が及んでいるもの。

TIP パクリタキセル＋イホスファミド＋メスナ＋シスプラチン paclitaxel, ifosfamide, Mesna, cisplatin 睾丸腫瘍・胚細胞腫の併用化学療法。

TIPS 経頸静脈的肝内門脈短絡術 transjugular intrahepatic portosystemic shunt ティップスともいう。頸静脈よりカテーテルを挿入し、肝静脈と門脈をつなぎ、門脈圧を下げる手術。➡ PIPS（経皮的肝静脈門脈短絡術）

TKA 人工膝関節形成術 total knee arthroplasty ➡ TKR（人工膝関節全

置換術）

TKI チロシンキナーゼ阻害薬 tyrosine kinase inhibitor 細胞内での信号伝達にかかわる酵素、チロシンキナーゼの活性を阻害して、癌細胞の増殖を抑える薬物。

TKR 人工膝関節全置換術 total knee replacement 損傷した膝関節を人工膝関節に置き換える手術。

TL 側頭葉 temporal lobe 大脳半球の側部の部位。前頭葉の後部、後頭葉の前部にある。感覚性言語や聴覚認識などにかかわる。

Tl タリウム thallium 元素の1つ。タリウムシンチグラフィーに用いられる。

TL 卵管結紮 tubal ligation 卵管を切断して縛り、卵巣から卵子が子宮に到達しないようにする、女性不妊処置。

TLC テンダー・ラビング・ケア tender loving care 優しい慈愛的看護。

TLC 全肺気量 total lung capacity 最大吸気時に肺内にある気体の総量。（416頁●肺気量分画参照）

TLE トラベクレクトミー trabeculectomy 線維柱帯を切除して、房水を濾過する緑内障の手術法。➡ TLO（トラベクロトミー）

TLESR 一過性下部食道括約筋弛緩 transient lower esophageal sphincter relaxation 嚥下に伴わずに一時的に、食道・胃接合部の下部食道括約筋が弛緩すること。逆流性食道炎の原因となる。

TLI 全身リンパ節照射 total lymphnode irradiation 全身のリンパ節に対して放射線を照射する治療法。

TLO トラベクロトミー trabeculotomy 線維柱帯を切開して、房水の流出路をつくる緑内障の手術法。➡ TLE（トラベクレクトミー）

TLR 緊張性迷路反射 tonic labyrinthine reflex うつぶせになると腕が屈曲して腰が浮き、仰向けになると手足や背中が伸展する姿勢反射。乳児の原始姿勢反射であるとともに、脳損傷による異常な姿勢反射でもある。➡ TNR（緊張性頸反射）

TLS 腫瘍溶解症候群 tumor lysis syndrome 抗癌薬や放射線治療によって短時間に大量に死滅したがん細胞の成分が引き起こす症候群。高尿酸血症、腎不全、呼吸不全など重篤な病態を引き起こす。

- **TLV　全肺容量** total lung volume（トータル ラング ヴォリューム）　最大吸気時に肺内に入れることができる気体の容量。(416頁●肺気量分画参照)

- **TM　足根中足関節** tarsometatarsal joint（ターソメタターサル ジョイント）　リスフラン関節ともいう。中足部と足根部を分ける関節。(273頁●足の関節参照)

- **TM　トロンボモジュリン** thrombomodulin（スロンボモデュリン）　血管内凝固で生じたトロンビンと結合し、トロンビンの凝固活性を阻害する、血管内皮細胞表面にある物質。

- **Tm　尿細管最大輸送量** tubular transport maximum（テュビュラー トランスポート マクシマム）　尿細管で再吸収されるブドウ糖の最大量。

- **TMA　血栓性微小血管障害症** thrombotic microangiopathy（スロンボティック マイクロアンジオパシー）　細血管障害性溶血性貧血、破壊性血小板減少、細血管内血小板血栓を3主徴とする病態。この病態を示す代表的な疾患に、血栓性血小板減少性紫斑病（TTP）、溶血性尿毒症症候群（HUS）などがある。➡ TTP（血栓性血小板減少性紫斑病）、HUS（溶血性尿毒症症候群）

- **Tmax　最大血中濃度到達時間** time of maximum concentration（タイム オブ マクシマム コンセントレイション）　薬物投与後、その血中濃度が最高濃度に達するまでの時間。

- **TMJ　顎関節** temporomandibular joint（テンポロマンディビュラー ジョイント）　口の開閉時に動く頭蓋にある関節。

- **TMO　トリメタジオン** trimethadione（トリメタジオン）　抗てんかん薬。商品名：ミノアレ。

- **TMS　経頭蓋磁気刺激法** transcranial magnetic stimulation（トランスクラニアル マグネティック スティミュレイション）　磁気刺激装置を使って頭蓋の外側から神経を刺激する、神経疾患・精神疾患の治療法。

- **TMZ　テモゾロミド** temozolomide（テモゾロミド）　抗悪性腫瘍薬。商品名：テモダール。

- **TN　三叉神経** trigeminal nerve（トライジェミナル ナァヴ）　脳神経の1つで顔面に延びる神経。(96頁●脳神経参照)

- **TN　トロポニン** troponin（トロポニン）　横紋筋の筋原線維をなす球状タンパク。C、I、Tの種類がある。心筋梗塞の診断に利用。(35頁●心筋マーカー参照)

- **TNF　腫瘍壊死因子** tumor necrosis factor（テューマー ネクロシス ファクター）　腫瘍壊死作用をもつ、炎症性サイトカイン。(215頁●炎症性メディエータの種類と特徴／211頁●サイトカインファミリー参照)

- **TNM　TNM分類** tumor, node, metastasis classification（テューマー ノード メタスタシス クラシフィケイション）　腫瘍、リンパ節、

転移を指標とする、癌の国際臨床病期分類。

● **TNM 分類**

原発腫瘍 (T：tumor ＝腫瘍)	T0	腫瘍なし（固まりを作っていない）
	T1〜T4	癌の大きさ、湿潤の程度により、各臓器別に分類
リンパ節転移 (N：lymph nodes ＝リンパ節)	N0	リンパ節転移なし
	N1〜N3	リンパ節転移の程度により、各臓器別に分類
遠隔転移 (M：metastasis ＝転移)	M0（−）	遠隔転移なし
	M1（＋）	遠隔転移あり

TNR　緊張性頸反射　tonic neck reflex　頸部の屈曲、伸展、回転に応じて、四肢が屈曲や伸展する姿勢反射。新生児・乳児の原始姿勢反射であるとともに、脳損傷による異常な姿勢反射でもある。→ **STNR（対称性緊張性頸反射）、ATNR（非対称性緊張性頸反射）**

TOB　トブラマイシン　tobramycin　抗菌薬。商品名：トブラシン。

Tod　右眼眼圧　tension oculi dextri（ラ）　処方箋の略語。右眼の眼圧。

TOF　ファロー四徴症　tetralogy of Fallot　トフともいう。肺動脈狭窄、心室中隔欠損、大動脈騎乗、右心室肥大の4つが起こる先天性心疾患。
（435頁●主な先天性心疾患参照）

tomo　断層撮影　tomography　トモグラフィーを略して、トモという。

TORCH　トーチ症候群　toxoplasma, others, rubella, cytomegalovirus, herpes simplex syndrome　トキソプラズマ症・その他の感染症・風疹・サイトメガロウイルス感染症・単純ヘルペスの頭文字を付けた病名。胎内感染により胎児に奇形など重篤な症状を引き起こすおそれのある感染症。

Torr　トール　Torr　圧力の単位。イタリアの生理学者 Evangelista Torricelli より派生。mmHg（水銀柱ミリメートル）と同値。

Tos　左眼眼圧　tension oculi sinistri（ラ）　処方箋の略語。左眼の眼圧。

TOS　胸郭出口症候群　thoracic outlet syndrome　鎖骨近くにある腕神経叢と鎖骨下動・静脈が圧迫されて起こる循環障害・神経症状の症候群。圧迫の部位により、頸肋症候群、斜角筋症候群、肋骨鎖骨症候群、烏口下小胸筋症候群に分けられる。

TP　パクリタキセル＋シスプラチン　paclitaxel, cisplatin　卵巣癌の併用化学療法。

TP　治療計画　therapeutic plan　看護計画の１つで、患者ケアに関して立案したもの。（147頁●看護計画「OTEプラン」参照）

TP　血栓性静脈炎　thrombophlebitis　主に体表面に近い静脈に生じる、血栓を伴う炎症。

TP　膵全摘出術　total pancreatectomy　膵臓をすべて摘出する術式。膵臓癌が膵臓全体に広がっている場合に行われ、十二指腸、胆管、胆嚢、脾臓なども一緒に摘出されることが多い。

TP　総タンパク　total protein　トータルプロテインともいう。血清中の総タンパク量。肝機能障害、腎機能障害で減少。

TP　鼓室形成術　tympanoplasty　鼓膜や鼓室（中耳の空洞）を修復・再建する、慢性中耳炎に対する手術。

t-PA　組織プラスミノーゲンアクチベータ　tissue plasminogen activator　フィブリンに結合しているプラスミノーゲンを活性化させ、プラスミンに変換し、血栓を溶解する物質。➡ u-PA（ウロキナーゼ型プラスミノーゲンアクチベータ）

TPA　組織ポリペプチド抗原　tissue polypeptide antigen　細胞分裂過程にかかわると推測されるポリペプチド。すべての癌で高値を示す。

TPD test　2点識別テスト　two point discrimination test　眼を閉じて皮膚の２点に与えられた刺激を識別する、空間知覚の検査。

TPE　治療的血漿交換　therapeutic plasma exchange　血漿中の病因関連物質などを取り除くため、血液から血漿を分離して、代わりに新鮮凍結血漿やアルブミン製剤を補う治療法。➡ PE（血漿交換）

TPHA　梅毒トレポネーマ血球凝集反応　Treponema pallidum hemagglutination assay　梅毒の抗体検査方法の１つ。

TPL　切迫早産　threatened premature labor　妊娠満37週未満の（自然）分娩の開始。

TPL　トロンボプラスチン　thromboplastin　血液凝固因子。（159頁●血液凝固の仕組み参照）

TPM　トピラマート　topiramate　抗てんかん薬。商品名：トピナ。

TPN 完全静脈栄養 total parenteral nutrition 経口摂取・経腸栄養が困難なときの栄養補給に用いられる静脈栄養。ブドウ糖液、電解質などを含む。中心静脈栄養法で用いられる。(404頁●栄養補給の方法参照)

TPO トロンボポエチン thrombopoietin 血小板産生を促進する造血因子。血球前駆細胞を巨核球と血小板へと分化、誘導する。(149頁●血液細胞の分化過程参照)

TPO 甲状腺ペルオキシダーゼ thyroid peroxidase 甲状腺に作用する物質。自己免疫性甲状腺疾患の抗原となる。➡ AITD(自己免疫性甲状腺疾患)

TPP 血小板減少性紫斑病 thrombocytopenic purpura 血小板の破壊・減少が生じる疾患。原因不明の特発性と自己免疫疾患などに続発する2次性がある。➡ ITP(特発性血小板減少性紫斑病)、ATP(自己免疫性血小板減少性紫斑病)、TTP(血栓性血小板減少性紫斑病)

TPPV 気管切開下陽圧換気 tracheostomy intermittent positive pressure ventilation 気管切開をして行う陽圧換気。気管切開や挿管をしないで行う陽圧換気を非侵襲的陽圧換気(NPPV)という。➡ NPPV(非侵襲的陽圧換気)

TPR 体温、脈拍、呼吸 temperature, pulse, respiration 基礎的身体状況を示す。(434頁●バイタルサインの基準値参照)

TPV 全血漿量 total plasma volume 身体における血漿の総量。体重の4〜6%を占める。

TPVR 全肺血管抵抗 total pulmonary vascular resistance 右心室から駆出された血液が受ける抵抗。全肺血管抵抗=肺動脈平均圧(mmHg)÷肺血流量(mL/秒)。

TR 甲状腺ホルモン受容体 thyroid hormone receptor 甲状腺ホルモンの作用を受容する細胞核内にある受容体。β型甲状腺ホルモン受容体の遺伝子の異常により、甲状腺ホルモン不応症が起こる。➡ RTH(甲状腺ホルモン不応症)

TR 三尖弁逆流症 tricuspid regurgitation ➡ TI(三尖弁閉鎖不全症)

TR ツベルクリン反応 tuberculin reaction ツベルクリンを接種して、結核菌感染の有無を調べる検査。接種後の発赤の長径が10mm未満ならば陰性、10mm以上ならば陽性と判定する。

TRAb 甲状腺刺激ホルモン受容体抗体 thyroid stimulating hormone receptor antibody 抗TSH受容体抗体ともいう。甲状腺刺激ホルモン（TSH）受容体に対する自己抗体。甲状腺刺激抗体と甲状腺刺激阻害抗体があり、自己免疫性甲状腺疾患（バセドウ病、橋本病）の診断に用いる。
➡ AITD（自己免疫性甲状腺疾患）、TSAb（甲状腺刺激抗体）、TSBAb（甲状腺刺激阻害抗体）

TRAF 腫瘍壊死因子受容体関連因子 tumor necrosis factor receptor associated factor 腫瘍壊死因子（TNF）とその受容体の結合にかかわる因子。TNFとTNF受容体が結合すると、アポトーシス誘導や炎症などが起きる。➡ TNF（腫瘍壊死因子）／（215頁●炎症性メディエータの種類と特徴／211頁●サイトカインファミリー参照）

TRALI 輸血関連急性肺障害 transfusion related acute lung injury 輸血後6時間以内に起こる、非心原性の肺水腫を伴った呼吸困難を呈する肺障害。（341頁●輸血反応参照）

TRD 牽引性網膜剥離 traction retinal detachment 網膜上にできた膜の影響で網膜が引っ張られ、網膜が剥がれる疾患。➡ RRD（裂孔原性網膜剥離）、SRD（続発性網膜剥離）

TRH 甲状腺刺激ホルモン放出ホルモン thyrotropin-releasing hormone 視床下部から分泌され、甲状腺刺激ホルモンの分泌を促進するホルモン。（17頁●主なホルモンとその機能参照）

TRIC トラコーマ封入体性結膜炎 trachoma inclusion conjunctivitis トラコーマ、封入体性結膜炎などのクラミジア感染による結膜炎。

t-RNA トランスファーRNA transfer ribonucleic acid 転移RNAともいう。タンパク質を合成するリボソームに、材料となるアミノ酸を運ぶリボ核酸。（276頁● DNAとRNAの働き参照）

troch トローチ troche 砂糖を基材にして薬物を円形に固めた錠剤。

Trp トリプトファン tryptophan 必須アミノ酸の1種。（134頁●必須アミノ酸と非必須アミノ酸参照）

TRUS 経直腸的超音波検査 transrectal ultrasound 肛門から直腸に入れたプローブから超音波を発生させて、エコー画像を得る方法。前立腺癌の診断などに用いられる。

TS　三尖弁狭窄症　tricuspid stenosis　トゥレット症候群ともいう。三尖弁口が狭窄し、右心房から右心室への血流が障害される状態。

TSA　腫瘍特異抗原　tumor specific antigen　腫瘍細胞に対して発現する抗原で、正常組織には存在せず、腫瘍細胞特有のもの。→ **TAA（腫瘍関連抗原）**

TSAb　甲状腺刺激抗体　thyroid-stimulating antibody　甲状腺刺激ホルモン受容体抗体の1つ。TSH受容体を刺激し甲状腺機能を亢進させる。甲状腺疾患の診断に用いる。→ **TRAb（甲状腺刺激ホルモン受容体抗体）**

TSBAb　甲状腺刺激阻害抗体　thyroid stimulation blocking antibody　甲状腺刺激ホルモン受容体抗体の1つ。TSH受容体への結合を阻害して機能低下を引き起こす。甲状腺機能低下症の診断に用いる。→ **TRAb（甲状腺刺激ホルモン受容体抗体）**

TSC　結節性硬化症　tuberous sclerosis complex　皮膚の母斑性病変、てんかん、精神遅滞を主徴とする先天性疾患。

TSE　伝達性海綿状脳症　transmissible spongiform encephalopathy　プリオンタンパク蓄積による海綿状脳症。プリオン病。→ **CJD（クロイツフェルト・ヤコブ病）、GSS（ゲルストマン・シュトロイスラー・シェンカー症候群）、BSE（ウシ海綿状脳症）**

TSF　上腕三頭筋皮下脂肪厚　triceps skinfold thickness　上腕三頭筋の皮下脂肪の厚さで、標準値と比較して、体脂肪（貯蔵脂肪量）を評価する。→ **SSF（肩甲骨下部皮下脂肪厚）／（32頁●主な栄養指標参照）**

TSH　甲状腺刺激ホルモン　thyroid stimulating hormone　下垂体前葉から分泌され、甲状腺に作用し、甲状腺ホルモンの分泌を促進するホルモン。**（17頁●主なホルモンとその機能参照）**

TSH-RF　甲状腺刺激ホルモン放出因子　thyroid-stimulating hormone releasing factor　視床下部で生成され、甲状腺刺激ホルモンの放出を促進する因子。

TSP　熱帯性痙性対麻痺　tropical spastic paraparesis　成人T細胞白血病ウイルス（HTLV）の感染による痙性対麻痺。上位運動ニューロン障害で、両下肢の腱反射・筋緊張亢進がみられる。→ **HTLV-1（成人T細胞白血病ウイルス）**

TSR　人工肩関節全置換術　total shoulder replacement　損傷した肩関節

を人工肩関節に置き換える手術。

TSS　経蝶形骨洞下垂体手術　transsphenoidal surgery　ハーディー手術ともいう。上口唇下粘膜または鼻粘膜を切開し、副鼻腔である蝶形骨洞を通じて下垂体腫瘍を掻きだす摘出術。

TT　腱移行　tendon transfer　下垂足に対する後脛骨筋の腱を足背に移行するなど、麻痺筋の機能を代償するために、他の筋肉の腱を移植する手術。
➡ TG（腱移植）

TT　破傷風トキソイド　tetanus toxoid　破傷風菌の毒素を無毒化したトキソイド。予防接種で破傷風菌の免疫をつくる。

TT　トロンビン時間　thrombin time　トロンビンの凝固時間を測定して凝固能を調べる検査。➡ PT（プロトロンビン時間）、APTT（活性化部分トロンボプラスチン時間）／（42頁●血液凝固・線溶検査参照）

TTA　経気管吸引法　transtracheal aspiration　気管から直接分泌物を採取し、細胞培養して呼吸器感染症の起炎菌を確定する方法。

TTE　経胸壁心エコー法　transthoracic echocardiography　胸壁にプローブを置いて心臓を観察する超音波検査法。

TTKG　経細管カリウム勾配　transtubular K (potassium) gradient　腎臓皮質集合管の尿細管腔におけるカリウム濃度の勾配。皮質集合管におけるアルドステロン作用の指標となる。TTKG =（尿中カリウム÷尿浸透圧）×（血清浸透圧÷血清カリウム）。

TTNB　新生児一過性多呼吸　transient tachypnea of newborn　出生に伴って通常肺から排出されるはずの水分が残留しているために、一時的な多呼吸、呼吸困難が生じ、血液中の酸素濃度が低下する新生児の疾患。

Ttot　全呼吸時間　total respiratory time　1回の吸気・呼気サイクルにかかる時間。吸気時間（TI）との比は呼吸筋疲労の指標となる。

TTP　血栓性血小板減少性紫斑病　thrombotic thrombocytopenic purpura　全身性の微小血管内皮細胞障害と血栓形成により、血小板の破壊・減少が生じる疾患。

TTP　無増悪期間　time to progression　登録日または治療開始日を起算日として、増悪のイベントが起こるまでの期間。➡ PFS（無増悪生存期間）

TTR　上腕三頭筋反射　triceps tendon reflex　三頭筋腱への刺激に対し肘

関節が不随意に伸展する反射。 ➡ BTR（上腕二頭筋反射）

TTS 経皮吸収治療システム transdermal therapeutic system ➡ TDDS（経皮薬物送達システム）

TTT チモール混濁試験 thymol turbidity test チモール試薬を用いて血清膠質反応をみる肝機能検査。

TTTS 双胎間輸血症候群 twin to twin transfusion syndrome 胎盤の血管吻合などにより、胎盤を共有し、血管がつながっている一卵性双胎間で血流バランスがかたよる病態。受血児は、心不全、胎児水腫、羊水過多となり、供血児は、発育不全、腎不全、羊水過少となる。

tub 管状腺癌 tubular adenocarcinoma タブともいう。乳頭腺管癌などのように、管腔形成する腺癌。 ➡ AC（腺癌）

TUE 経尿道的電気凝固術 transurethral electrocoagulation 尿道から挿入した内視鏡下で、腫瘍などをレーザー照射で壊死させる手術。

TUI 経尿道的切開術 transurethral incision 尿道から挿入した内視鏡下で尿道狭窄部を切開する手術。

TUI-BN 経尿道的膀胱頸部切開術 transurethral incision of bladder neck 尿道から挿入した内視鏡下で膀胱頸部を切開する、前立腺肥大症に対する手術。

TUL 経尿道的尿管結石除去術 transurethral ureterolithotripsy 尿道から挿入した内視鏡下で結石を破砕・除去する手術。

TUR 経尿道的切除術 transurethral resection 尿道から挿入した内視鏡下で膀胱、前立腺、尿道などの組織を切除する手術。 ➡ TUR-BT（経尿道的膀胱腫瘍切除術）、TUR-P（経尿道的前立腺切除術）

TUR-BT 経尿道的膀胱腫瘍切除術 transurethral resection of bladder tumor 尿道から挿入した内視鏡下で腫瘍組織を切除する手術。

TUR-P 経尿道的前立腺切除術 transurethral resection of prostate 尿道から挿入した内視鏡下で前立腺の肥大部位を切除する手術。

TV 1回換気量 tidal volume タイダルボリュームともいう。1回の呼吸で吸う量。正常値は7〜9mL/kg（約500mL）。（416頁●肺気量分画参照）

TV 三尖弁 tricuspid valve 右心房と右心室の間にある弁。

TVC 時間肺活量 timed vital capacity 最大吸気状態から、できるだけ速

●肺気量分画

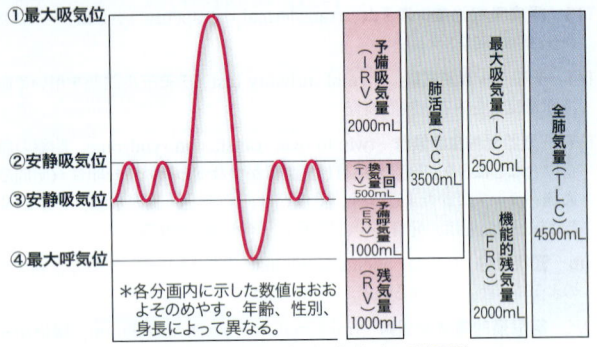

① 最大吸気位
② 安静吸気位
③ 安静呼気位
④ 最大呼気位

予備吸気量(IRV) 2000mL
1回換気量(V) 500mL
予備呼気量(ERV) 1000mL
残気量(RV) 1000mL

肺活量(VC) 3500mL
最大吸気量(IC) 2500mL
機能的残気量(FRC) 2000mL
全肺気量(TLC) 4500mL

＊各分画内に示した数値はおおよそのめやす。年齢、性別、身長によって異なる。

＊死腔：血液とガスの交換に関与しない部分（血流や気道のない肺胞面積）

く息を呼出させて、1秒間で肺活量の何％を呼出できるかを測定した値。
➡ FEV1/FVC（1秒率）

TVD 経腟分娩 transvaginal delivery 腟（産道）を経由して児を娩出すること。吸引・鉗子による補助分娩も含まれる。

TVD 三枝病変 triple vessel disease 冠動脈の主要な3本（右冠動脈、左前下行枝、左回旋枝）すべてに病変がある虚血性心疾患。

TVE 経静脈的塞栓術 transvenous embolization 静脈からカテーテルを入れて、破裂の恐れのある血管や、動静脈瘻を塞栓する治療法。

TVM メッシュ法 tension-free vaginal mesh 骨盤臓器脱を起こした腟などの組織を、ポリプロピレン製メッシュで支持・補強する治療法。

TVP 経尿道的前立腺蒸散術 transurethral varphoration of prostate 尿道から挿入した内視鏡下で電気を用いて前立腺を蒸散し、切除・除去する手術。 ➡ PVP（光選択的前立腺蒸散術）

TVP 三尖弁形成術 tricuspid valve plasty 三尖弁を縫い縮めて形を整え、右心の血流改善をする三尖弁閉鎖不全症の手術。

TVR 三尖弁置換術 tricuspid valve replacement 傷んだ三尖弁を人工弁に置換する三尖弁閉鎖不全症の手術。

TVT TVTスリング手術 tension-free vaginal tape sling 尿もれを軽減するために、尿道の下をポリプロピレン製メッシュで補強する治療法。腹圧がかかるときに尿道にくびれをつくることができる。

TX トロンボキサン thromboxane 血小板からつくられるオキサン環をもつ化合物。プロスタグランジンの1種。血小板凝集作用、平滑筋収縮作用をもつ。

TX 牽引 traction 頸椎・腰椎疾患や骨折などの際、患部に直接もしくは間接的に牽引力を加え、安静・固定・変形矯正を図る治療法。

Tx 治療 treatment 治療すること。

TXA₂ トロンボキサンA₂ thromboxane A_2 血小板から作られ、血小板凝集作用、平滑筋収縮作用を持つプロスタグランジン。

Tym ティンパノメトリー tympanometry 外耳の気圧を連続的に変化させながら、中耳の気圧を測定し、鼓膜の振動のしやすさを調べる検査。横軸に気圧、縦軸に鼓膜の振動のしやすさが曲線で表示される。

T細胞 T細胞 thymus derived cell 胸腺由来のリンパ球。細胞性免疫を担う細胞。➡ B細胞（24頁●免疫の仕組み参照）

U

U 胃上部 upper third of the stomach 胃の上部1/3。（230頁●胃の区分参照）

UA 臍動脈 umbilical artery 臍帯の中を通る2本の動脈。胎児の血液を胎盤に運び、母体の血液と酸素や二酸化炭素を交換する。静脈血が流れる。

UA 尿酸 uric acid プリン代謝の最終産物。痛風は尿酸の代謝異常で起こる。

UAB アンダーアームブレース under arm brace 特発性側彎症の治療に用いられる、プラスチック製のコルセット。

UAE 子宮動脈塞栓術 uterine artery embolization 子宮の大量出血・血管奇形、子宮筋腫などの際、子宮動脈にカテーテルを挿入し、塞栓物質を注入して子宮動脈を閉塞させる治療法。

UAP　不安定狭心症　unstable angina pectoris　安静時狭心症、1か月以内に新たに発症した日常生活が大きく制限される狭心症、以前からの狭心症が高度に増悪した重症狭心症の総称。急性心筋梗塞や突然死に移行しやすい。➡ SA（安定狭心症）

UB　尿潜血　uric blood　尿に血液が混じっている状態。腎炎、腎結石、腎癌、尿路結石、尿道炎、前立腺炎、膀胱炎などの可能性がある。

UB　膀胱　urinary bladder　尿を貯留する袋状の器官。

UBI　紫外線血液照射法　ultraviolet blood irradiation　輸血後GVHD予防として、血液製剤中のリンパ球に紫外線照射して不活化する方法。➡ GVHD（移植片対宿主病）

UBM　超音波生体顕微鏡　ultrasound biomicroscope　眼検査で使用される、超音波を用いた高解像度の顕微鏡。

UBW　健常時体重　usual body weight　その人が健常なときの体重。罹患前後の栄養評価などに用いられる。

UC　潰瘍性大腸炎　ulcerative colitis　大腸粘膜に潰瘍、びらんが生じる原因不明の炎症性疾患。クローン病と合わせて炎症性腸疾患という。➡ CD（クローン病）、IBD（炎症性腸疾患）

UC　子宮収縮　uterine contraction　子宮筋の収縮。分娩前の周期的な子宮収縮は陣痛となる。

UCG　超音波心臓検査　ultrasonic cardiography　超音波心エコーともいう。体表に当てた探触子から超音波を心臓に発信し、返ってくる反射波（エコー）を画像化して、心臓の形態異常や機能異常の有無を診断する検査。

UCG　尿道膀胱撮影　urethrocystography　前立腺疾患などで行われる、造影剤を使用した尿道・膀胱X線撮影法。

UCT　心断層エコー図　ultrasonic cardiotomogram　超音波を当て、その反射波（エコー）を利用して、心臓の特定層の断面図を描出する画像診断法。

ud　未分化癌　undifferentiated carcinoma　分化の度合いが低く、組織型に分類できない癌。

UDCA　ウルソデオキシコール酸　ursodeoxycholic acid　胆道疾患治療薬。商品名：ウルソ。

UDS 尿流動態検査　urodynamic study　尿水力学的検査、ウロダイナミクステストともいう。排尿障害の原因となる、膀胱・尿道などの機能異常を調べる検査。残尿チェック、尿道内圧測定、排尿曲線、圧排尿分析、シストメトリーなどが含まれる。

UDT 停留睾丸　undescended testicle　出生後、陰嚢の中に睾丸が完全におりてきていない状態。

UE 上肢　upper extremity　腕と手の部分。→ LE（下肢）

UF 限外濾過　ultra filtration　普通の濾過を超えた（限外）濾過法。細孔径の多孔質膜を利用することで微小のコロイドが除去できる。

UFH 未分画ヘパリン　unfractionated heparin　5,000～3万までのさまざまな分子量を含むヘパリン製剤。広範で強力な抗凝固作用を持つが、プロトロンビン時間などによるモニターが必要となる。→ PT-INR（プロトロンビン時間国際標準化比）

UFM 尿流測定　uroflowmetry　1秒間の排尿量。排尿による尿量、およびその推移を測定し、前立腺肥大症などの排尿出障害、神経因性膀胱などの評価に用いる。

UFR 限外濾過率　ultrafiltration rate　透析膜が濾過して水を通す割合。

UFT テガフール・ウラシル配合剤　tegafur/uracil mixture　抗悪性腫瘍薬。商品名：ユーエフティ。

UG 尿道造影　urethrography　外尿道口から逆行性に造影剤を注入して尿道を撮影するX線検査。

UGI 上部消化管　upper gastrointestinal tract　トライツ靱帯より上部の消化管。食道、胃、十二指腸。→ LGI（下部消化管）

UGIB 上部消化管出血　upper gastrointestinal bleeding　トライツ靱帯より上部の消化管からの出血。吐血を伴う。

UGT UDP-グルクロン酸転移酵素　UDP-glucuronosyltransferase　主に肝臓小胞体にあり、生体内外の異物である脂溶性化合物にグルクロン酸を転移する反応（グルクロン酸抱合）を触媒する一群の酵素。

UH 臍ヘルニア　umbilical hernia　臍輪が開いて腹腔内の内臓が脱出する疾患。

UHR 人工骨頭置換術　universal hip replacement　損傷した大腿骨頭を

人工骨頭に置き換える手術。

UI 潰瘍係数 ulcer index 潰瘍治療の効果などを評価するために、標的となる潰瘍の数や大きさなどを定量化した指数。定量化の方法は研究の種類や手法により異なる。

UI 切迫性尿失禁 urgent incontinence 突然尿意を催し、我慢できずに起こる尿失禁。(393頁●尿失禁の分類参照)

UIBC 不飽和鉄結合能 unsaturated iron binding capacity 鉄と結合していないトランスフェリンの量。鉄代謝をみる指標。→ TIBC（総鉄結合能）

UIC 無抑制収縮 uninhibited contraction 排尿の蓄尿相に不随意の排尿筋収縮が起こる病態。切迫性尿失禁の原因となる。

UIP 通常型間質性肺炎 usual interstitial pneumonia 特発性間質性肺炎の1種。→ IIP（特発性間質性肺炎）

UK ウロキナーゼ urokinase プラスミノーゲンアクチベーターの1種。血栓溶解作用をもつプラスミンを生成し、血栓溶解薬として用いられる。→ u-PA（ウロキナーゼ型プラスミノーゲンアクチベータ）

UKK 下顎癌 Unterkieferkrebs（独） 下顎部に生じる癌の総称。

ULSB 胸骨左縁上部 upper left sternal border 胸骨の左側の第2肋間あたり。肺動脈領域の聴診の際に用いる部位。→ URSB（胸骨右縁上部）

UMN 上位運動ニューロン upper motor neuron 大脳皮質運動野から脊髄前角細胞に至るニューロンの経路。運動情報を下位運動ニューロンに伝える。＝ PT（錐体路）→ LMN（下位運動ニューロン）

UMNL 上位運動ニューロン障害 upper motor neuron lesion 錐体路（上位運動ニューロン）の障害。痙性麻痺、深部腱反射亢進、表在反射低下、病的反射（バビンスキー反射陽性）などが起こる。→ LMNL（下位運動ニューロン障害）

UN 尺骨神経 ulnar nerve 脊髄神経から分岐し、尺骨の近傍を通る神経。手首の屈曲、小指と薬指の屈曲、親指の内転などにかかわる。

UN 尿素窒素 urea nitrogen 尿素はタンパク質の最終代謝産物で、尿素窒素は尿素由来の窒素量。尿中・血中の尿素窒素量を調べることで、肝臓、腎臓のタンパク代謝能を検査できる。→ BUN（血液尿素窒素）

U/O 尿量 urinary output 1日に排泄する尿量。

UP ユニバーサルプリコーション universal precaution CDC（米国疾病管理予防センター）が提唱した主に血液や体液に対する感染予防策。これの改訂版がスタンダードプリコーション（標準予防策）で、感染の危険性のあるものを分泌液、創傷皮膚、粘膜などにも拡大した。

UP 尿タンパク uric protein 尿に排出されたタンパク。腎機能障害で増加。

u-PA ウロキナーゼ型プラスミノーゲンアクチベータ urokinase-type plasminogen activator プラスミノーゲンをプラスミンに変換し、血栓を溶解する物質。t-PAと異なり、フィブリンと結合しない。→ t-PA（組織プラスミノーゲンアクチベーター）

UPI 子宮胎盤機能不全 uteroplacental insufficiency 子宮胎盤の血流障害により胎児への酸素・栄養供給が低下した状態。

UPJ 腎盂尿管移行部 ureteropelvic junction 腎盂から尿管になる、狭くなる個所。生理的狭窄部位で、尿路結石の嵌頓を起こしやすい。→ UVJ（尿管膀胱移行部）

UPPP 口蓋垂軟口蓋咽頭形成術 uvulopalatopharyngoplasty いびき、睡眠時無呼吸症候群に対して、咽頭腔を広げて呼吸を改善する手術。

Ur 尿 urine 膀胱から尿道を通って、体外に排出される液体。

URI 上気道感染 upper respiratory infection 上気道（鼻腔・咽頭・喉頭）の感染。主にウイルスによる。

Uro 泌尿器科 urology ウロロジーを略して、ウロという。

US 超音波検査 ultrasonography エコー検査。超音波を対象に当て反響を画像化する検査。

US 尿糖 uric sugar 尿中に排出された糖。検査で尿糖陽性の場合は、糖尿病を疑う。

USB 不安定膀胱 unstable bladder 主に加齢や前立腺肥大症が原因となって、頻尿や切迫性尿失禁などの蓄尿障害をきたす病態。

USL 超音波砕石術 ultrasonic lithotripsy 超音波を結石に当てて破砕する治療法。

USN 超音波ネブライザー ultrasonic nebulizer ウルトラソニックネブライザー、ウルネブともいう。超音波により粒子の小さな霧をつくる吸入剤噴霧器。（422頁●吸入療法の種類参照）

●吸入療法の種類

吸入方法	特徴
ジェットネブライザー (JN)	●エアゾル粒子：1〜15μm ●エアコンプレッサー加圧空気を用い毛細管で吸い上げた液にジェット気流を吹き付けてエアゾルを発生させる ●粒子は不均一
超音波ネブライザー (USN)	●エアゾル粒子：1〜5μm ●超音波振動により分子運動を起こさせ、液体の粒子を空中浮遊状態にする ●粒子は比較的均一
ドライパウダー吸入器 (DPI)	●エアゾル粒子：2〜6μm ●粉末の薬剤を専用の吸入器具（ディスカス、ディスクへラー、タービュヘイラー、ツイストヘラー、ブリーズヘラーなど）を用い、患者自身の吸気により吸入する ●吸入には、患者自身の30〜60L/分の吸気が必要である
加圧噴霧式定量吸入器 (pMDI)	●エアゾル粒子：0.9〜3μm ●圧作動式の定量吸入器で、薬剤の充填された容器を押し込むことで一定量の薬剤が噴射される ●吸入補助器具（スペーサー）を使用すれば噴霧と吸気の同調のずれをカバーすることができ、吸入の失敗が減る

Ut　胸部上部食道　アッパー ソラシック エソファガス　upper thoracic esophagus　胸骨上縁から気管分岐下縁までの食道の部位。 ➡ Lt（胸部下部食道）、Mt（胸部中部食道）／（402頁●食道の区分参照）

UT　尿路　ユリナリー トラクト　urinary tract　腎臓から尿道に至る、尿を排出する経路。腎臓から尿管までの上部尿路、膀胱から尿道までの下部尿路に分類される。

UTI　尿路感染　ユリナリー トラクト インフェクション　urinary tract infection　尿道口から侵入した細菌による、腎盂・尿管・膀胱・尿道など尿路の感染。

UTS　尿路結石　ユロリシアシス　urolithiasis　尿路に生じた結石。尿に溶け込んだカルシウムやリン酸、シュウ酸などの結晶化による。

UV　臍静脈　アンビリカル ヴェイン　umbilical vein　臍帯の中を通る1本の静脈。胎盤の血液を胎児に運び、母体の血液と酸素や二酸化炭素を交換する。動脈血が流れる。

UVF　尿管腟瘻　ユリテロヴァジャイナル フィステュラ　ureterovaginal fistula　子宮摘出などの婦人科手術の合

併症として、尿管と腟の間に瘻孔があき、交通路ができた状態。腟からの尿もれが起こる。

UVI　紫外線照射　ultraviolet irradiation　紫外線照射による殺菌・滅菌。

UVJ　尿管膀胱移行部　ureterovesical junction　膀胱に移る前の尿管が狭くなる個所。尿管は、腎盂尿管移行部、総腸骨動脈交差部、尿管膀胱移行部の3箇所に生理的狭窄があり、尿路結石の嵌頓を起こしやすい。→UPJ（腎盂尿管移行部）

V

V　バリン　valine　必須アミノ酸の1種。（134頁●必須アミノ酸と非必須アミノ酸参照）

V　静脈　vein　全身の組織や内臓から血液を心臓へ戻す血管。動脈に比べて壁が薄く、逆流を防ぐため弁がついている。

V　虫垂　vermiform appendix　盲腸の先端から飛び出している、長さ約6cmのリンパ系器官。虫垂の管腔が閉塞すると、虫垂炎をきたす。（367頁●大腸・肛門の区分参照）

V̇A　分時肺胞換気量　alveolar ventilation per minute　1回呼吸気量から死腔量を除いた、ガス交換に関与している実際の呼吸気量。

VA　椎骨動脈　vertebral artery　左右鎖骨下動脈からそれぞれ起始し、脳に血液を届ける2本の動脈。脳幹部で1本の脳底動脈となる。（308頁●脳の動脈参照）

VA　視力　visual acuity　物体の位置や形状などを認識する目の能力。（84頁●視力の表現参照）

VAC　人工呼吸器関連状態　ventilator associated condition　人工呼吸器関連事象（VAE）の1つ。VAEのサーベイランスは、人工呼吸器関連状態（VAC）、感染関連性人工呼吸器関連合併症（IVAC）、人工呼吸器関連肺炎可能性例（possible VAP）、人工呼吸器関連肺炎推定例（probable VAP）の3層構造4定義で構成されている。

VAC　ビンクリスチン＋アクチノマイシンD＋シクロホスファミド　vincristine, actinomycin-D, cyclophosphamide　骨軟部腫瘍の併用化学療法。

VACA ビンクリストリン＋アクチノマイシンD＋シクロホスファミド＋アドリアマイシン vincristine, actinomycin-D, cyclophosphamide, adriamycin 骨腫瘍の併用化学療法。

VACA/IE ビンクリストリン＋アクチノマイシンD＋シクロホスファミド＋アドリアマイシン＋イホスファミド＋エトポシド vincristine, actinomycin-D, cyclophosphamide, adriamycin, ifosfamide, etoposide 骨腫瘍の併用化学療法。

VACV バラシクロビル valaciclovir 抗ウイルス薬。商品名：バルトレックス。

VaD 血管性認知症 vascular dementia 脳血管障害に起因する認知症。皮質性、単一病変性、小血管病変性、低灌流性、脳出血性に分類される。認知症の2割を占める。

VAD 心室補助人工心臓 ventricular assist device ➡ VAS（補助人工心臓）

VAD ビンクリストリン＋アドリアマイシン＋デキサメタゾン vincristine, adriamycin, dexamethasone 多発性骨髄腫の併用化学療法。

VAE 人工呼吸器関連事象 ventilator-associated events 人工呼吸管理に伴って起こる事象の総称。➡ VAC（人工呼吸器関連状態）

VAG 椎骨動脈撮影 vertebral angiography バグともいう。椎骨主幹部に造影剤を入れて行うX線検査。

VAHS ウイルス関連血球貪食症候群 virus-associated hemophagocytic syndrome ウイルス感染により、骨髄とリンパ節でマクロファージなどの組織球が異常に活性化し、血球を貪食していく疾患。

VAIA ビンクリストリン＋アクチノマイシンD＋イホスファミド＋アドリアマイシン vincristine, actinomycin-D, ifosfamide, adriamycin 骨腫瘍の併用化学療法。

VALI 人工呼吸器関連肺損傷 ventilator associated lung injury 陽圧人工呼吸による肺胞の過伸展、虚脱・再膨張の繰り返しによる肺胞上皮などの障害。➡ ALI（急性肺損傷）

VAP 異型狭心症 variant angina pectoris 血管攣縮性狭心症ともいう。冠動脈の機能的攣縮により冠動脈が閉塞し、冠血流の減少をきたして発症する狭心症。心電図上、ST上昇を伴う。

VAP　人工呼吸器関連肺炎 ventilator-associated pneumonia（ヴェンティレイターアソシエイティッド ニューモニア）　バップともいう。人工呼吸を開始して48時間以降に、特別な原因がないにもかかわらず発症する肺炎。→ VAC（人工呼吸器関連状態）

VA-PICA　椎骨後下小脳動脈分岐部動脈瘤 vertebral artery posterior inferior cerebellar artery aneurysm（ヴァーテブラル アーテリー ポステリア インフィリア セレベラー アーテリー アニュリズム）　動脈硬化により後下小脳動脈の椎骨動脈からの分岐部が瘤状に拡張した状態。（308頁●脳の動脈参照）

VAPS　量保証支持換気 volume assured pressure support ventilation（ヴォリューム アシュアード プレッシャー サポート ヴェンティレイション）　設定圧以下にならないように吸気ガス流量を自動調整する人工呼吸器の換気方式。圧支持換気と量支持換気を融合したモードで、量換気を行うすべてのモードで利用できる。

V̇A/Q̇　換気 - 血流比 ventilation perfusion quotient（ヴェンティレイション パーフュージョン クオシェント）　肺胞換気量（V̇A）と肺毛細管灌流量との比。ガス交換の効率をみる指標。Q̇は、血液量を示す略称。

VAS　補助人工心臓 ventricular assist system（ヴェントリキュラー アシスト システム）　不整脈や心不全の患者の心臓のポンプ機能の一部あるいは大部分を補助するための体外式医療装置の総称。経皮的心肺補助（PCPS）、補助人工心臓（LVAS、RVAS、BVAS）などがある。→ LVAS（左心補助人工心臓）、RVAS（右心補助人工心臓）、BVAS（両心室補助人工心臓）

VAS　振動音響刺激 vibratory acoustic stimulation（ヴァイブレイトリー アコースティック スティミュレイション）　胎児音響刺激ともいう。母体の腹壁より振動音響刺激を与えて、睡眠状態の胎児を覚醒させる方法。胎児機能不全の鑑別に用いられる。（288頁●主な胎児評価の方法参照）

VAS　視覚アナログ尺度 visual analog scale（ヴィジュアル アナログ スケイル）　ヴァス、ビジュアルアナログスケールともいう。主観的な痛みの強さを10cmの長さの線の中に表したもの。（168頁●ペインスケール参照）

V-A shunt　脳室心房シャント ventriculoatrial shunt（ヴェントリキュロアトリアル シャント）　脳から心臓へとシャントをつなぎ、脳室内の異常な貯留髄液を右心房に排出させる水頭症の手術。（426頁●水頭症のシャント術参照）

VAT　心室興奮伝達時間 ventricular activation time（ヴェントリキュラー アクティヴェイション タイム）　バットともいう。心室の興奮が心内膜面から心外膜面まで到達する時間。心電図ではQ波の始まりからR波の頂点までの時間。（137頁●心電図の基本波形参照）

VAT　心房同期型心室ペーシング ventricular pacing-atrial sensing-triggered pacing（ヴェントリキュラー ペイシングアトリアル センシング トリガード ペイシング）　心房（A）の心電位が検出されると、それに同期して

●水頭症のシャント術

脳室 - 腹腔シャント（V-P シャント）：
側脳室から腹腔へ髄液を流す

腰椎 - 腹腔シャント（L-P シャント）：
腰椎クモ膜下腔から腹腔へ髄液を流す

脳室 - 心房シャント（V-A シャント）：
側脳室から右心房へ髄液を流す

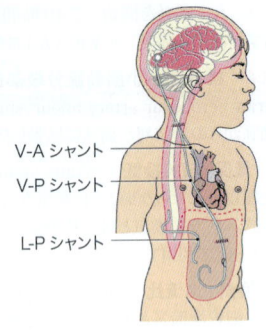

V-A シャント
V-P シャント
L-P シャント

一定時間後（T）に心室（V）刺激を発生する心臓ペーシングのモード。（436 頁●ペーシングモード参照）

VATS　**胸腔鏡併用胸部外科手術**　video assisted thoracic surgery　胸腔鏡を併用した小開胸手術。

VAV　**従量式補助換気**　volume assist ventilation　患者の呼気努力に合わせて、設定した換気量を送る人工呼吸器の換気方式。吸気の終了は人工呼吸器が決定する点で、支持換気モードとは異なる。（337 頁●主な換気モード参照）

VBAC　**帝王切開後の経腟分娩**　varginal birth after cesarean section　ブイバックともいう。帝王切開による出産を経験した後、自然分娩・普通分娩により出産すること。通常よりも子宮破裂のリスクが増す。

VBI　**椎骨脳底動脈循環不全**　vertebrobasilar insufficiency　椎骨脳底動脈の循環不全により、めまいなどが生じる一過性の脳虚血疾患。

VC　**大静脈**　vena cava　静脈血を右心房に送る血管。心臓よりも上にあるか下にあるかで、上大静脈と下大静脈に分けられる。

VC　**肺活量**　vital capacity　吸気または呼気可能の最大容量。最大の努力で吐ききった肺活量を努力性肺活量（FVC）という。→ FVC（努力肺活量）／（416 頁●肺気量分画参照）

VC　**嘔吐中枢**　vomiting center　消化管粘膜や延髄化学受容器からの刺

激を受けて、嘔吐を起こす反射中枢。延髄の第四脳室付近にある。 ➡ **CTZ**（化学受容性嘔吐引き金帯）

●嘔吐のメカニズム

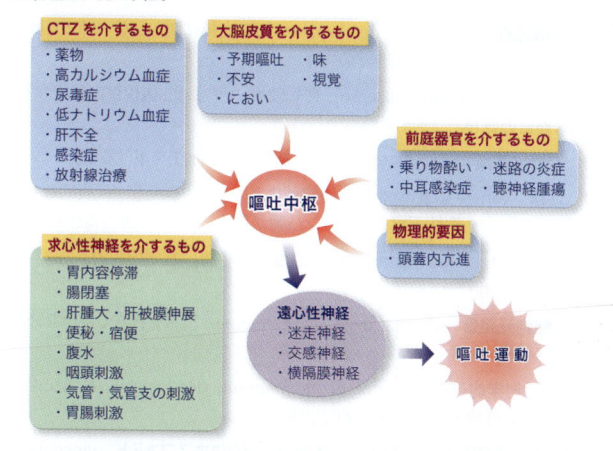

CTZを介するもの
・薬物
・高カルシウム血症
・尿毒症
・低ナトリウム血症
・肝不全
・感染症
・放射線治療

大脳皮質を介するもの
・予期嘔吐 ・味
・不安   ・視覚
・におい

前庭器官を介するもの
・乗り物酔い ・迷路の炎症
・中耳感染症 ・聴神経腫瘍

求心性神経を介するもの
・胃内容停滞
・腸閉塞
・肝腫大・肝被膜伸展
・便秘・宿便
・腹水
・咽頭刺激
・気管・気管支の刺激
・胃腸刺激

物理的要因
・頭蓋内亢進

→ 嘔吐中枢

遠心性神経
・迷走神経
・交感神経
・横隔膜神経
→ 嘔吐運動

VCG ベクトル心電図 vectorcardiogram P波、QRS波、T波を直交する3面に投影し、ループ波形として描出・記録する心電図。心室肥大、心筋梗塞、伝導障害などの解析に用いる。

VCG 排尿時膀胱尿道造影 voiding cystourethrography 膀胱に造影剤を注入し、造影剤の排尿時にX線撮影を行う検査。

VCM バンコマイシン vancomycin 抗菌薬。商品名：塩酸バンコマイシン。

V̇CO₂ 二酸化炭素排出量 carbon dioxide production ブイドットシーオーツーともいう。酸素消費量と並んで、肺のガス交換効率を知る指標。

VCP ビンクリスチン＋シクロホスファミド＋プレドニゾロン vincristine, cyclophosphamide, prednisolone 悪性リンパ腫の併用化学療法。

VCR ビンクリスチン vincristine sulfate 抗悪性腫瘍薬。商品名：オンコビン。

VCV　量調節換気 volume control ventilation　従量式換気ともいう。1回換気量と吸気時間を設定して、吸気の始めから終わりまで一定量を送気する換気方式。(337頁●主な換気モード参照)

VD　呼吸死腔 respiratory dead space　ガス交換に関与しない肺または上気道の空間。➡ VDan（解剖学的死腔）

VD　血管疾患 vascular disease　動脈硬化、大動脈瘤、血栓性静脈炎など、血管異常の総称。

VD　血管拡張薬 vasodilator　血管を拡張させ、血圧を下げる薬。

VD　性病 venereal disease　性的接触により感染する疾患。代表的なものに梅毒、淋病、軟性下疳、鼠径リンパ腫がある。➡ STD（性行為感染症）

VD　右眼視力 visus dexter（ラ）　処方箋の略語。右眼の視力。(84頁●視力の表現参照)

VDA　肺胞死腔量 alveolar dead space volume　ガス交換をしていない肺胞の容積量。

VDan　解剖学的死腔 volume of the anatomic dead space　ガス交換に関与しない呼吸器にある解剖学的空間。

VDCA　ビンクリスチン＋アドリアマイシン＋シクロホスファミド vincristine, adriamycin, cyclophosphamide　骨腫瘍の併用化学療法。

VDCC　電位依存性カルシウム・チャネル voltage-dependent calcium channel　カルシウムイオンを選択的に透過させるイオンチャネル（カルシウムチャネル）のうち、膜電位の脱分極によって機能するもの。神経伝達物質放出、筋収縮などにかかわる。

VDD　心室抑制心房同期型心室ペーシング ventricle-double-double pacing　心室（V）で刺激を発生させ、心房・心室両方（D）で出現した自己興奮を感知し、抑制・同期の両方（D）の働きをする心臓ペーシングのモード。(436頁●ペーシングモード参照)

VDH　心臓弁膜症 valvular disease of heart　大動脈弁、三尖弁、僧帽弁、肺動脈弁における疾患の総称。

VDRL法　米国性病研究所テスト Venereal Disease Research Laboratory　梅毒の検査法。リン脂質を用いた脂質抗原試験。

VDS　ビンデシン vindesine sulfate　抗悪性腫瘍薬。商品名：フィルデシン。

v.d.S　就寝前　vor dem Schlafen（独）〔フォル デム シュラーフェン〕　眠りにつく前。薬の服用時間では、寝るおよそ30分～1時間前。

VDT　ビジュアルディスプレイターミナル症候群　visual display terminal〔ヴィジュアル ディスプレイ ターミナル〕　VDT症候群。長時間のコンピュータ操作で生じる、目の疲労等の身体不調。VDTはコンピュータのディスプレイ画面のこと。

V_D/V_T　死腔換気率　dead-space gas volume to tidal volume ratio〔デッド スペイス ガス ヴォリューム トゥ タイダル ヴォリューム レイシオ〕　1回換気量中、気道のうちでガス交換に寄与しないスペースが占める割合。

V̇_E　分時換気量　expiratory volume〔イクスパイラトリー ヴォリューム〕　1分間の換気量。1回換気量×呼吸数。

VE　吸引分娩　vacuum extraction〔ヴァキューム エクストラクション〕　吸引器につながったカップを胎児の頭皮に吸着させ、産婦のいきみに合わせて引き出す補助分娩法。

VE　嚥下内視鏡検査　videoendoscopic evaluation of swallowing〔ヴィデオエンドスコピック エヴァリュエイション オブ スワロイング〕　鼻咽頭喉頭ファイバースコープを用いて嚥下諸器官、食塊の動態などを観察する検査。

VEGF　血管内皮増殖因子　vascular endothelial growth factor〔ヴァスキュラー エンドセリアル グロース ファクター〕　血管新生および血管内皮細胞層を増殖・促進する成長因子。(211頁●サイトカインファミリー参照)

VeIP　ビンブラスチン＋イホスファミド＋メスナ＋シスプラチン　vinblastine, ifosfamide, Mesna, cisplatin〔ヴィンブラスチン イホスファマイド メスナ シスプラティン〕　睾丸腫瘍・胚細胞腫の併用化学療法。

VEP　視覚誘発電位　visual evoked potential〔ヴィジュアル イヴォークド ポテンシャル〕　ベップともいう。網膜に光刺激を与え、誘発された電位変動を測定することで、視覚路の異常を発見する検査。

Vf　心室細動　ventricular fibrillation〔ヴェントリキュラー フィブリレイション〕　心電図上、細かく震えている波形が出ている状態。心室各部が無秩序に興奮していることを示し、心臓からの血液拍出が停止する致死的不整脈。(299頁●重要な不整脈参照)

VF　心室粗動　ventricular flutter〔ヴェントリキュラー フラッター〕　心電図上、細かく震えている波形が出ている状態。心室頻拍の延長で、心室各部が無秩序に興奮していることを示している致死的不整脈。(299頁●重要な不整脈参照)

VF　嚥下造影検査　videofluoroscopic examination of swallowing〔ヴィデオフルオロスコピック イグザミネイション オブ スワロイング〕　嚥下造影ビデオともいう。造影剤入りの食塊を嚥下してもらい、X線透視下に

VF 視野 visual field　まっすぐに前を向いているときに見えている前後左右の範囲。

VF 掌屈 volar flexion　手関節を手掌方向に屈曲させる運動。反対語は「背屈（DF）」。

VFP 硝子体蛍光測定 vitreous fluorophotometry　網膜への血液成分の流入を調節する、血液網膜柵の機能検査。

VGCV バルガンシクロビル valganciclovir　抗ウイルス薬。商品名：バリキサ。

VH ウイルス肝炎 viral hepatitis　肝炎ウイルス感染が原因の肝臓の炎症。A型とE型肝炎は、主として汚染した糞便で汚れた飲料水によって感染する。B型、C型、D型肝炎は、血液あるいは性的接触によって感染する。

● ウイルス肝炎の種類と特徴

種類	A 型肝炎	B 型肝炎	C 型肝炎	D 型肝炎	E 型肝炎
原因ウイルス	A 型肝炎ウイルス（HAV）	B 型肝炎ウイルス（HBV）	C 型肝炎ウイルス（HCV）	D 型肝炎ウイルス（HDV）	E 型肝炎ウイルス（HEV）
核酸	RNA	DNA	RNA	RNA	RNA
感染源	便、生水、生貝	血液、体液	血液	血液、体液	便、生水、生肉（鹿、猪、豚）
感染経路	経口	経皮（輸血、針刺）／出産時母児間	経皮（輸血、針刺）／出産時母児間（まれ）	経皮（輸血、針刺）	経口

VHD 心弁膜疾患 valvular heart disease　＝ VDH（心臓弁膜症）

VHDL 超高密度リポタンパク very high density lipoprotein　超高密度のリポタンパク。比重が高いほど脂質の量は少ない。➡ HDL（高密度リポタンパク）／（189頁●リポタンパク質の種類と特徴参照）

V̇I 毎分吸気量 inspired volume　1分間に吸気する量。（416頁●肺気量分画参照）

VI **容積指数** ヴォリューム インデックス volume index　ヘマトクリット値の正常値に対する割合（%）を、赤血球数の正常値に対する割合（%）で除した値。赤血球の相対的大きさをみる指標。

VILI **人工呼吸器誘発肺損傷** ヴェンティレイター インデュースト ラング インジャリー ventilator induced lung injury　＝ VALI（人工呼吸器関連肺損傷）

VIP **エトポシド＋イホスファミド＋メスナ＋シスプラチン** エトポシド イフォスファミド メスナ シスプラチン etoposide, ifosfamide, Mesna, cisplatin　睾丸腫瘍・胚細胞腫の併用化学療法。

VIP **血管作動性腸管ペプチド** ヴァソアクティヴ インテスティナル ペプチド vasoactive intestinal peptide　ビップともいう。消化管や中枢神経組織に広く分泌するホルモン。血圧降下作用、胃酸分泌抑制、小腸からの水・電解質分泌促進、神経伝達物質など幅広い働きをもつ。

Vit **ビタミン** ヴァイタミン vitamin　新陳代謝に不可欠な一群の有機化合物。体内で生合成できないため、食物から摂取される。（432頁●ビタミンの生理作用と欠乏症状参照）

Vit **硝子体切除術** ヴィトレクトミー vitrectomy　硝子体混濁の除去、網膜新生血管の凝固、硝子体腔ガス注入など、硝子体腔から行う網膜の手術。

VLB **ビンブラスチン** ヴィンブラスチン サルフェイト vinblastine sulfate　抗悪性腫瘍薬。商品名：エクザール。

VLBW **極低出生体重児** ヴェリー ロー バース ウェイト インファント very low birth weight infant　1,500g未満の出生時体重児。➡ ELBW（超低出生体重児）、LBW（低出生体重児）／（143頁●出生体重による新生児の分類参照）

VLDL **超低密度リポタンパク** ヴェリー ロー デンシティ リポプロテイン very low density lipoprotein　超低密度のリポタンパク。肝臓から筋肉などに脂質を運搬する。➡ LDL（低密度リポタンパク）／（189頁●リポタンパク質の種類と特徴参照）

VMA **バニリルマンデル酸** ヴァニリルマンデリック アシッド vanillylmandelic acid　カテコラミンの最終代謝産物。副腎髄質機能検査薬。

VMC **血管運動中枢** ヴァソモーター センター vasomotor center　循環中枢ともいう。延髄にある、血管の収縮（昇圧）や拡張（降圧）を調節する中枢。

VNR **ビノレルビン** ヴィノレルビン ディタートレイト vinorelbine ditartrate　抗悪性腫瘍薬。商品名：ナベルビン。

VNS **副交感神経刺激法** ヴェイガル ナーヴ スティミュレイション vagal nerve stimulation　副交感神経を刺激す

●ビタミンの生理作用と欠乏症状

種類	生理作用	欠乏症状	備考
ビタミンA	成長促進、視紅形成、上皮細胞角化抑制、ムコ多糖体形成	夜盲症、角膜乾燥、毛嚢角化症、粘膜上皮異常角化	レバー・ウナギ・魚肝油などに多く含まれる。緑黄色野菜中のβカロチンは体内でビタミンAに変換される
ビタミンB₁（チアミン）	糖質代謝の補酵素（アルデヒド基転移）	脚気（疲労感・食欲不振・腱反射消失・知覚鈍麻・心肥大など）	米ぬか・小麦胚芽・豚肉などに多く含まれる
ビタミンB₂（リボフラビン）	酸化還元反応の補酵素、成長促進因子	口角炎、口内炎、脂漏性湿疹	牛乳・肉類・乾燥酵母・レバー・卵などに多く含まれる
ビタミンB₆（ピリドキシン）	アミノ酸代謝の補酵素	皮膚炎・痙攣	腸内細菌により供給される
ニコチン酸（ナイアシン）	酸化還元反応の補酵素	ペラグラ（皮膚炎・下痢・神経症状）	米ぬか・カツオ・シイタケ・レバー・葉菜類などに多く含まれる。必須アミノ酸のトリプトファンから合成される
葉酸	核酸合成の補酵素	巨赤芽球性貧血、神経障害	腸内細菌により供給される
ビタミンB₁₂（シアノコバラミン）	核酸合成の補酵素	悪性貧血	腸内細菌により供給される。腸管からの吸収に、胃粘膜で分泌される内因子を必要とする
ビタミンC	還元作用、コラーゲン・ステロイドホルモンやカテコラミンの生成	壊血病	新鮮野菜・果物・レバーなどに多く含まれる。酸化されやすく、熱でこわれやすい

ることで血行促進やリラックスを促し、ストレスで生じた交感神経の緊張状態を緩和する治療法。

V̇O₂ 酸素消費量 オクシジェン コンサンプション oxygen consumption　ブイドットオーツーともいう。1分間当たり代謝で消費される酸素量。運動持久力を示す指標。

V̇O₂ max 最大酸素摂取量 マキシマル オクシジェン アップテイク maximal oxygen uptake　外呼吸により、肺

胞から毛細血管に取り込まれる酸素の最大量。全身持久力の指標となる。測定には、自転車エルゴメーターやトレッドミルなどを用いて最大努力での運動中に採気された呼気ガスを分析する直接法、心拍数や運動負荷などから最大値を推定する間接法、性別・年齢による予測式がある。→ peak VO₂（最高酸素摂取量）

VOD 静脈閉塞性疾患 venoocclusive disease　ボッドともいう。血栓や損傷、圧迫などにより、静脈が閉塞する疾患。肝中心静脈閉塞症（類洞閉塞症候群）をさす場合もある。→ SOS（類洞閉塞症候群）

VP バソプレシン vasopressin　昇圧薬、抗利尿薬。商品名：ピトレシン。

VP 静脈圧 venous pressure　静脈血が心臓に向かって流れるときの強さ。心臓の収縮、骨格筋ポンプ、呼吸ポンプの3つの要素がかかわる。

VP 心室内圧 ventricular pressure　心室内の圧力。心室内圧と心房内圧の変化、弁の開放と閉鎖により心周期が起こる。

VP ビンクリスチン＋プレドニゾロン vincristine, prednisolone　急性リンパ性白血病の併用療法。

VP-16 エトポシド etoposide　抗悪性腫瘍薬。商品名：ベプシド、ラステット。

VPA バルプロ酸ナトリウム sodium valproate　抗てんかん薬。商品名：デパケン、セレニカR。

VPC 心室期外収縮 ventricular premature contraction　心室が原因となり、基本調律の心周期よりも早く出現した心拍。結滞の原因となる頻度の高い不整脈。

V-P shunt 脳室腹腔シャント ventriculoperitoneal shunt　体内にシャントを埋め込み、脳室内の異常な貯留髄液を腹腔へと排出させる水頭症の手術。（426頁●水頭症のシャント術参照）

VRCZ ボリコナゾール voriconazole　抗真菌薬。商品名：ブイフェンド。

VRE バンコマイシン耐性腸球菌 vancomycin-resistant *Enterococcus faecium*　バンコマイシンに耐性を持つ腸球菌。

VRS 容量減少手術 volume reduction surgery　＝LVRS（肺容量減少手術）

VRSA バンコマイシン耐性黄色ブドウ球菌 vancomycin resistant *Staphylococcus aureus*　バンコマイシンに耐性をもつ黄色ブドウ球菌。

VS　左眼視力　visus sinister（ラ）　処方箋の略語。左眼の視力。(84頁●視力の表現参照)

VS　生命徴候　vital sign　バイタルサインともいう。人間が生きている状態を示す徴候をいう。体温、脈拍、血圧、呼吸数のこと。

●バイタルサインの基準値

項目		基準値	項目		基準値
体温	腋窩温	36.5～37.5℃	血圧	新生児	60～80／50 mmHg
	直腸温	腋窩温より0.5～1℃高い		乳児	80～90／60 mmHg
	口腔温	腋窩温より0.4～0.5℃高い		幼児	90～100／60～65 mmHg
脈拍	新生児	120～140回／分		学童	100～120／60～70 mmHg
	乳児	120～130回／分		成人	110～130／60～80 mmHg
	幼児	100～110回／分	呼吸数	新生児	40～50回／分
	学童	80～90回／分		乳児	30～40回／分
	成人	70回／分		幼児	20～30回／分
				学童	20回／分
				成人	16回／分

VSA　血管攣縮性狭心症　vasospastic angina　異型狭心症ともいう。冠動脈の機能的攣縮により冠動脈が閉塞し、冠血流の減少をきたして発症する狭心症。心電図上、ST上昇を伴う。

VSD　心室中隔欠損　ventricular septal defect　心室中隔の一部が欠損し、左室と右室の間が交通している先天性心疾患。(435頁●主な先天性心疾患参照)

VSP　心室中隔穿孔　ventricular septal perforation　心筋壊死によって左右の心室間の壁に孔が開いた状態。

VSR　心室中隔破裂　ventricular septal rupture　心筋壊死により左右の心室間の壁が圧力によって破裂した状態。

VSV　量支持換気　volume support ventilation　患者の呼気努力に合わせ

●主な先天性心疾患

非チアノーゼ性心疾患 (NCCHD)	短絡なし	肺動脈狭窄症	肺動脈狭窄症 肺動脈の弁あるいはその前後が狭窄し、右心系の圧負荷が増大する
		大動脈縮窄症 (COA)	大動脈縮窄症 大動脈弓と下行大動脈の間が狭窄し、上下半身に血圧差が生じる
		大動脈弁狭窄症 (AS)	大動脈弁狭窄症 大動脈弁が狭窄し、左心室の心筋肥大が起こる
	短絡あり 左→右シャント	心房中隔欠損症 (ASD)	心房中隔欠損症 (ASD) 心房中隔の一部が欠損し、左心房と右心房の間が交通している
		心室中隔欠損症 (VSD)	心室中隔欠損症 (VSD) 心室中隔の一部が欠損し、左心室と右心室の間が交通している
		動脈管開存症 (PDA)	動脈管開存症 (PDA) 胎児の大動脈と肺動脈をつなぐ動脈管が、出生後も閉じない
チアノーゼ性心疾患 (CCHD)	短絡あり 右→左シャント	完全大血管転位症 (TGA)	完全大血管転位症 (TGA) 右心室から大動脈、左心室から肺動脈が出て正常と逆のつながりになっている
		ファロー四徴症 (TOF)	ファロー四徴症 (TOF) 肺動脈狭窄、心室中隔欠損、大動脈騎乗、右心室肥大の4つが起こる
		アイゼンメンジャー症候群 (ES)	アイゼンメンジャー症候群 心室中隔欠損、動脈管開存により肺高血圧症が亢進し、静脈血が動脈側に流入する

て、設定した換気量を送る人工呼吸器の換気方式。吸気圧は自動的に調節される。➡ PSV（圧支持換気）

436 ● VT

VT 1回換気量 tidal volume（タイダル ヴォリューム）　1回の呼吸で吸う量。正常では7〜9 mL/kg（約500mL）。(416頁●肺気量分画参照)

VT 心室頻拍 ventricular tachycardia（ヴェントリキュラー タキカーディア）　心室でつくられる頻拍。心室粗動、心室細動に移行するおそれのある危険な不整脈。(299頁●重要な不整脈参照)

VT ベロ毒素 verotoxin（ヴェロトクシン）　腸管出血性大腸菌が出す、細胞のタンパク合成を阻害する毒素。よく知られているものに O-157 がある。

VTEC ベロ毒素産生大腸菌 verotoxin-producing *Escherichia coli*（ヴェロトクシンプロデューシング エシェリキア コーライ）　ブイテックともいう。ベロ毒素を産生する腸管出血性大腸菌。→ EHEC（腸管出血性大腸菌）

VTH 腟式単純子宮全摘術 vaginal total hysterectomy（ヴァジャイナル トータル ヒステレクトミー）　子宮頸部前面の横切開から子宮に到達し、子宮を摘出する手術。→ TAH（腹式単純子宮全摘術）

VUJ 膀胱尿管結合部 vesicoureteral junction（ヴェシコユリテラル ジャンクション）　尿管と膀胱の接合部。この部位に解剖学的異常があると、排尿時に尿が尿管を逆流する膀胱尿管逆流現象が生じる。

VUR 膀胱尿管逆流 vesicoureteral reflux（ヴェシコユリテラル リフラックス）　膀胱充満時あるいは排尿時に膀胱内にたまった尿が、尿管、腎盂に逆流する病態。

VVI 心室抑制型心室ペーシング ventricle-ventricle-inhibit pacing（ヴェントリクルヴェントリクルインヒビット ペイシング）　デマンド型心室ペーシングともいう。心室（V）の自己リズムを感知し、自己リズムが出ないとき心室（V）を刺激し、出たときは抑制（I）する心臓ペーシングのモード。

●ペーシングモード

第1文字		第2文字		第3文字	
刺激（ペーシング）部位		感知（センシング）部位		反応様式	
A	心房	A	心房	I	抑制型 *
V	心室	V	心室	T	同期型 **
D	心房と心室	D	心房と心室	D	両機能
		O	機能無し	O	機能無し

* 自己心拍がある時は刺激が抑制される。　** センシングにより自己心拍を感知し刺激を出す。
（表現の仕方）AAI：心房抑制型心房ペーシング、VVI：心室抑制型心室ペーシング

VVR 血管迷走神経反応 vasovagal reaction（ヴァソヴェガル リアクション）　採血時、心理的な不安や

針を刺すことなどによって迷走神経が緊張状態になり、血圧低下や脳血流の低下を引き起こす病態。気分不良や嘔吐、重症の場合は痙攣や意識喪失などが起こる。

vWF　フォン・ヴィレブラント因子 von Willebrand factor　血漿、血小板などにある止血因子。

VZV　水痘・帯状疱疹ウイルス varicella-zoster virus　初感染で水痘、その後の感染では帯状疱疹を生じるヒトヘルペスウイルス。

W

WAB　WAB失語症検査 Western Aphasia Battery　統計学、数量分類学的手法を導入した言語機能評価法。

WAIS　ウェクスラー成人知能検査 Wechsler adult intelligence scale　ウェイスともいう。言語、動作、全体の知能指数を求める、米国の心理学者ウェクスラーが開発した成人用検査。

WaR　ワッセルマン反応 Wassermann reaction　ワ氏、梅毒血清反応ともいう。免疫反応を利用した梅毒検査法。

WAS　ウィスコット・アルドリッチ症候群 Wiskott-Aldrich syndrome　血小板減少、難治性湿疹、易感染性を特徴とする原発性免疫不全症の1つ。進行性のTリンパ球機能不全と、一部の抗体欠乏を伴うX連鎖劣性遺伝形式がみられる。

WB　全血液 whole blood　血液と血液保存液を混合した全血製剤。(103頁●輸血用血液製剤の種類参照)

WBC　白血球数 white blood cell count　末梢血中の白血球を量的に評価することで、疾患の有無や状態を評価する検査方法。

WB-F　新鮮保存血 whole-blood fresh　採血後24時間以内の全成分が含まれた輸血用血液。(103頁●輸血用血液製剤の種類参照)

WBP　創底管理 wound bed preparation　創感染の制御、壊死組織の除去、滲出液のコントロールなど、創傷治癒のための創面管理の処置。

WC　ウエスト周囲径 waist circumference　立位で息を軽く呼出したときの、臍の高さでの胴回りの大きさ。脂肪蓄積があり臍が下方に偏位している場合は、肋骨下縁と前上腸骨棘の中点の高さで測定する。→ WHR（ウ

エスト / ヒップ比）

W/C　車椅子　wheel chair　椅子の両側に車輪を付けた、移動用具。

WDHAS　水様下痢低カリウム血症無胃酸症候群　watery diarrhea, hypokalemia, and achlorhydria syndrome　WDHA症候群ともいう。血管作動性腸管ペプチド（VIP）産生腫瘍から過剰に分泌されるVIPによる疾患。水様便、低カリウム血症、無酸症が特徴。➡ VIP（血管作動性腸ポリペプチド）

WDS　離脱症候群　withdrawal syndrome　薬物の禁断症状。依存性のある薬物を長期間摂取していた人が、急に摂取を止めることによって起こる症状。

WG　ウェゲナー肉芽腫症　Wegener granulomatosis　呼吸器系の壊死性肉芽腫と全身の壊死性血管炎を伴う疾患。

WHO　世界保健機関　World Health Organization　1984年に設立された保健衛生分野の国連機関。

WHR　ウエスト / ヒップ比　waist hip ratio　ウエスト周囲径をヒップ周囲径で割った値。肥満の体型指標として用いられ、値が大きいとリンゴ型肥満（腹部肥満）を示唆する。➡ WC（ウエスト周囲径）

WHVP　肝静脈楔入圧　wedged hepatic venous pressure　肝静脈にバルーン付きカテーテルを挿入し、バルーンで肝静脈を閉塞した状態の圧。

WISC　ウェクスラー児童知能検査　Wechsler intelligence scale for children　ウィスクともいう。米国の心理学者ウェクスラーが開発した児童知能検査。

WLB　ワークライフバランス　work-life balance　仕事と生活の調和。仕事上の責務を果たしながら、家庭や地域生活においても多様な生き方を選択できること。

WMS　ウィルソン・ミキティ症候群　Wilson-Mikity syndrome　極低出生体重児の出生後1～3週間に、無気肺や肺気腫から、呼吸促迫をきたす症候群。胎盤の絨毛羊膜炎をはじめとする子宮内感染が原因と考えられている。

WNL　正常範囲内　within normal limits　検査結果が正常値の範囲内にあること。

W/O　油中水滴型　water in oil　乳化剤により、油脂の中に水滴が微粒子状に分散している状態。クリーム状外用剤の基剤になる。➡ O/W（水中油滴型）

WOB 呼吸仕事量 work of breathing（ワーク オブ ブリーシング）　単位時間あたりの換気に必要なエネルギーを表す指数。値が大きくなると、換気により多くのエネルギーが必要であることを示す。呼吸仕事量＝（気道抵抗×流速）＋（コンプライアンス÷換気量）。

WOC nurse　ウォックナース wound ostomy continence nurse（ウーンド オストミー コンティネンス ナース）　創傷・オストミー・失禁のケアを専門とする看護師。

W-P　W形成術 W plasty（ダブリュー プラスティ）　主に傷跡を目立たなくするための皮膚形成法。
●皮膚形成術

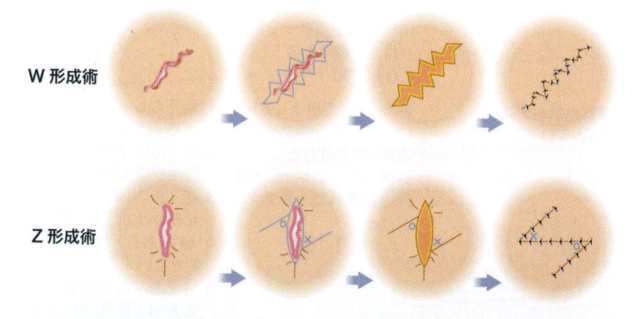

| W形成術 | | | | |
| Z形成術 | | | | |

WPW　ウォルフ・パーキンソン・ホワイト症候群 Wolff-Parkinson-White syndrome（ウォルフパーキンソンホワイト シンドローム）　副伝導路症候群ともいう。先天的に房室間にケント束という筋肉の束ができているため、洞結節からの刺激が従来のルートのほか、ケント束を経由する2つのルートを通って心室へ伝わる疾患。頻脈性不整脈を合併し、動悸から失神までの症状を呈する。

WRC　洗浄赤血球 washed red blood cells（ウォッシュト レッド ブラッド セルズ）　濃厚赤血球を生理食塩液で洗浄後、生理食塩液を加えて浮遊した赤血球製剤。（103頁●輸血用血液製剤の種類参照）

WRD　作業関連疾患 work related disease（ワーク リレイティッド ディジーズ）　労働だけでなく、生活や加齢、環境関連、遺伝など非職業性の原因が混じり合って発症した職業病。

wrist ext.　手関節伸筋 wrist extensors（リスト イクステンサーズ）　リストエキストともいう。手背側の筋肉。

wrist fles.　手関節屈筋 wrist flexors（リスト フレクサーズ）　リストフレスともいう。手掌側の筋肉。

WST　水飲みテスト　water swallow test（ウォーター スワロー テスト）　飲水による嚥下検査。水を咽頭に飲み込むことができるか、むせや呼吸状況の変化がないかを観察する。
→ MWST（改訂水飲みテスト）

●嚥下のスクリーニングテスト

検査名	方法	判定
反復唾液嚥下テスト（RSST）	人差し指で舌骨を、中指で甲状軟骨を触れ、患者にゴクンと唾液を飲み込んでもらい、30秒間に何回嚥下できるか観察する 甲状軟骨が指を十分に乗り越えた場合を嚥下とし、これをカウントする	3回以上できれば正常
改訂水飲みテスト（MWST）	冷水3mLを嚥下してもらい、その後可能であれば追加して2回行う 評価点が4点以上なら合計3回施行し、最低点を評点とする	1. 嚥下なし、むせる and/or 呼吸切迫 2. 嚥下あり、呼吸切迫（不顕性誤嚥の疑い） 3. 嚥下あり、呼吸良好、むせる and/or 湿性嗄声 4. 嚥下あり、呼吸良好、むせない 5. 4に加えて追加嚥下運動が30秒以内に2回可能
フードテスト（FT）	ティースプーン1杯（3～4g）のゼリーを摂食、嚥下が可能であれば追加して2回行う 評価点が4点以上なら合計3回施行し、最低点を評点とする	1. 嚥下なし、むせる and/or 呼吸切迫 2. 嚥下あり、呼吸切迫（不顕性誤嚥の疑い） 3. 嚥下あり、呼吸良好、むせる and/or 湿性嗄声、口腔内残留 4. 嚥下あり、呼吸良好、むせない、口腔内残留ほぼなし 5. 4に加えて追加嚥下運動が30秒以内に2回可能

Wt　体重　weight（ウェイト）　ウェイトともいう。体の重さ。

WT　ウィルムス腫瘍　Wilms tumor（ウィルムズ テューマー）　小児の腎臓に起こる悪性腫瘍。

X

Xanth 黄色腫 xanthomatosis（ザンソマトシス） キサントーマともいう。皮膚粘膜に漏れ出た脂質が組織球に蓄積しながら増殖する疾患。

XD 伴性優性遺伝 X-linked dominant（エックスリンクト ドミナント） X連鎖性優性遺伝ともいう。女性のX染色体の一方に変異があれば発病する遺伝形式。➡ XR（伴性劣性遺伝）

XELOX カペシタビン＋オキサリプラチン capecitabine, oxaliplatin（カペシタビン オキサリプラチン） 大腸癌の併用化学療法。

XIP ギプス固定したままでのX線撮影 X-ray in plaster（エックスレイ イン プラスター） ギプス固定をしたままの状態で行うX線撮影。➡ XOP（ギプスを外した状態でのX線撮影）

XOP ギプスをはずした状態でのX線撮影 X-ray out of plaster（エックスレイ アウト オブ プラスター） ギプス固定をはずした状態で行うX線撮影。➡ XIP（ギプス固定でのX線撮影）

XP 外斜位 exophoria（エクソフォリア） 両眼で物を見るときは正常な眼位だが、片方の眼だけで物を見ると、見ていないほうの眼球が外側を向くこと。➡ EP（内斜位）

X-P X線写真 X-ray photograph（エックスレイ フォトグラフ） X線を用いて体内の臓器や骨などを撮影した写真。

XP 色素性乾皮症 xeroderma pigmentosum（ジロダーマ ピグメントーサム） 常染色体劣性遺伝の皮膚疾患で、紫外線によるDNA損傷が修復されない光線過敏症。

XR 伴性劣性遺伝 X-linked recessive（エックスリンクト リセッシヴ） X連鎖性劣性遺伝ともいう。女性のX染色体の遺伝子に変異があっても、正常遺伝子が1つでもあれば発病しない遺伝形式。➡ XD（伴性優性遺伝）

XR ゼロラジオグラフィ装置 xeroradiography（ジロレイディオグラフィー） X線フィルムの代わりに感光板に半導体セレン蒸着板を用いたX線撮影法。

XT 外斜視 exotropia（エクソトロピア） 眼位が外方向にずれ、両目の視線が同じ目標に向かない状態。➡ ET（内斜視）

Y

YAG laser ヤグレーザー yttrium aluminum garnet laser（イットリアム アルミナム ガーネット レイザー） 眼科手術などに用いられるレーザー。

YAM 若年成人平均値 young adult mean（ヤング アダルト ミーン） 20〜44歳の健常な成人における骨密度の平均値。骨粗鬆症の評価に用いられる。

Y-G　矢田部・ギルフォード性格検査　Yatabe-Guilford personality inventory　Y-G性格検査ともいう。矢田部らがギルフォードらの研究をもとに作成した質問紙法性格テスト。

Z

ZDS　亜鉛欠乏症候群　zinc deficiency syndrome　体内の亜鉛欠乏により、皮膚炎や味覚障害などを生じる疾患。

ZDS　ツングうつ病評価尺度　Zung depression scale　うつ病や不安障害の評価に用いられる指標の1つ。20項目を自己評価し、点数化する。

ZEEP　呼気終末平圧換気　zero end expiratory pressure　ジープともいう。気道内圧が吸気時に陽圧、呼気終末で平圧となる人工呼吸器の換気方式。

ZES　ゾリンジャー・エリソン症候群　Zollinger-Ellison syndrome　ガストリンの異常分泌により胃潰瘍などが生じる疾患。

ZIFT　接合子卵管内移植　zygote intrafallopian tube transfer　ジフトともいう。接合子とは受精卵のこと。受精卵を腹腔鏡下で卵管の先に戻す体外受精法。配偶子（受精前の卵子や精子）を移植する方法は配偶子卵管内移植（GIFT：ギフト）という。➡ GIFT（配偶子卵管内移植）

ZK　子宮頸癌　Zervixkrebs（独）　子宮頸部に発生する悪性腫瘍。

ZK　舌癌　Zungenkrebs（独）　舌に発生する癌。

Zn　亜鉛　zinc　チンクともいう。体内では筋肉と骨に多く存在し、主に核酸代謝やタンパク質合成に関与している生体に必須の金属元素。人体には2〜3g含まれる。

ZNS　ゾニサミド　zonisamide　抗てんかん薬。商品名：エクセグラン。

Z-P　Z形成術　Z plasty　主に傷跡を目立たなくするための皮膚形成法。
（439頁●皮膚形成術参照）

ZS　亜鉛華軟膏　zincsalbe（独）　ツィンクザルベともいう。酸化亜鉛配合の皮膚疾患用外用薬。局所収斂、分泌物の吸収、痂皮軟化、上皮形成などの作用を有する。創傷、やけど、かぶれなどに有効。

ZTT　硫酸亜鉛混濁試験　zinc sulfate turbidity test　クンケル試験ともいう。硫酸亜鉛溶液を用いて血清膠質反応をみる肝機能検査。慢性肝炎、肝硬変で高値を示す。

付録 呼吸機能検査に用いられる用語、記号、省略語

● 第一次記号

記号	内容	
V	volume	ガス量
V̇		単位時間のガス量の変化
P	pressure	圧
P̄		平均圧
F	fraction	乾燥ガス中の分画
f	frequency	呼吸数
D	diffusing capacity	拡散能力
R	respiratory exchange ratio	ガス交換率
Q	volume of blood	血液量
Q̇	volume flow of blood	血液流量
C	concentration	血液または体液中の濃度
S	saturation	飽和度
C	compliance	コンプライアンス
G	conductance	コンダクタンス
E	elastance	エラスタンス
R	resistance	抵抗
W	work	仕事

● ガス相に対する第二次記号

記号	内容	
A	Alveolar	肺胞気
B	Barometric	大気
D	Dead space	死腔気
E	Expired	呼気
I	Inspired	吸気
T	Tidal	1回換気

●血液および組織液相に対する第二次記号

記号	内容	
a	arterial	動脈血
v	venous	静脈血
$\bar{v}$	mixed venous	混合静脈血
c	capillary	毛細管血
csf	cerebrospinal fluid	脳脊髄液
ecf	extracellular fluid	細胞外液（eを用いることもある）
icf	intracellular fluid	細胞内液（iを用いることもある）

●特殊記号および省略語

記号	内容	
$\bar{X}$	Xの平均値	
$\dot{X}$	単位時間のX変化量	
s	下つきの小型小文字のsは定常状態（steady state）を示す	
STPD	standard temperature, pressure, dry (0℃, 760mmHg)	標準状態（小型頭文字）
ATPS	ambient temperature and pressure, saturated with water vapor	室温、大気圧、水蒸気飽和状態（小型頭文字）
BTPS	body temperature and ambient pressure, saturated with water vapor	37℃；大気圧、水蒸気飽和状態（小型頭文字）
aw	airways	気道（小型小文字）
A-aDO$_2$	alveolar-arterial gas pressure difference	肺胞気−動脈血酸素分圧較差
P$_B$	barometric pressure	大気圧
w	chest wall（小型小文字）	胸壁
DL, DL$_{O_2}$, DL$_{CO}$	diff using capacity of the lung	肺の拡散能、酸素および一酸化炭素についての拡散能
Cdyn	dynamic compliance	動コンプライアンス
Mb	myoglobin	ミオグロビン
P$_{50}$	Hbの半飽和に要するPO$_2$	
α	ガスの溶解係数　例　αO$_2$	
CDH effect	Christiansen-Douglas-Haldane effect	

呼吸機能検査に用いられる用語、記号、省略語

●第一次記号と第二次記号の組み合わせ

第一次記号	略語	意味
V ガス量 $\dot{V}$ 単位時間のガス量の変化	$\dot{V}_E$	分時呼吸量
	V_T	1回換気量
	V_D	呼吸死腔量
	V_A	肺胞換気量
	$\dot{V}_A/\dot{Q}$	肺胞換気血流比
	V_D/V_T	生理的死腔率
	$\dot{V}_{O_2}$	酸素消費量
	$\dot{V}_{CO_2}$	二酸化炭素排出量
P 圧 $\bar{P}$ 平均圧	P_{AO_2}	肺胞気酸素分圧
	P_{aO_2}	動脈血酸素分圧
	P_{ACO_2}	肺胞気二酸化炭素分圧
	P_{aCO_2}	動脈血二酸化炭素分圧
	P_B	大気圧
	P_{CO_2}	二酸化炭素分圧
	P_{cO_2}	肺胞毛細血管内酸素分圧
	P_{IO_2}	吸気ガスの酸素分圧
	P_{O_2}	酸素分圧
	$P_{\bar{v}O_2}$	混合静脈血酸素分圧
	$P_{\bar{v}CO_2}$	混合静脈血二酸化炭素分圧
F 乾燥ガス中の分画	F_{IO_2}	吸気酸素濃度
	F_{EO_2}	呼気酸素濃度
D 拡散能力	D_{LO_2}	酸素拡散能力
Q 血液量	$\dot{Q}$	血液流量
	$\dot{V}_A/\dot{Q}$	肺胞換気血流比
	$\dot{Q}_S/\dot{Q}_T$	生理的シャント率
	$\dot{Q}_c$	肺毛細管血流量
C 血液または体液中の濃度	C_{aO_2}	動脈血酸素含量
	$C_{\dot{c}O_2}$	肺胞終末毛細血管血酸素含量
	$C_{\bar{v}O_2}$	混合静脈血酸素含量
S 飽和度	S_{aO_2}	動脈血酸素飽和度
	$S_{\bar{v}O_2}$	混合静脈血酸素飽和度
R 抵抗	Raw	気道抵抗

付録　単位一覧

● SI 基本単位

量	名　称	単位記号
長さ	メートル	m
質量	キログラム	kg
時間	秒	s
電流	アンペア	A
温度	ケルビン	K、°K
物質量	モル	mol
光度	カンデラ	cd

● 基本単位から表わされる SI 組立単位の例

量	名　称	単位記号
面積	平方メートル	m^2
体積	立方メートル	m^3
物質量濃度	モル毎立方メートル	mol/m^3

● 10 の整数乗を示す接頭語

接頭語が示す乗数	SI 接頭語	読み（記号）
1 000 000 000 000 000 000 000 000 (=10^{24})	yotta	ヨタ（Y）
1 000 000 000 000 000 000 000 (=10^{21})	zetta	ゼタ（Z）
1 000 000 000 000 000 000 (=10^{18})	exa	エクサ（E）
1 000 000 000 000 000 (=10^{15})	peta	ペタ（P）
1 000 000 000 000 (=10^{12})	tera	テラ（T）
1 000 000 000 (=10^{9})	giga	ギガ（G）
1 000 000 (=10^{6})	mega	メガ（M）
1 000 (=10^{3})	kilo	キロ（k）
100 (=10^{2})	hecto	ヘクト（h）
10 (=10^{1})	deca	デカ（da）
1 (=10^{0})		
0.1 (=10^{-1})	deci	デシ（d）
0.01 (=10^{-2})	centi	センチ（c）
0.001 (=10^{-3})	mili	ミリ（m）
0.000 001 (=10^{-6})	micro	マイクロ（μ）
0.000 000 001 (=10^{-9})	nano	ナノ（n）
0.000 000 000 001 (=10^{-12})	pico	ピコ（p）
0.000 000 000 000 001 (=10^{-15})	femto	フェムト（f）
0.000 000 000 000 000 001 (=10^{-18})	atto	アト（a）
0.000 000 000 000 000 000 001 (=10^{-21})	zepto	ゼプト（z）
0.000 000 000 000 000 000 000 001 (=10^{-24})	yocto	ヨクト（y）

●臨床でよく使われる計量単位

長さ	メートル	m	nm（ナノメートル） μm（マイクロメートル） mm（ミリメートル）
面積	平方メートル	m^2	μm^2（平方マイクロメートル） mm^2（平方ミリメートル）
体積	立方メートル	m^3	μm^3（立方マイクロメートル） mm^3（立方ミリメートル） cm^3（立方センチメートル） dm^3（立方デシメートル）
	リットル	L	fL（フェムトリットル） pL（ピコリットル） nL（ナノリットル） μL（マイクロリットル） mL（ミリリットル） dL（デシリットル）
質量	キログラム	kg	pg（ピコグラム） ng（ナノグラム） μg（マイクログラム） mg（ミリグラム） g（グラム）
物質量	モル	mol	nmol（ナノモル） μmol（マイクロモル） mmol（ミリモル）
質量 濃度	キログラム毎 リットル*	kg/L	ng/L（ナノグラム毎リットル） μg/L（マイクログラム毎リットル） mg/L（ミリグラム毎リットル） g/L（グラム毎リットル）
モル 濃度	モル毎リットル	mol/L	nmol/L（ナノモル毎リットル） μmol/L（マイクロモル毎リットル） mmol/L（ミリモル毎リットル）
圧力、 分圧	トル	Torr	Torr（トル）
	水銀柱メートル	mHg	mmHg（水銀柱ミリメートル）
	水柱メートル	mH_2O	cmH_2O（水柱センチメートル）
密度	キログラム毎 リットル	kg/L	mg/L（ミリグラム毎リットル） g/L（グラム毎リットル）

＊「毎」は「パー」と呼ぶことが多い。例：キログラム・パー・リットル

表紙・カバーデザイン：小口翔平＋西垂水敦（tobufune）
表紙イラスト：坂木浩子
本文イラスト：村上寛人／村上正子／中村知史
本文レイアウト・DTP：山崎デザイン事務所

パッとひける 医学略語(いがくりゃくご)・看護略語(かんごりゃくご)

2014年11月25日　第1版第1刷発行	編　　集　エキスパートナース編集部(へんしゅうぶ)
2025年2月10日　第1版第11刷発行	発行者　森山　慶子
	発行所　株式会社 照林社
	〒112-0002
	東京都文京区小石川2丁目3-23
	電　話　03-3815-4921（編集）
	03-5689-7377（営業）
	https://www.shorinsha.co.jp/
	印刷所　大日本印刷株式会社

- 本書に掲載された著作物（記事・写真・イラスト等）の翻訳・複写・転載・データベースへの取り込み、および送信に関する許諾権は、照林社が保有します。
- 本書の無断複写は、著作権法上の例外を除き禁じられています。本書を複写される場合は、事前に許諾を受けてください。また、本書をスキャンしてPDF化するなどの電子化は、私的使用に限り著作権法上認められていますが、代行業者等の第三者による電子データ化および書籍化は、いかなる場合も認められていません。
- 万一、落丁・乱丁などの不良品がございましたら、「制作部」あてにお送りください。送料小社負担にて良品とお取り替えいたします（制作部 0120-87-1174）。

検印省略（定価はカバーに表示してあります）
ISBN978-4-7965-2336-3
©Shorinsha/2014/Printed in Japan